# LES ACCOUCHEMENTS

## DANS LES BEAUX-ARTS, DANS LA LITTÉRATURE

### ET AU THÉATRE

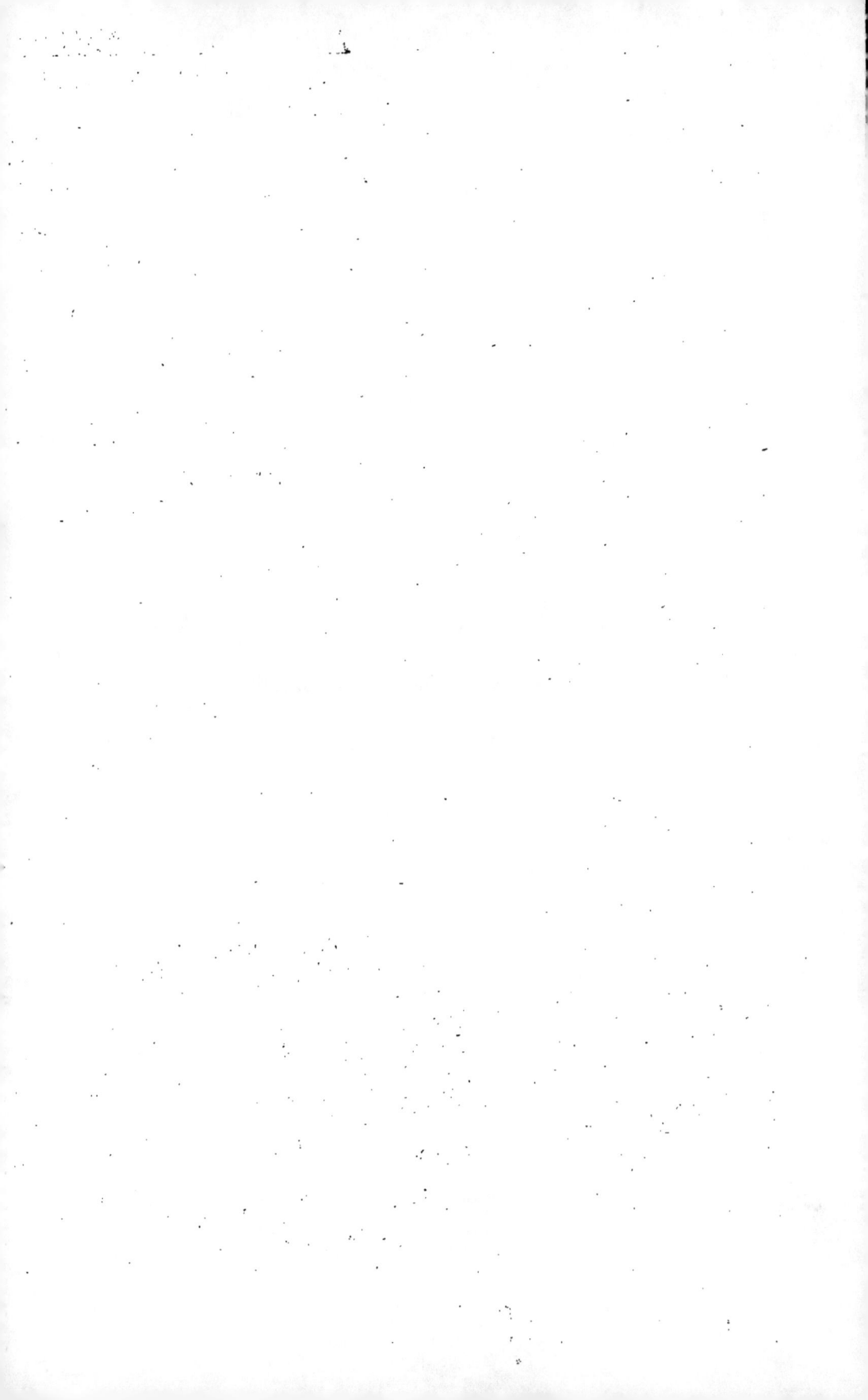

# LES ACCOUCHEMENTS

## DANS LES BEAUX-ARTS, DANS LA LITTÉRATURE

## ET AU THÉATRE

PAR

### G.-J. WITKOWSKI

*Docteur en Médecine de la Faculté de Paris,*
*Officier de l'Instruction publique*

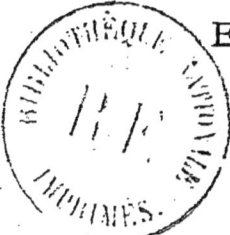

**Ouvrage contenant 212 figures intercalées dans le texte**

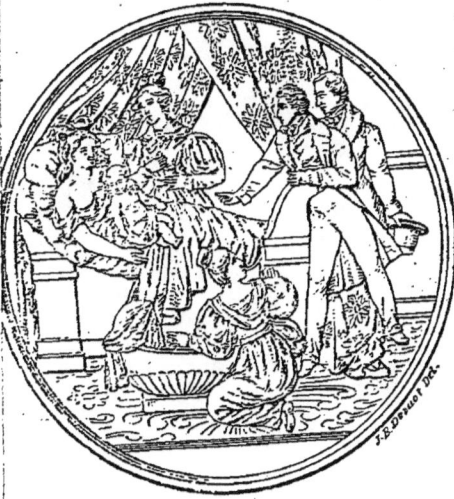

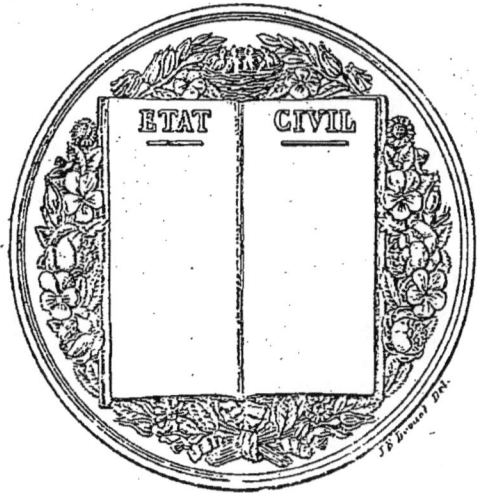

PARIS

G. STEINHEIL, ÉDITEUR

2, RUE CASIMIR-DELAVIGNE, 2

1894

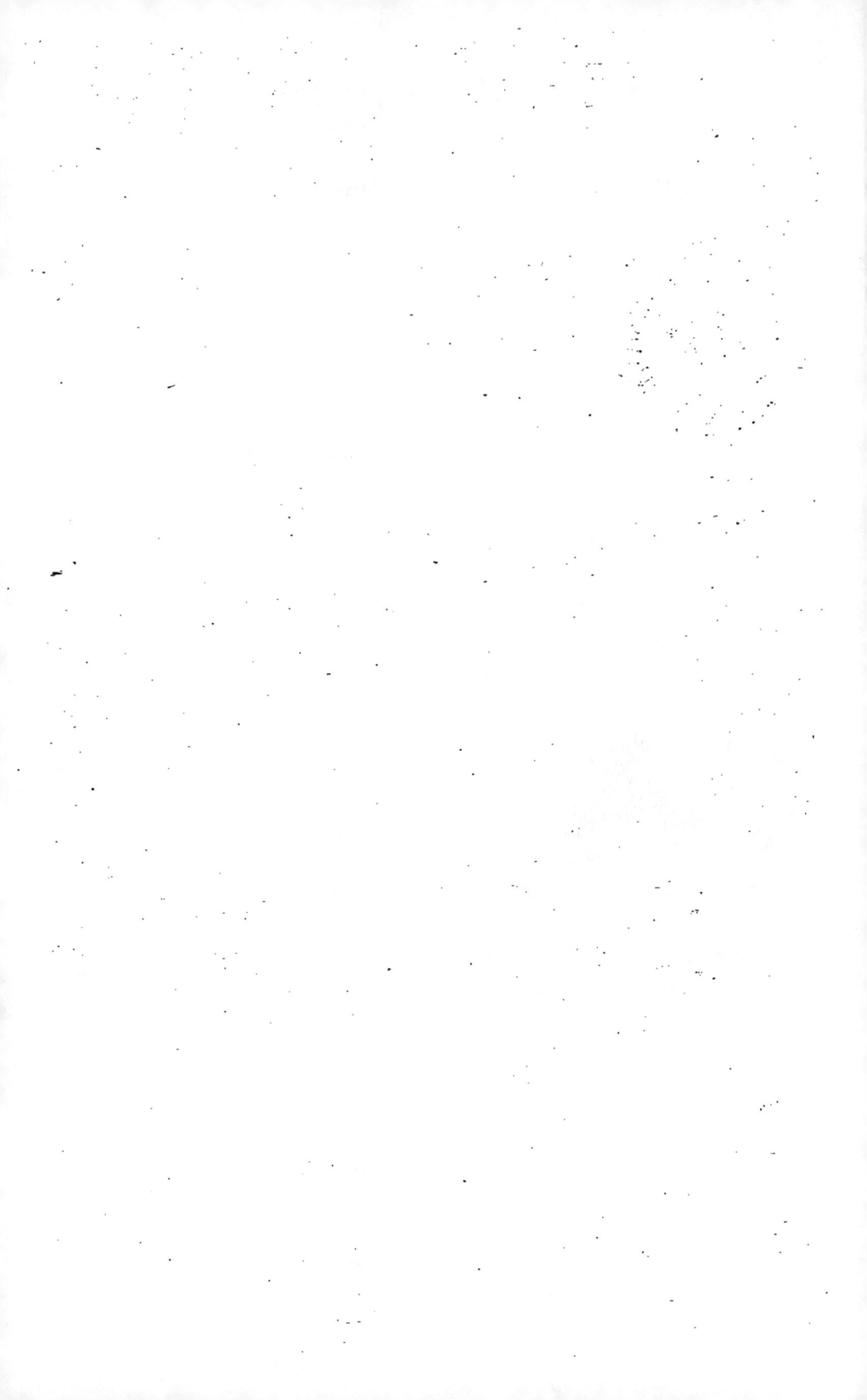

# LES ACCOUCHEMENTS

## DANS LES BEAUX-ARTS, DANS LA LITTÉRATURE

## ET AU THÉATRE

PAR

### G.-J. WITKOWSKI

*Docteur en Médecine de la Faculté de Paris,*
*Officier de l'Instruction publique*

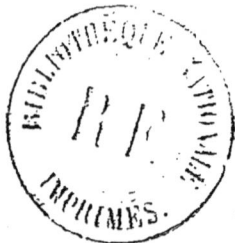

**Ouvrage contenant 212 figures intercalées dans le texte**

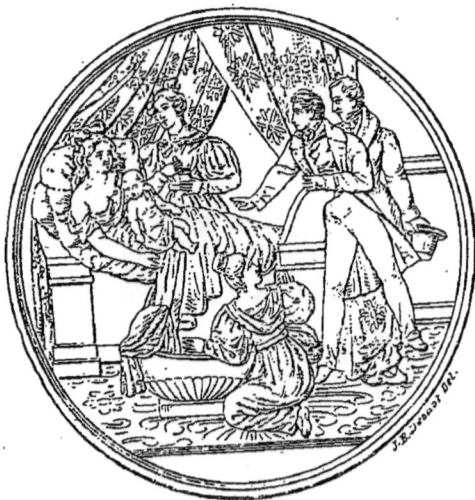

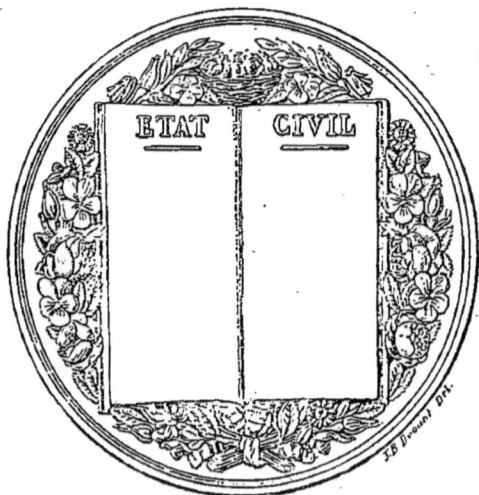

PARIS

G. STEINHEIL, ÉDITEUR

2, RUE CASIMIR-DELAVIGNE, 2

1894

# L'OBSTÉTRIQUE DANS LES BEAUX-ARTS

——•‹›»✕‹‹•——

## CHAPITRE PREMIER

### I. — LA GROSSESSE DANS LES BEAUX-ARTS

**Archéologie.** — Le plus ancien spécimen archéologique relatif à l'obstétrique remonte peut-être à quelques centaines de mille ans ; c'est un os (*fig.* 1) trouvé à Langerie-Basse, commune de Tayac (Dordogne). Sur cette pièce est gravée une femme enceinte ; elle est nue, son ventre et ses flancs sont recouverts de poils ; on peut

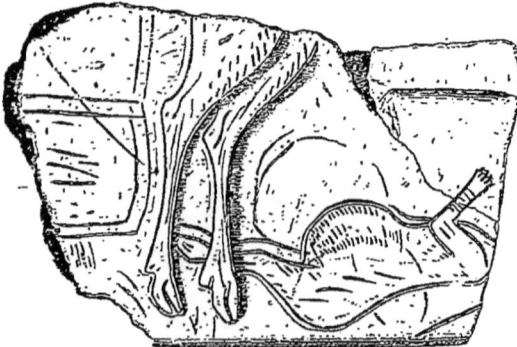

FIG. 1 (1).

donc en conclure, ainsi que d'autres dessins du même âge, qu'à l'époque du renne, animal dont on voit deux jambes gravées au-dessous de la femme, la population était très velue.

C'est assurément sans préoccupation scientifique qu'un vieil artiste a peint ainsi Adam et Ève sur des panneaux anciens, que possède le musée de Bruxelles et dont la copie existe à Saint-Bavon, la cathédrale de Gand ; mais là un tablier de cuir noir cache la nudité de nos premiers parents. « Ce sont, dit Eugène Fromentin,

---

(1) Tirée du *Musée préhistorique* de M. de Mortillet.

1

deux êtres sauvages, horriblement poilus, sortis l'un et l'autre, sans que nul sentiment de leur laideur les intimide, de je ne sais quelles forêts primitives, laids, enflés du torse, maigres des jambes :

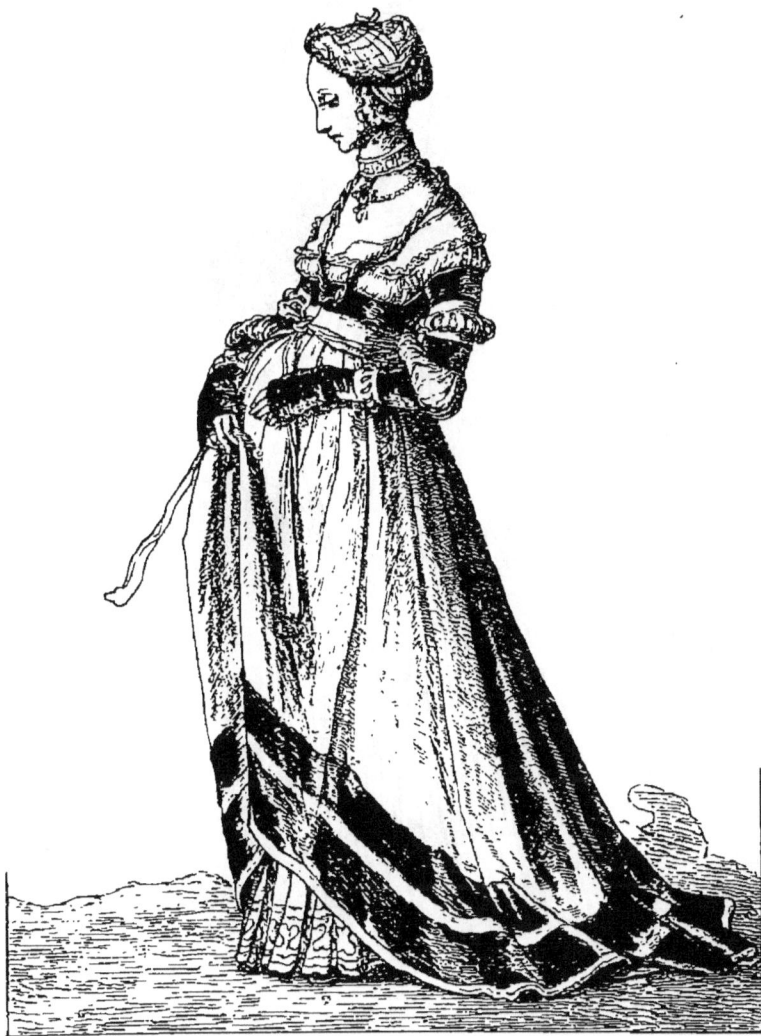

Fig. 2.

Ève, avec son gros ventre, emblème trop évident de la première maternité ».

M. de la Guerrière, dans la *Description des maisons de Rouen*, signale un fait assez rare. même dans les œuvres architecturales

du moyen-âge, où l'audace des sculpteurs ne connaissait pas de
limites. « On voit à Rouen, rue de l'Hôpital, près de la place Saint-

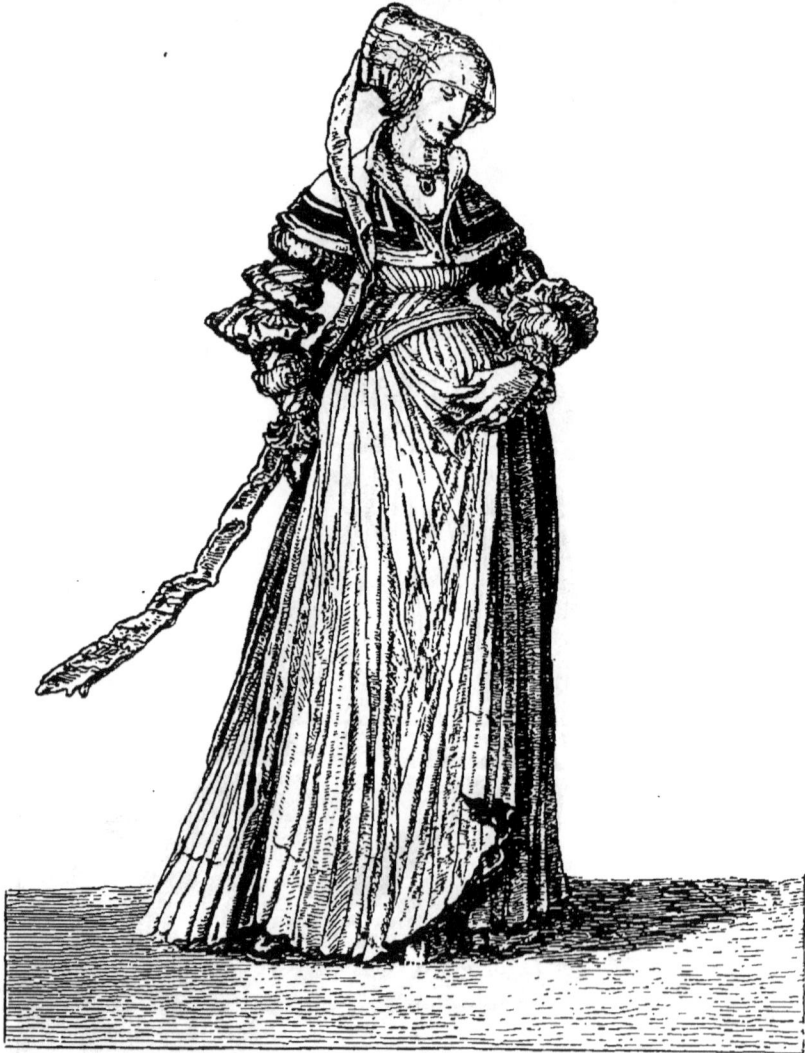

Fig. 3.

Ouen n° 1, un hôtel en pierre du xvie siècle. Dans une galerie, au
rez-de-chaussée, sur la rue, s'aperçoivent encore quelques fragments de peintures à fresque. Le premier palier de l'escalier est

soutenu par une colonne en pierre, contre laquelle on voit deux petites figures nues de femmes enceintes. Celle de l'homme qui se trouvait au milieu et qui était aussi entièrement nue a été supprimée à cause de son indécence. » Il y avait là évidemment une personnification de la fécondité. Mais les femmes sont-elles vraiment enceintes ? Le diagnostic, d'après le propriétaire actuel de l'hôtel et qui est un médecin (1), est difficile. On pourrait tout aussi bien les prendre pour des femmes auxquelles le goût de la Renaissance a donné des formes exagérées, comme dans les dessins de Holbein (2), du musée de Bâle, représentant la grande dame, la dame de noblesse (*fig*, 2), la bourgeoise (*fig*. 3) et la cabaretière de cette ville (3).

**Mythologie.** — Nous ne connaissons guère que deux divinités mythologiques qui aient été représentées par les artistes pendant la période de gestation : Callisto et Latone. Le D* Delefosse possède une magnifique peinture, attribuée à Annibal Carrache (4), qui représente Callisto agenouillée (*fig.* 4), la main droite sur un ventre très proéminent, entourée de deux nymphes, dont l'une enlève le voile qui cachait sa rotondité et l'autre presse son sein gauche pour en faire sourdre du lait ; en face, se trouve Diane, dans tout l'éclat de sa beauté, et devant elle se baigne une autre nymphe. L'italien S. Corsi, dans une grande composition ayant pour titre : *Callisto scoperta incinta dalle compagne*, est moins sobre de personnages ; on en compte une trentaine et huit chiens. Même cohue dans le tableau de Johann Rottenhammer (5), *Diane découvrant la grossesse de Callisto* : la déesse est assise au milieu de ses nymphes nues et prenant le plaisir du bain ; à gauche, trois nymphes enlèvent le vêtement de Callisto ; une forêt forme le fond. Le même sujet a été traité en gravure, vers 1606, par J. Saenredam ; cet artiste, suivant l'habitude de l'époque, a donné à ses divinités les coiffures de son temps (*fig.* 5).

(1) Le docteur Raoul Brunon, professeur à l'école de médecine de Rouen.
(2) 1497-1554.
(3) Dans nos *Anecdotes et curiosités historiques sur les accouchements*, la dame de noblesse figure, par erreur, page 208, au lieu de l'*Accouchée au* xviii<sup>e</sup> *siècle*, qui occupe la place de la précédente, page 199.
(4) 1560-1609.
(5) 1564-1623. Salle La Case, du Louvre.

Latone, enceinte d'Apollon et de Diane, métamorphosant en

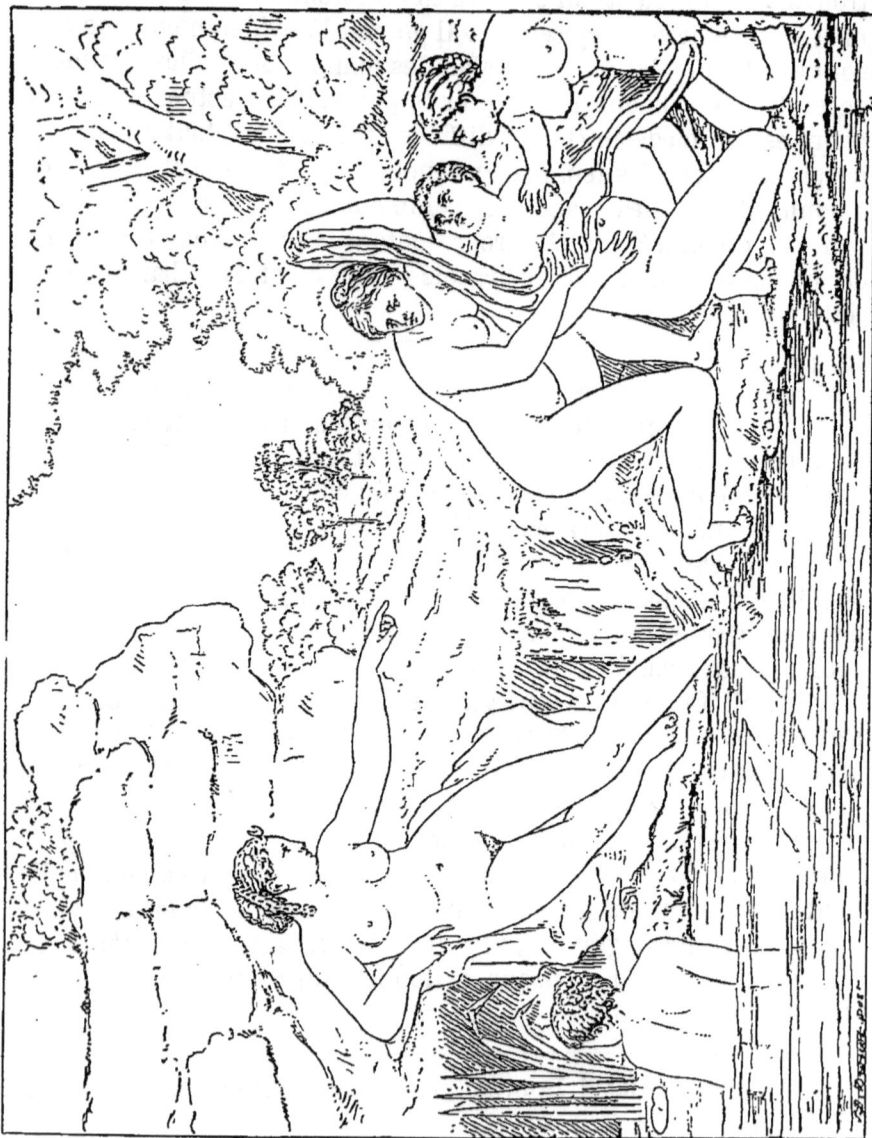

FIG. 4.

grenouilles les paysans qui ont troublé à dessein l'eau du lac où elle se disposait à se désaltérer, a été l'objet de nombreuses compositions : l'Albane (1), Rubens (2), Téniers (3), en particulier, ont représenté cette scène. Le même sujet a inspiré heureusement Balthasar Marsy (4), l'auteur du groupe placé sur le plus élevé des

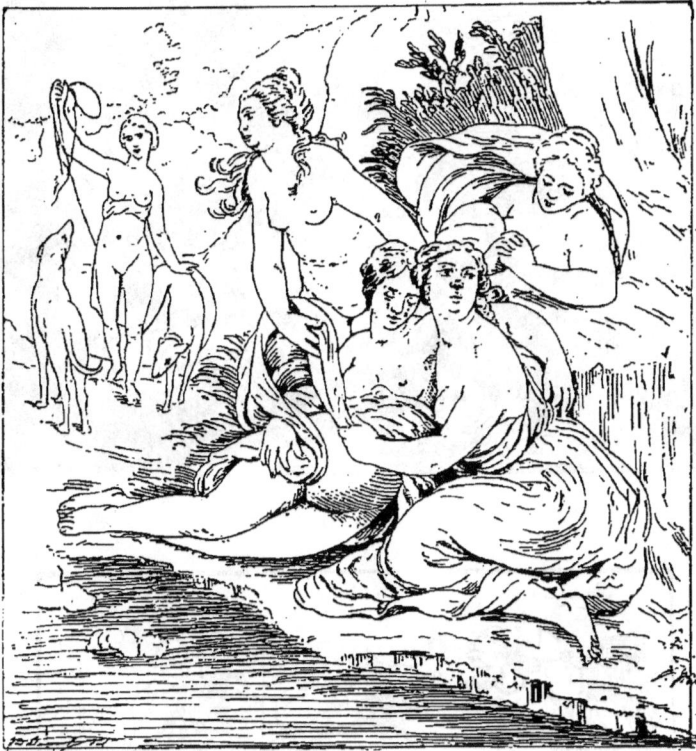

Fig. 5. — Groupe détaché du tableau de J. Saenredam.

gradins de marbre rouge, étagés en pyramide au milieu du bassin de Latone, à Versailles (5). François Boucher (6) a aussi représenté Latone, dans l'ile de Delos (*fig.* 8), au moment des premières dou-

---

(1) 1578-1660, fameux pour ses études de femmes.
(2) 1577-1640.
(3) Nous reproduisons ici (*fig.* 6) le magnifique tableau de Téniers le Jeune(1610-1683), *Latone vengée*, gravé par Noël le Mire, bien que sa vraie place soit au chapitre II, avec les accouchements et suites de couches dans les beaux-arts.
(4) 1624-1674.
(5) G. Lafosse en a fait une charge (*fig.* 7) dans la *Mythologie tintamarresque* de Bienvenu.
(6) 1703-1770.

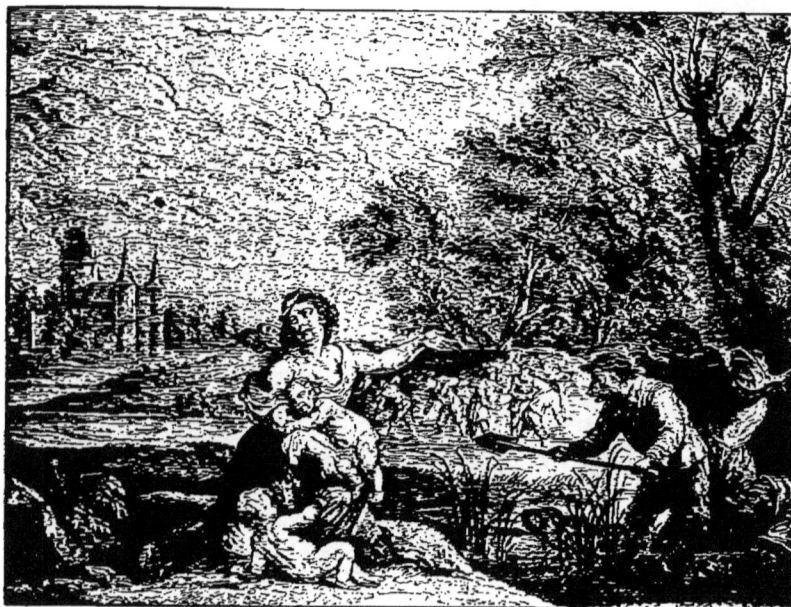

Fig. 6.

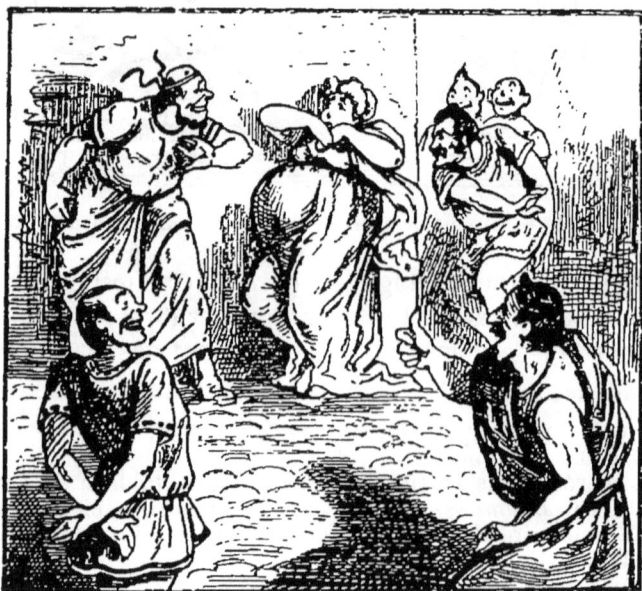

Fig. 7.

leurs ; l'ensemble est fort gracieux, mais la placidité de la figure et le relâchement langoureux des membres de la déesse sont ceux d'une femme qui s'apprête à goûter les douceurs du sommeil et

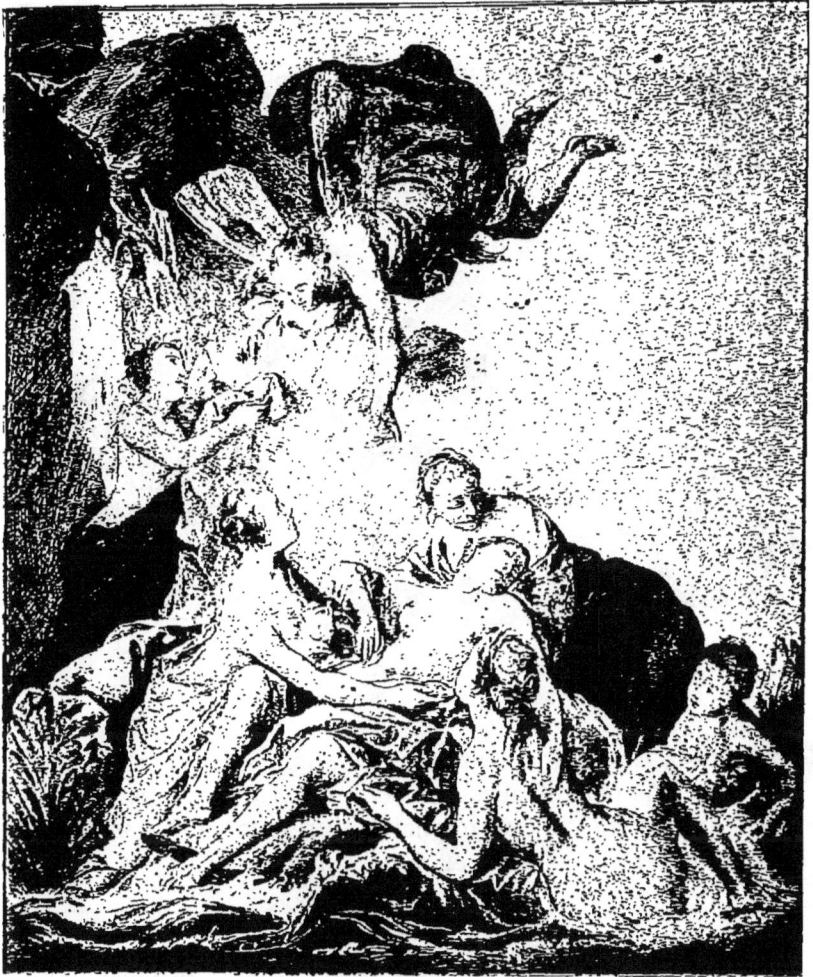

FIG 8.

n'ont rien de commun avec l'expression et l'attitude d'une parturiente. Enfin nous donnons une gravure anonyme, imprimée à Rome en 1773, qui nous montre Diane venant de naître et se disposant à prendre son premier bain de propreté (fig. 9).

Les beaux-arts ont-ils une influence réelle sur les produits de la conception ? Les Grecs semblent l'avoir cru (1) et, quoi qu'il en soit de cette opinion, nous devons signaler, comme se rattachant à notre sujet, la coutume des femmes lacédémoniennes plaçant dans leur chambre à coucher les portraits des héros célèbres par

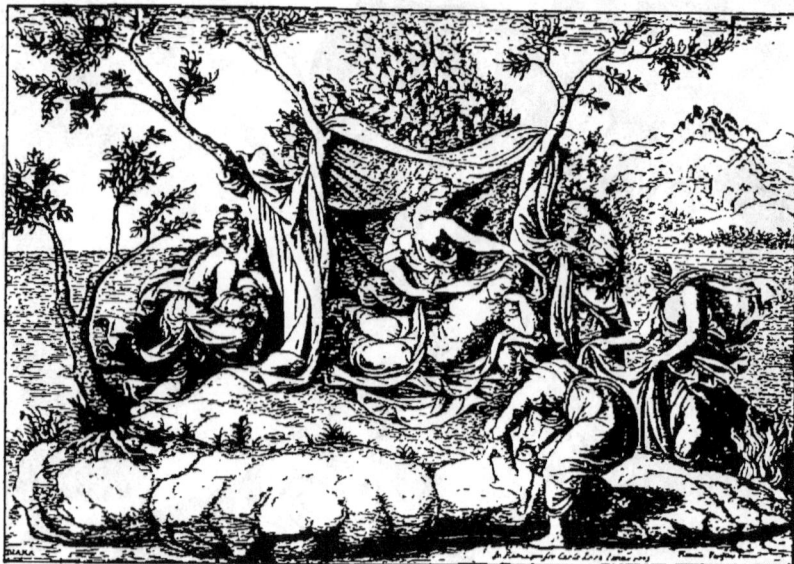

Fig. 9.

leur beauté : Endymion, Narcisse, Adonis, Nirée, Hyacinthe et les Dioscures, tous personnages des temps héroïques « auxquels, dit Feuillet de Couches (2), on joignait naturellement le plus beau des Grecs, plus beau que Nirée, et dont l'enfance avait eu pour ali-

---

(1) Comme on le voit, l'influence des milieux était connue bien avant Darwin ; elle a encore des partisans de nos jours et quelques enthousiastes voient autre chose qu'un symbole dans ce fait que Victor Hugo a été conçu après une ascension sur le pic d'un glacier. De même pour Napoléon, on le vit prédestiné dès le sein de sa mère, qui le porta si courageusement dans ses entrailles pendant la crise révolutionnaire de la Corse et durant la guerre de l'Indépendance. « Une pareille influence, dit le baron Larrey, devait marquer son empreinte sur le caractère et la destinée de l'homme appelé à révolutionner le monde. »
(2) *Causeries d'un curieux.*

ment la moelle des lions : Achille, le type élégant du courage téméraire, de la jeunesse dans sa force, et dont l'apparition resplendissante avait, disait-on, coûté la vue à Homère. Plus d'une peut-
être, sur les bords de l'Eurotas, quand se fut altérée l'austérité des
mœurs de Sparte, rêva de glisser à côté de ces effigies idéales l'ef-
figie plus humaine de l'Athénien Alcibiade, ce factieux d'élégante mémoire, si grand par ses qualités, plus renommé par ses
vices, et si beau que dans sa jeunesse on avait donné sa figure à
une statue de Cupidon (1). Sans doute était-il de ce quartier d'Athènes appelé Cotyle, où Philostrate prétend que les enfants venaient
au monde plus beaux que dans les autres parties de la ville. »

---

**Sujets religieux.** — C'est la peinture religieuse qui nous fournit le plus grand nombre de toiles représentant une femme
grosse ; la *Visitation à Sainte Elisabeth* était un sujet indiqué ;
mais tous les peintres, à commencer par Raphaël (2), ont commis
la même erreur.

En effet, reportons-nous au texte de Saint Luc, racontant ce que
fit la Vierge après avoir entendu l'ange Gabriel lui annoncer qu'elle
mettrait au monde le fils de Dieu : « Marie se leva et s'en alla en
diligence au pays des montagnes, dans une ville de la tribu de Juda.
— Et étant entrée dans la maison de Zacharie, elle salua Elisabeth. — Et aussitôt qu'Elisabeth eut entendu la salutation de
Marie, son petit enfant tressaillit dans son sein (3). »

Et précédemment, l'ange avait annoncé à Marie que sa cousine
Elisabeth était enceinte de six mois (4).

La Vierge, au contraire, n'était qu'au début de sa grossesse mira-
culeuse ; celle-ci devait donc n'être pas encore visible, tandis
qu'Elisabeth avait déjà un abdomen proéminent. Or, tous les

---

(1) M. Feuillet de Conches oublie, dans son lyrisme, que Cupidon, le
dieu du désir, était une conception romaine ; il veut, sans doute, parler
d'Eros, l'Amour grec.
(2) 1483-1521. Ce tableau se trouve au musée de Madrid.
(3) I, 39-41.
(4) « Elisabeth, ta cousine, a conçu un fils en sa vieillesse ; et c'est
le sixième mois de la grossesse de celle qui était appelée stérile » (I, 36).

artistes qui ont traité ce sujet de la *Visitation*, et ils sont

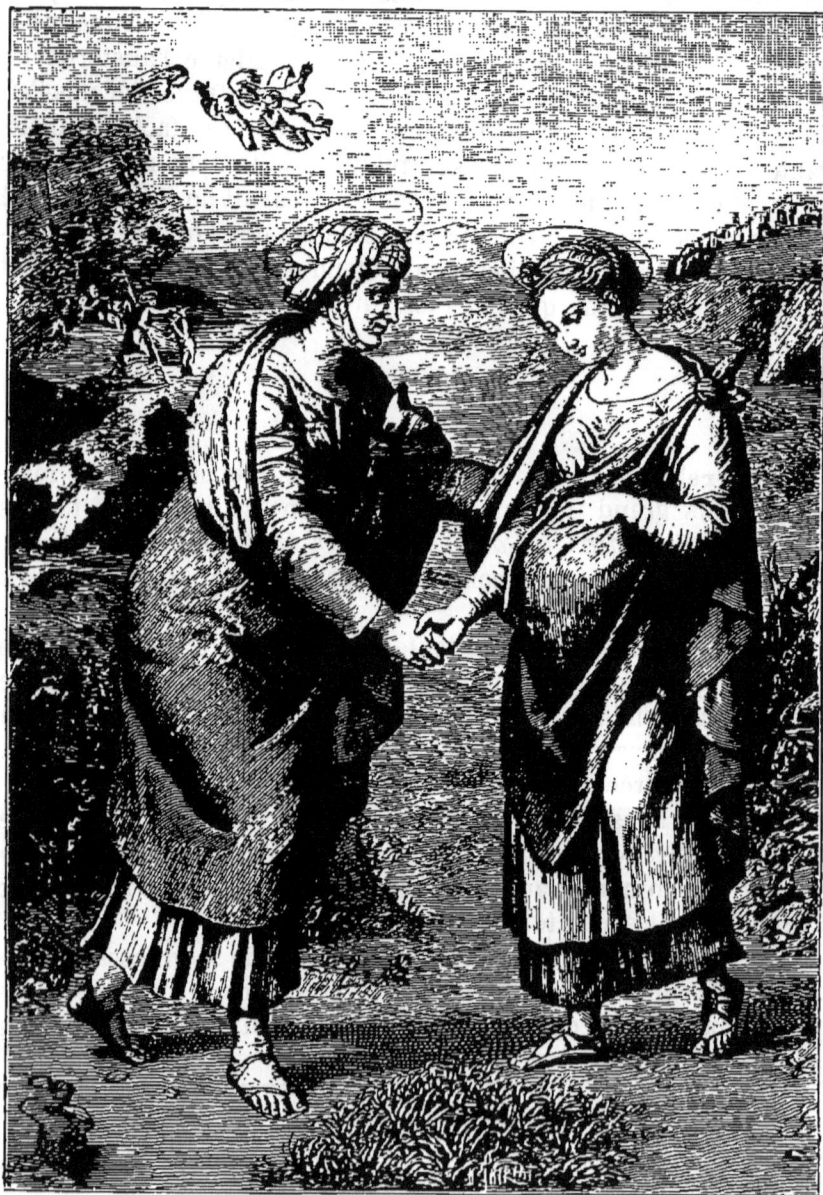

FIG. 10.

nombreux, donnent à Marie le ventre que devrait avoir Elisabeth.

Dans le tableau d'un primitif, de Zeitblom (1) (*fig.* 11), l'invraisemblance est absolument frappante ; Elisabeth est aussi plate que possible. Ajoutons que les peintres religieux dissimulent de leur

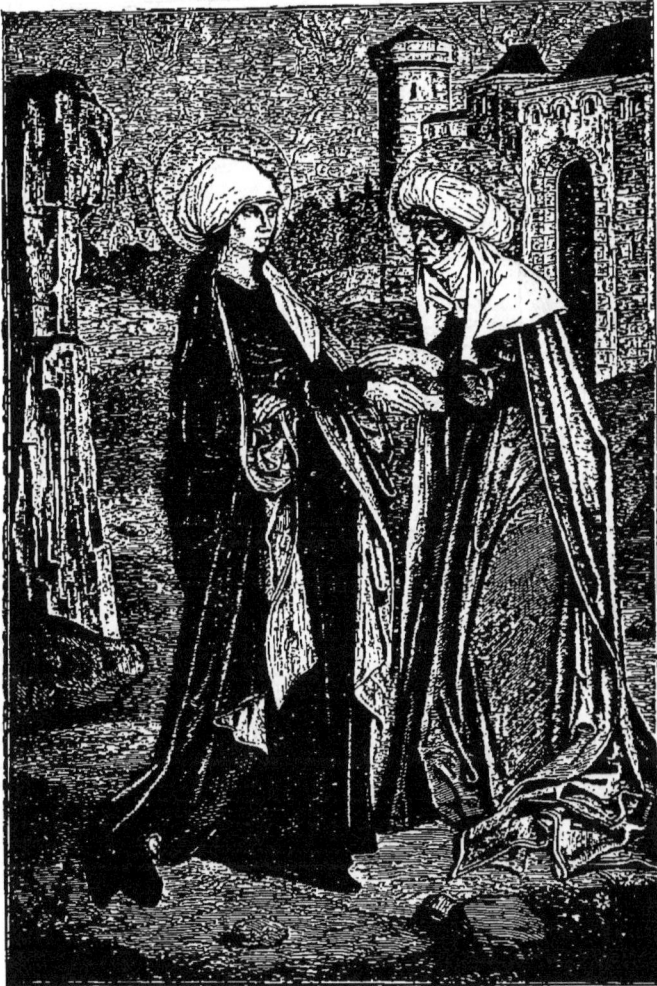

FIG. 11.

mieux les traces de l'opération du Saint Esprit ; les uns, Sébastien Del Piombo (2), André Sabbatini (3), Rubens (4), drapent les vête-

(1) Vers 1440.
(2) 1485-1547.
(3) 1480-1545.
(4) Nous parlons de la *Visitation* que possède le Louvre, mais dans

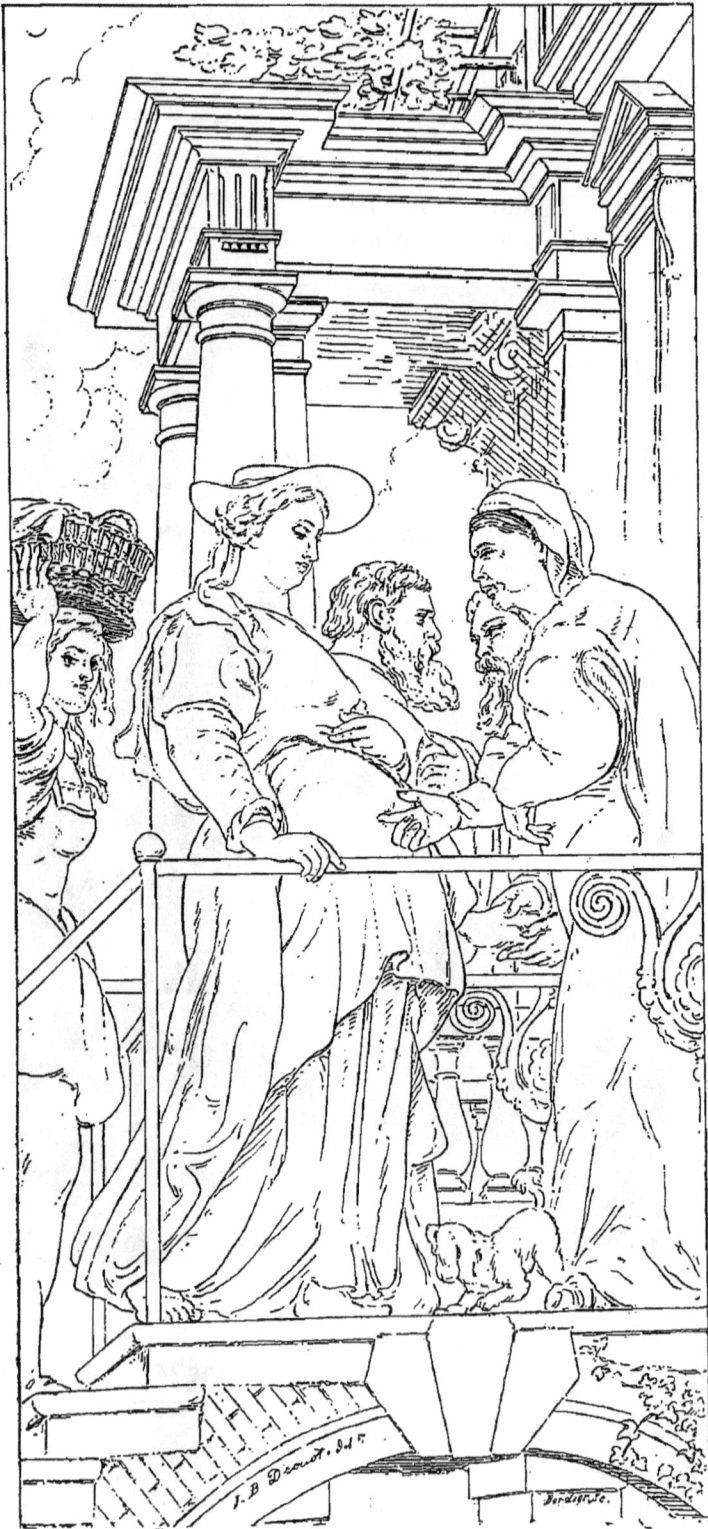

Fig. 12

ments ou font fléchir la cuisse, le pied étant posé sur une marche d'escalier ; d'autres, comme Federigo Barocci (1), tournent la difficulté en montrant Marie presque de dos. Raphaël, moins scrupuleux, n'a pas hésité à indiquer le développement du ventre et les seins d'une femme à terme (fig. 10) ; quant à Elisabeth, sa tournure révèle peu sa position.

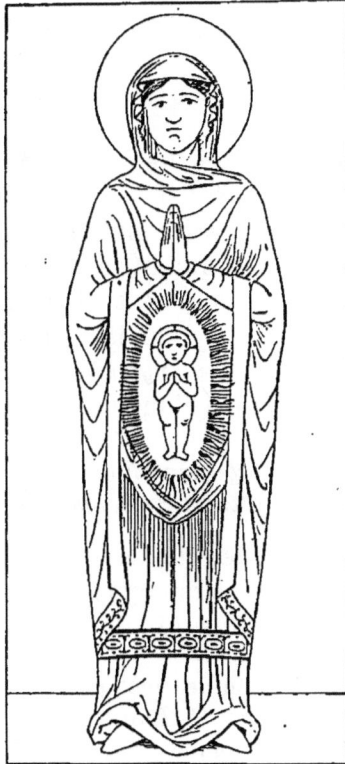

FIG. 13

Certains artistes ont eu la conscience ou l'originalité de vouloir dépeindre le « tressaillement », dont parle l'évangéliste, en représentant le petit Saint Jean et le petit Jésus dans le sein de leur mère. « L'architecte Pollet a fait don à la ville de Lyon de deux

celle du même artiste que possède la Cathédrale d'Anvers (fig. 12), la grossesse de la Vierge est des plus évidentes et Rubens est tombé dans l'erreur commune, signalée plus haut.

(1) 1528-1612.

volets en bois, où l'on a peint au XVe siècle une Visitation. Le peintre avait eu la hardiesse de représenter, sur le ventre des deux cousines, deux petits êtres humains qui figuraient Jésus et Saint-Jean-Baptiste. Les deux enfants se saluaient également. Le petit Saint Jean *tressaillait* et s'inclinait pieusement sous la bénédiction que le petit Jésus lui donnait (1). » Cette peinture, paraît-il, outre son intérêt archéologique, a encore de la valeur comme objet d'art.

Parfois la Vierge a été figurée isolément avec l'enfant Jésus peint sur le ventre. Ainsi la figure 13 reproduit un vitrail du XVIe siècle, qui se voit dans la pauvre église de Jouy, petit village de l'arrondissement de Reims.

Mais voici qui est mieux: « Il existe au dessus de la porte de la sacristie, dans la ci-devant église de Saint-Leu, à Paris, des vitraux peints sur lesquels on voit l'histoire de l'*Annonciation*. D'un côté est la Vierge à genoux, qui lit ses heures ; de l'autre, le jeune et beau Gabriel et, dans le coin de la chambre, un petit pigeon du bec duquel part un rayon pyramidal qui va droit à l'oreille de Marie et dans lequel est un *embryon bien formé* » (2). Ce tableau n'est que l'explication figurée d'une prose longtemps chantée dans nos églises :

> *Gaude, Virgo, mater Christi,*
> *Quæ per aurem concepisti.*

Nous savons de reste que cette singulière légende fut longtemps populaire. C'est ainsi que la Monnoye (3) lui a donné place dans ses célèbres *Noëls bourguignons* (4).

> L'Ange dit : Je ne viens pas
> Ici vous conter des fables.
> Tout se peut quand Dieu s'en mêle ;
> Or il s'en mêle en ce cas.
> N'ayez peur d'aucun obstacle,
> Laissez faire au Saint-Esprit ;
> L'enveloppe de son ombre
> Vous mettra bien à l'abri.

---

(1) *Iconographie chrétienne.*
(2) Extrait de la *Décade philosophique, littéraire et politique* de *l'an* VI de la *République française*, 4e trimestre, no 12 p. 305. Sous la Révolution, le tableau a été transporté au Musée des monuments français, mais actuellement il gît peut-être dans quelque coin des greniers du Louvre.
(3) 1641-1728.
(4) Noël VII. Nous donnons la traduction de Fertiault.

Un exemple tout nouveau
De la puissance divine
Eclate en votre cousine,
Votre cousine Elisabeth.
Vous savez que toujours stérile
Elle passe cinquante ans.
Voilà pourtant que la dame
Est grosse d'un bel enfant.

L'Ange achevant ce propos,
Marie, étrange merveille !
En conçut par l'oreille (1)
Le fils de Dieu tout d'un coup.
Ses entrailles frémirent
Du Verbe au dedans logé,
Et dans trois mois commencèrent
A sentir l'enfant remuer.

**Sujets historiques.** — Nous n'avons trouvé dans les peintures historiques qu'un seul tableau qui se rapporte à notre sujet ; il est du peintre Revoil et a été exposé au salon de 1819 (*fig.* 14) ; il décore actuellement l'un des panneaux de la bibliothèque du château de Fontainebleau. L'anecdote qu'il représente est fort connue. Jeanne d'Albret, alors dans un état de grossesse fort avancé, avait manifesté le désir de voir le testament de son père, Antoine de Bourbon, le roi de Navarre ; d'après certains propos, elle craignait que cet acte ne fût à son désavantage. Le roi de Navarre lui dit qu'il le lui donnerait lorsqu'elle lui aurait montré ce qu'elle portait dans son sein, « et tirant de son cabinet une grosse boîte fermée à clef avec une chaîne d'or, qui pouvait bien faire vingt-cinq ou trente fois le tour du cou, il ouvrit cette boîte et lui montra son testament. Mais il ne le montra que d'un peu loin, et puis ayant refermé tout cela, il lui dit : *Cette boîte sera tienne et ce qui est dedans ; et afin que tu ne me fasses une pleureuse ou un enfant rechigné, je te promets de te donner tout, à la charge qu'en enfantant, tu me chantes une chanson béarnaise ou gasconne* (2). »

(1) Dans le texte : *An concevi po l'oraille.*
(2) V. Nos *Accouchements à la cour* et le chapitre du présent volume où il est parlé de la *Naissance de Henri IV.*

Une estampe in-4° de la plus grande rareté montre Louis XIII

Juin de ship. Time II.                                    Pl. 43.

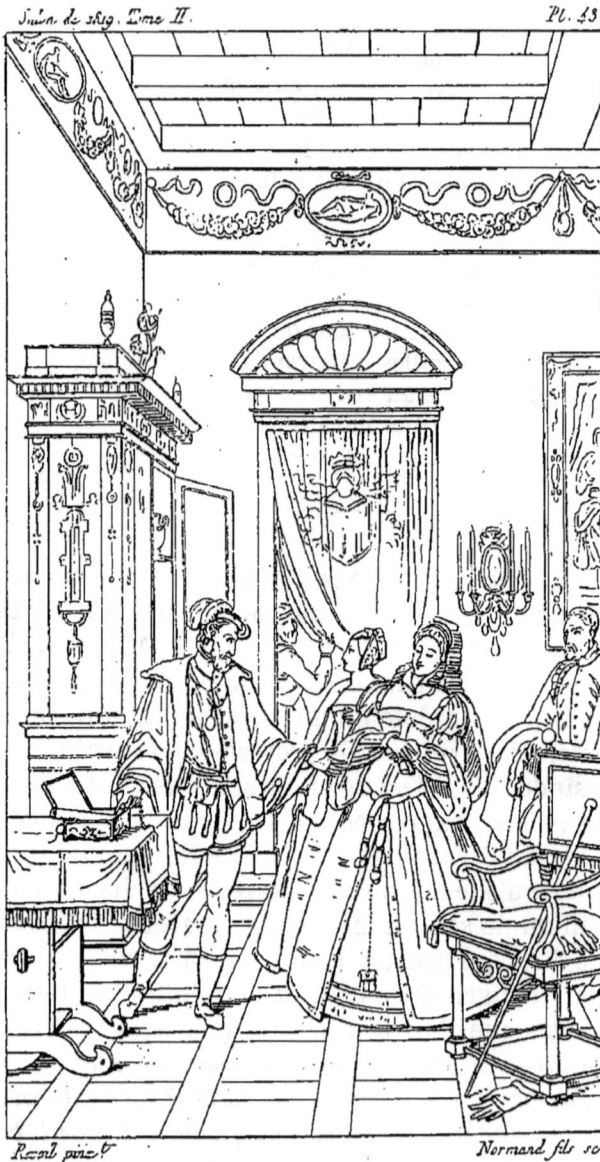

Raoul pinx.t                                    Normand fils sc

FIG. 44

et Anne d'Autriche agenouillés devant la Vierge qui présente l'enfant Jésus à Elisabeth. Au bas ces mots :

*Pulcher est dilectus meus, decorus, electus ex millibus* (1).

Dédié à la Reyne par Anne Montcornet (2).

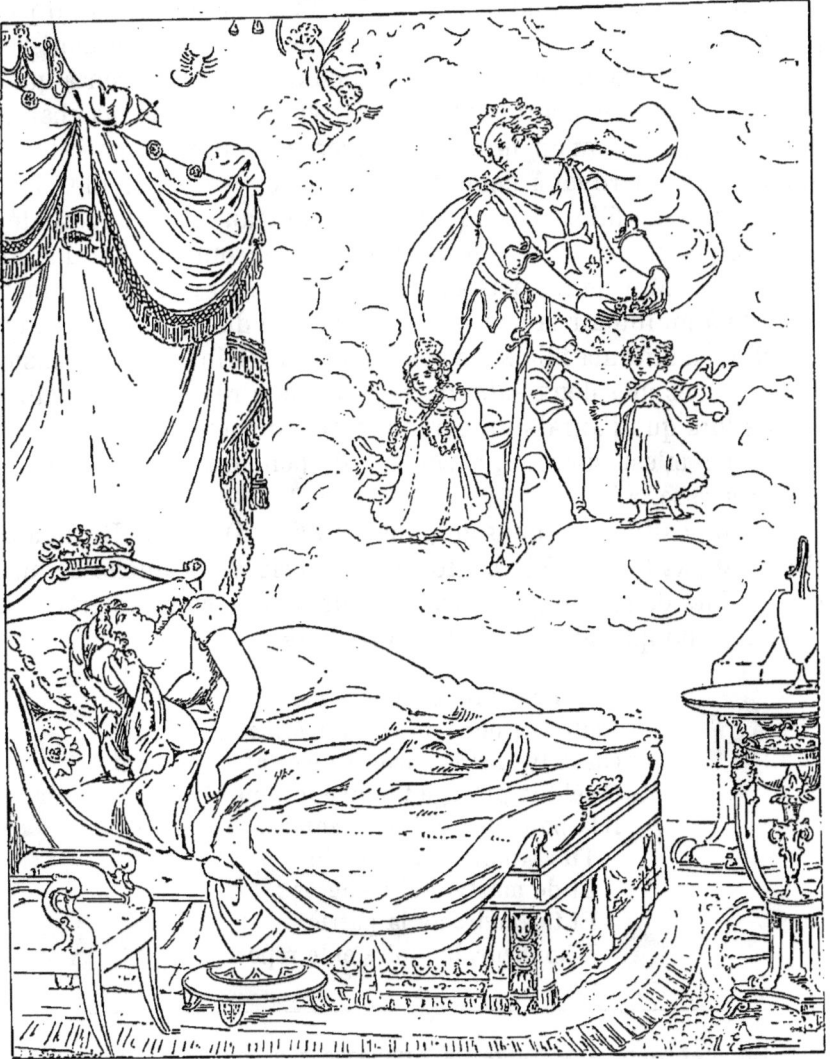

Fig. 15.

Cette pièce est la seule figuration connue d'Anne d'Autriche

(1) *Mon bien-aimé est beau, charmant, choisi entre des milliers d'hommes.*

(2) Probablement de la famille des Moncornet ou Montcornot, éditeurs de gravures, dont le plus connu fut Balthasar, contemporain des premières années du règne de Louis XIV.

enceinte ; elle n'a été gravée que peu de jours avant la naissance du futur Louis XIV.

En 1820, pendant la grossesse de la duchesse de Berry, il parut plusieurs lithographies relatives à un rêve qu'elle fit et dont voici le récit, écrit par la princesse elle-même (1) : « Environ à quatre mois de grossesse, étant endormie, j'ai vu entrer dans ma chambre Saint-Louis, tel qu'on le dépeint, avec sa couronne en tête, son grand manteau royal à fleur de lys et sa figure vénérable. Je lui ai présenté ma fille. Il a ouvert son manteau, et m'a présenté le plus joli petit garçon. Il a pris sa propre couronne et la lui a mise sur la tête. Moi, je lui poussais toujours Louise ; il n'a pas moins persisté à maintenir la couronne sur la tête du garçon, et *à réfugié* (2) pourtant ma fille sous son manteau. Saint Louis a ensuite disparu avec mes deux enfants, et je me suis réveillée, convaincue depuis lors que j'aurais un garçon, et pas un seul doute, depuis ce temps, ne m'est survenu, à cet égard, pendant tout le temps de ma grossesse. »

La composition que nous donnons ici *(fig.* 15) est de Rutlmann ; elle n'est pas tout à fait conforme au récit de la duchesse, mais l'ensemble, dans son genre troubadour, a une certaine grâce. Au bas de l'estampe figurent ces mauvais vers :

> A qui sa main destine-t-elle
> Cette couronne où l'or pur étincelle,
> Où le lys brille encor d'un éclat renaissant ?
> O céleste présage ! o faveur immortelle !
> Il la pose au front d'un enfant.
>> Tu régnéras, race chérie
>> Et de martyrs et de héros ;
>> Et tu rendras à la patrie
>> L'honneur, la gloire et le repos.

---

(1) En effet, depuis ce songe, la duchesse n'a pas douté un seul instant qu'elle ne dût accoucher d'un enfant mâle. Elle s'exprimait, à cet égard, avec une confiance et une certitude qui, parfois, allaient jusqu'à alarmer son entourage, dans la crainte de la commotion morale qu'elle ne pouvait pas manquer d'éprouver, si son espoir venait à être trompé. Un jour, le comte d'Artois cherchait à la préparer à l'événement opposé à ses vœux : « Mon père, lui dit la princesse, en l'interrompant, Saint Louis en sait plus que vous là-dessus. » V. nos *Accouchements à la Cour* p. 292.

(2) *Sic.*

La grossesse de la duchesse de Berry était alors peu avancée ; elle a été à peine indiquée sur le dessin de Rutlmann.

Lors de son arrestation à Nantes, elle était environ à la même

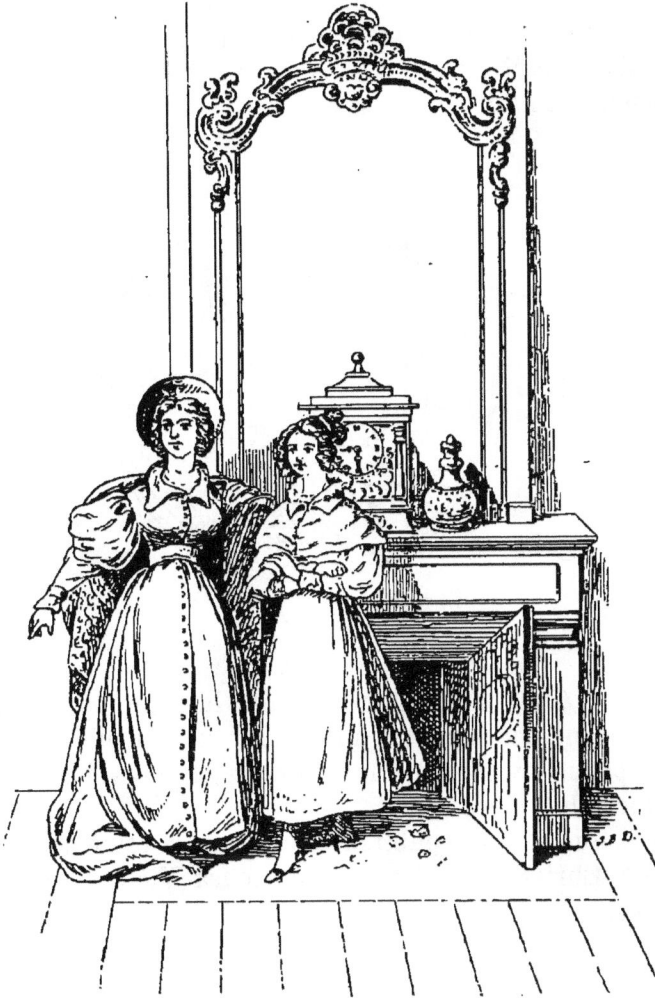

Fig. 16.

époque d'une [nouvelle grossesse ; aussi a-t-elle été représentée avec sa taille et sa gracilité ordinaires par les artistes qui ont rendu cette scène, par M. Regnier entre autres. Nous avons détaché du tableau de ce peintre (*fig.* 16), la duchesse et Mlle Stylite de

Kersabiec, un des personnages qui avaient tenté de se dissimuler avec la princesse derrière une plaque de cheminée.

La numismatique ne nous fournit que peu de documents relatifs à la gestation des reines. Nous n'en avons guère à signaler qu'un seul. En 1606, à la troisième grossesse de Marie de Médicis, déjà mère du Dauphin, plus tard Louis XIII, et de la princesse Elisabeth qui devait être reine d'Espagne, on frappa une médaille (*fig.* 17), témoignant de l'espérance qu'elle donnerait le jour à un

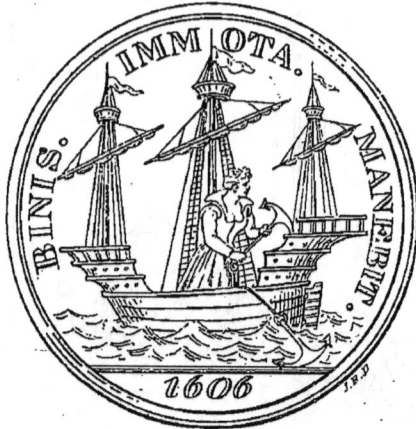

FIG. 17.

second fils. Cette médaille représente la reine sur le pont d'un navire, tenant une ancre (1) à la main. Bien qu'elle ait été frappée à une époque avancée de la grossesse, le graveur a donné une taille normale à la reine.

Notons que l'attente publique fut déçue ; la reine accoucha d'une fille, cette Christine de France qui épousa Victor-Amédée Ier, duc de Savoie.

**Caricatures politiques.** — La grossesse a souvent été employée comme procédé caricatural, en politique. Nous reproduirons quel-

---

(1) Y aurait-il là quelque allusion à Concini, déjà fort avant dans les bonnes grâces de Marie de Médicis ? Nous croyons cependant que l'achat du marquisat d'Ancre par cet intrigant italien est postérieur à 1606. En tout cas, la coïncidence est curieuse.

ques échantillons de ce genre satirique, qui est en quelque sorte la parodie de l'histoire.

Voici d'abord : *Les derniers moments de la République (fig. 18)*. Bonaparte, premier consul, voudrait bien connaître l'avenir. Or, l'avenir est dans le ventre de Madame Ango. Tenant deux sabres croisés en forme de forceps, Bonaparte s'apprête à pratiquer une

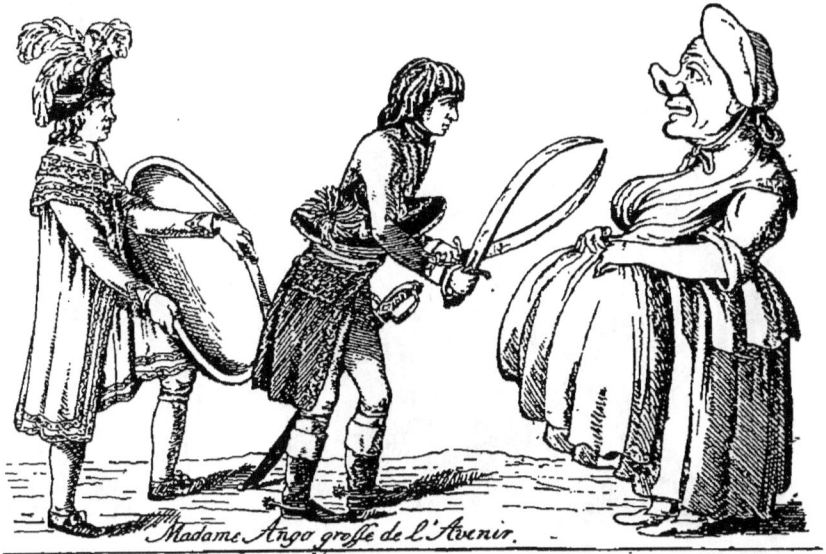

Madame Ango grosse de l'Avenir.

Fig. 18.

opération qu'on pourrait justement appeler *césarienne*; le deuxième consul, Cambacérès, porte un bassin destiné à recevoir le nouveau-né.

La figure 19 est une caricature anglaise qui fait allusion à la violation du traité d'Amiens (1802) par Bonaparte, lequel continuant les conquêtes de la France, aux dépens de la Suisse, de l'Italie et de la Hollande, menaçait la paix de l'Angleterre. On y voit le Corse, amené par deux constables devant un gros juge anglais.

Nous traduisons la légende : *Le Bâtard. — Où, où est-ce que ce petit Boney* (1) *habite ?*

Voici, translatées en français, les réflexions que le caricaturiste met dans la bouche des divers personnages :

(1) Bonaparte.

LE CONSTABLE DE GAUCHE AU JUGE. — Je l'ai attrapé, Votre Honneur, et l'ai amené devant vous, bien contre son gré, je crois (1).

BONAPARTE. — Oh ! malheur à moi, avoir vu ce que j'ai vu et voir ce que je vois !

LA FEMME ENCEINTE. — S'il plaît à Votre Honneur, mon nom est Cléopâtre Applecart (Charretée de pommes) ; j'étais domestique chez ce méchant consul de M. Nappy Bony part (jeu de mot sur Napo-

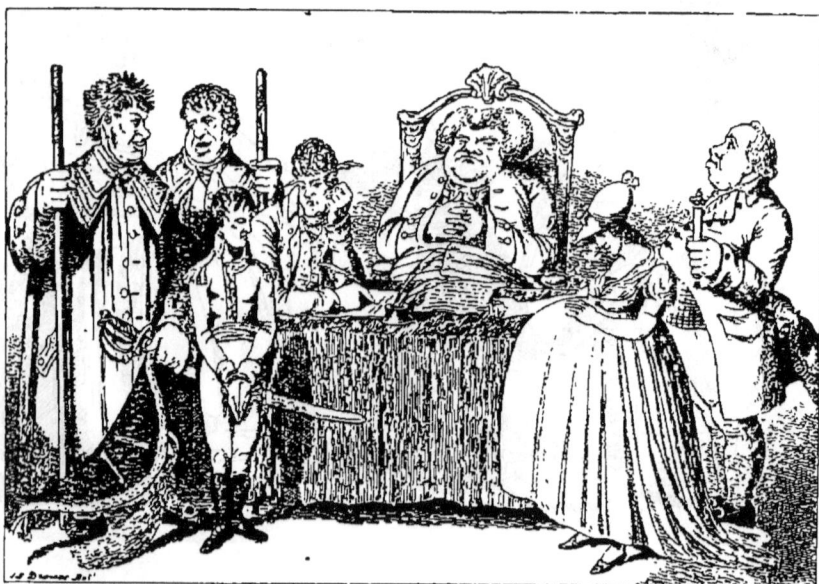

FIG. 19.

léon Bonaparte), qui est le père de mon enfant, s'il plaît à Votre Honneur ; il est si méchant que personne ne peut vivre en paix à cause de lui. Je ne suis pas la première qu'il a perdue : il y a des Hollandaises, des Suissesses, des Italiennes et bien d'autres qu'il a trompées par ses promesses : mais elles n'avaient pas un pays comme le mien (l'Angleterre) pour les protéger ; aussi j'espère que Votre Honneur voudra bien le traiter en conséquence.

LE JUGE. — Je vais envoyer le coquin en prison ; je vais mettre un frein à ses cabrioles. Au pain et à l'eau à perpétuité, avec de bons petits coups de fouet.

(1) *The Bastard. — O Where, O Where does this little Boney dwell ?*

Charles X qui, dans un premier et bon mouvement, avait sus-

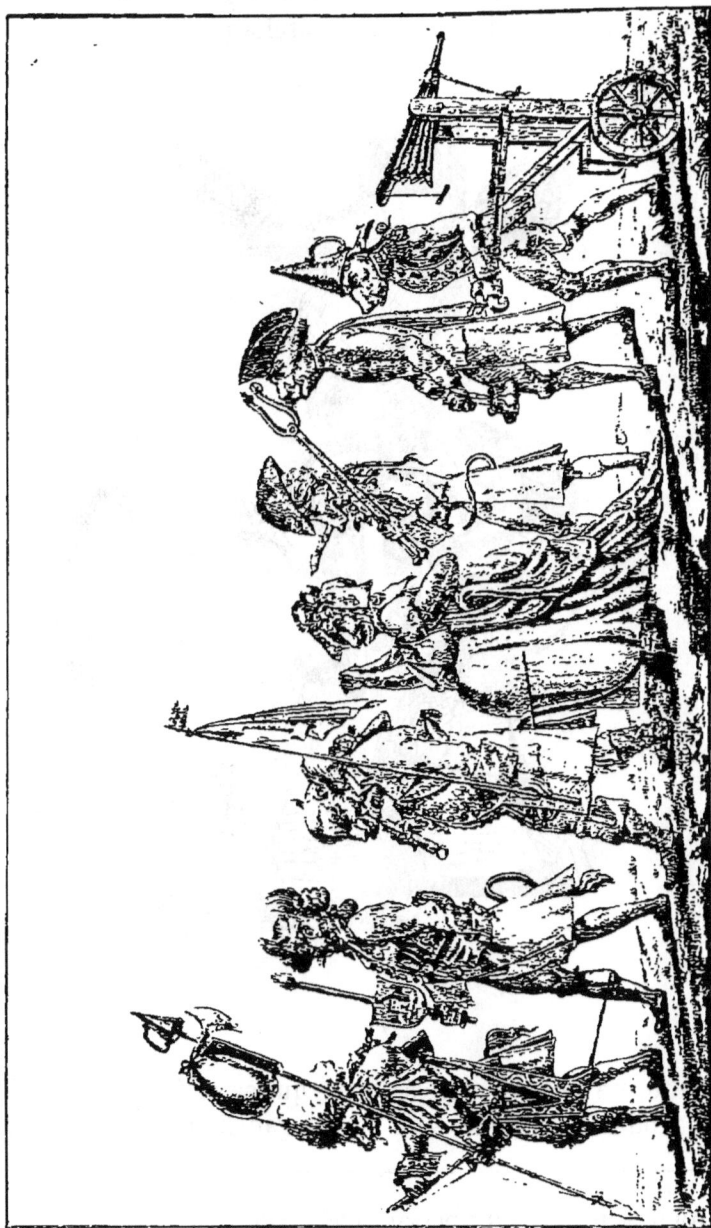

FIG. 20.

pendu la censure, se fit bientôt l'ami du *parti prêtre* et devint, par suite, l'ennemi de toutes les libertés. La caricature ci-contre *(fig.* 20) nous montre le ministère Polignac partant en guerre contre les libéraux; au centre du monome marche péniblement la Chambre,

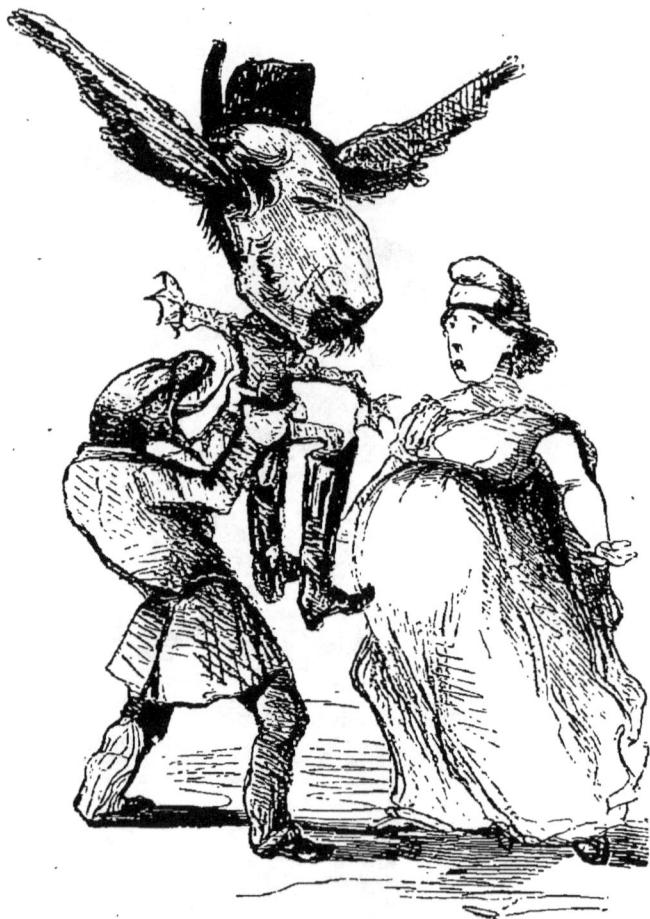

Fig. 21.

sous la forme d'une femme à terme qui se plaint de l'agitation extrême produite dans son sein par la gauche et la droite (1), sans

---

(1) Au dessus de chaque personnage se trouve le texte suivant : 1 : *En avant les Débats !* — 2 : *Le Voilà ! le Grand Conservateur....* des *Cornichons* (Charles X, sans doute).—3 : *Moi, j'en détache de la flûte à deux fins; c'est dommage que l'embouchure ne soit pas nette.* — 4 : *Oh !*

doute à l'occasion de la fameuse adresse des 221 qui amena la rupture définitive entre le gouvernement et la nation.

Nous avons trouvé dans la *Revue Comique* de 1848 une carica-

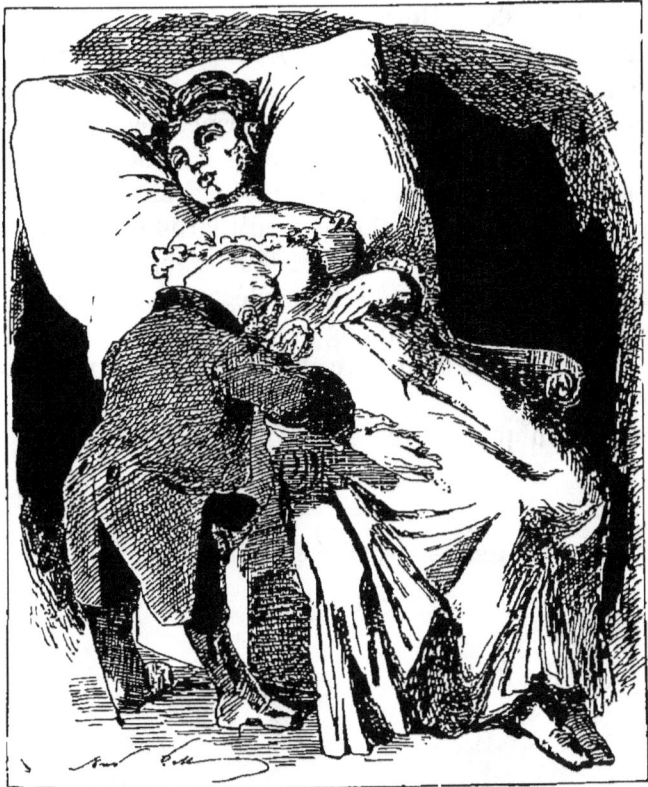

Fig. 22.

ture (*fig.* 21) sur le neveu de Napoléon I<sup>er</sup>, qui pourrait bien être de Nadar; elle porte cette légende explicative : *La République étant justement dans son neuvième mois, monsieur Vipérin, journaliste*

---

la la!... *n'allez donc pas si vite ; je sens des débats de droite et de gauche, je vais avoir une couche de chiens* (La Chambre). — 5: *Ne craignez rien, voilà votre accoucheur.* (M. de Polignac ?). — 6: *Bon Dieu, ayez pi pi... pitié de nous ! et jettez des pierres aux... des pierres aux autres.* — 7: *Avec une pièce de campagne comme celle-ci, on ne manque jamais de munitions.*

*venimeux, que nous connaissons trop, lui présente à l'improviste un monstre pour la faire avorter.* Ce Vipérin, représenté avec une petite tête appropriée à son nom, n'était autre qu'Emile de Girardin ; il soutenait alors la candidature du prince Louis Bonaparte à la Présidence de la République.

Une caricature de Gill (*fig.* 22), parue dans l'*Eclipse* du 28 juillet 1872, nous offre le petit Thiers qui, la montre dans une main, tâte, de l'autre, le pouls de la France à terme, étendue dans un fauteuil, et dit : « Tout va bien... la délivrance est proche ! » Le dessin a pour légende : *Situation intéressante* ; il fait allusion à la libération du territoire, après le paiement des milliards exigés par l'Allemagne.

Dans le *Charivari* du 7 avril 1890, Stop représente la Ville de Paris sous l'aspect d'une femme élégante, à terme, suivie de deux hommes échangeant ce dialogue :

— La voilà près de mettre au monde un nouveau Conseil Municipal.

— Pourvu qu'il ne ressemble pas à son père !

**Etudes de mœurs.** — Jacques Callot (1) a montré dans la suite des

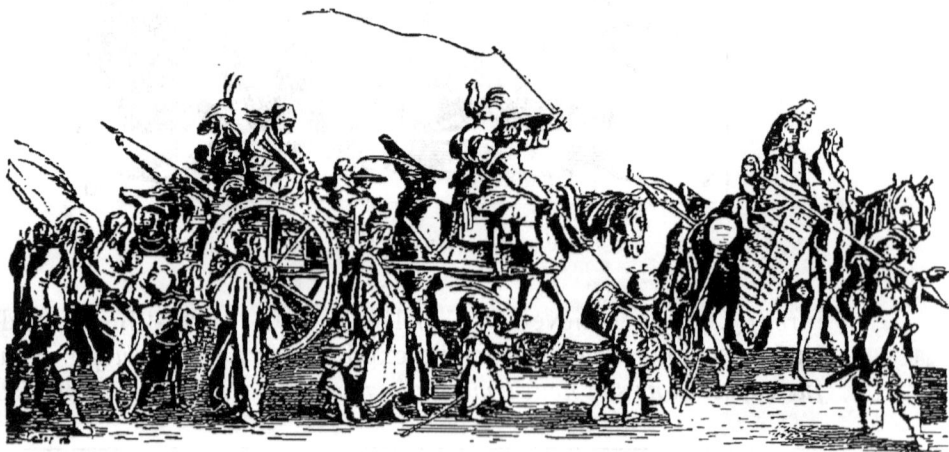

FIG. 23.

*Gueux* tout l'esprit et l'imprévu de sa pointe : au premier plan de la *Marche des bohémiens* (*fig* 23), il a campé une femme sur le

---

(1) 1593-1635.

point d'accoucher ; une nombreuse progéniture l'accompagne.
Dans un coin de la planche, on lit ce distique :

Ces pauvres gueux pleins de bonadventures
Ne portent rien que des choses futures.

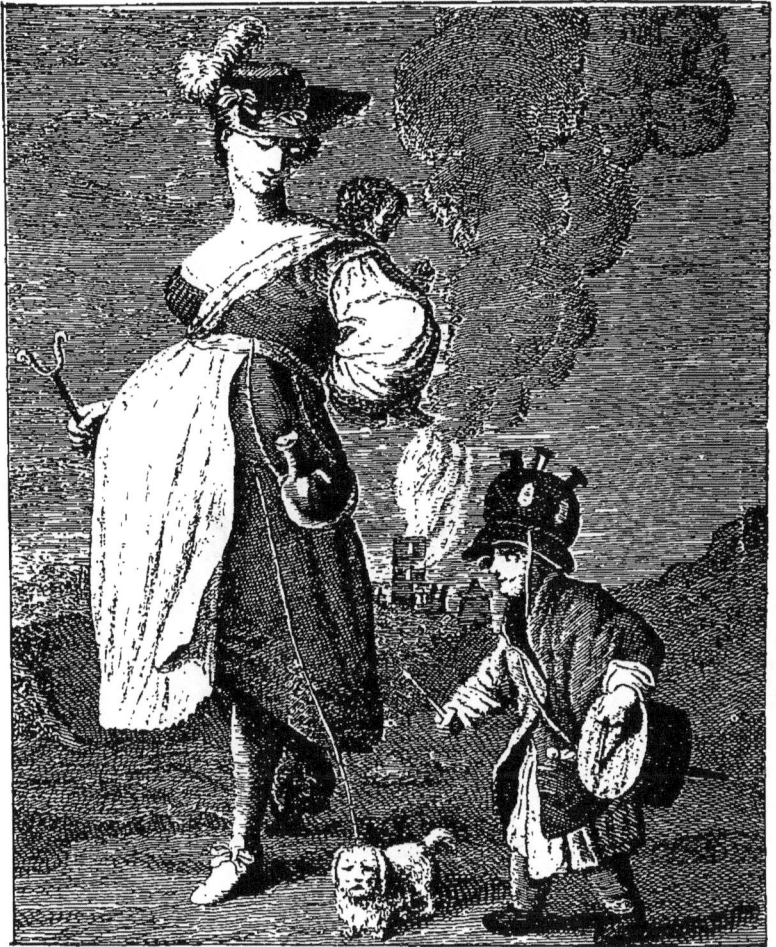

FIG. 24.

Au même genre se rattache la *Vivandière* (*fig* 24) qui se sert
d'une fourche à mousquet comme de bâton de route. Cet accessoire

indique que la gravure remonte au milieu du XVII<sup>e</sup> siècle. Des vers explicatifs y sont joints :

> Je suis utile dans la guerre :
> Je nourris les soldats, je repeuple la terre ;
> Et qui jugera comme il faut
> De l'ample rondeur de ma taille,
> Verra que j'ai servi dans plus d'une bataille
> Et soutenu plus d'un assaut.

D'une planche de Guérard, ayant pour légende : *Baccanal et di_vertissements des environs de Paris*, gravure pleine de mouvement et de vie, à la façon d'Hogarth, nous détacherons un groupe de promeneurs (*fig.* 25). Ils vont dîner sur l'herbe ; le plus heu-

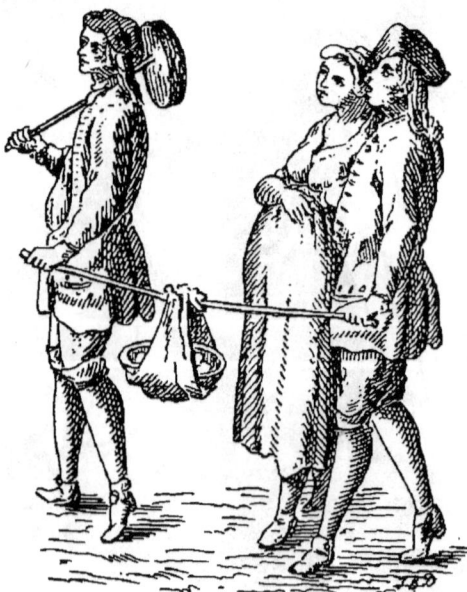

FIG. 25.

reux des trois, confiant ou complaisant, précède le cortége, un pain au bout de sa canne ; de l'autre main, il porte des victuailles, aidé par un ami qui le suit et donne le bras à sa femme. Celle-ci serait, sans doute, bien embarrassée s'il lui fallait fixer la paternité de l'enfant qu'elle porte si gaillardement dans son sein.

William Hogarth, (1) le célèbre peintre de mœurs qui créa la

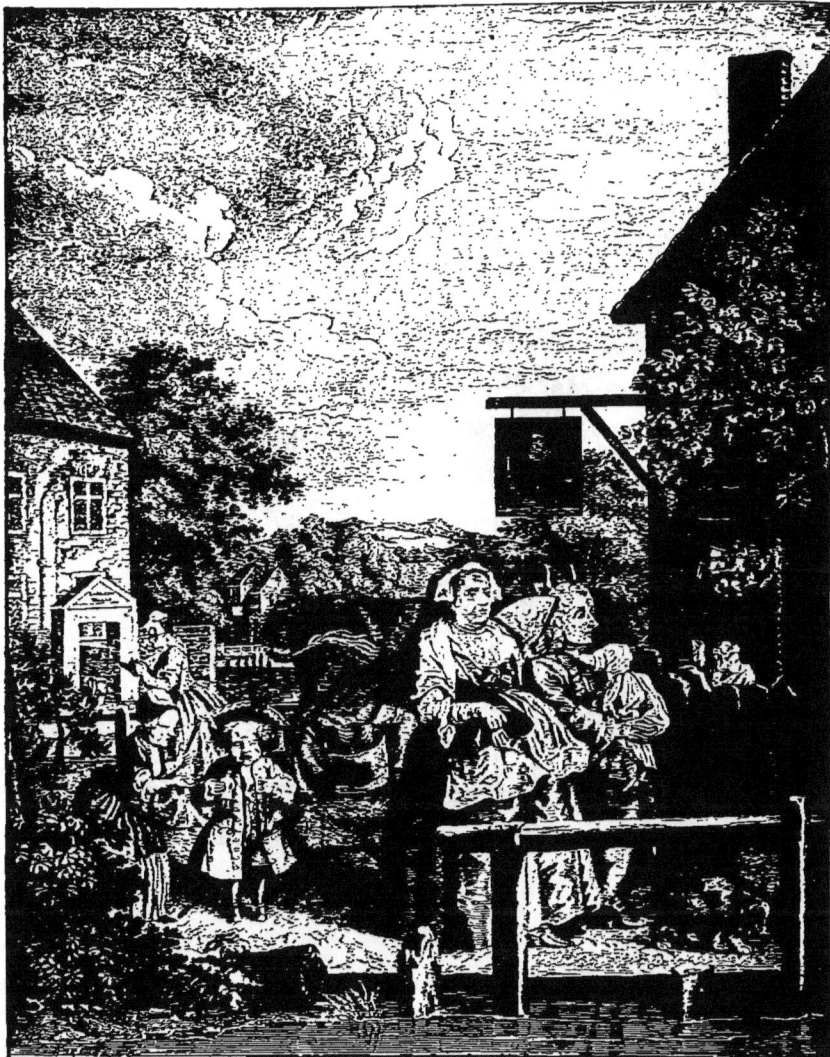

Fig. 26.

caricature morale, fait figurer des femmes enceintes dans plusieurs.

(1) 1697-1764.

de ses compositions. Nous avons détaché de la gravure *Le Soir* (*fig.*
26) le groupe qui nous intéresse (*fig.* 27). C'est un teinturier de
Londres et sa femme. Ils ont deux enfants derrière eux ; le père
en porte un troisième et la mère en fait espérer bientôt un quatrième. La troupe va lentement et, plus lentement encore ; marche
devant eux une chienne exprimant de prochaines et semblables espérances. Derrière le couple conjugal, une fille de basse-cour est

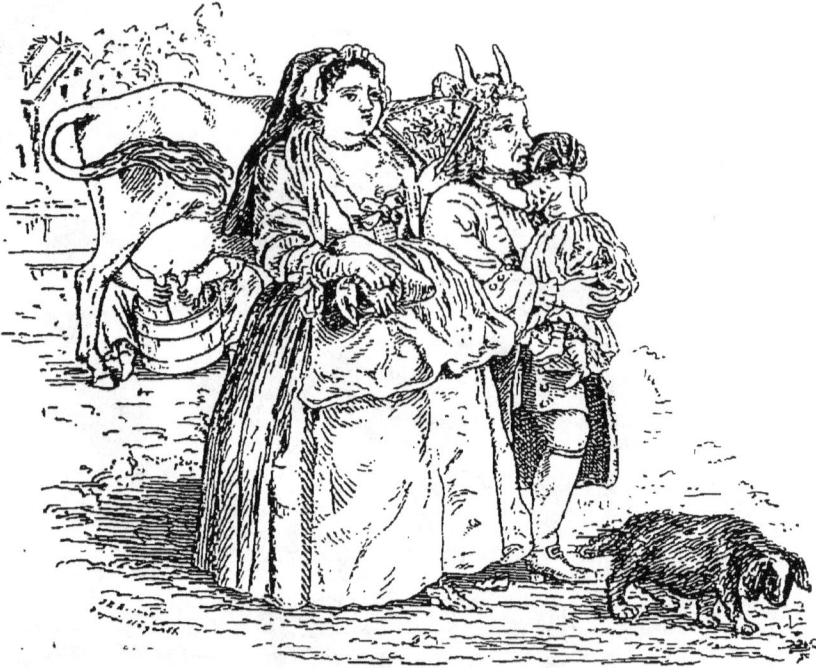

FIG. 27.

occupée à traire une vache ; l'honnête animal partage si fraternel-
lement avec notre teinturier les ornements de sa tête, qu'on reste
incertain à qui des deux, ou de l'homme ou de la bête, ils appartiennent en propre.

Dans la *Marche* vers *Finchley* (*fig.* 28), la principale figure est
celle d'un jeune et beau grenadier placé entre deux femmes (*fig.*
29). Celle qu'il a au bras droit est une jeune fille, jolie, débau-
chée par le militaire, enceinte de lui, et réduite à vendre des chansons. Ses yeux pleins de tendresse et de douleur semblent dire :

« Non certainement vous ne pouvez, vous ne voulez pas m'abandonner ! » L'attitude de la femme qui se trouve à sa gauche forme
un contraste bien prononcé avec celle de sa voisine : c'est la femme
du grenadier qui lui reproche son engagement avec une pareille
créature. Ces deux rivales sont de deux partis différents. En réalité
c'est une sorte de gravure politique : d'une part, une chanson de
*God Save our King* et une estampe représentant le duc de Cum-

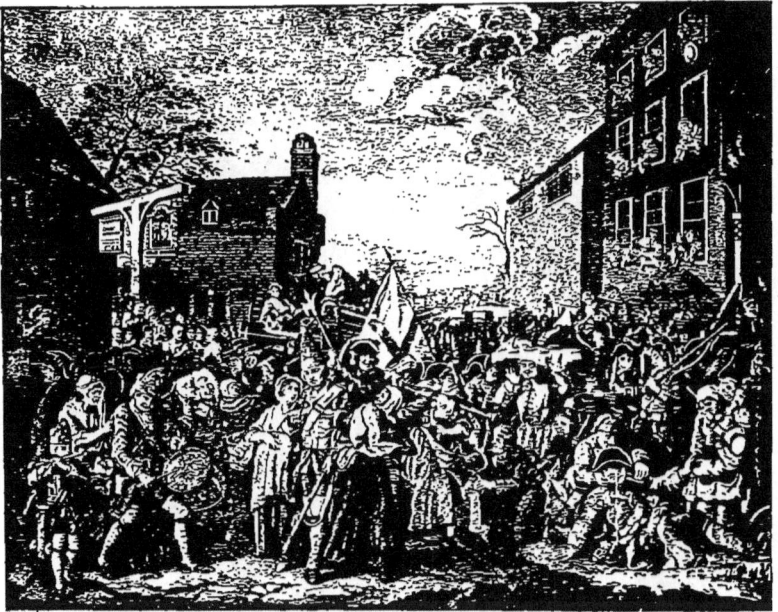

Fig. 28.

berland qu'on voit dans le panier de la fille ; et d'autre part, les
journaux jacobites, que la femme tient à la main, indiquent les
deux partis qui se disputent l'Angleterre.

Au premier plan du *Dernier degré de cruauté (fig. 30)* Hogarth
a placé le cadavre de la complice d'un criminel, enceinte de ses œuvres; le scélérat l'a assassinée pour se débarrasser de sa promesse
de mariage et des charges de la paternité.

Nous signalerons enfin d'Hogarth : *Une femme accusant, par
serment, un grave citoyen d'être le père de son enfant.* Bernard
Picard a copié cette gravure et lui a donné pour titre : *La fille qui*

*se trouve enceinte* (1). Le juge est assis dans un fauteuil. L'amant
de la fille est derrière elle et lui souffle ce qu'elle doit dire, tandis
que la femme du grave citoyen, qui porte une grande perruque
et un long rabat, l'accable de reproches et le menace de se venger
de cet outrage fait à l'hymen. Le pauvre homme, étourdi des criail-
leries de sa douce moitié, des mensonges de la fille et des menaces

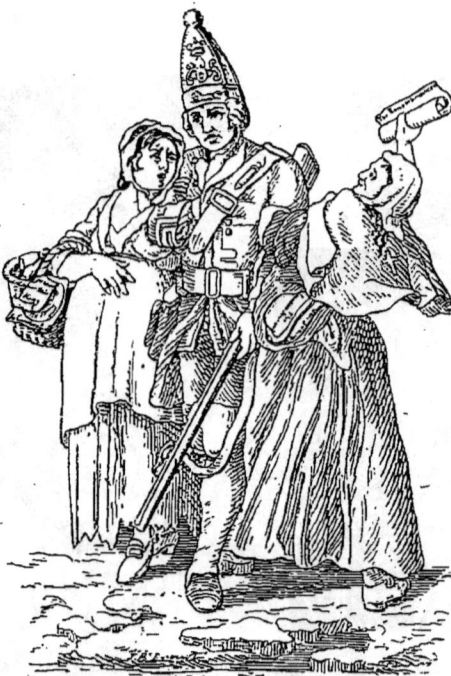

Fig. 29.

du juge, paraît avoir recours au ciel, vers lequel il lève ses mains
pour attester son innocence. Le tableau d'après lequel cette gravure a été faite est une des premières productions d'Hogarth (2).

Voici une eau-forte de N. Tanche (3) qui rappelle la grâce mignarde et maniérée des figures de Boucher; elle représente un
montreur de lanterne magique, précédé de sa nombreuse progéni-

(1) V. fig. 391, *Hist. des acc.*
(2) Une copie de la gravure d'Hogarth sert de vignette à un conte intitulé · *The substitute Father* (*le Père supposé*), dans les œuvres de
Bank. *vol* 1, page 248.
(3) 1769.

ture (*fig.* 31). A côté de ces études de mœurs, peut prendre place

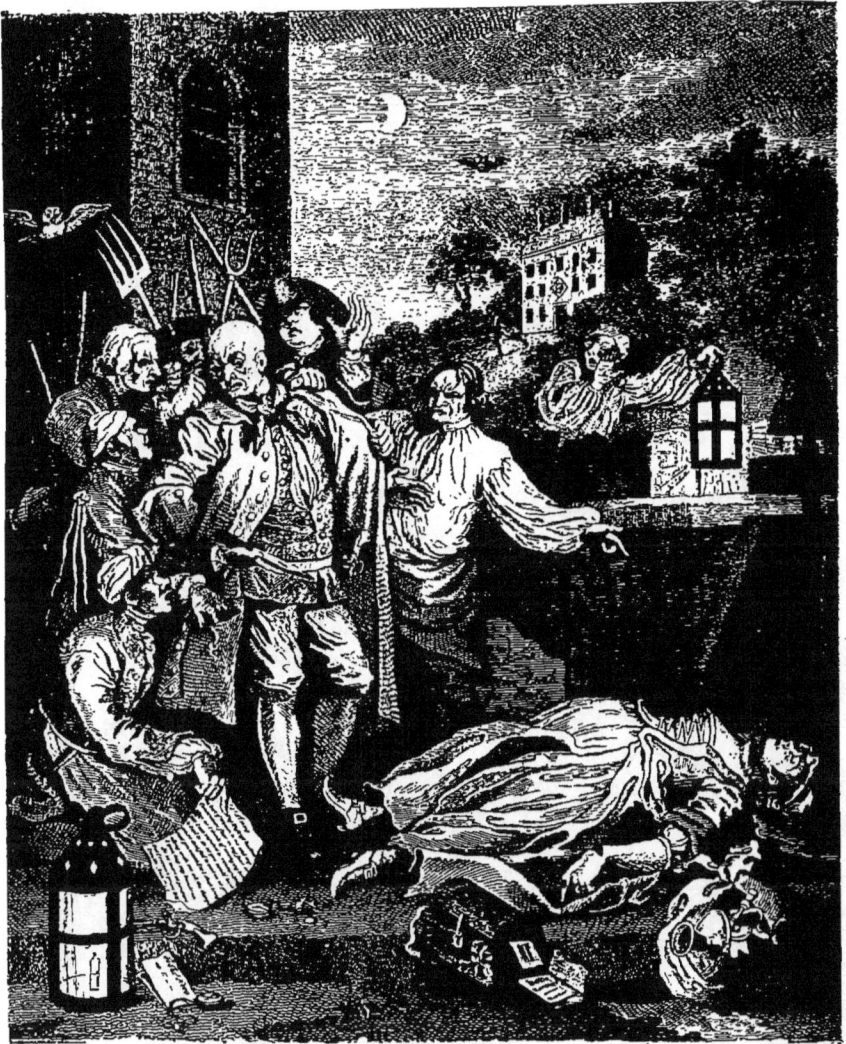

Fig. 30.

un dessin à la sanguine de François Vanloo (1) (*fig.* 32), qui doit

(1) 1711-1733.

être le portrait d'un femme à terme, dont le ventre extraordinairement proéminent avait sans doute attiré l'attention de l'artiste.

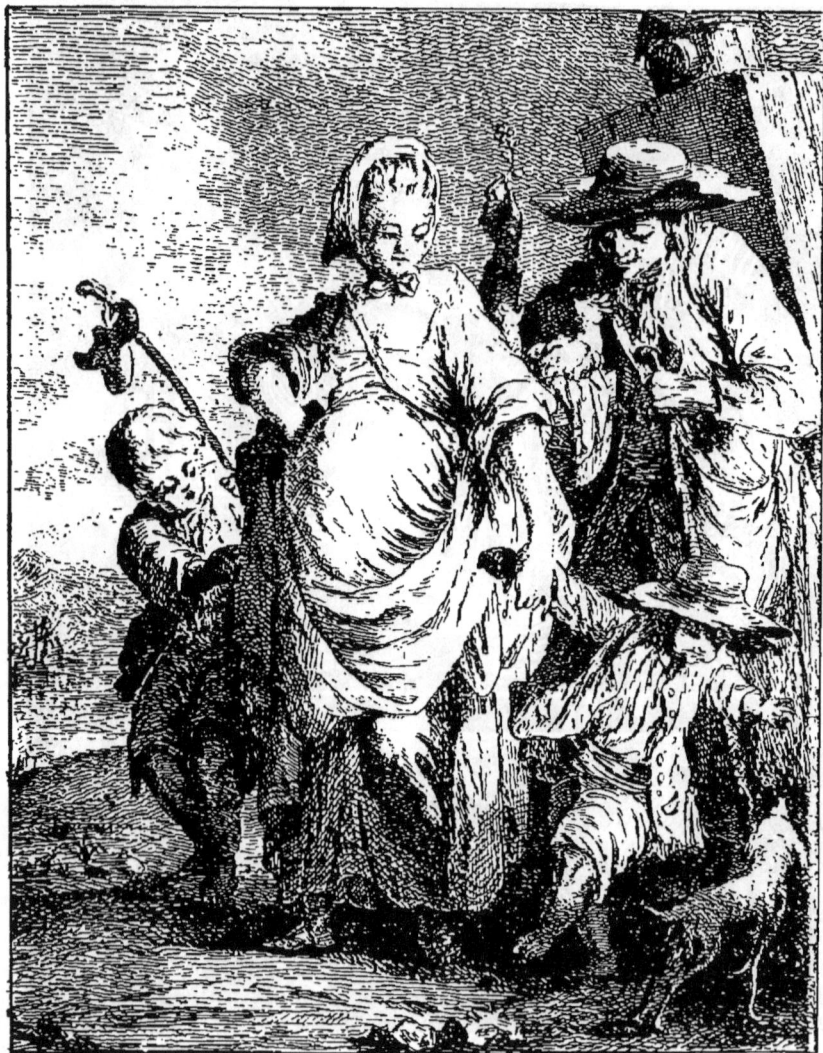

*a Paris chez Martinet.*

FIG. 31.

Vers la fin du XVIIIe siècle, où les artistes se plaisaient à représenter des sujet badins, nous trouvons de nombreuses scènes d'intérieur relatives à la grossesse ; en général, le développement du

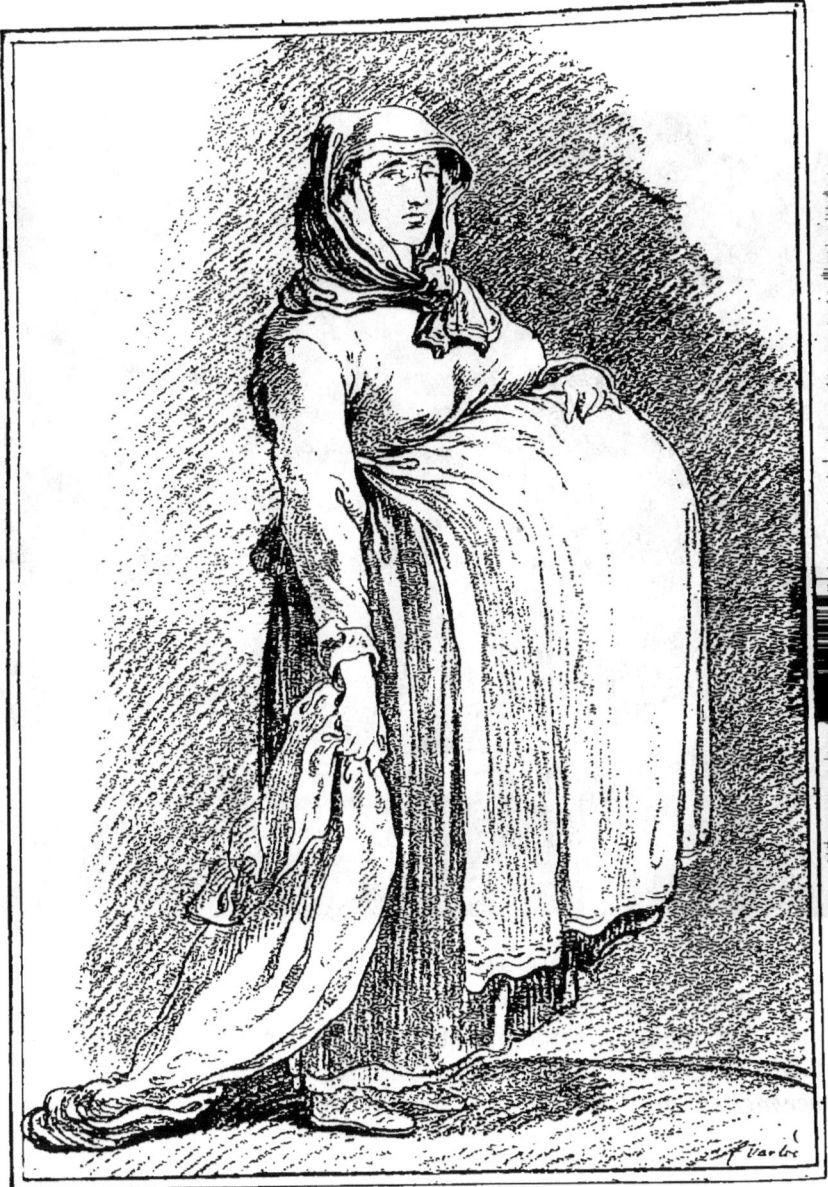

FIG. 32.

vèntre est peu accusé, comme on le remarque dans une composition de Greuze (1) (*fig.* 33), qui peut servir de pendant à la *Mère
indulgente* (*fig.* 34) de Wille (2), où la grossesse est à peine indi-

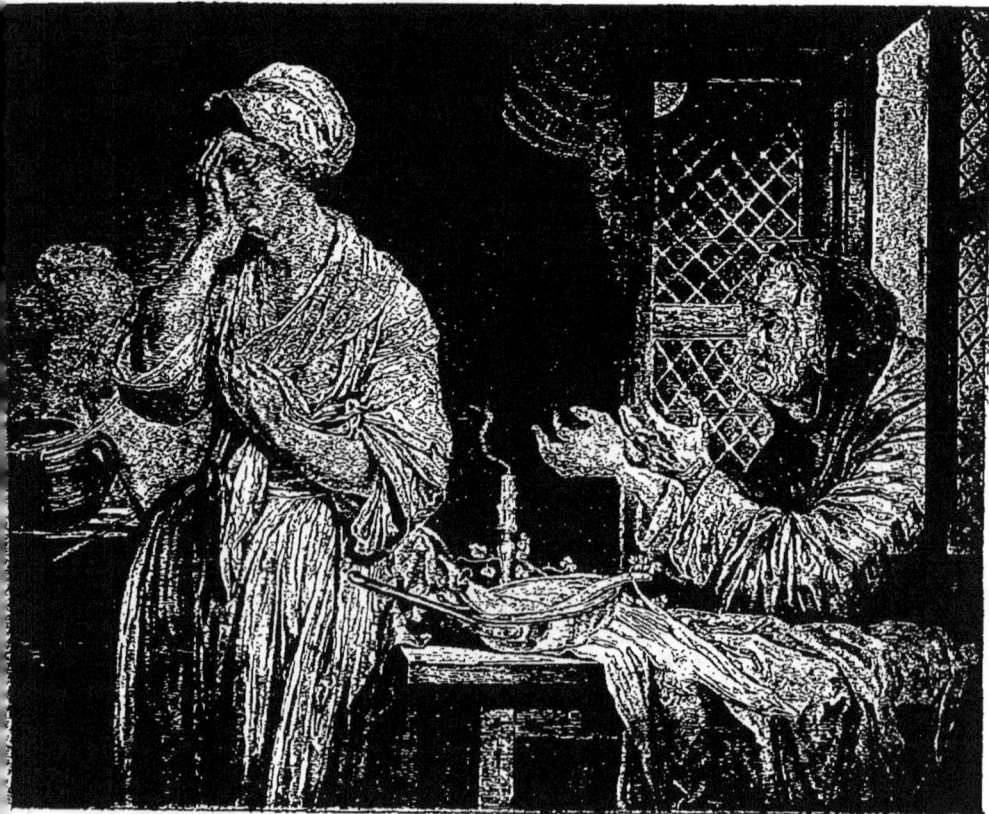

Fig. 33. — La fille confuse.

quée. La même discrétion est observée par Lawrence (3), dans
l'*Aveu difficile* (*fig.* 35) et par Anselin, dans *La faute est faite,
permettez qu'il la répare*, gravée par Borel (*fig.* 36) ; nous en

___

(1) 1726-1805. Greuze a commis une faute physiologique en n'entourant
pas d'une auréole brune le mamelon de la jeune fille.
(2) 1717-1807.
(3) 1769-1830.

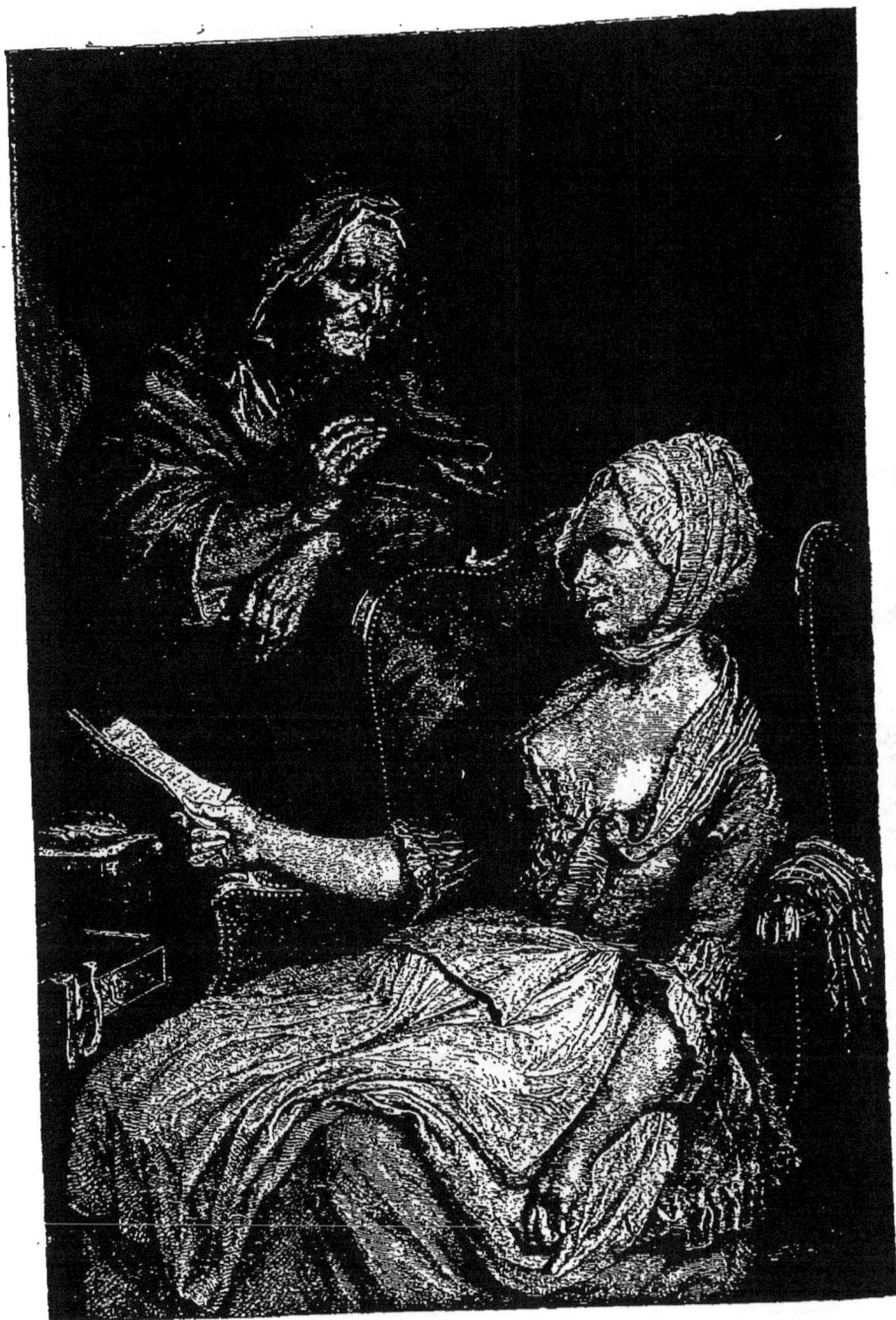

Fig 34.

dirons autant de la suite d'estampes (1) où Moreau le jeune (2) a

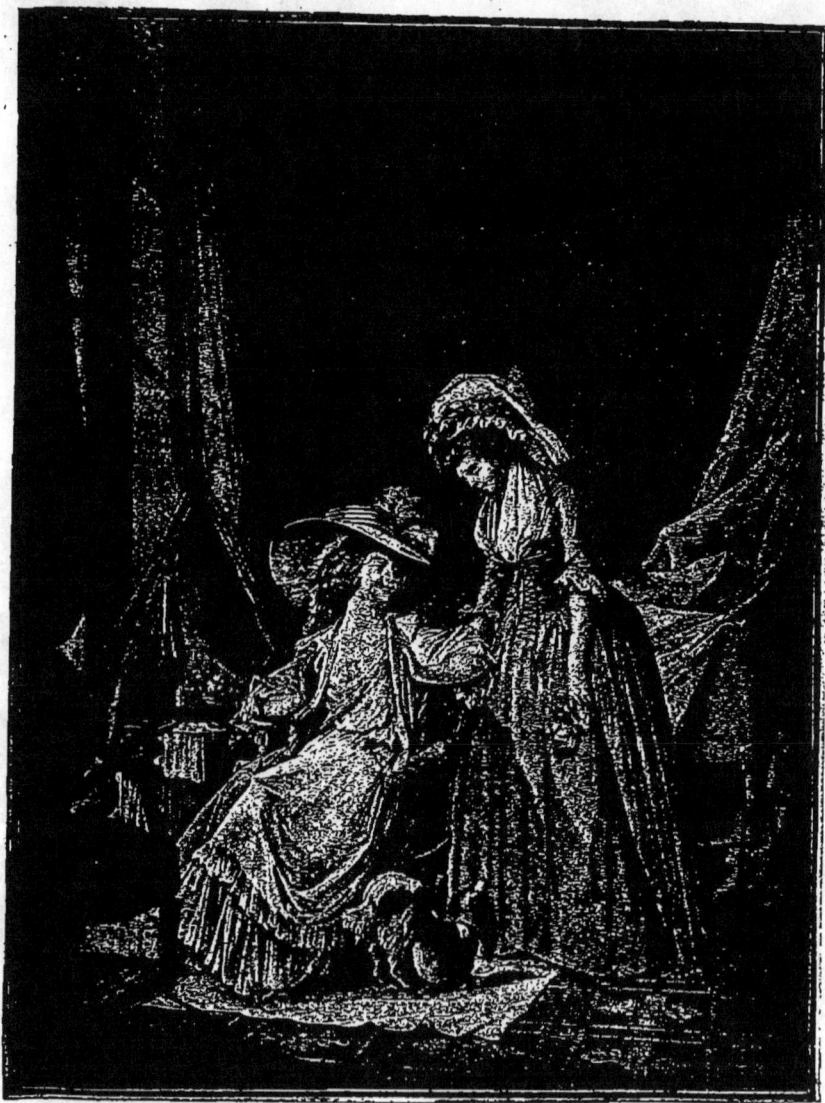

Fig. 35.

peint avec art et vérité le foyer de la future jeune mère ; ces diffé-

(1) *Monument du costume physique et moral de la fin du XVIII<sup>e</sup> siècle ou Tableau de la vie.*
(2) 1741-1814.

rents sujets ont pour titre: *La déclaration de la grossesse* (*fig.*37); *Les précautions* (*fig.* 38); *J'en accepte l'heureux présage* (*fig.*39); *N'ayez pas peur, ma bonne amie* (*fig.* 40); et *C'est un fils! Monsieur* (*fig.* 41).

Les de Goncourt se sont inspirés de ces charmants « tableaux

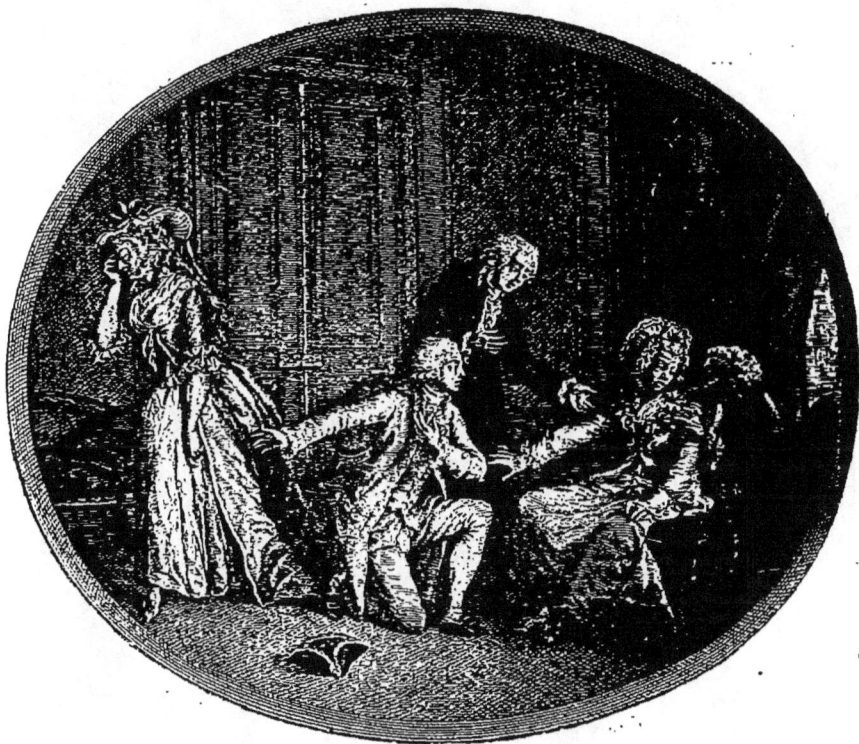

Fig. 36.

de la vie » dans la description qu'ils donnent des *Mœurs de la femme au dix-huitième siècle.*

Les estampes de Moreau parurent en 1776 et 1777; plus tard on y joignit un texte écrit par Restif de la Bretonne (1); ce sont des récits romanesques où agissent de ces personnages à noms extravagants, comme les aimait ce bizarre écrivain. Nous les reproduisons ci-dessous.

_____

(1) 1734-1806.

## La déclaration de la grossesse

Une jeune épouse, étonnée des symptômes du mariage, interrogeait naïvement sa mère, à déjeuner, en présence du père de son mari : —

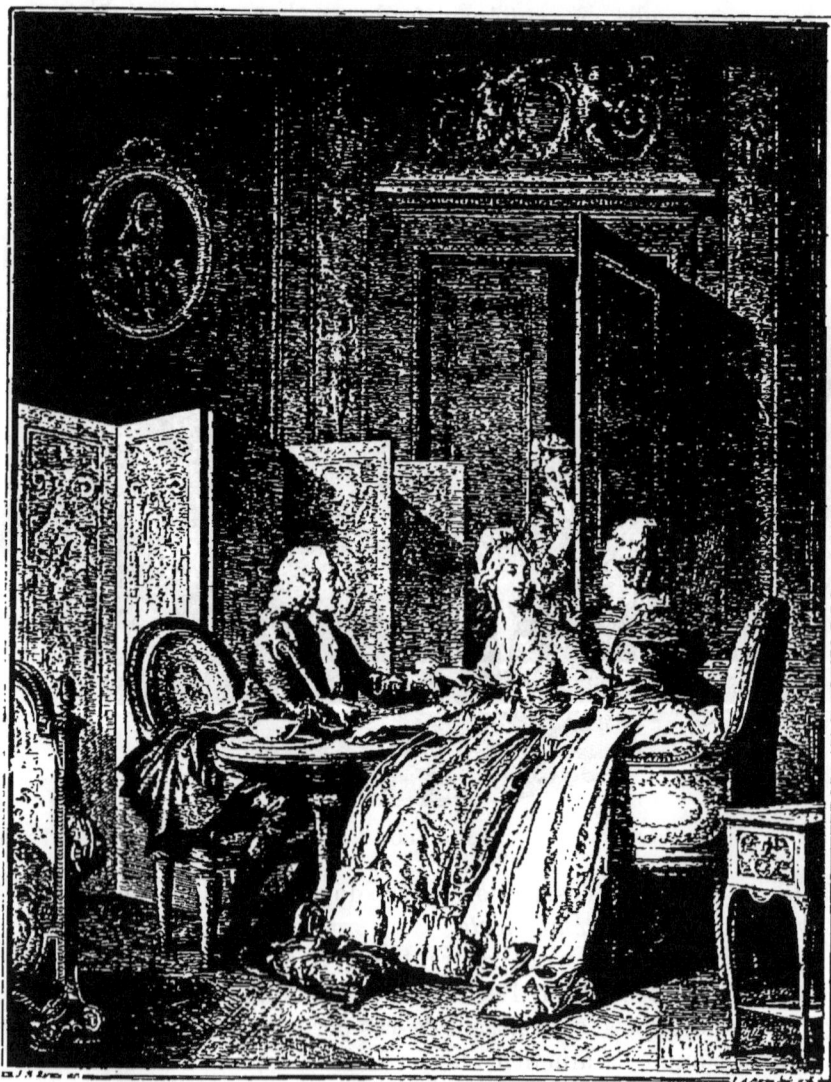

Fig. 37.

Croyez-vous, maman? — Oui, ma fille ; ce que vous éprouvez me le persuade. — Certainement, ma bru, s'écria monsieur d'Ormont, en achevant de prendre sa tasse de chocolat. — Mon mari sera donc bien content! — Oh! si j'osais lui annoncer la première cette bonne nouvelle! disait à part une jolie femme de chambre. — Ma chère enfant, reprit la mère, vous voilà dans la situation qui rend la femme un objet sacré pour son mari. Monsieur d'Ormond est au comble de la joie : — Vous m'étiez bien chère, ma bru, et vous me le devenez cent fois davantage.

Après ce petit colloque, la mère et le beau-père sortirent de chez la jeune femme, et ils allèrent trouver le mari.

— Je ne vous recommande pas les complaisances, mon fils, dit le vieillard ; vous aimez votre femme, et elles vous seront naturelles. — Mon cher gendre, dit la belle-mère, il est important de ne pas la contrarier. Son fruit en souffrirait, et vous auriez un fils ou une fille maussade ; tenez-la dans la gaieté. — Cette leçon donnée au mari, déjà prévenu par la rusée Pétronille, le père et la mère s'en retournèrent chacun chez eux, dans leurs antiques carrosses, traînés par des chevaux mûris par l'âge, comme il serait à désirer que fussent tous ceux de la capitale.

Monsieur d'Ormond-Lagai, après avoir remercié Pétronille, entra auprès de sa femme : — Je viens, ma bonne amie, d'apprendre une nouvelle qui me comble de joie. — Je la partage, monsieur. — Vous la causez, mon amie... Je vous devais le bonheur; je vais vous devoir la paternité, le plus beau des titres, celui qui honore l'homme et le rapproche de la divinité... Ma chère Hortense ! que je vous dois !...

Monsieur de Lagai pensait bien ce qu'il disait, quoiqu'il trouvât Pétronille jolie ; mais pénétré de ce qu'il devait à une femme qu'il avait toujours trouvée aimable, il était à cent lieues d'une infidélité... Qui l'y amena donc ? Sa femme.

Madame de Lagai, cette Hortense jusqu'à ce moment si aimable, qui fut si touchante encore dans les premiers temps de sa grossesse, c'est-à-dire avant qu'elle fut déclarée, ne se vit pas plutôt un objet sacré pour deux familles, que la tête lui tourna. Elle devint d'abord mignarde, puis exigeante, puis capricieuse, puis insupportable, et au lieu de remplacer ce que sa grossesse lui enlevait de grâces, par ce ton affectueux, tendre, par cette propreté de négligé qui surpasse la parure (elle ne convient point alors), madame de Lagai s'abandonna imprudemment à deux choses également dangereuses : elle devint peu soigneuse de rendre son état intéressant, et elle marqua une humeur désagréable. Le comble à ce tort déjà si grand, c'est qu'elle exigeait que son mari fût toujours auprès d'elle ; et c'est le temps où la femme devrait se tenir dans le gynécée comme dans un sanctuaire.

Monsieur d'Ormond père était philosophe : il débitait à ses enfants de fort bonnes choses ; par exemple, il leur disait : — La *Callipédie* de Quillet n'est une sottise que dans le livre de cet auteur ; le fond de la doctrine est réel ; il existe un art de faire de beaux enfants : c'est de régler ses passions dès le moment de l'embrassement, cause de leur conception. Si vous êtes trop exalté par la tendresse, vous procréez des êtres faibles, ardents, susceptibles des deux extrêmes du bien et du mal, mais qui. ordinairement, ne vivent pas. Si l'on est exempt de passion et dans l'atonie de l'habitude, on fait des sots dont la figure est régulière. Si l'on est agité de terreurs, de craintes, si l'on souffre au moral, on fait des laids méchants. Si l'affreux libertinage excite une coupable effervescence, on fait des monstres. C'est pourquoi les bâtards des filles perdues sont presque toujours de mauvais sujets. Mes enfants, réglez vos désirs pendant la grossesse de ma bru ; qu'elle n'éprouve aucune passion désagréable. Après la naissance, préservez votre fils ou votre fille de la douleur, surtout du mauvais exemple, même avant l'usage de raison : car la mémoire conserve des choses non comprises, et souvent ce qu'on appelle mauvaises dispositions des enfants n'est qu'un ressouvenir confus.

Ces discours, et beaucoup d'autres, redoublèrent l'exigence d'Hortense. Elle ne se gênait en rien, afin d'être perpétuellement contente, et elle prétendait que son mari se contraignît en tout.

Ses premiers caprices furent les envies : elle voulait qu'on lui donnât tout ce qui lui passait par la tête, et les fantaisies les plus ridicules étaient toujours celles que Madame de Lagai commandait avec le plus d'entêtement et d'impatience. Tantôt c'était le chien ou la perruche d'une grande dame ; tantôt un des bijoux d'une financière : elle voulut avoir un diamant de la Reine, et reposer sur un de ses coussins. Tout lui fut donné avec des peines infinies ; et elle dédaignait tout dès qu'elle l'avait. Enfin, un soir, elle demanda la lune. Son mari était désolé ! Il faut observer que la femme qui faisait ces demandes extravagantes était délabrée, avait des bas non tirés, des chaussures avachies. M. de Lagai consulta son père, pour donner la lune à sa femme. Le vieillard éclata de rire ; mais il fit faire un globe aérostatique, y fit suspendre un rond lumineux, et fit ainsi descendre la lune chez sa bru. En la prenant, la folle manqua d'éprouver le sort de Sémélé.

Cependant l'époux impatienté remarquait les grâces piquantes de Pétronille. Cette jeune fille, très maltraitée par sa maîtresse, résolut de s'en venger, et se laissa dire de jolies choses par Monsieur... Qu'importe que l'infidélité soit complète ? C'est toujours le plus grand des malheurs pour une épouse que de perdre le cœur ou seulement l'appétit de son mari.

Heureusement pour Hortense, sa mère s'aperçut de ce qui se passait. Elle observa sa fille, et elle trouva que le mari, quoique très coupable, n'avait pas tous les torts. Elle donna des conseils à la jeune épouse ; elle lui en fit sentir l'importance, et parvint à la ramener. Madame de Lagai fut effrayée du péril qu'elle avait couru de perdre le cœur de son époux ;

elle voulut redevenir aimable,même avant ses couches, et elle le redevint par la recherche des grâces qui lui convenaient, par une tendresse raisonnable et par la dignité d'épouse.

Elle ne renvoya pas sa Pétronille ; au contraire, elle lui témoigna de l'amitié ; elle éloigna de cette fille jusqu'à l'idée qu'elle eût soupçonné ses vues ; elle s'en fit aimer ; elle sut lui rendre agréable le retour sur elle-même, en la préservant de la honte, et l'éleva ainsi au-dessus de toute faiblesse par la reconnaissance. Monsieur de Lagai, surpris et charmé de cette nouvelle conduite, reprit du goût pour sa femme. Mais un jour il crut devoir excuser son refroidissement à Pétronille. Cette jeune fille lui répondit, pénétrée de ce qu'elle devait à sa maîtresse : — Jamais, jamais, monsieur, je n'oublierai ce que je dois à madame ! C'était une maladie qu'elle avait, je le vois à ses bontés actuelles et je ne devais pas lui en vouloir ! — Sa maitresse, à l'écart, l'avait entendue : — A quoi m'étais-je exposée en comptant sur mes droits !... Ah, rien n'est sûr dans la vie et il faut toujours se conduire comme si on avait toujours à craindre un effrayant divorce !

La mère d'Hortense, persuadée du changement de sa fille, lui donna d'excellents conseils, entre autres celui-ci : — Ce n'est pas femme, c'est fille que vous avez plu à votre mari ; dans le mariage, il faut qu'il retrouve en vous le plus longtemps possible Hortense Delorme, au lieu de Madame de Lagai.

Voilà le mot : *Propreté, modestie, pudeur de fille et raison rendent le mari longtemps amoureux de sa femme.*

### Les précautions

Appuyez-vous sur mon bras, Madame, et posez le pied avec sûreté... — Qu'on ouvre la chaise à porteurs, dit le mari qui la soutenait de l'autre côté. La jeune et douce beauté (elle n'a que quinze ans) entre dans le palanquin porté horizontalement par deux grands laquais picards, et va se promener aux Tuileries.

Le duc avait près de quarante ans. — De quel précieux dépôt la nature a chargé la femme ! disait-il à son beau-frère, en allant à pied, car le jardin n'était qu'à deux pas : elle porte toute ma postérité. — Peut-être des héros futurs, répondit le jeune prince de L***. — Votre sang et le mien en ont produit plus d'un. — Je le crois, répondit le prince.

Arrivés à la porte des Tuileries, par la cour du Manège, les porteurs s'arrêtèrent. Le frère et le mari présentèrent la main à celle qui leur était si précieuse, et ils entrèrent dans l'allée des Feuillants. Les marronniers étaient en fleurs : c'était le plus beau jour de mai. La duchesse respirait avec délices le parfum du printemps, et la douce influence du rayonnant époux de la nature donnait un nouvel éclat à ses charmes.

Qu'elle était belle ! mais mille fois plus intéressante encore. Le duc la regardait avec cette admiration concentrée qu'on pourrait appeler la jouissance complète de soi-même et de tout ce qui nous appartient.

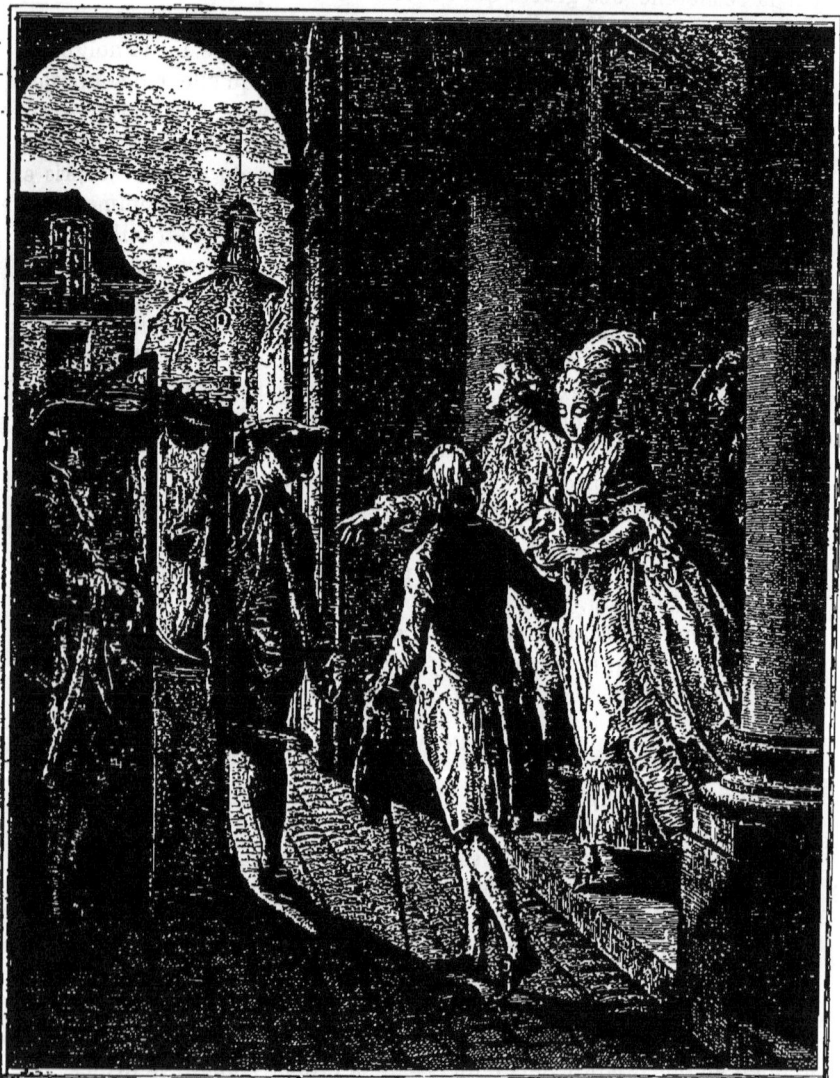

FIG. 38.

En ce moment, la duchesse posa son pied délicat sur un petit caillou rond qui la fit hausser de deux lignes : elle en sourit, mais le duc effrayé devint pâle et fut au désespoir d'être sorti. Le prince de L*** le rassurait. Mais comment rassurer un mari de quarante ans, qui n'avait point eu de postérité de sa première femme, et qui redoutait plus que la mort l'extinction de sa race ! Il était prêt à faire appeler les porteurs. — Je vous en prie, lui dit Églé, laissez moi respirer ici l'air et cette verdure naissante.

Il était douteux que le duc y eût consenti, quand le jeune prince aperçut le docteur Franklin au bas de la terrasse. Il courut au vieillard républicain, et le pria de venir rassurer le duc. — Vous allez voir qu'il me fera promener, disait la jeune duchesse. — Madame, il vous prescrira des précautions plus grandes encore. — Oh! qu'il ne vienne donc pas

Le héros américain les aborda. — Est-ce que Madame est trop faible pour marcher, leur demanda-t-il, que vous la soutenez l'un et l'autre, et qu'elle pose doucement les pieds comme si elle craignait d'écraser des œufs ? — Non, Monsieur ; Madame est grosse, comme vous voyez. — Marchez-vous bien, Madame? — Le mieux du monde! C'est Monsieur le duc qui ne veut jamais permettre que je fasse un pas librement. — Pourquoi ? — Mais le dépôt précieux que porte Madame... — S'accommode fort mal de prétendues précautions. Vous gênez tous ses mouvements ; si elle fait le moindre faux pas, vous doublez la secousse en soutenant Madame avec précipitation. — C'est ce que vous venez de faire, Monsieur, dit la jeune duchesse à son époux. — Laissez Madame libre ; qu'elle marche, qu'elle coure, seulement qu'elle ne tombe pas. Le respectable vieillard prit la main de la jeune dame, la fit descendre vers le bassin octogone et marcher seule, sans précaution, en recommandant qu'elle fît tous les jours la même chose, si l'on ne voulait pas qu'elle mît au monde un être débile, contourné, rachitique.

On monta sur la terrasse de la rivière. Le front du duc se ridait malgré qu'il en eût, toutes les fois que sa jeune épouse s'inclinait sur le parapet pour regarder les carrosses et ce qui se passait sur la chaussée ; mais il était retenu par la présence du ministre américain.

Aux environs de la porte, en face le pont Royal, la duchesse aperçut une femme d'une assez jolie figure, mais pâle, et qui paraissait languissante, ayant un enfant sur les bras, un plus grand devant elle, et deux autres qui tenaient chacun un côté de son tablier. Elle fut frappée de la figure des enfants, et surtout de l'air souffrant de la mère. — Ah! Monsieur, dit-elle au duc, que cette femme et ces petits enfants m'intéressent! — Tant mieux ! s'écria le vénérable Franklin : Monsieur le duc, saisissez cette heureuse occasion, et vous allez procurer à Madame, pendant le reste de sa grossesse, des émotions douces et bienfaisantes, qui passeront à votre fils ; il aura une belle âme !... Le père, à ces mots, n'appela pas ses gens ; il courut lui même, sortit des Tuileries, et rejoignit la femme comme elle montait les deux marches du pont.

— Madame, lui dit-il, Madame la duchesse de‴ voudrait vous parler...

Venez, elle est là, sur la terrasse ; et il la lui montra. La femme suivit le duc en rougissant.

La jeune Duchesse fut enchantée que la pâleur de la femme ne fût que l'effet de sa grossesse. Elle lui demanda qui elle était, si elle avait quelque avance. La femme répondit dans un langage qui marquait de l'éducation :

— Madame, je suis de province ; j'ai été femme de chambre de Madame la marquise de D***. J'avais quelque figure ; j'eus le malheur de plaire à un homme marié, encore aimable, et assez riche pour m'offrir l'aisance : il avait deux mille écus de revenu. Il se déguisa si bien qu'il se fit passer pour garçon. Il me demanda en mariage ; mais comme j'étais fort attachée à Madame la marquise, je dis qu'il fallait s'adresser à elle. L'homme se présenta, et mit en avant les avantages qu'il proposait de me faire. Madame de D*** fut bien embarrassée. Elle voulait me garder, mais elle ne voulait pas me faire manquer un si bel établissement. Elle tira les dés pour savoir à quoi se décider, les dés furent pour que je restasse chez elle. Malheureusement son mari entra à ce moment : il se moqua d'elle et de moi. C'est qu'il y avait à la maison un grand fils qui paraissait me voir avec plaisir ; ce fut ce qui détermina mon mariage. J'ai été heureuse cinq ans : mon mari me chérissait, et moi je lui rendais la pareille.... Enfin, il y a trois mois (je suis enceinte de quatre et demi), je vis entrer mon mari effaré. Il m'embrassa, il embrassa ses enfants, il me donna un contrat de douze cents francs dont il me dit de ne pas ouvrir la bouche. Il ajouta qu'il était ruiné par un malheur, et qu'il s'en allait en pays étranger, je lui répondis en pleurant que je voulais le suivre. — Cela ne se peut pas, me répondit-il, je n'ai que le temps de me sauver seul. Adieu... Jugez de ma peine, Madame la duchesse ! Mais elle a été bien plus grande ces jours passés, quand j'ai vu arriver chez moi une femme en furie, qui m'a dit les injures les plus grossières. — Vous n'avez que des bâtards, s'écria-t-elle, et l'homme qui vous a séduite est mon mari !... Qu'ajouterai-je ? Tout s'est éclairci : et mes quatre enfants, tout à l'heure cinq, avec douze cents francs au lieu de six mille... me voilà... sans état, ainsi que ces pauvres enfants.

La duchesse était attendrie. — Vive Dieu ! s'écria l'ambassadeur américain, il faut protéger cette femme et ses enfants ! — J'en prendrai soin, dit le duc... Madame, ne le voulez vous pas ? — Donnez-les-moi tous ; ils sont charmants, dit-elle à son mari, celui qu'elle porte sera le camarade du vôtre.

On s'en retourna, car il était trois heures. La duchesse s'amusa, dans l'après-dîner, à faire préparer sous ses yeux le logement de la mère et des enfants. Quand ils furent à l'hôtel, tous les jours elle sortit avec sa protégée dont elle avait tari les larmes. Elle portait même quelquefois l'enfant à la mamelle en disant : sa mère le porte bien, quoique enceinte comme moi.

Grâce aux conseils du docteur Franklin, la duchesse est heureusement accouchée d'un fils. Elle eut une fille l'année suivante, et le duc a la satisfaction de se voir des enfants sains et vigoureux.

*Il faut se fortifier par l'exercice, au lieu de s'énerver par une inertie absolue. Les reines se blessent plus souvent que les bergères.*

## J'en accepte l'heureux présage

Que la première année du mariage est délicieuse ! Tout y est nouveau : l'homme et la femme y éprouvent les émotions les plus vives et les plus douces.

C'est ainsi que s'exprimait le marquis de S*** en parlant à son ami, le vicomte de T*** R***. Le marquis était marié depuis six mois avec une jeune épouse dont il était chéri : elle avait fait sa fortune ; mais il lui avait donné l'illustration, un titre. Tout en causant avec le vicomte, il lui vint une idée qu'il prépara pour le lendemain.

Il entra dans l'appartement de sa femme au moment du déjeûner, s'assit à côté d'elle et lui demanda si elle serait bien aise de voir une marchande qu'il avait mandée. — Tout ce qui vous plaira, mon ami, lui répondit en souriant la marquise. — Il sonna. Une femme de chambre, grosse réjouie, accourut en disant : Monsieur, si c'est pour la marchande de layettes, Madame Margane est là. — Faites entrer, répondit le marquis. Sa marchande parut, suivie d'une fille qui portait un joli coffret rose, garni de rubans, de gazes et de dentelles. — C'est une layette de garçon ? demanda le marquis. — Oui, monsieur. Et on lui présenta un bonnet. M. de S*** le prit sur le poing, et le montrant à sa jeune épouse : — Il est joli ! et *J'en accepte l'heureux présage ! (fig.39).* — La marquise regarda son mari avec ce doux et confiant sourire qu'une femme ne prend jamais qu'avec l'époux ; car, avec les enfants, le confiant est remplacé par le tendre. La grosse réjouie, appuyée sur le dossier du fauteuil de sa maîtresse, regardait tout cela et marquait beaucoup de satisfaction. L'on acheva l'inventaire du petit coffret, et la marchande le laissa tout entier.

Lorsque les deux époux furent seuls, le marquis dit à sa femme :

— Voilà un des plus beaux jours de ma vie ! Je vais être père, je le serai par vous ! J'espère d'autres enfants : il s'en trouvera du sexe de leur mère, et qui multiplieront sa chère image... — Et votre fils, interrompit la marquise en rougissant, ne me représentera-t-il pas son père ? Si vous saviez combien je le désire !... et j'ai pour cela un puissant motif ! .. — Quel est-il, mon amie ? — Je me plais à me figurer qu'il te

ressemblera parfaitement..., que je le verrai dans lui à toutes les époques de sa vie qui ont précédé l'instant de notre connaissance... Quand
il commencera à parler, je dirai : voilà comme était son père... Il gran-

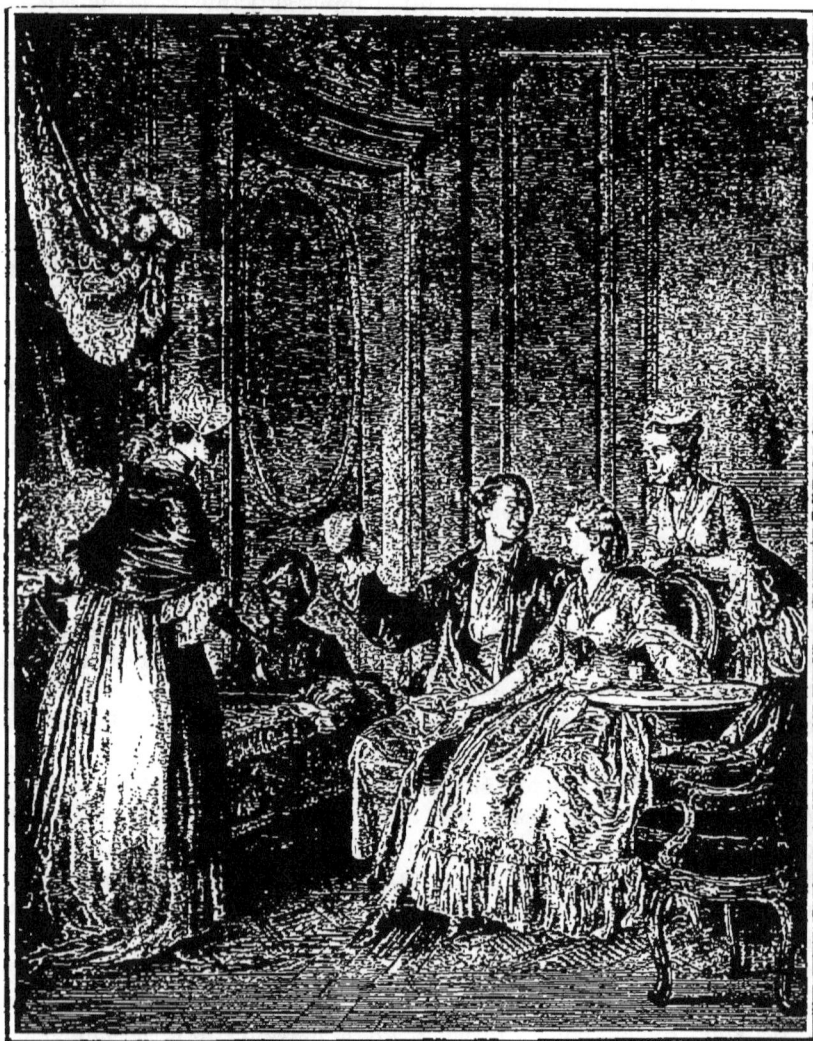

FIG. 30.

dira : je verrai ses petits jeux..., comme étaient les tiens..., sa joie
naïve..., comme était la tienne..., ses petits caprices, ses petites humeurs, et je dirai : voilà comme il était... A quinze ans, lorsque la raison commencera à prendre de la lucidité, le cœur une bonté solide et

4

raisonnée, j'examinerai bien s'il a les vertus de son père... Ah ! il les aura, mon ami ! ton fils aura toutes tes qualités... Mais il faudra l'élever bien doucement !... Elle se tut. Son mari, la bouche entr'ouverte, l'écoutait encore. — Parle ! Ah ! parle, lui dit-il, après un quart d'heure de silence ; ange céleste ! créature divine, formée pour mon bonheur, parle ! jamais je ne me lasserai de t'entendre... O bienfait du ciel ! Femme ! Que je plains l'être infortuné qui ne sent pas ce que tu vaux ! Mais si... tu n'as plus rien à dire..., je répéterai pour ta fille ce que tu viens de dire pour mon fils : Ta mère est le chef-d'œuvre de la nature !

En ce moment, on annonça une visite. C'était le vicomte de F''' R'''. — Mon ami, dit-il au marquis, nous sommes heureux, nous autres... Nous avons de la fortune, de l'aisance au moins... et, mieux que tout cela, nous avons des sentiments. Ils nous donnent une âme fortifiée dans la bonté par les gens sages qui nous ont élevés. — Tu as raison, mon ami, répondit le marquis ; l'éducation d'un sage instituteur n'est bonne que parce qu'elle accumule sur nous toute sa longue expérience, et que nous commençons notre carrière avec les lumières que nous aurions eues à quarante ans : c'est donc avec beaucoup de raison qu'on a dit que l'éducation fait les hommes... Mais si les lumières font notre sûreté, les sentiments font notre bonheur : ils sont le résultat et l'application des lumières.

— Fort bien ! dit le vicomte, et tu m'entends parfaitement !... Je passais tout à l'heure par la petite rue Saint Anastase ; J'ai vu... un mari... et une femme enceinte qui se battaient... Le sujet de leur querelle était une fille de dix ans que la mère avait corrigée, et qui était allée se plaindre à son père, maître tonnelier. Cet homme est venu furieux se jeter sur sa femme. Ce qui m'a surpris, c'est que, tandis qu'il la traînait par les cheveux, la petite fille le frappait pour lui faire lâcher prise... Je les ai séparés. Ce qui a d'abord excité ma curiosité, ça été de savoir le motif de la petite fille qui défendait sa mère. — Dame, m'at-elle dit, il la bat plus fort qu'elle ne m'a battue ! il ne devait la battre qu'autant. — Et pourquoi votre mère vous a-t-elle corrigée ? — Vous êtes curieux ! — Je veux le savoir. — A cause que vous êtes un monsieu ! — Oui, un monsieu a du pouvoir, et je puis vous faire châtier. — Je me moque bien de vous !... J'ai demandé à la mère pourquoi elle avait corrigé sa fille. — Monsieur, m'a dit cette femme en sanglotant, je n'en saurais venir à bout, parce qu'elle est soutenue par son père, qui l'aime trop. Elle ne m'obéit pas ; elle ne veut rien apprendre ; elle court et polissonne avec les petits garçons : c'est pour cela que je l'ai corrigée avec cette baguette, et, me menaçant, que j'allais en avoir... A ce récit, j'ai regardé l'homme. Il était confus. Je lui ai parlé. J'ai compris que c'était un homme brutal, fort violent, qui n'avait pas le cœur mauvais, et auquel l'éducation seule avait manqué. Je lui ai fait des remontrances amicales qu'il a fort bien reçues. Je lui ai fait comprendre que sa fille serait un jour un monstre capable de tous les vices, et je lui ai proposé de la mettre, pour quelque temps, dans une maison d'éducation, où cette enfant trop volontaire serait sévèrement réprimée. Il n'a pu s'y résoudre; mais je l'ai fait convenir avec sa femme, devant la petite, que la mère serait absolument maîtresse de sa fille. J'y veillerai ; je vous prie d'y veiller aussi, puisque c'est à votre porte, d'intimider le tonnelier, d'imposer à la petite rebelle, et de marquer de la considération à la mère, qui m'a paru fort bonne femme.

— Je frémis, dit la marquise. — Et l'on nous parle des Hottentots, continua le marquis : dans la même ville, au sein d'une capitale policée, nous avons des Hottentots à notre porte! — Soyons modestes, fit observer le vicomte ; l'éducation nous a faits. — Oh! mon cher, dit la marquise à son époux, il faudra bien élever ton fils, afin qu'il ne soit pas un Hottentot! Je demandais de la douceur, il faudra de la raison. — J'étudierai son caractère, et j'accorderai tout. — Oh! ne le sacrifie pas à ma sensibilité de mère !... Mon ami, quelquefois les mères sont trop indulgentes.

On alla dîner chez le vicomte, où l'on trouva une mère qui gâtait ses enfants. Le père en gémissait... mais cédait à sa femme.

*Il faut*, dit le marquis au retour, *profiter de ce qu'il dit, pour éviter ce qu'il fait.*

## N'ayez pas peur, ma bonne amie!

Je suis femme comme vous ; j'ai passé par l'état où vous êtes, Madame, et je défie les plus habiles accoucheurs de savoir ce que je sais, de vous soulager aussi délicatement, aussi à propos. — C'est aussi ma façon de penser, dit la sœur aînée de la modeste Madame Xoffmün. — Je suis persuadée, reprit celle-ci, déjà étendue sur des coussins ; mais... peut-on se défendre des craintes...? *N'ayez pas peur*, ma bonne amie (*fig.* 40), lui cria son mari, à qui la sage-femme en arrivant, avait fait signe de se retirer. J'aurai là Monsieur Alphonse et Monsieur Goubelli tout prêts. — Nous n'en avons pas besoin, répondirent la sœur et la sage-femme avec humeur. Madame Xoffmün dit en souriant : — J'ai confiance en Madame Giette, mon ami : elle est instruite par l'art et par la nature. — Taisez-vous, alla lui dire Madame d'Empffew ; on n'est pas plus imprudent ! Nous avons pris des maris allemands, parce que les Parisiens sont des poules mouillées, amis de tous les usages indécents ou ridicules ; mais je vois que les hommes sont les mêmes partout. Puis, revenant auprès de Madame Xoffmün : — Mais qui nous a donc amené la mode de nous servir des hommes dans une circonstance qui paraît essentiellement du ressort des femmes ?

— Vous savez, Mesdames, répondit la matrone, que les enfants des

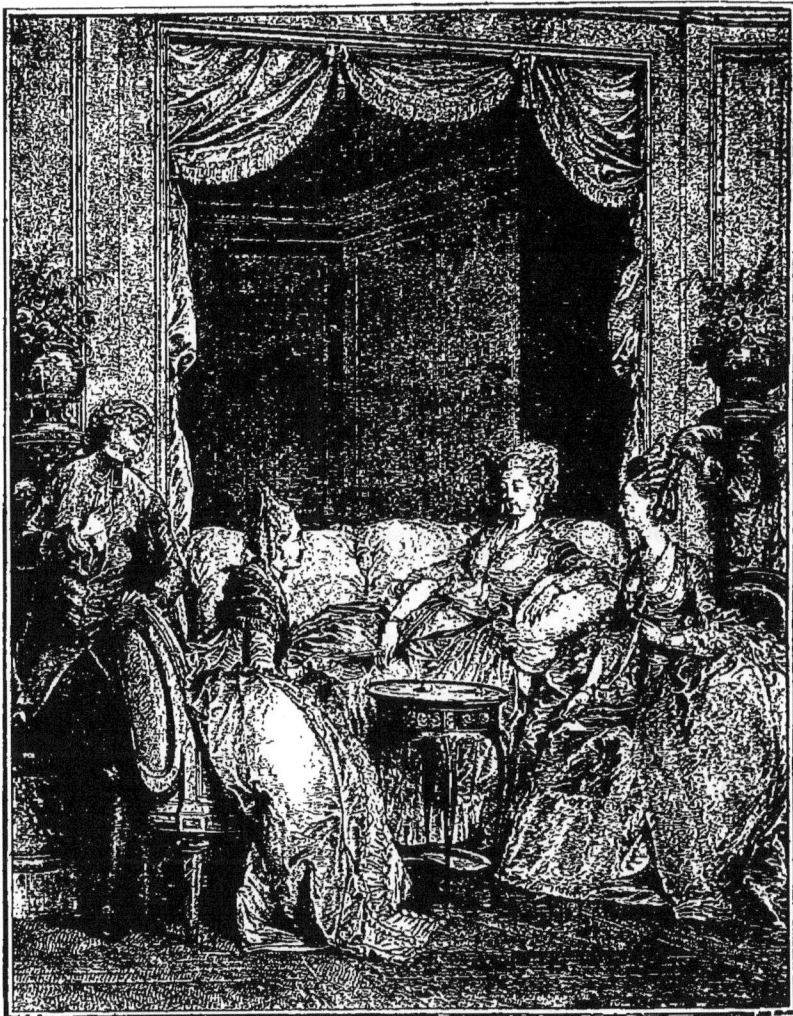

FIG. 40.

souverains paraissent extrêmement précieux : on a cru ne pouvoir employer trop de moyens pour les conserver. Louis XIV avait des médecins qui commençaient à être instruits ; les sages-femmes, au contraire, l'étaient fort peu : on confia l'accouchement de la reine aux médecins. Une Reine n'a pas de la pudeur comme les autres femmes, précisément parce qu'elle est au-dessus de tous ceux qui l'entourent ; elle ne rougirait qu'avec des Rois, si le hasard en amenait à la Cour ; la Reine souffrit donc la main des hommes. Les maîtresses du grand monarque imitèrent la Reine ; les duchesses imitèrent les maîtresses ; tout ce qui était noble et riche en fit autant, et les accoucheurs, devenus mode, puis usage, descendirent jusqu'aux femmes d'artisans. La pudeur naturelle nous a seule conservé quelques pratiques ; mais la raison nous en donne aujourd'hui de nouvelles ; une fille ou une femme qui n'a point eu d'enfants, dans notre état, ne vaut pas mieux qu'un homme ; mais une femme-mère a un guide intérieur ; elle sent tout ce qu'éprouve la gisante, elle la soulage comme si elle se soulageait elle-même ; elle ne lui fait faire aucun mouvement à faux ; elle ne hasarde rien, parce qu'elle s'identifie en dirigeant.

— Vous m'encouragez, répondit Madame Xoffmün : allons, me voilà fortifiée par la confiance, car je sens combien vous devez avoir raison. Monsieur Xoffmün, qui avait tout entendu, sûr que la confiance aiderait autant son épouse que l'art même, alla trouver, dans la rue du Bac, une marchande, fort belle femme, qui portait son vingt-deuxième enfant. — Madame Louis, faites moi le plaisir de rendre une visite à ma femme. Elle est dans la crise la plus importante de la vie : elle va devenir mère pour la première fois. Je suis sûr que la présence et la santé parfaite d'une mère qui l'a été autant de fois que vous, fera sur elle une impression favorable. — Est-ce qu'elle s'effraye ? — Un peu, mais, du reste, elle est fort raisonnable, et préfère une sage-femme. — En ce cas, je suis tout à elle : j'assisterai, j'aiderai ; ce que je ne ferais pas si c'était un accoucheur. En attendant, je vais lui rendre une visite..., mais précédez-moi, je ne saurais aller en carrosse.

Monsieur Xoffmün s'en retourna pour annoncer à sa jeune épouse une mère de vingt-deux enfants. — Voilà un trait de génie, s'écria Madame d'Empffew. La vue de madame Louis, ajouta la sage-femme, fera très grand bien à madame, et ses avis, pendant l'action, ne me seront pas inutiles.

Les douleurs commençaient à se faire sentir : le visage charmant de Madame Xoffmün l'était encore ; mais une teinte de douleur s'étendait insensiblement sur un fond de joie et d'espérance, lorsqu'on introduisit Madame Louis. Elle arrivait suivie de vingt enfants, portant le vingt-et-unième dans ses bras et le vingt-deuxième dans son sein. Il y en avait de charmants ; surtout deux filles, l'une à marier, l'autre qui l'était déjà et prête à devenir mère pour la première fois. — Voilà tous mes plaisirs et toutes mes peines, dit Madame Louis, mais le plaisir surpasse la peine. Je n'en ai perdu aucun : je vous les amène, Madame, pour vous prouver qu'on ne vous en impose pas, et que vous êtes encore bien loin de mon compte. Mais vous y viendrez, jeune, belle, et conformée comme vous l'êtes. — Vous m'enchantez, mon ami, dit Madame Xoffmün à son mari, et vous ne pouviez me faire un plus grand plaisir, en ce moment, que de me montrer cette nombreuse et jolie famille. Madame d'Empffew applaudit.

Cette dame avait amené chez sa sœur une femme de chambre nommée Natone par son maître. Çette fille paraissait un peu indisposée depuis longtemps. Madame d'Empffew l'aimait beaucoup, et elle ne l'avait obligée à sortir avec elle que pour la dissiper, en lui procurant la vue et l'entretien de la petite Tapotine, son amie, femme de chambre de Madame Xoffmün. Tandis qu'on examinait la famille Louis et qu'on demandait à la mère des particularités sur la naissance de chacun de ses enfants, Tapotine entra effrayée : — Madame dit-elle, en se contraignant, à Madame d'Empffew, venez, s'il vous plait, voir ce qu'a Natone. Madame d'Empffew y courut. Elle trouva la jeune fille étendue par terre. Madame Louis, qui avait suivi la dame, comprit ce que c'était ; elle rentra pour renvoyer toute sa famille. On porta Natone dans une pièce éloignée, où Madame Louis reçut... une fille... Pour une petite personne aussi jeune la crise fut très heureuse. On n'eut pas besoin d'appeler la sage-femme qui demeura auprès de Madame Xoffmün. On ne savait si l'on devait lui faire part de cet événement. Enfin on lui en parla, en lui assurant que si la jeune fille s'était trouvée sans secours, elle serait accouchée presque aussi heureusement. Madame Louis cita l'exemple d'une pauvre femme domestique qui se retira dans une chambre, y accoucha seule, porta son enfant elle-même à une nourrice, et rentra chez ses maîtres au bout de vingt-quatre heures.

La sage-femme raconta le trait d'une femme que son mari, en partant pour les îles, avait laissée sous la garde d'un ami d'enfance. L'épouse et l'ami s'oublièrent... Ils en furent au désespoir. Pour comble de malheur, la dame devint grosse, et il fallut cacher son état aux yeux de tout le monde. — J'en mourrais, disait l'ami, si Monsieur Gigot découvrait ma trahison ! Un ami si cher !... — Le mal ignoré est à demi pardonné, puisque l'offensé n'en souffre pas : ce fut la réflexion de Madame Gigot qui prit sa résolution en conséquence. Elle était grande, et faite comme Madame. L'instant arrivé, elle vint chez moi, se jeta dans mes bras et me dit : — Accouchez-moi ! sauvez-moi ! Surprise de ce langage, je lui pris la main, et je tâtai son pouls. Elle était prête, et, avec un seul cri, elle me donna une fille. Je la couchai sans la déshabiller ; je lui donnai les secours les plus nécessaires, et, après une visite de deux heures au plus, elle s'en retourna chez elle, où elle se mit au lit, sous prétexte d'un mal de tête. L'amant lui-même ne se douta pas de l'accouchement ; il ne fut instruit que par nécessité, pour la veiller et cacher ce qui devait l'être.

On s'apercevait que ces exemples fortifiaient la gisante. Madame Louis proposa de raconter une histoire plus étendue, arrivée à une fille de l'Isle-Adam. On lui fit signe qu'elle le pouvait, et elle prit la parole en ces termes:

« La nature a donné aux mères les plus grandes peines et les plus grands plaisirs de la maternité, dit Madame Louis.

« L'Isle-Adam, bourg à sept lieues nord-ouest de Paris, dans l'Ile de France, sur l'Oise, était une baronnie, ancienne propriété des princes de Conti, qui la faisaient dévorer par le gibier, auquel l'existence de l'homme était alors subordonnée par les nobles.

« Une jeune personne de l'Isle-Adam, très jolie et fort riche, étant unique héritière d'un fermier qui exploitait dix fermes, avait pour le mariage un éloignement étrange, et dont on ignorait la cause. Annette Rosin voyait avec plaisir les fleurs de l'union conjugale ; elle dansait volontiers aux noces, et s'y livrait à tous les plaisirs de son âge. Mais dès que celui qu'elle paraissait regarder de bon œil avait hasardé de lui proposer d'y remplir le premier rôle, il était évité à jamais.

« Cette conduite chagrinait son père et sa mère: souvent ils la pressaient de leur dire les motifs de son éloignement pour un lien qui les avait rendus heureux. Annette frémissait et ne répondait pas.

« Un jour, elle trouva au château, entre les mains d'une jeune demoiselle très instruite et fille d'un gentilhomme attaché au prince, un grand ouvrage rempli d'estampes, nouvellement imprimé à New-Wied ; la demoiselle en était à une histoire à laquelle on avait donné pour titre : *Les délices de la maternité*. La voici à peu près... »

La narratrice en était là lorsque Madame Xoffmüm eut besoin de secours, et son courage excité fit la moitié de l'ouvrage de la nature.

### C'est un fils. Monsieur !

Debout, en robe de chambre, n'ayant pas fermé l'œil de la nuit, le Président de Saint F*** se promenait, rempli d'inquiétude. — Pourquoi n'a-t-on pas voulu que je restasse auprès d'elle ?... y aurait-il du danger ?... Elle m'a présenté sa main à baiser, quand je l'ai quittée, avec un air d'attendrissement qui me pénètre le cœur... Ma chère Fargette ! mon aimable épouse ! Ah !... Il se jeta dans un fauteuil, il vit devant lui un papier d'affaires ; il voulut le lire... ; sa vue se brouillait... Il prit la plume et voulut écrire...

En ce moment, il entendit dans la rue comme une espèce de tumulte. Il courut à la fenêtre et l'ouvrit. — La Reine est accouchée, disait le peuple : nous avons un Dauphin ! — Ah ! que le Roi est heureux, pensa le Président ; car il comprit que la Reine se portait bien. Il vint pour s'informer de sa femme ; mais c'était en tremblant. Il appela.

Varzine était une charmante fille, sœur de lait de la Présidente, qu'elle n'avait jamais quittée : elle adorait sa maîtresse, et elle en était chérie. — Varzine, lui dit l'inquiet mari, comment ?... Il n'osa pas achever. —

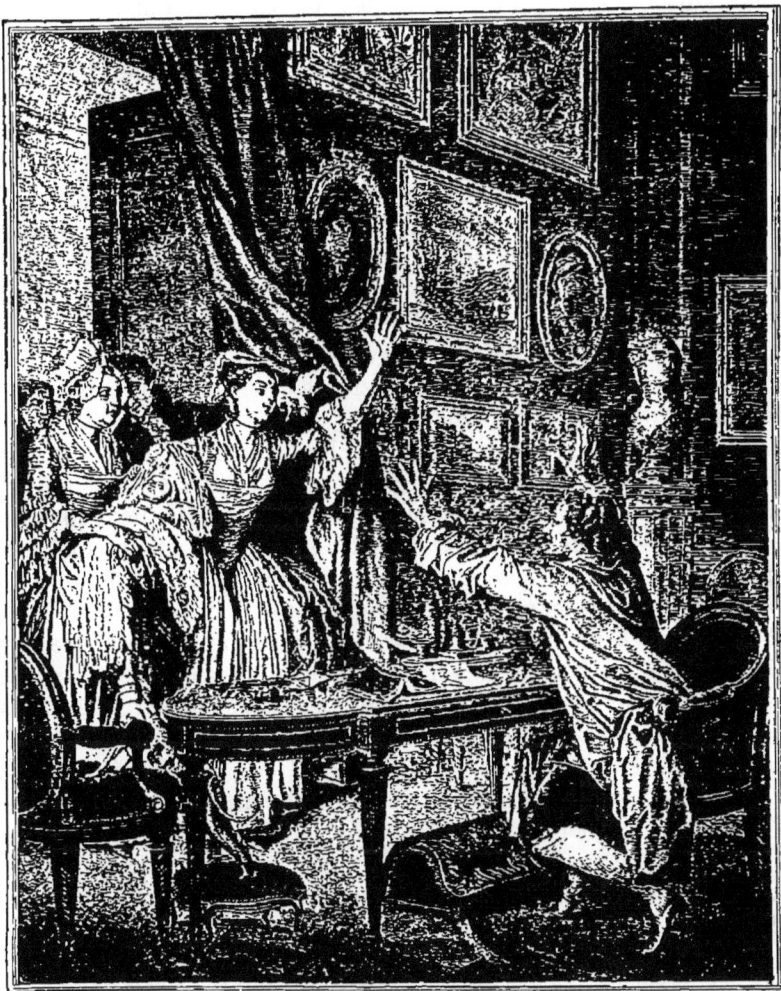

FIG. 41.

Elle souffre. — Va lui dire que la Reine est accouchée... heureusement,.. et que nous avons un Dauphin.

Varzine courut à l'appartement de sa maîtresse... Le Président se remit à sa table, la quitta pour aller à la fenêtre : là, il entendit deux hommes d'un état au-dessus du commun, dont l'un disait: — On a porté le nouveau-né au Roi; il l'a pris dans ses bras avec transport: — Présent de la divinité! Sois un jour un de ses bienfaits pour la nation française. Puis il a couru auprès de la Reine: — Ma chère femme ! Et il l'embrassait en lui disant: C'est un Dauphin. Ils sont demeurés unis, confondant leur joie et leur ravissement... Le Président était dans l'extase : — Non, dit-il, ce beau jour, ce jour heureux ne fera pas couler mes larmes! Il fut se remettre à sa table.

Il y était à peine que la porte s'ouvre avec bruit : c'était Varzine, suivie de la garde : — *C'est un fils, Monsieur*! (*fig.* 41)s'écrie la jeune fille. — Un fils !... O ciel ! je te bénis !... Mais comment se porte mon amie ? — Voyez ma joie... — Voyons mon fils, ma chère Varzine, en attendant que je puisse entrer auprès de sa mère. On lui apporta l'enfant : il le regarda, puis l'élevant vers le ciel, il l'offrit à l'Etre suprême, père du soleil, de la terre, et de tout ce qu'ils vivifient. — Grand Dieu ! s'écriat-il d'une voix forte, je te fais hommage de cet enfant dont tu m'as rendu père, et je te consacre le premier moment de son existence !... On l'avertit de passer auprès de son épouse.

L'heureuse Fargette était dans son lit : la joie brillait sur son visage ; la douleur n'étendait plus son crêpe sur les ris ; c'étaient les ris qui couvraient la douleur d'un voile de rose. — Mon ami, lui dit-elle, vous venez de le voir ? — Je viens de l'offrir à l'Etre suprême : mon second hommage est pour toi... O mon amie, c'est toi qui viens d'ennoblir mon existence et de me placer au rang des hommes ! Il se mit à genoux devant son lit, lui rendit un culte de respect et de reconnaissance avant de s'élever jusqu'à sa bouche... La sage-femme, la garde, Varzine, un médecin qui s'était tenu à l'écart pendant la crise, félicitèrent le Président, autant sur ses sentiments nobles que sur la naissance de son fils. — Ah ! quel différence, s'écria le médecin, entre ce que je vois et ce que j'ai vu hier dans une autre maison ! Si vous le permettez, je vous raconterai ce trait. L'accouchée l'en pria.

« J'étais chez le marquis de L***, le même qui épousa cette fille de millionnaire, ni belle, ni aimable, moyennant onze cent mille livres en espèces et un trousseau de quatre mille francs. Elle est accouchée d'un fils. Elle a eu tant de chagrins, elle a tant essuyé de mépris de la part de son époux, surtout de celle de sa très haute et très puissante belle-mère, que sa grossesse avait été malheureuse, et qu'elle était mourante à l'instant d'enfanter. Vu le danger, l'on a été demander au mari, suivant l'usage, lequel il fallait sauver, de la mère ou de l'enfant. — Il faut avouer, s'est-il écrié, que ces hommes de l'art sont bien bêtes ! On sauve l'enfant, surtout si c'est un fils, et l'on n'en parle seulement pas ! Il criait assez haut pour que l'infortunée marquise l'entendît. J'étais indigné. — Courage, Madame, ai-je dit à la patiente ; ou tous deux, ou vous seule. — Je me suis appliqué à les sauver tous deux et j'ai réussi. On a porté au marquis la nouvelle de la naissance d'un garçon... Il était si persuadé que je n'avais pu le conserver qu'en sacrifiant la mère, qu'il a donné intelligiblement des ordres pour les funérailles. — La mère se porte bien, Monsieur, et j'en réponds. — Vous ne ferez pas fortune, mon pauvre docteur ; sûrement vous avez incommodé mon fils ! Il sera boiteux, manchot, bancal ou bossu, par votre double ménagement, et c'est un mal irréparable que cela ! — Non, Monsieur le marquis, il est bien conformé. — Passe... la vraie bourgeoise, elle voulait une sage-femme ; jugez de ce qui serait arrivé ! — Peut-être un accouchement plus heureux ; car je ne l'ai soulagée qu'à force de questions qu'une femme n'aurait pas été obligée de lui faire ; elle aurait deviné... J'allai ensuite consoler la gisante. — J'ai pris mon parti, m'a-t-elle répondu ; je vois que l'on ne m'a donné le titre d'épouse que pour réparer, avec ma dot, les dissipations de Monsieur le marquis, dégager ses terres en décret et lui donner un fils qui lui assurât la jouissance de ma fortune. J'agirai en conséquence. Mais déclarez-lui que je veux nourrir mon fils. Je tâcherai de m'en faire aimer à force de soins et de tendresse. Il me dédommagera peut-être un jour de la dureté de son père : mais s'il est ingrat.., je saurai les punir tous les deux. Je vis que cette femme avait du caractère, et j'en augurai bien. Le marquis ne se souciait pas autrement que sa femme nourrît : cependant sur mon observation que c'était l'avantage de l'enfant, il y consentit. Mais c'est sa noble mère ! Elle s'emporta ; elle prétendit qu'il était indécent que la femme de son fils allaitât ; que c'était un usage bourgeois qui n'était pas encore passé à la Cour ; que jamais les reines ne nourrissaient, etc. Je lui répondis qu'il y avait trois sortes de mères qui ne devaient pas nourrir leurs propres enfants : celles qui manquent de lait ou qui étaient malades de la poitrine, les libertines et les intrigantes ambitieuses. La vieille pensa me dévisager... Mais la marquise l'emporta par la raison de la force de l'enfant annoncée au mari. »

— Que je plains ces deux époux ! dit le Président. — Mon ami, vous voyez qu'il faut que je nourrisse mon fils, demanda Fargette. — Et moi je serai la remueuse, ajouta vivement Varzine. — Il faudra bien, répondit le Président, en pressant la main de son épouse ; j'en serai plus père et un peu moins mari ; mais ce ne sera qu'un échange de plaisirs. Le bonheur est sous notre main, le malheur un peu de côté ; l'homme dont l'esprit est sage prend le bonheur en suivant ses justes idées ; celui dont l'esprit est faux choisit le malheur : c'est qu'il manque de la faculté d'être heureux ; car c'est une faculté, comme d'être beau, fort, spirituel, courageux, et les *infélicibles* sont beaucoup moins rares qu'on ne pense.

Le graveur au burin Saint-Aubin (1) fut plus réaliste que Moreau ;

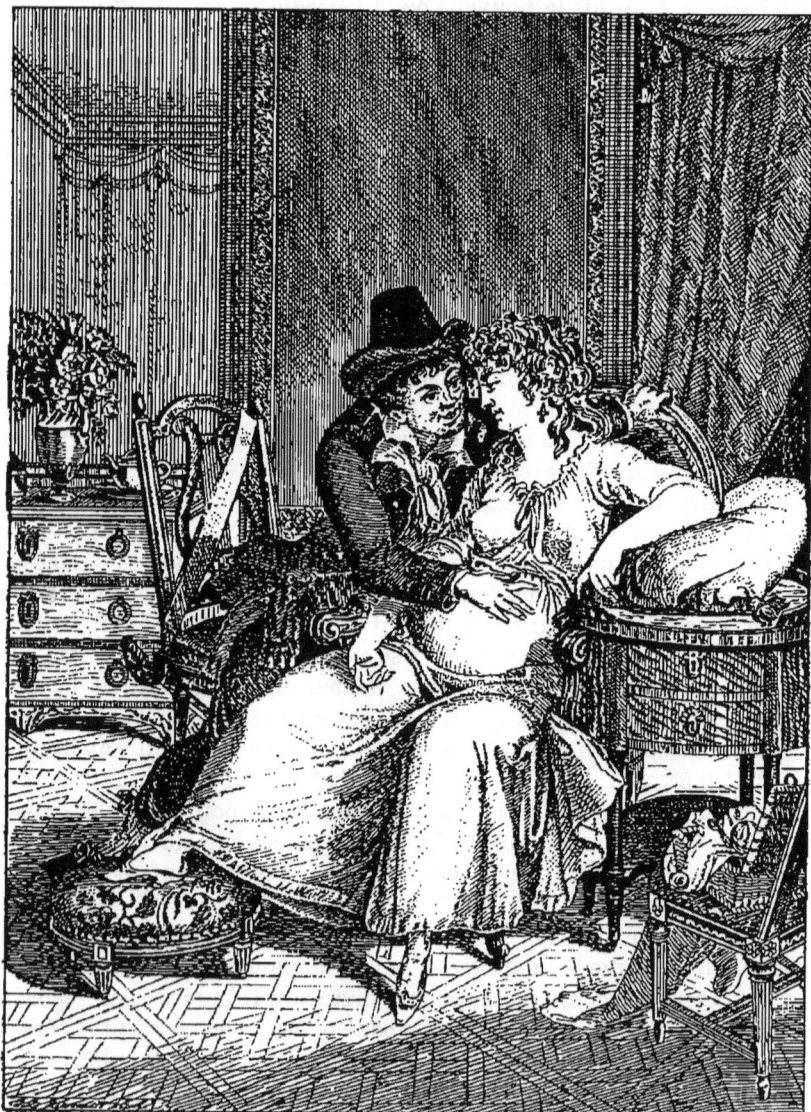

FIG. 42.

dans l'*Heureux ménage* (*fig.* 42), et dans la *Sollicitude maternelle*

(1) 1734-1806.

(*fig.* 43), il nous montre le bonheur d'un couple bourgeois attendant

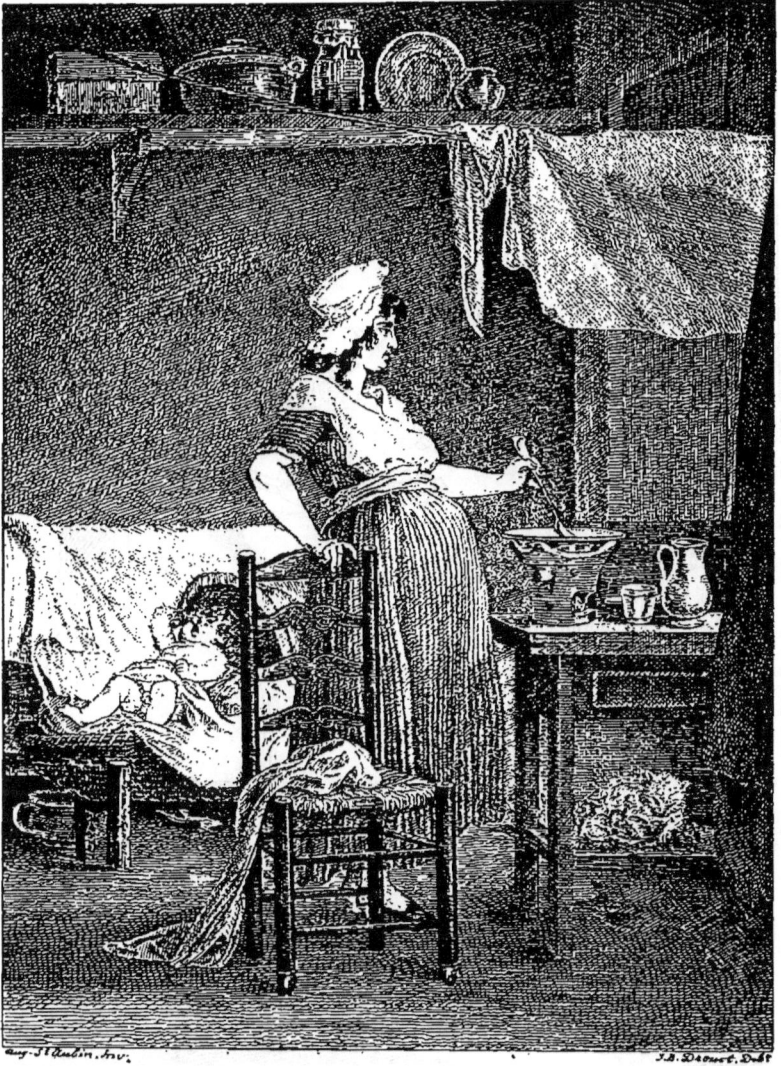

Fig. 43.

un héritier et la solitude mélancolique et résignée de l'ouvrière
enceinte.

Le crayon de Carle Vernet (1) délaisse également les salons de la

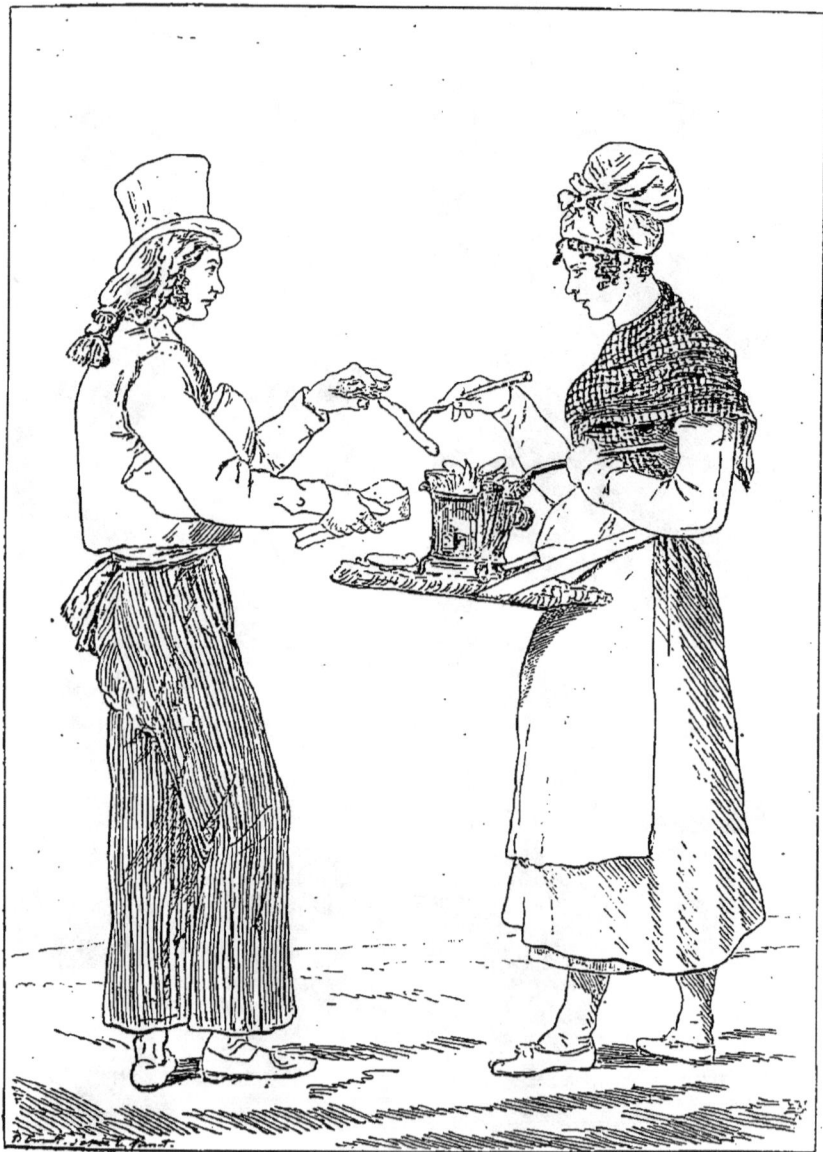

FIG. 44.

noblesse et de la bourgeoisie ; il néglige même la mansarde de l'ouvrière. Vernet croque dans la rue une vulgaire *Marchande*

(1) 1758-1836.

*de saucisses (fig.* 44) dont la grossesse a élargi la taille. Est-ce

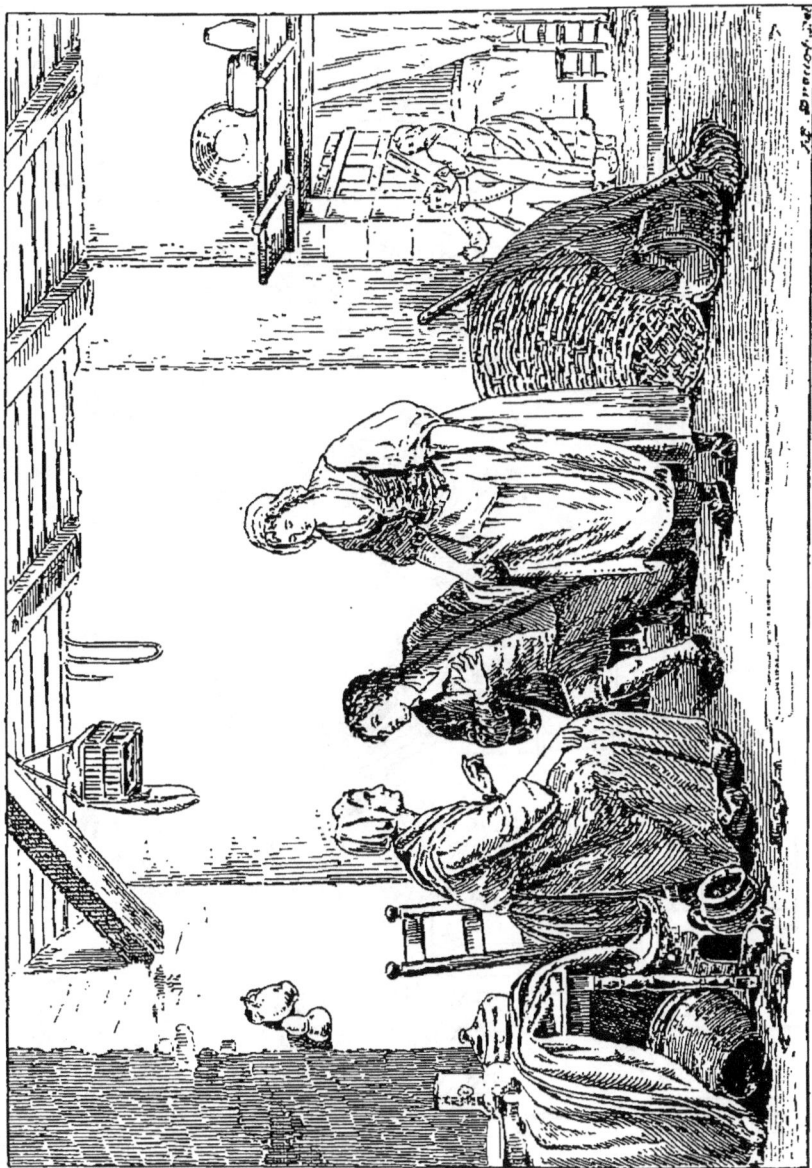

Fig. 45.

simple caprice d'artiste ? est-ce une allusion, d'un goût pour le
moins douteux, au rapport que les gens mal élevés peuvent établir

entre la grossesse et le genre de commerce de la marchande ?

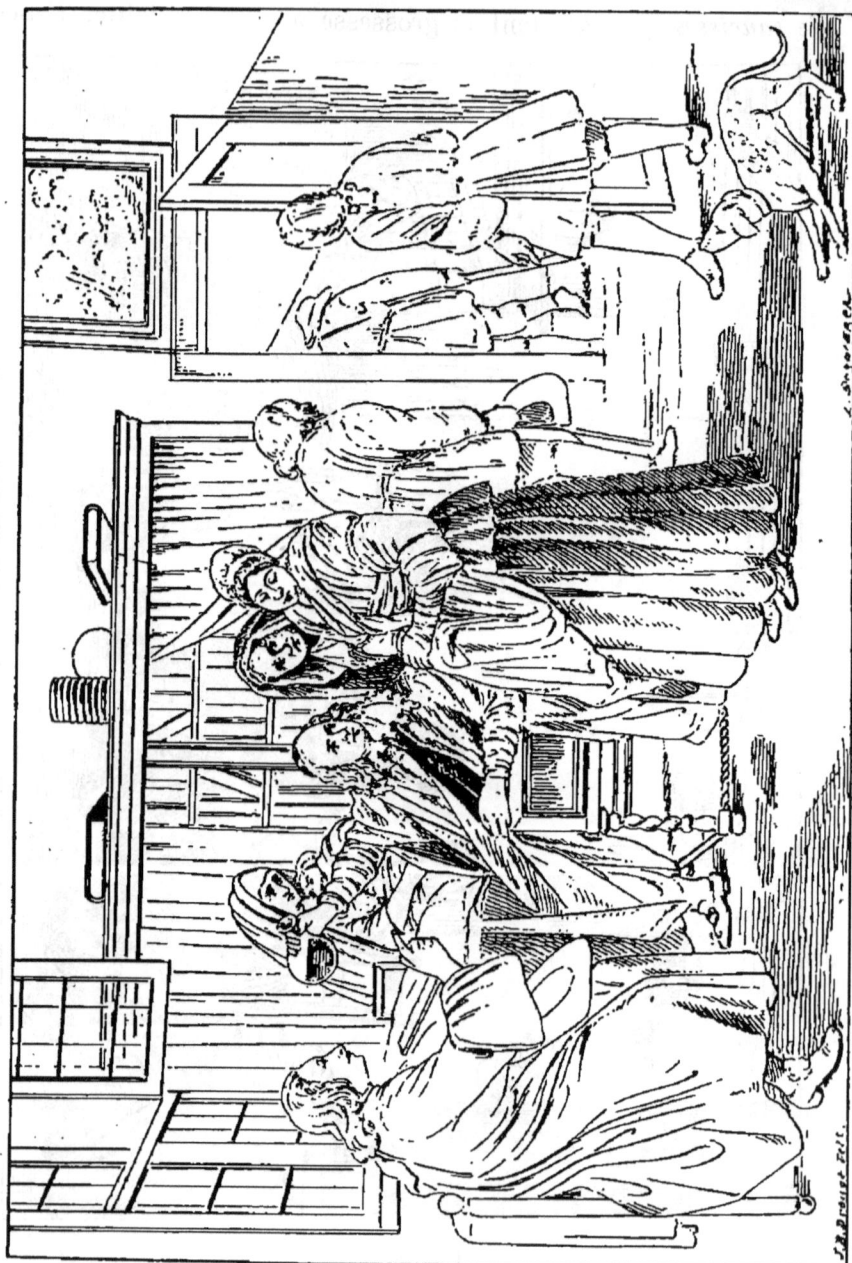

FIG. 46.

Le Veau a laissé deux gravures intitulées le *Retour de la Consultation* et la *Consultation appréhendée*; elles se font pendant (1). La première (*fig.* 45) représente un jeune homme, genou à terre, devant la mère d'une jeune fille dont le corsage est délacé, et il semble dire : « Je suis le coupable, et je vous demande sa main ». C'est le sujet traité par Anselin (*fig.* 36); le mi-

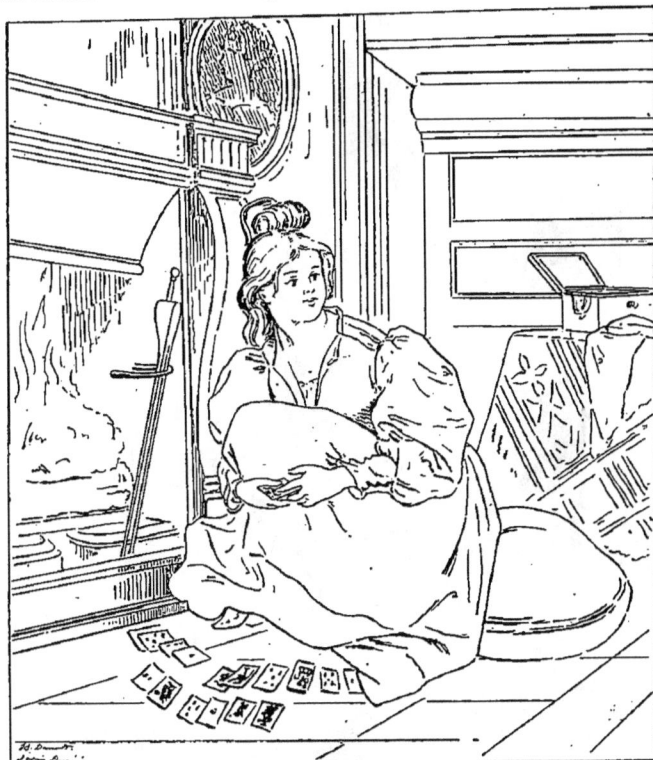

FIG. 47.

lieu est changé : au lieu d'un intérieur bourgeois, la scène se passe chez de pauvres villageois. La seconde gravure de Le Veau, nous montre un vieux docteur, assis près d'une table chargée de fioles, analysant des urines, pendant qu'à la porte paraît une jeune fille, l'air contrit, accompagnée d'une amie et n'osant avancer. Dans ces estampes, comme pour l'*Aveu difficile* (*fig.* 35), la grossesse est indiquée par un simple relâchement du corsage.

(1) Le Veau a encore gravé *Le Juge* ou *la Cruche* de Debucourt ; composition qui est en quelque sorte le développement de la *Cruche cassée* de Greuse. Ces deux tableaux sont relatifs à « la perte du capital » et par suite au début de la grossesse.

J. Horemans a représenté une scène analogue dans une immense composition (*fig.* 46) qui pourrait prendre aussi pour titre : la *Consultation appréhendée* ou le triomphe de l'urologie, l'un des

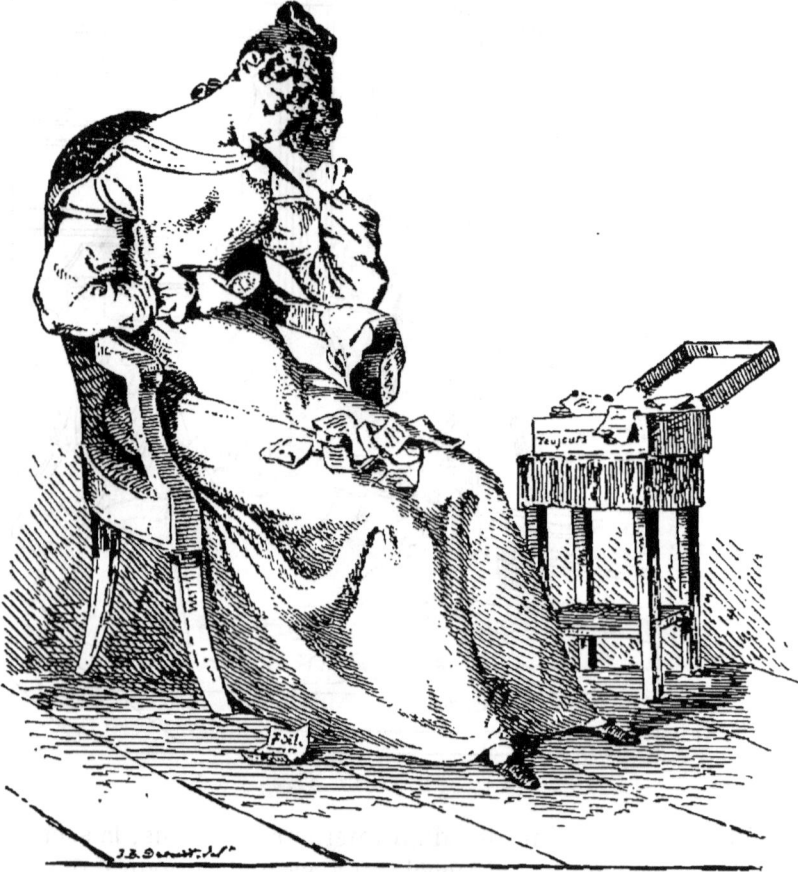

FIG. 48.

« quatre-z'arts » divinatoires de l'époque ; mais pourquoi l'artiste a-t-il donné à son Esculape la tête de Corneille ? Cette estampe, en manière noire, est accompagnée des vers suivants :

Certain berger aimable a surpris la Catin :
Elle pleure depuis cette aventure amère.
— Eh bien ! qu'en jugez-vous, Monsieur le Médecin ?
Elle tremble, elle a peur de son père sévère ;
Elle pâlit souvent, la pauvre ! — En mon latin,
De fille, qu'elle étoit, deviendra bientôt mère.

5

Une lithographie de Jacques Devéria (1), nous présente une femme enceinte, accroupie sur un coussin et se tirant les cartes qui lui répondent : *Il sera blond* (*fig. 47*).

Wattier, en 1824, a publié un album de XVII planches, qu'il a intitulé : *Un an de la vie d'une jeune fille* ; c'est l'histoire d'une dé-

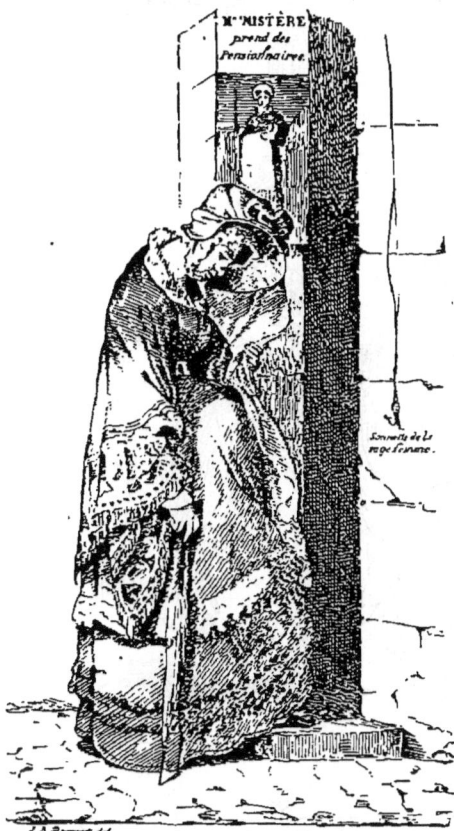

Fig. 49.

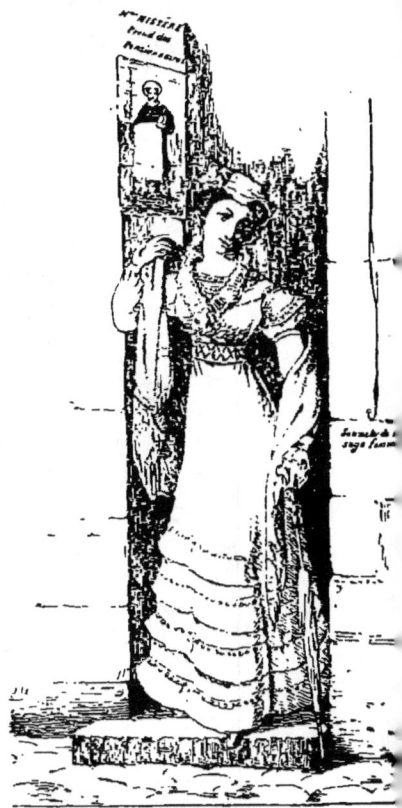

Fig. 50.

moiselle qui s'est laissée séduire par un galant, lequel l'a abandonnée après l'avoir mise à mal ; elle entre désespérée chez une sage-femme ; en ressort toute guillerette, et pimpante, la rose au corsage, et se marie avec un naïf qui n'y voit que du bleu. Voici

(1) 1800-1857.

la légende des différents épisodes de ce « roman historique ». —
I. *Mais voyez donc comme il me suit.* — II. *Vous êtes bien hardi !*
— III. *Serez-vous inexorable ?* . — IV. *Comme il écrit bien !* — V.
*Que lui répondre ?* — VI. (En s'habillant) *Il est charmant !* —
VII. (Premier rendez-vous). *Il m'attendait.* — VIII. *Ah ! si maman*

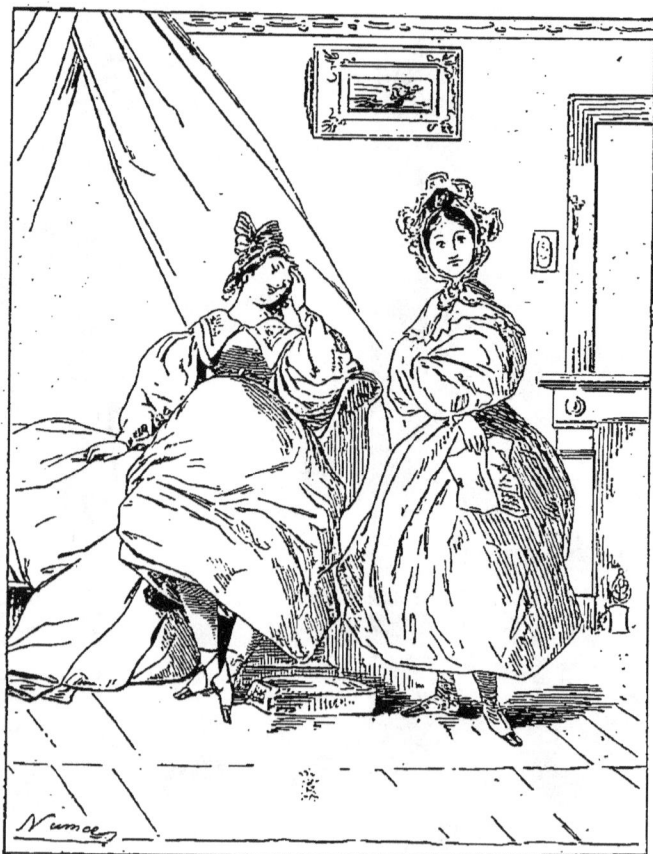

Fig. 51.

*me voyait !* — IX. *Cher ami !* — X. *Hélas !* — XI. *Il ne vient
point !* — XII. *Il est parti.* — XIII. *Vains regrets.* — XIV. *Elle
y entre.* — XV. *Elle en sort.* — XVI. *On la marie.* — XVII. *Je
suis... heureux ; c'est sûr !*

Nous reproduisons les planches XIII, *Vains regrets* (*fig.* 48), XIV,
*Elle y entre* (*fig.* 49) et XV, *Elle en sort* (*fig.* 50), relatives à notre
sujet.

Un dessin de Numa (*fig.* 51) nous montre le dépit, un peu trop expressif, d'une autre abandonnée qui fait lire à une amie la lettre de rupture qu'elle vient de recevoir et s'exclame : *Faut-il qu'un homme soit...* C'est un peu la scène de la *Mère indulgente* de Wille

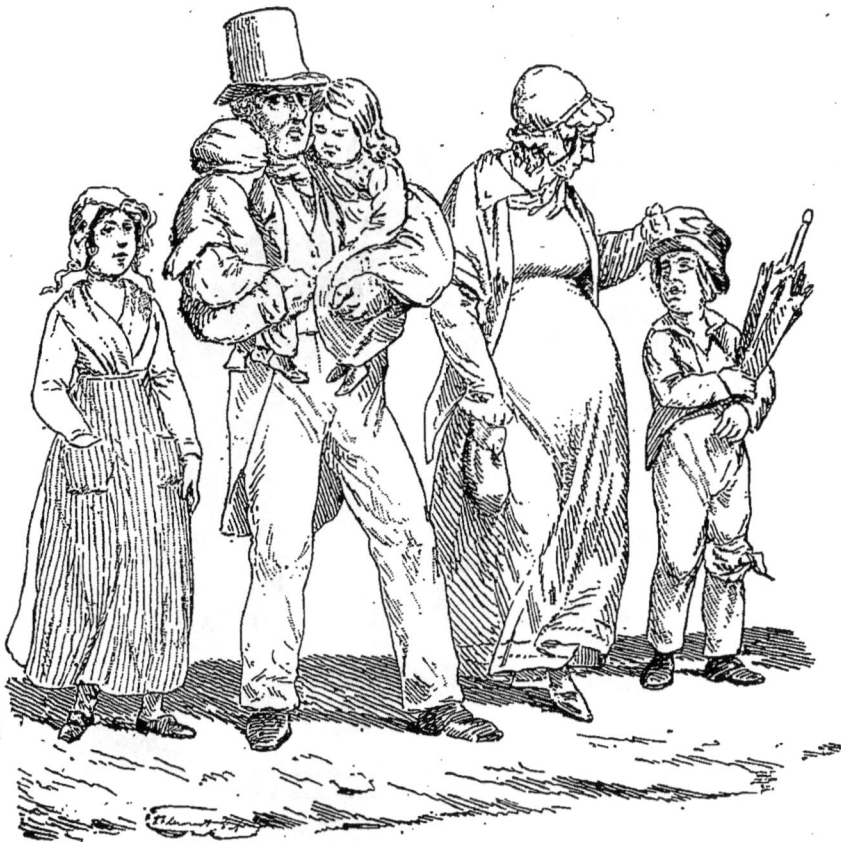

Fig. 52.

(*fig.* 34); mais ici la tenue de la jeune fille est pleine de réserve et de correction.

Jean Pigal (1), le Paul de Kock de la caricature, excelle à représenter les scènes populaires ; sous ce titre ironique : *Mariez-vous donc* (*fig.* 52), il nous fait apprécier les « joies de la paternité »

(1) Né en 1794.

chez le prolétaire. Dans un autre dessin (*fig.* 53), une femme du peuple, déjà d'un certain âge, montre avec fierté, à son mari sur le retour, la proéminence de son ventre et s'écrie : *Et moi aussi, je la suis* ! Mais peut-être la brave femme se fait-elle illusion et n'est-elle qu'hydropique.

Une jolie lithographie anonyme (*fig.* 54), datant de 1837, intitu-

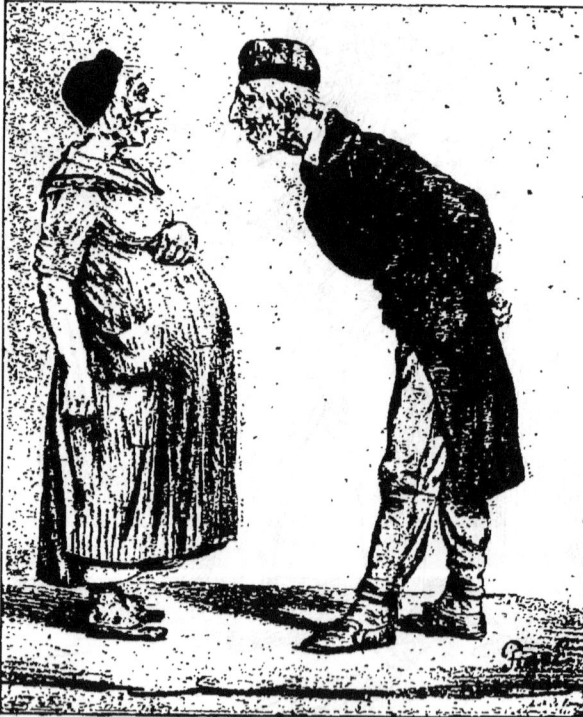

FIG. 53.

lée *le Retour de la fontaine*, nous montre la fécondité des femmes de Dérékouis, près Yalta (Crimée).

Les peintres contemporains ont rarement traité le sujet qui nous intéresse ; nous n'avons trouvé que trois artistes qui aient tiré un parti plus ou moins heureux de la grossesse. D'abord l'*Aveu* (*fig.* 55) que M. Warrener a exposé au salon de 1887. Ce tableau d'intérieur campagnard fait impression ; la douleur résignée de la mère, l'attitude confuse de la fille sont des plus expressives ; il se dégage de cette scène silencieuse, que « les mœurs pures des champs »

.rendent si fréquente, un sentiment de tristesse fort bien rendu
qui fait le plus grand honneur au talent de l'artiste.

Vient ensuite la *Layette* (1) de Loustaunau ; c'est l'antithèse du
sujet précédent : là la tristesse, ici le bonheur. Le père futur pré-

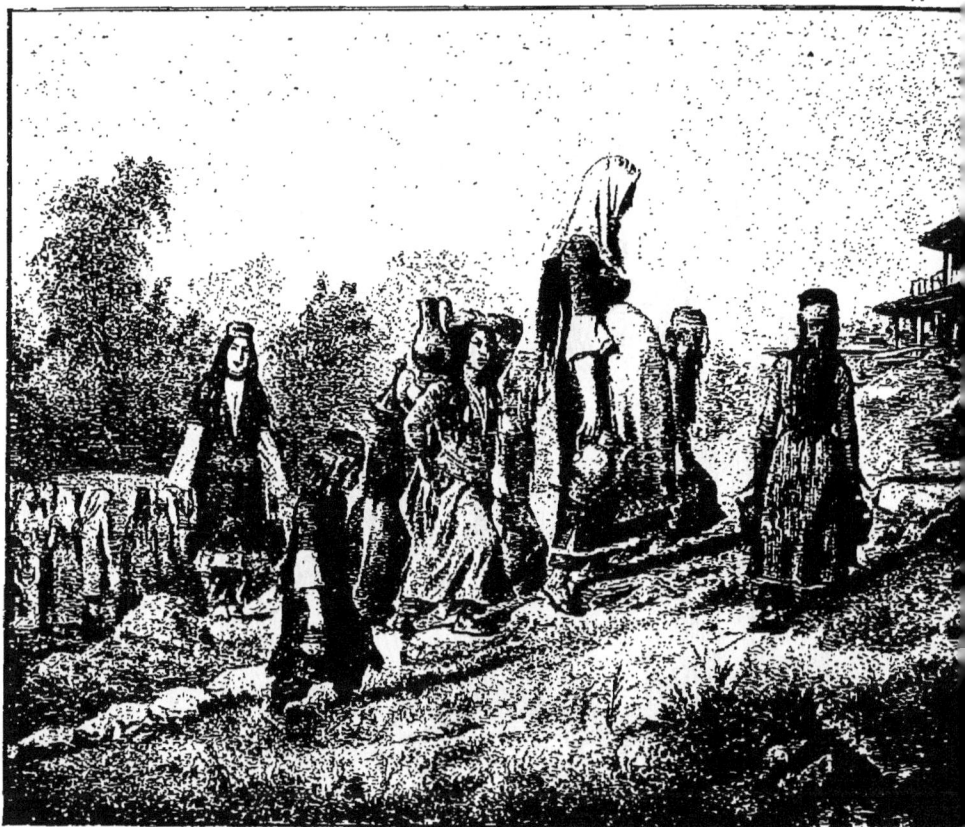

Fig. 54.

sente à sa jeune épouse le bonnet du désiré, comme dans la gravure de Moreau *J'en accepte l'heureux présage* ; la grossesse de
la femme, vue de trois quarts, est cachée par son coude. Cette
scène morale sert de pendant à l'*Enfin seuls* du même artiste

---

(1) L'éditeur Goupil nous a refusé l'autorisation de reproduire cette
gravure.

et partage, avec cette dernière, l'honneur de décorer les murs du
gynécée des jeunes mariés.

Le *Nouveau lien* de Tofano (1) peut aussi servir de pendant à
cette dernière gravure : une jeune épouse, après quelques mois de
mariage, se penche discrètement à l'oreille de son mari pour lui

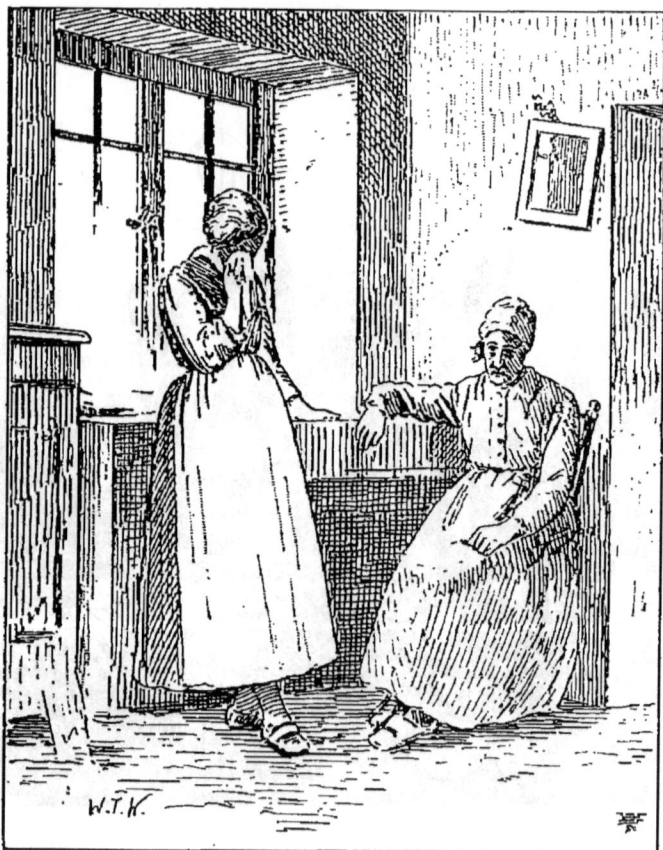

FIG. 55.

faire partager les premières espérances de la maternité : aucun
symptôme extérieur n'indique la confirmation de la bonne nouvelle.

Madame Limosin d'Alheim n'a pas cherché à dissimuler la rotondité du ventre de sa *Marchande de pommes de terre* (fig. 56).

_____

(1) Même refus de l'éditeur.

qu'elle a envoyée à l'Exposition des femmes peintres et sculpteurs de

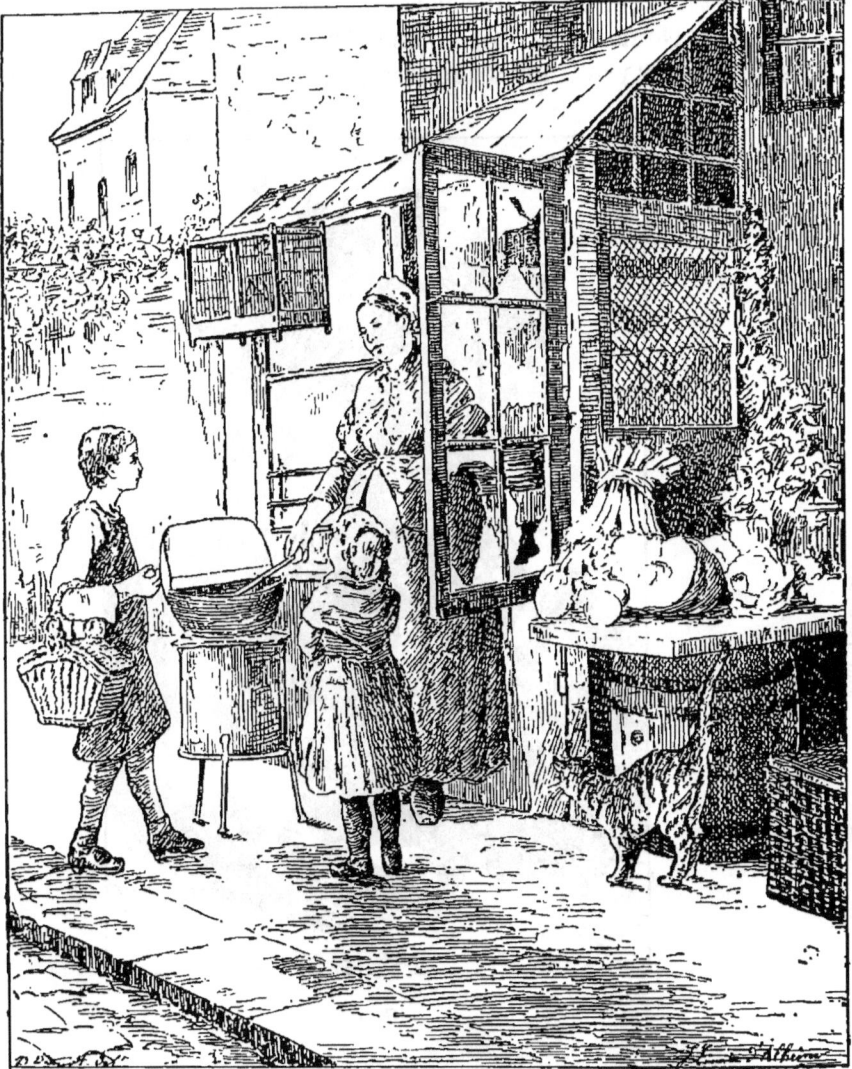

Fig. 56. (1).

1891 ; bien au contraire, elle l'a représentée de face et à terme, à côté
d'une citrouille mise, avec ou sans intention, à l'étalage de la marchande. Le sujet est banal mais est peint avec un soin consciencieux.

(1, M. Duchier est le propriétaire de ce tableau et nous a autorisé à le reproduire ici,

**Fantaisies**. — La grossesse, qui devrait être respectée de tous, prête beaucoup à la plaisanterie voire même au ridicule ; aussi a-t-elle été l'objet de nombreuses compositions plus ou moins spirituelles. Nous avons fait un choix parmi celles qui nous ont passées sous les yeux; nous donnerons d'abord ce qui offre un certain

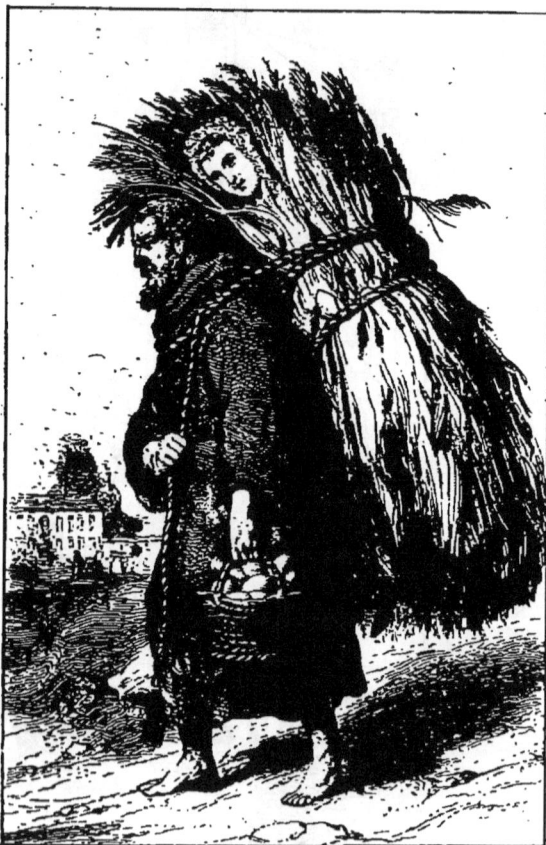

FIG. 57.

intérêt, soit en rappelant un fait historique, soit en exposant un trait d'observation avec la note comique, et nous terminerons par les farces au gros sel et les plaisanteries simplement burlesques.

Tout d'abord remontons à la Révolution. — A cette époque, la foule se moquait de tout et en particulier des choses saintes et des pompes extérieures ; de là le succès de la *Provision au couvent* (*fig.* 57)(1),qui représente un frère pourvoyeur portant une botte de paille au travers de laquelle apparaît une tête de jeune fille. Plus tard on fit la *Sortie du couvent* (*fig.* 58) montrant la même jeune fille enceinte mise à la porte par un des moines satisfaits.

Voici, de la même époque, un dessin inédit et anonyme qu'on

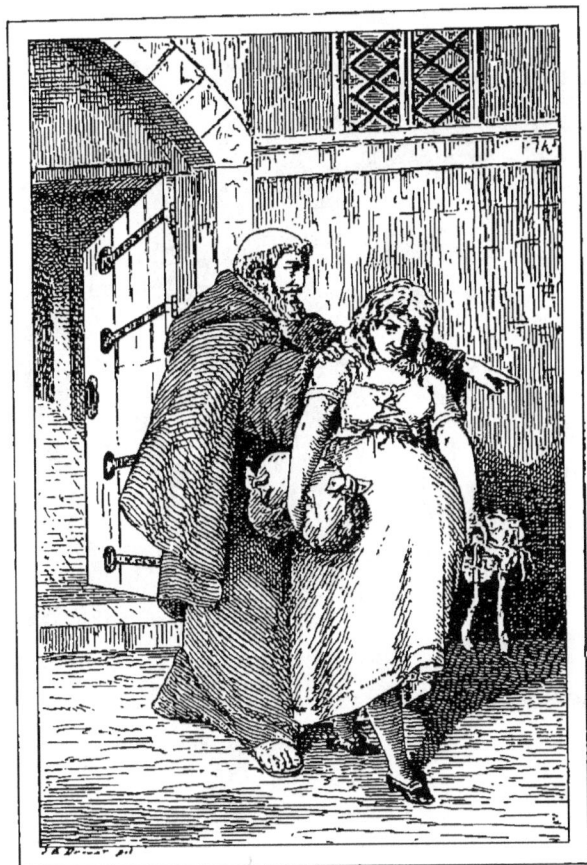

FIG. 58.

pourrait intituler le *Culte de la culotte* (*fig.* 59), c'est-à-dire l'obéissance passive et la soumission au mari, substituées au culte de l'Église. Nous voyons la culotte servir de mitre au pontife improvisé, recouvrir la croix, servir de patène et d'aumônière. Au centre de cette composition, on remarque une jeune personne enceinte qui se dis-

_____

(1) Tirée de l'*Histoire musée de la République française* par Challamel.

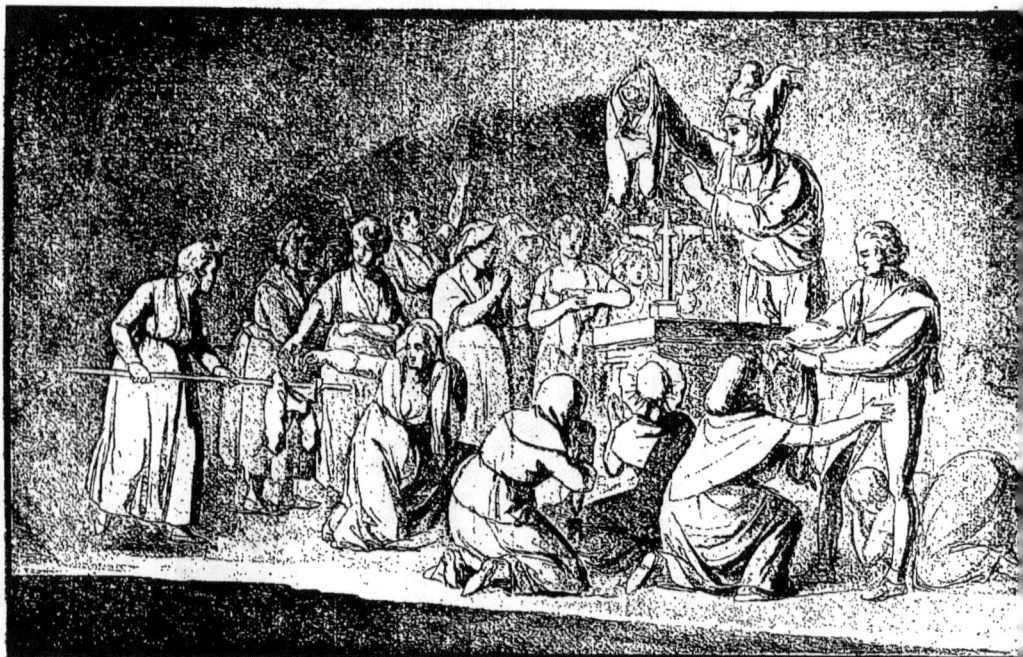

FIG. 59.

tingue de ses voisines par sa profonde ferveur pour le culte de la

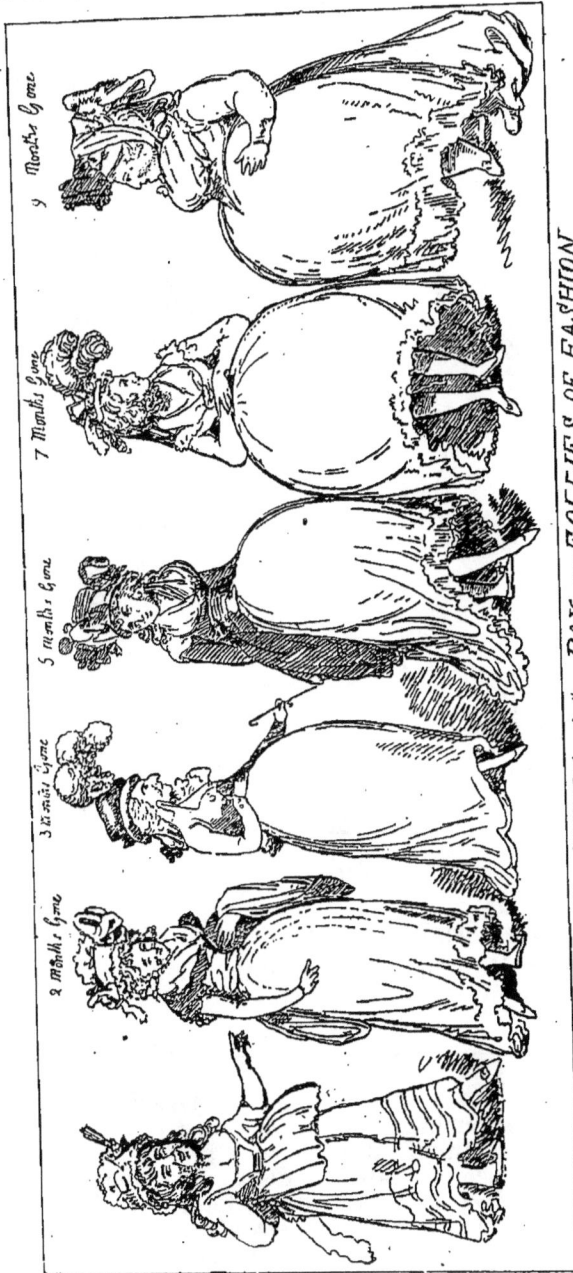

The WHIM of the DAY or FOLLIES OF FASHION

FIG. 60.

culotte ; elle offre la rotondité de son ventre comme preuve de ses convictions,

Ce dessin est-il une critique du culte de l'Être suprême, établi par Robespierre, ou de la secte religieuse et morale des théo-philantropes, datant de 1797, ou simplement la reproduction d'une des maximes primordiales de cette dernière religion éclectique : « Femmes, voyez dans vos maris les chefs de vos maisons ? ».

En 1781, pendant une grossesse de Marie-Antoinette, on adopta une mode, l'ajustement à la *Jeanne d'Arc* (1), qui faisait paraître

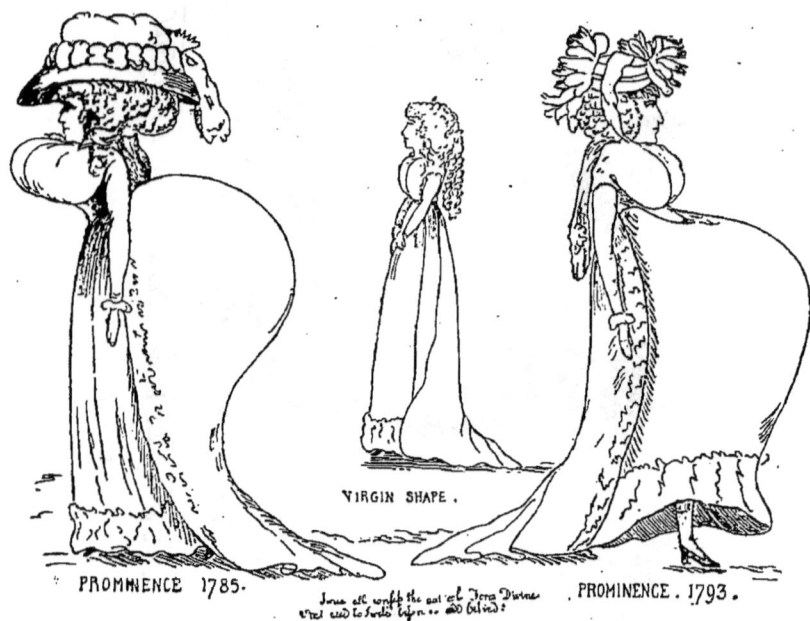

PROMINENCE 1785.    VIRGIN SHAPE.    PROMINENCE. 1793.

FIG. 61.

enceinte celle qui la portait ; cette mode revint à la suite de la Terreur puis passa la Manche, où elle donna lieu à de nombreuses caricatures (*fig.* 60, 61) (2).

(1) V. « L'obstétrique et la mode » dans nos *Anecdoctes et curiosités historiques* sur les accouchements, p. 202.
(2) Nous devons la communication de cette gravure à l'obligeance de M. le marquis de Biencourt. Entre les deux « Prominences » rappelant les modes de 1785 et de 1793, se trouve « la forme virginale ». Voici la traduction de la légende : « Puisque tous confessent que la forme naturelle est divine, quel besoin y a-t-il de se gonfler par devant ou d'ajouter par derrière ? »
La figure précédente a pour légende : « Les excentricités du jour ou les folies à la mode. »

Le *Bagage de campagne de* 1814 (*fig.* 62), tiré du *Musée de la caricature*, nous représente un soldat anglais partant en guerre. Le malheureux porte son mobilier autour de son fusil. Sa cave attachée à sa poitrine, et emmène à sa suite ses deux enfants et sa femme enceinte.

En 1819, un mystificateur, resté inconnu, avait la manie et la

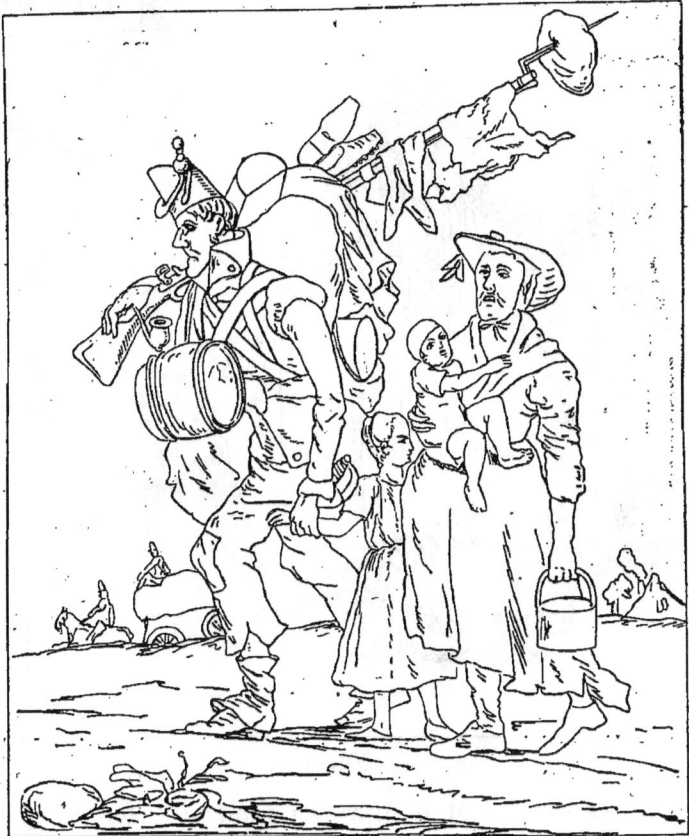

Fig. 62.

cruauté de piquer les femmes dans leur partie la plus charnue, avec une pointe fixée au bout de sa canne ; depuis, il eut plusieurs imitateurs (1). Indépendamment des chansons, les caricatures

(1) Ce maniaque eut aussi des précurseurs : Au commencement de 1613 on signale déjà des exploits d'une sorte de moine bourru, qu'on appelait le *Tasteur*, et dont les femmes avaient grand peur. Malherbe écrit à Peiresc, le 8 janvier 1613 : « Nous avons ici un compagnon du moine bourru ; l'on dit que c'estoit un bon compagnon qui avoit des gantelets

s'égayèrent sur le sujet des *piqueurs* ; de ce nombre est la *Consultation des piqûres* (*fig.* 63), qui représente un Esculape tâtant le pouls à une jeune fille enceinte, pendant que sa mère verse d'abondantes larmes, et disant : « Celle-ci n'est pas dangereuse ». La (*fig.* 64) est de la même époque ; elle porte pour légende *Les*

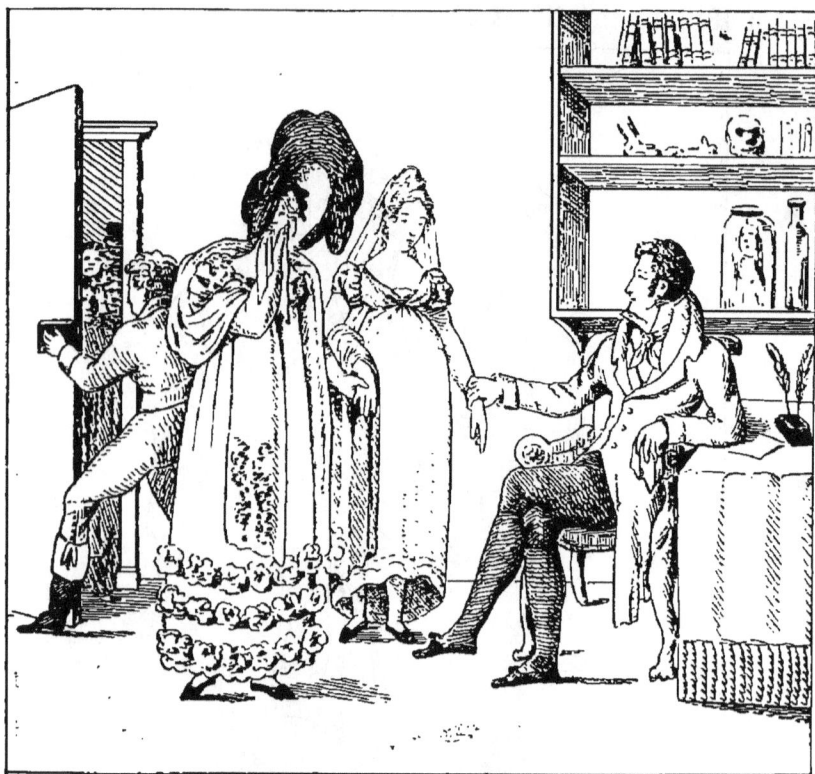

FIG. 63.

*suites d'une piqûre* et montre, au fond, une femme poursuivie par l'instrument du piqueur.

Sur une boîte Touquet (1), en bois frappé, un artiste du temps

---

de fer et au bout des doigts des ergots de fer, de quoi il fouilloit les femmes et qu'il y en avait à tous les quartiers. » A la fin du XVIIIe siècle, le tasteur reparut, mais plus inoffensif : « Un chevalier de St Louis, dit Dulaure, acquit alors le sobriquet de *tape-cul* » : son occupation favorite était de frapper le derrière de toutes les femmes qu'il rencontrait.

(1) Ce Touquet, une illustration oubliée, fit la guerre à la Restauration par la réimpression d'auteurs condamnés, Voltaire, Rousseau, etc., et par la mise en vente d'objets destinés à rappeler les souvenirs de l'époque impériale.

a gravé une *Scène de garnison*, qui nous montre plusieurs femmes

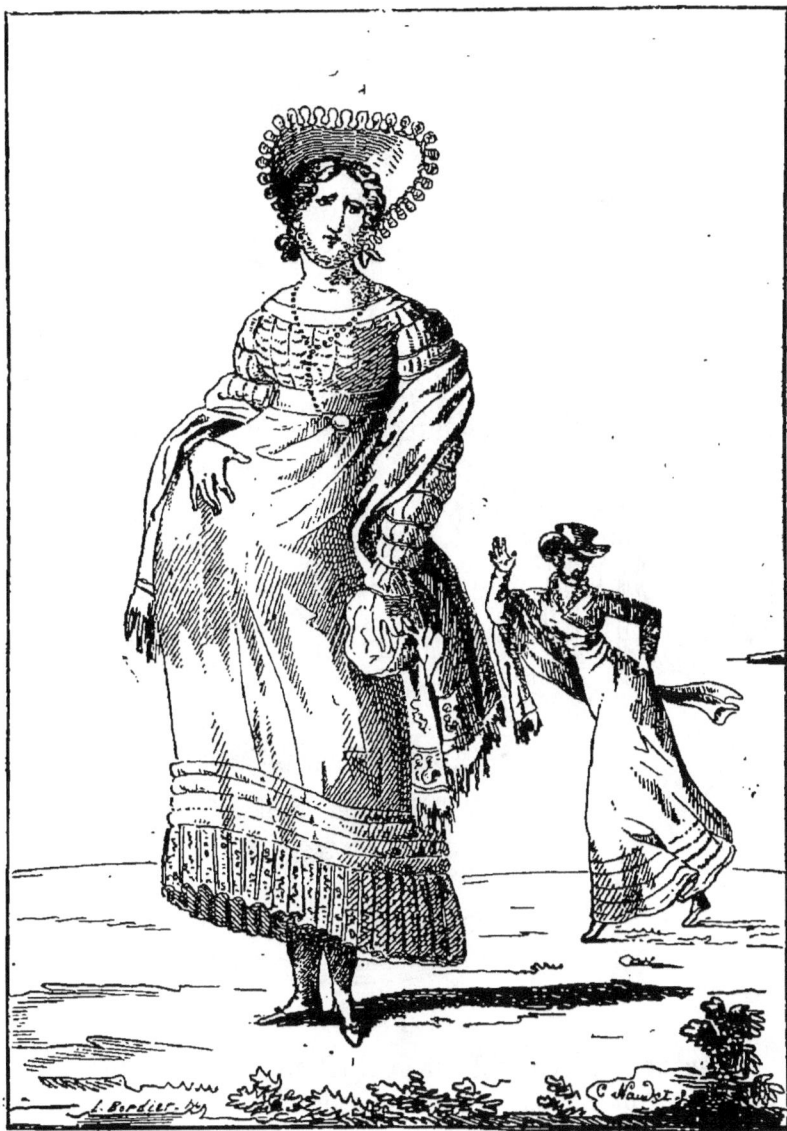

Fig. 64.

enceintes faisant leurs adieux à leurs amoureux de passage (*fig.* 65)

Des fantaisies pseudo-historiques, passons aux scènes de mœurs plus ou moins comiques. Voici d'abord une estampe de Carême (*fig.* 66), l'*Aveugle détrompé* (1); elle se décrit d'elle-même ; le V que l'amant simule avec ses doigts est significatif.

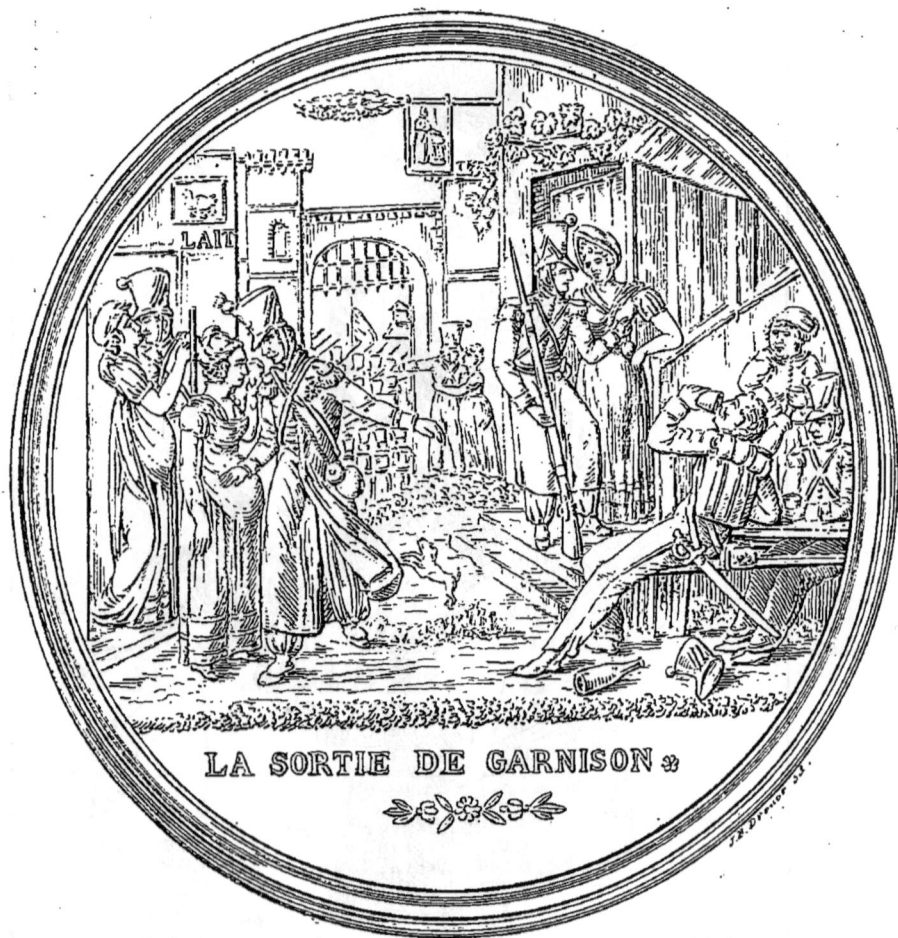

FIG. 65.

La scène villageoise de la gravure suivante (*fig.* 67), intitulée la *Consultation*, n'a pas non plus besoin d'un long commentaire; elle

---

(1) Elle a pour pendant l'*Aveugle trompé*, représentant un aveugle conduit par sa femme qui donne sa main à baiser à ...l'autre, caché derrière elle.

6

a tout l'air de se passer au pays de Caux : un médicastre, appelé pour la fille de la maison, mise à mal par un gars du voisinage, qui passe

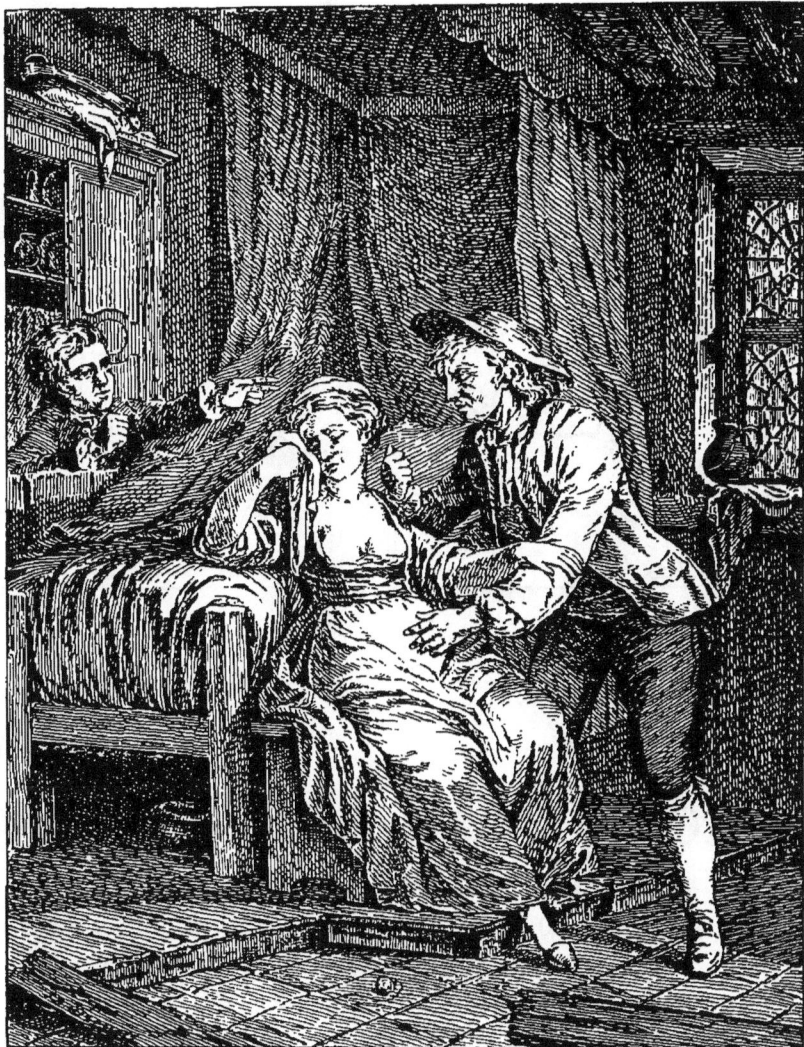

Fig. 66.

la tête dans l'entrebaillement de la porte, dit aux parents ahuris : « Mariez-la, au plus vite ».

La figure 68 a pour légende : « *En Angleterre on les croyait sté-*

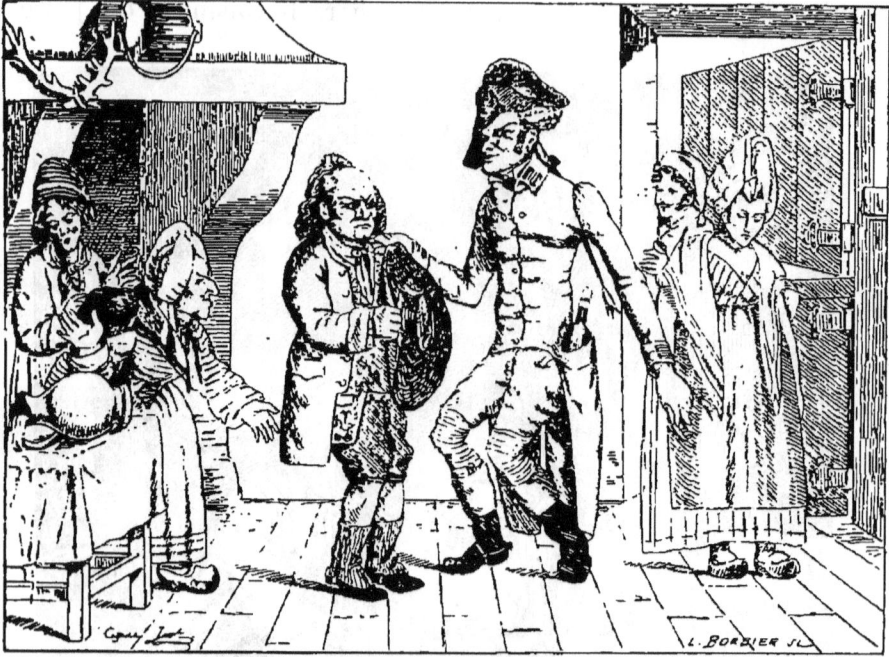

FIG. 67.

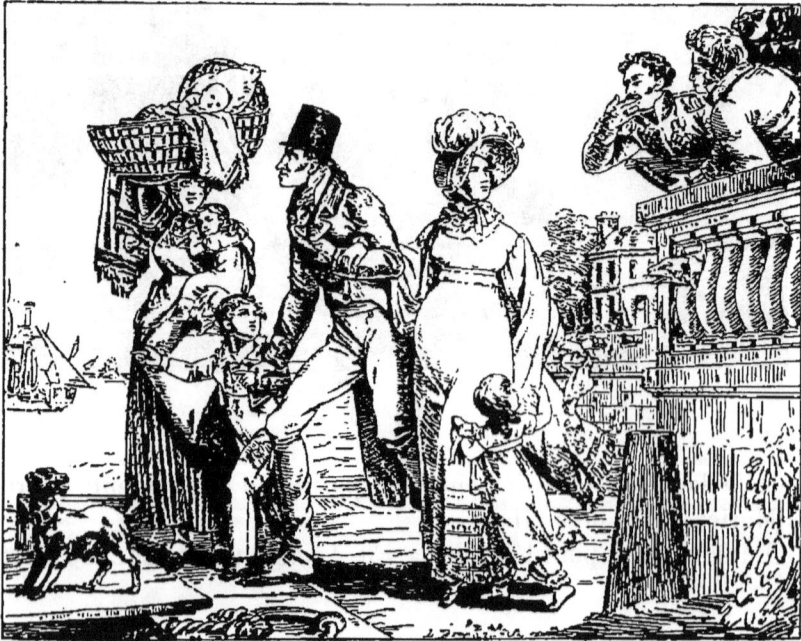

FIG. 68.

*riles* ». Il s'agit d'un ménage anglais, du commencement de ce siè-

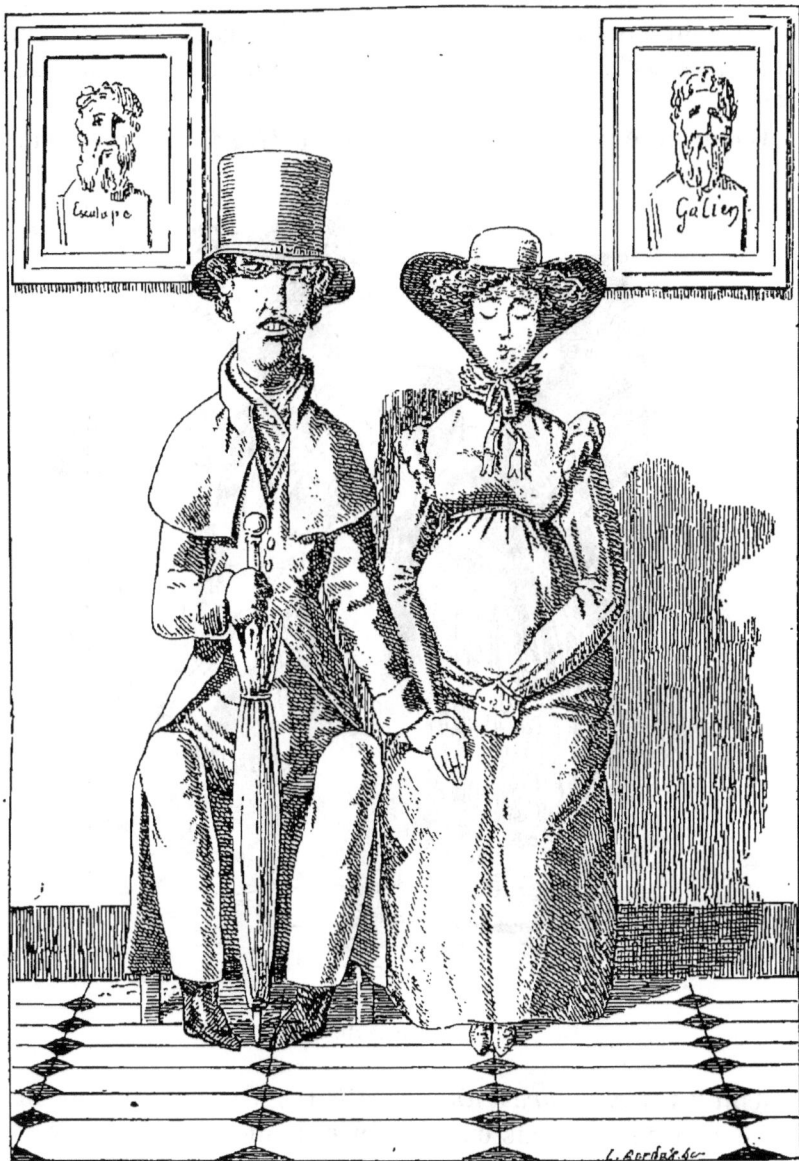

Fig. 69.

cle, qui, après un séjour prolongé en France, rentre dans son pays,
avec une nombreuse progéniture. Les collaborateurs anonymes de ce

chef de famille font leurs adieux à l'épouse éplorée, qui emporte
d'eux... les meilleurs souvenirs. Tous les représentants du sexe
faible sont dans une position intéressante : la femme, la nourrice
et jusqu'à la chienne, que suit du regard un de ses galants de passage.

D'une pièce parue, vers 1820, dans le *Musée grotesque* et repré-

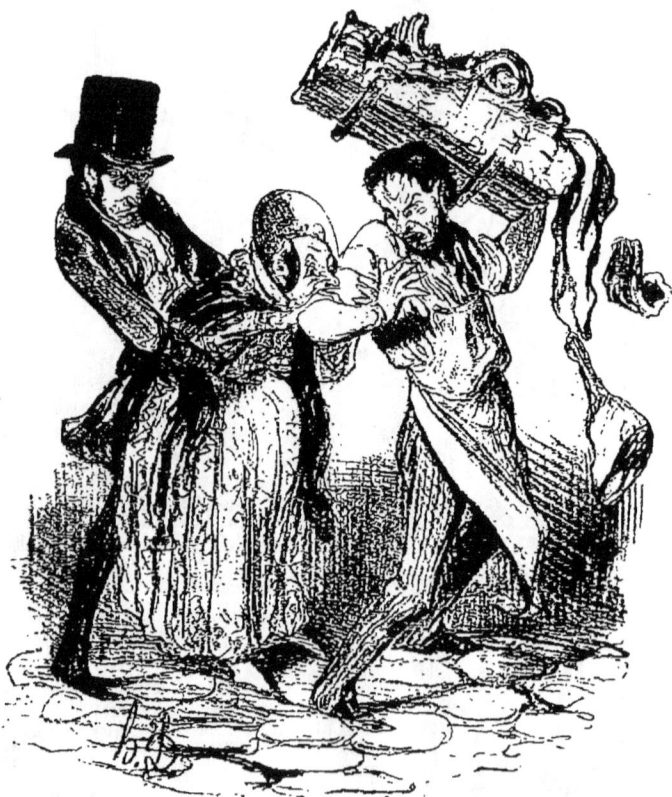

Fig. 70.

sentant l'*Antichambre d'un médecin* (*fig* 69), nous détachons un
jeune ménage d'Anglais dont l'épouse donne des espérances prochaines ; l'attitude et l'expression du visage de ce couple marquent
fort bien la pudibonderie britannique, dont la ligne de conduite est,
on le sait, « Touchez, mais ne regardez pas ».

Sur les *envies* et les *regards* des femmes enceintes, la moisson
est abondante : Daumier (*fig*. 70) et Pigal (*fig*. 71) représentent

d'une façon différente, avec leur talent particulier une scène qui a été observée plusieurs fois.

G. Lafosse, dans la *Mythologie tintamaresque* (*fig.* 72), dépeint spirituellement l'exigeance enfantine de certaines femmes grosses et l'embarras de leur trop crédule mari.

Le *Journal* du 30 août 1893 reproduit un dessin de Heidbrinck, *Une envie raisonnable*, où l'on voit un couple de loqueteux arrêté

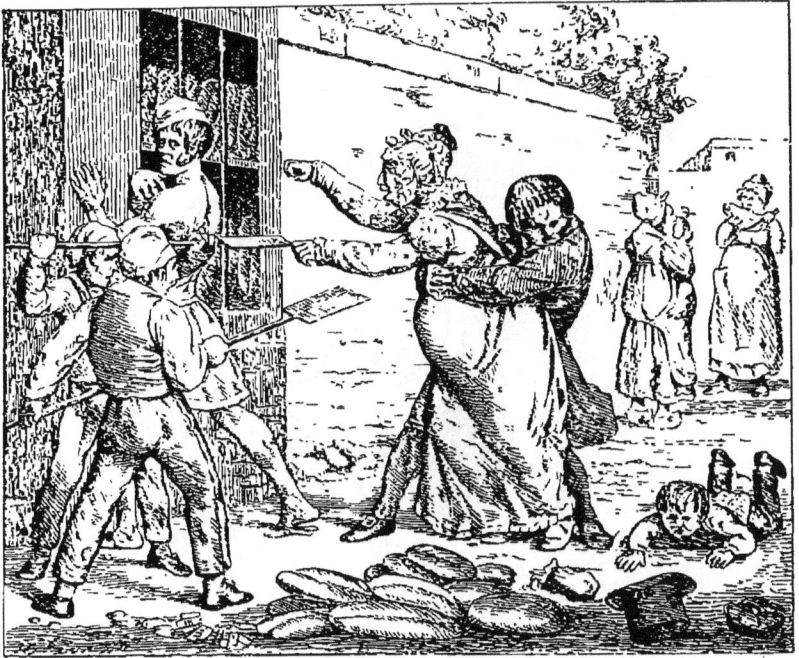

Fig. 71.

devant la boutique d'un changeur : la femme enceinte montre (avec envie) les sébilles pleines de pièces d'or.

A propos des regards, nous signalerons une gravure de Gavarni, tirée de la série qui a pour titre : Les *Fourberies des femmes en matière de sentiment* (*fig.* 73). Le dialogue suivant est tenu devant le portrait du mari :

— Vraiment, dans ta position, tu as bien tort, ma chère petite, de laisser un vilain singe comme ça pendu sous tes yeux toute la journée.

— Qu'est-ce que ça peut faire ?

— Ça fait que le petit dernier de Caroline ressemble à Mossieu Coquardeau : voilà ce que ça fait ! c'est bien gai pour une mère !

Du même caricaturiste (*fig.* 74), nous relevons un calembour sur le sujet qui nous intéresse ; il s'agit de deux lorettes dont l'une est grosse :

— Tu seras marraine.

— Comment ! Encore un ?... Quelle enceinte continue (1) !

On remarque la réserve avec laquelle Gavarni a dessiné la taille

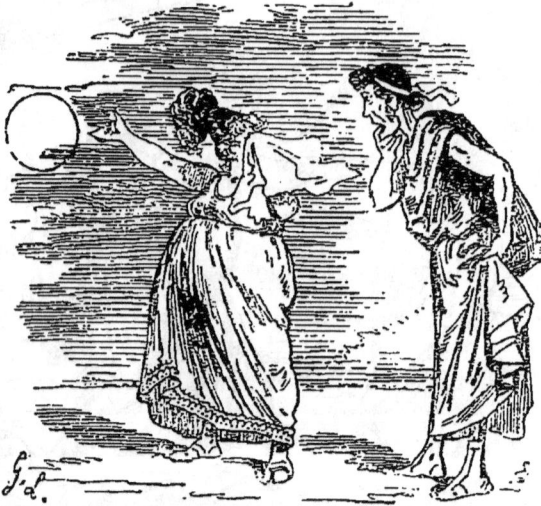

FIG. 72.

de ses sujets. Grévin, moins timoré, ne craint pas d'accuser le profil abdominal d'une actrice (*fig.* 75) et d'accentuer l'inconvenance du dessin par ce dialogue fin de siècle :

— Dis-moi donc, il me semble que tu engraisses ?

— Dame ! On n'est pas de bois.

---

(1) Une autre pièce de cette même série représente un médecin causant avec le mari d'une femme qui va accoucher dans une pièce voisine :

— Mais, docteur, vous vous trompez ! Ça ne ferait que six mois et demi... que diable !

— Mon cher Coquardeau, la nature a des mystères qu'il n'est pas toujours donné à notre science d'approfondir.

Ailleurs, il représente une payse étalant son ventre proéminent à son amoureux naïf, qui revient du service, et lui disant, avec cynisme :

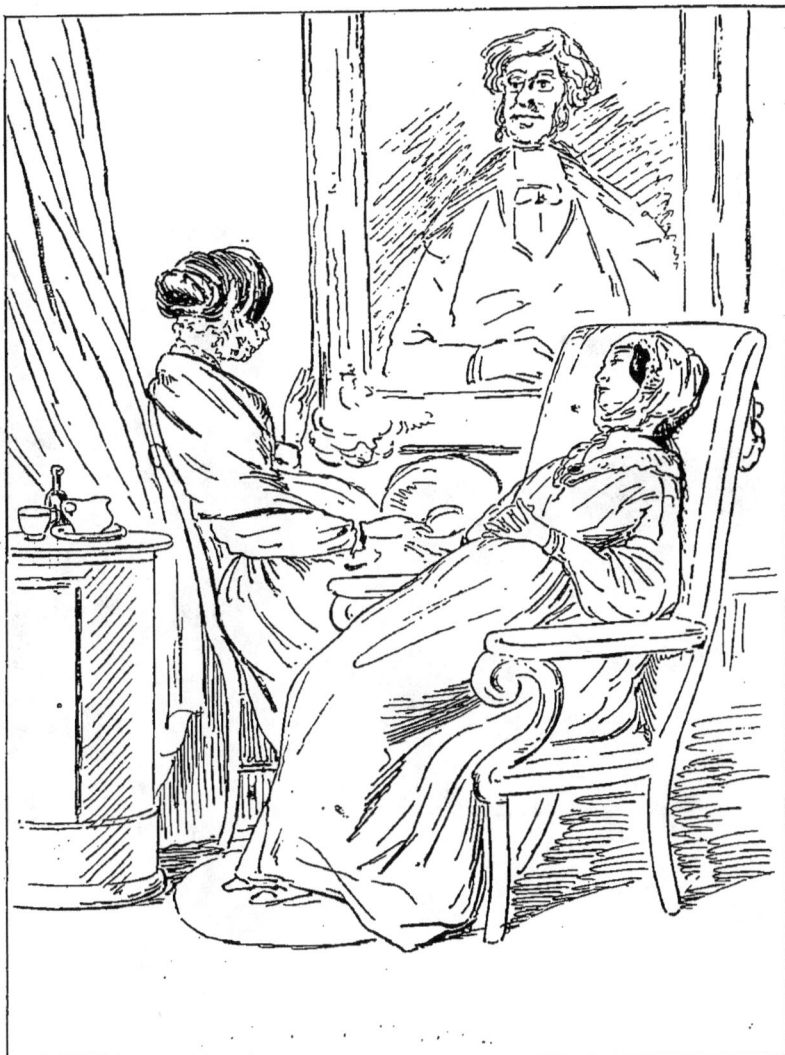

Fig. 73.

— Voilà comme tu m'as laissée, il y a trois ans.

A rapprocher de ces naïvetés, les nombreuses caricatures de Jean-

Jean ou de Dumanet, montrant un air ahuri devant la proéminence de sa payse en larmes (*fig.* 76) (1).

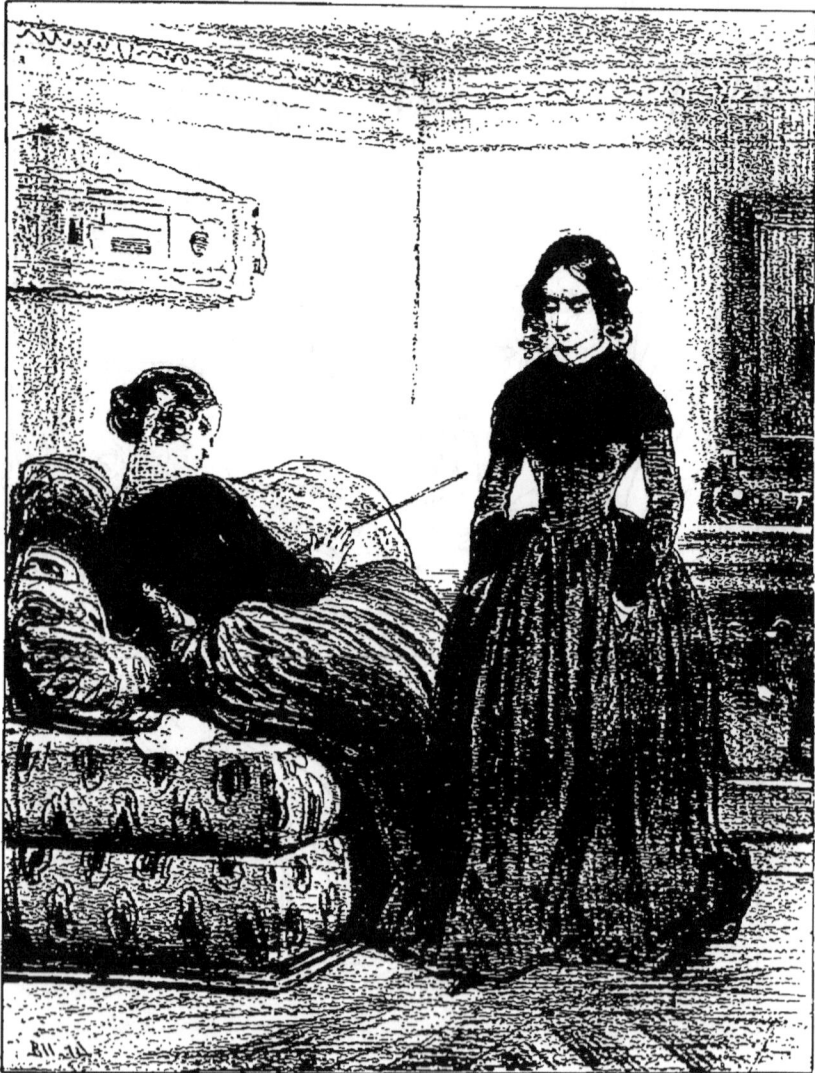

Fig. 74.

Paul Léonnec, dans le *Journal amusant*, nous offre une scène

---

(1) Nous avons vu longtemps, dans le salon d'attente du professeur Pajot, une terre-cuite qui représentait ce sujet légendaire.

de ce genre. Une paysanne enceinte pleure devant un marin qui lui dit :

— T'avais pas d'bile à t'faire, puisque j't'avais promis que nous nous marierions au premier... arrondissement.

Dans cet ordre d'idées, nous préférons le dessin de Forest

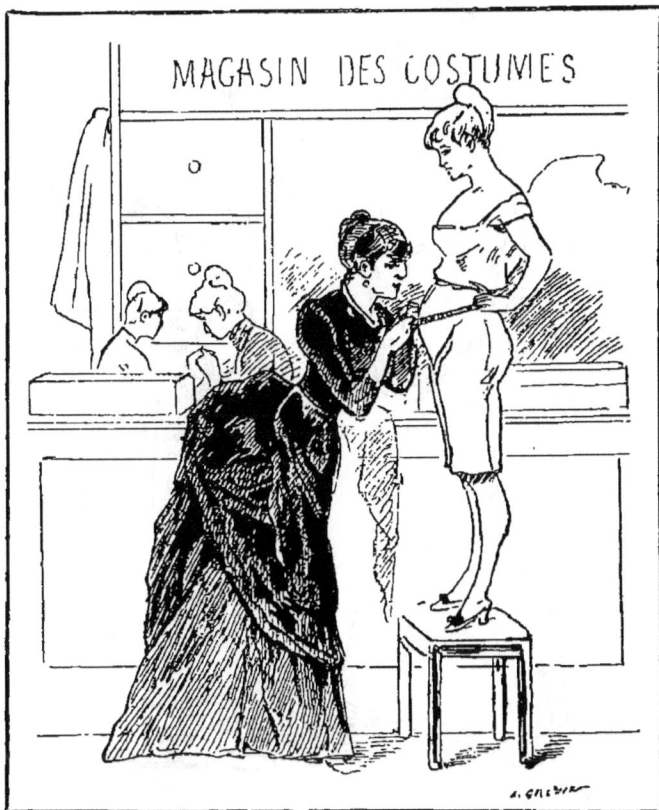

FIG. 75.

(*fig.* 77) : on voit au loin un soldat se tordre de rire pendant que l'amoureux nigaud dit à sa payse :

— J'vous jure, mademoiselle Marguerite, que je n'suis pour rien dans votre affaire.

Relevons, dans la *Chronique amusante*, ce dialogue entre un professeur de la Maternité et une élève sage-femme enceinte :

— Oh ! oh ! jeune élève !

— Eh bien, docteur, est-ce qu'il ne faut pas apprendre son métier à fond ?

Un dessin d'Albert Brière nous transporte dans le cabinet de la *Mort aux gosses* : une jeune fille voilée, manifestant une grossesse de six mois, se présente avec son père et sa mère chez la matrone :

— C'est peut-être déjà trop tard, madame, dit timidement la maman.

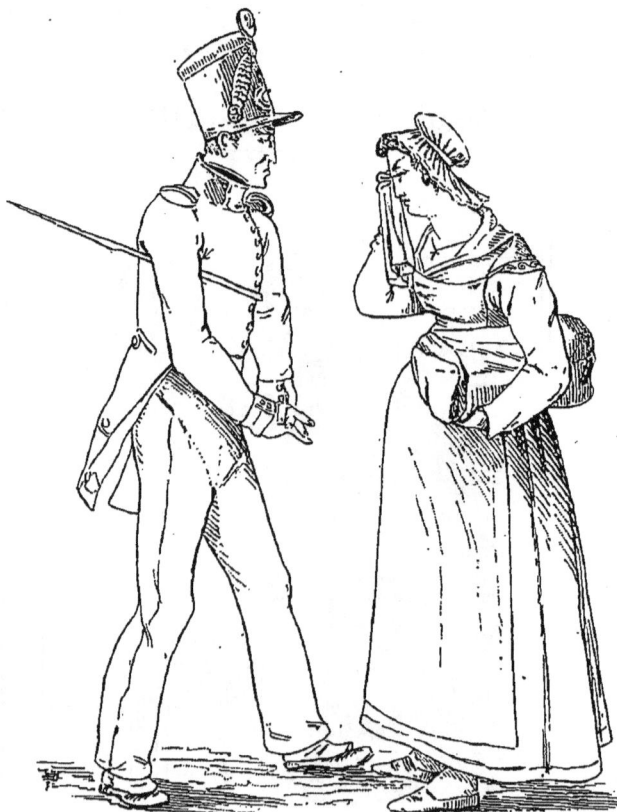

FIG. 76.

— Jamais trop tard, la p'tite mère ! Dans trois jours y paraîtra plus rien et celui qui la prendra...

B. Gautier a crayonné dans le *Charivari* du 23 juin 1893 une jolie scène d'intérieur, prise sur le vif : une jeune femme, voyant qu'elle ne peut plus agrafer son corset, s'écrie de dépit, en tournant le dos à son amant ou à son mari affaissé sur un siège: « Vous êtes bien avancé à présent, monstre ! Ce que je vous déteste ! »

En passant en revue les rouries de « Nos Vierges », Jossot signale, dans le *Paris joyeux* (*fig*. 78), la simulation de grossesse

qui, en effet, est assez souvent employée pour obtenir le conjungo
d'un naïf trop rebelle ; l'honnête et digne mère ne laisse aucun
doute sur ses intentions en disant : « Faudra ben qu'il t'épous'
maint'nant ! »

Entrons à présent dans le domaine de la fantaisie pure. Des

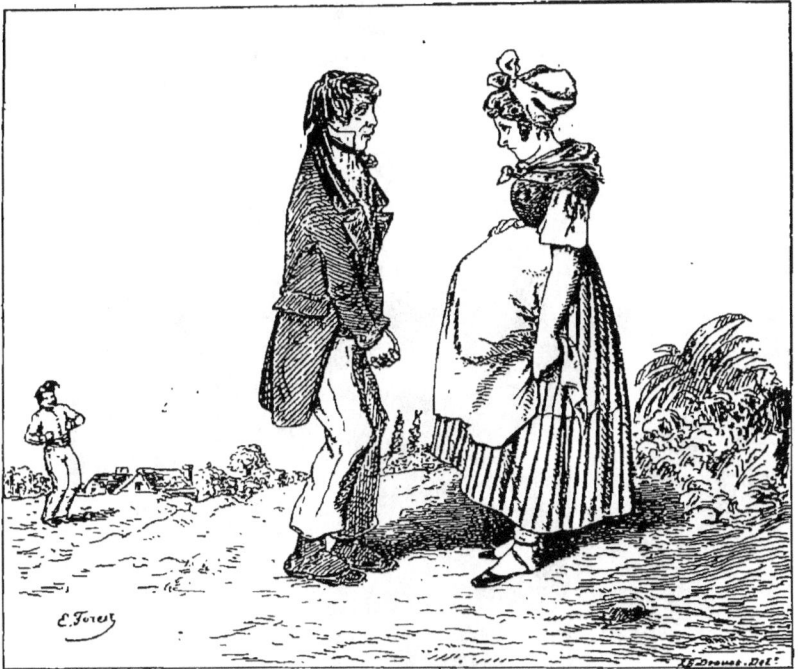

Fig. 77.

sujets souvent reproduits sont ceux de la rosière, de la jeune mariée (*fig.* 79) (1) et de la servante de curé (*fig.* 80) (2), dans une situation intéressante.

Une scène d'intérieur bien connue aussi, entre bonne et maîtresse, est celle que Pépin a rendue si spirituellement dans le
*Grelot* (*fig.* 81) :

— Comment, vous n'avez pas honte ?

---

(1) Tirée de l'*Esprit plaisant*, par Lavrate.
(2) Tirée de *Nos bons Villageois*, par Lavrate. (Bureaux du *Monde
plaisant*, 9, rue de la Fidélité).

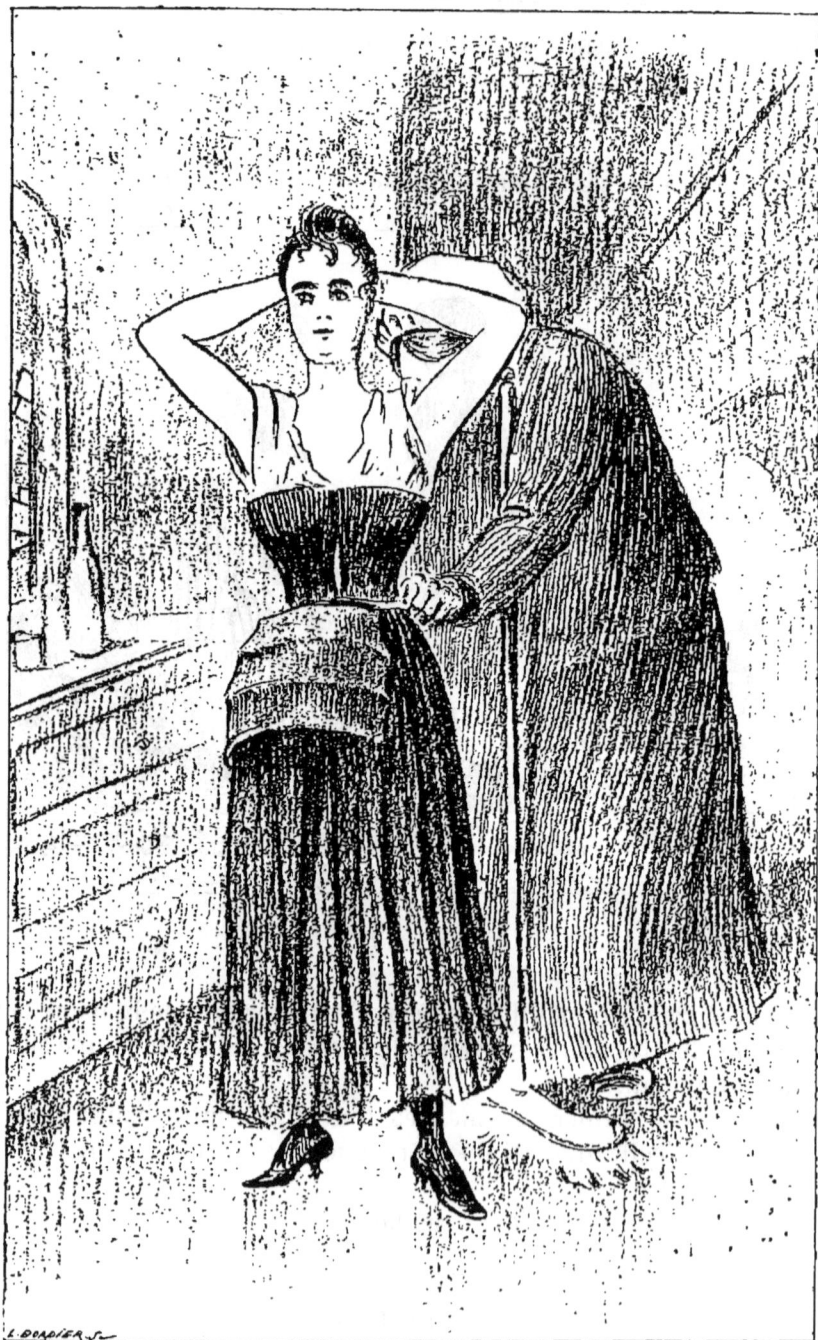

FIG. 78.

— Eh bien ! et vous, Madame ?

— Mais, malheureuse ! moi, c'est Monsieur.

— Moi aussi, Madame.

Heidbrinck, dans le *Courrier français,* a eu l'idée originale de représenter le *Printemps (fig.* 82) sous la forme d'une femme dont le corsage craque de toutes parts ; c'est moins poétique mais plus

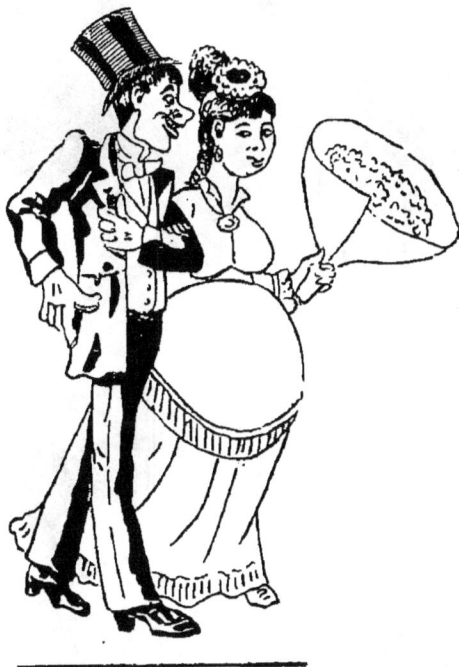

FIG. 79.

expressif que les représentations conventionnelles du Printemps par Flore ou toute autre personnalité allégorique.

De même, le peintre norvégien J. Willumsen est loin d'idéaliser la *Fécondité* ; en symboliste convaincu, il nous la montre sous les traits grossiers d'une femme enceinte (*fig.* 83), à côté d'un épi de blé qui se multiplie à l'infini et indique les nombreuses générations qui partent d'une seule souche. L'artiste a consigné sur cette eau forte, d'un dessin si peu artistique et voulu, la profession de foi de la nouvelle école dont il est un des plus fervents adeptes.

Dans la *Galerie des décadents,* nous voyons accroché au mur un tableau d'Albert Broise (*fig.* 84), représentant une femme plon-

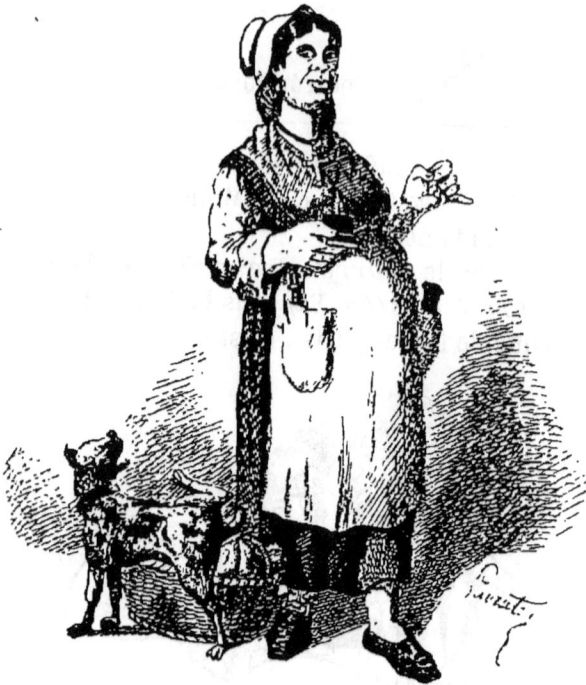

FIG. 80.

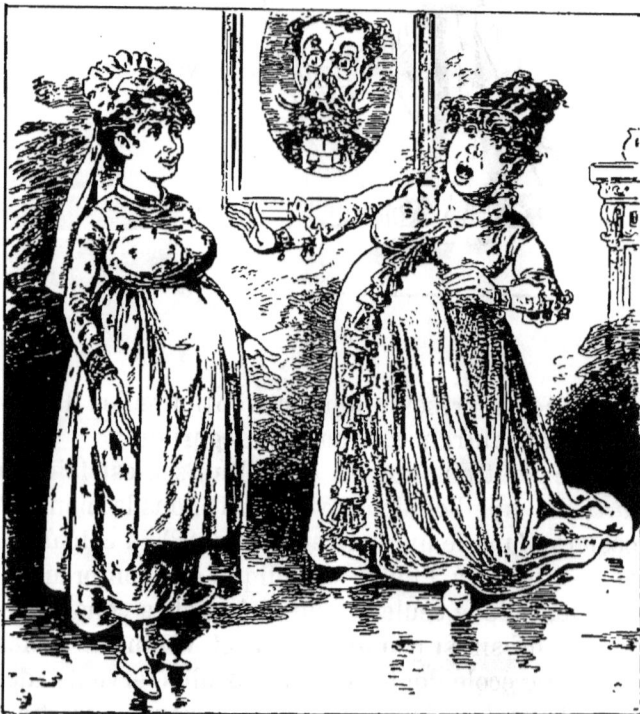

FIG. 81.

gée dans d'amères réflexions, les mains croisées sur un ventre dès
plus proéminents ; au fond de l'appartement, on aperçoit l'ombre
d'un collégien avec des ailes de papillon, le séducteur auquel pense
sans doute la victime ; et en légende : *Piqûre de cousin.*

Dans les expositions des peintres dits *Incohérents*, la maladie de
neuf mois est souvent tournée en plaisanterie (1). Tel est le tableau

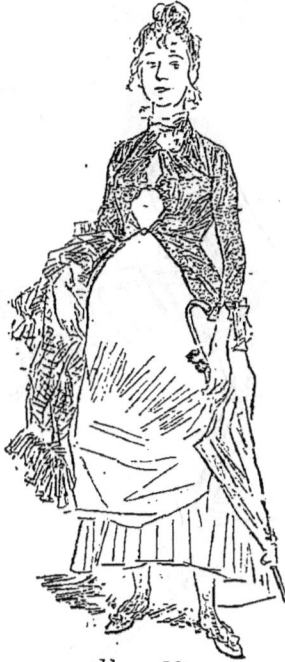

Fig. 82.

de Paul Bilhaud : *La fille aux oranges,* montrant de profil une
femme en cheveux, dans un état de grossesse très avancé ; elle
porte à sa bouche une orange prise sur un guéridon. L'auteur a
joint au livret ce quatrain explicatif :

> Pour calmer la soif de ton cœur,
> Pauvre fille, tu peux manger
> Tous les fruits d'or de l'oranger,
> Ça ne t'en rendra pas la fleur.

(1) Pour représenter une femme au milieu de la grossesse, un de ces
irréguliers a peint une femme en taille ordinaire au milieu d'une
*Grosse S.*

Comme pendant, nous voyons une paysanne normande, baissant

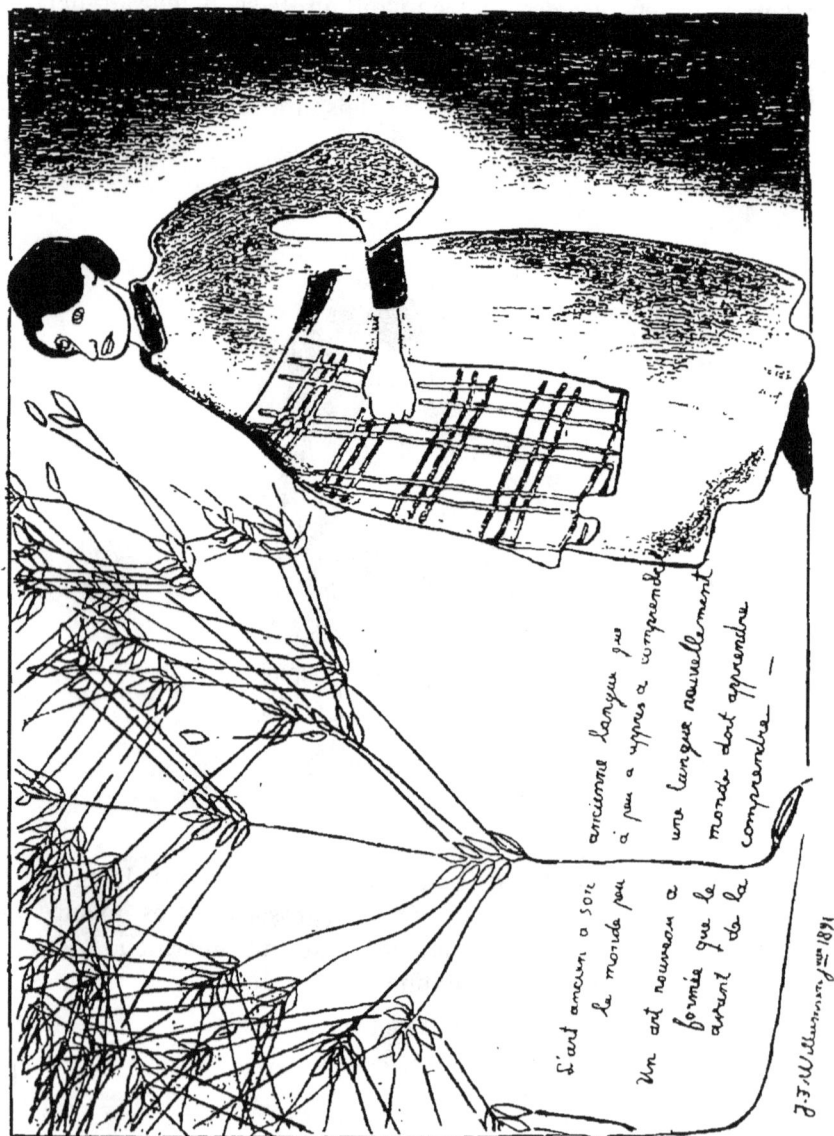

FIG. 83.

timidement les yeux, la fleur d'oranger au corsage, les mains jointes sur un ventre caractéristique et ayant pour titre ce mauvais jeu
de mots : *Le Petit poussait.*

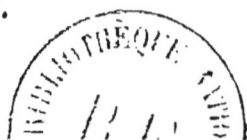

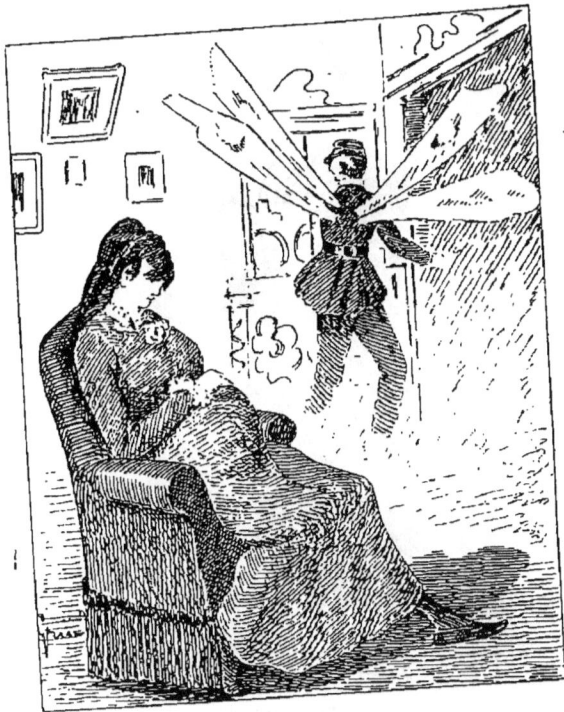

FIG. 84.

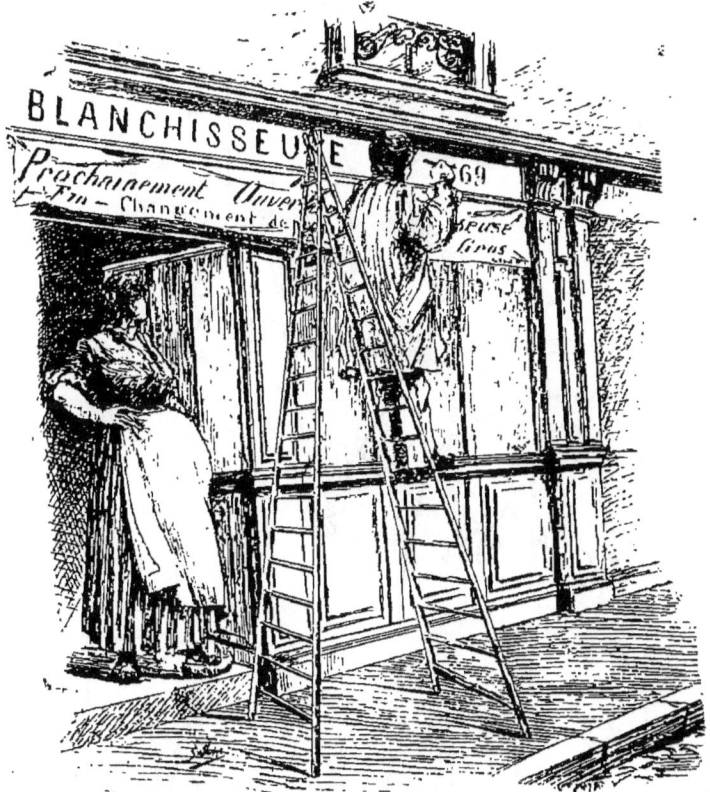

FIG. 85.

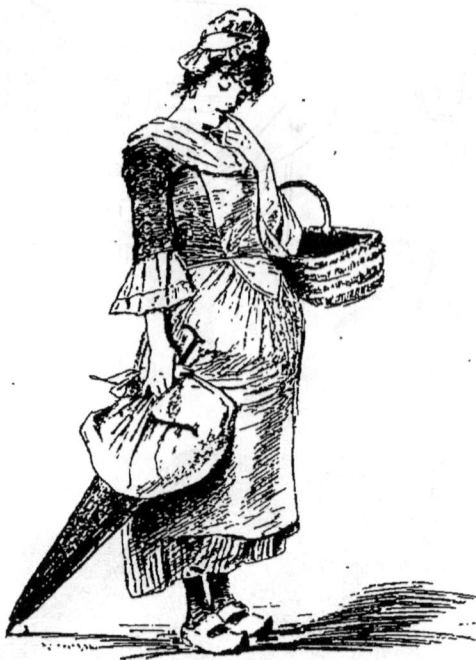

FIG. 86.

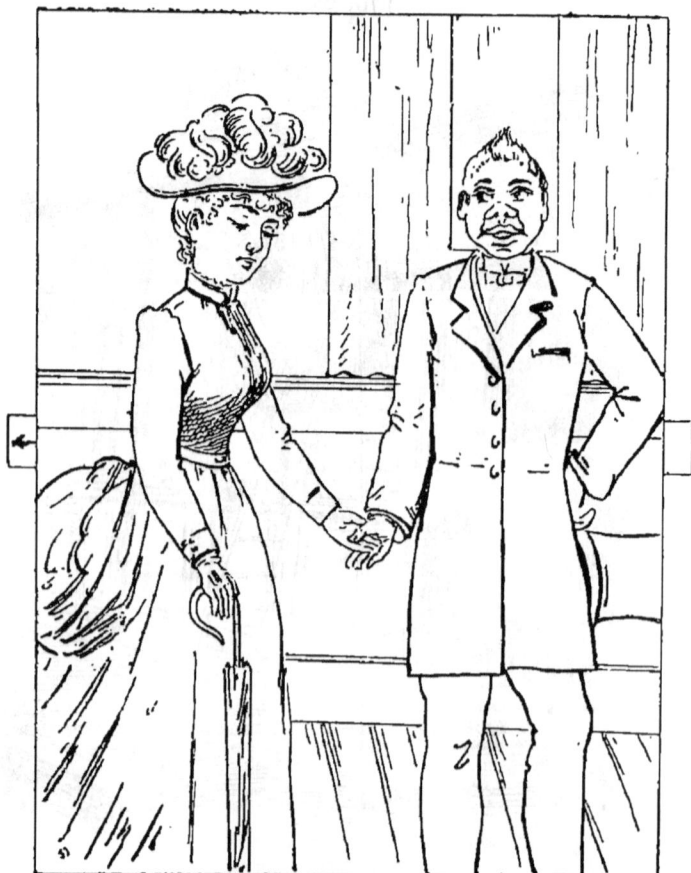

FIG. 87.

A ces plaisanteries d'atelier, nous ajouterons l'*Ouverture de la blanchisseuse*, de Sehm (*fig.* 85), et les *Voyages déforment la jeunesse*, de Grivaz (*fig.*86), que nous empruntons au catalogue de G. Levy, *Exposition des incohérents* de 1886.

Pour finir, voici un divertissement qui vient de paraître. C'est

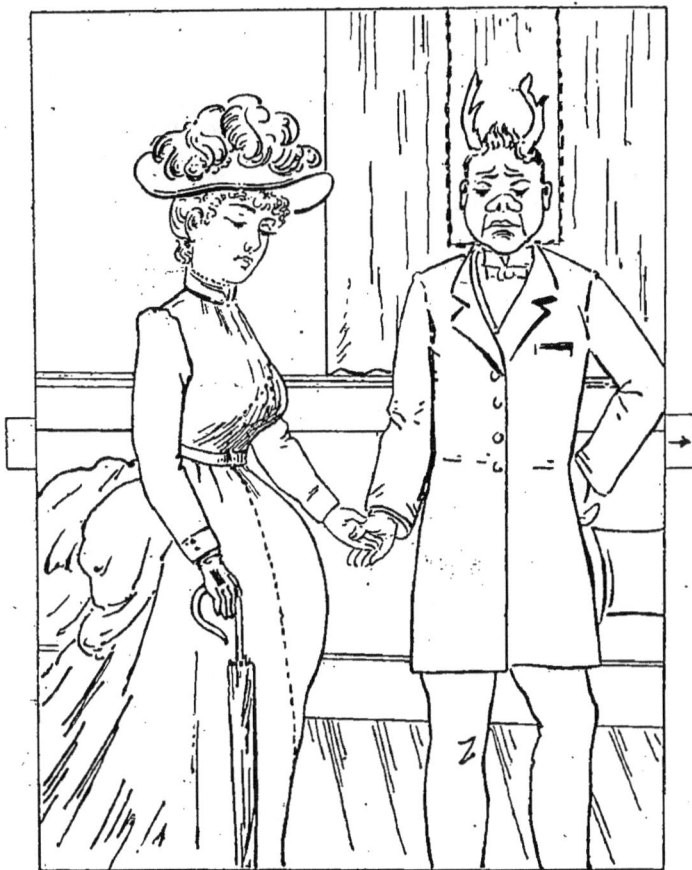

Fig. 88.

un dessin colorié et à surprise qui représente un imbécile quelconque tenant par la main sa compagne à l'air pudibond (*fig.* 87). Si vous tirez une languette placée sur le côté droit, il s'opère un changement à vue : la tête du mari apparaît avec une paire de cornes; et le visage de l'épouse reste toujours inerte, mais son ventre et son corsage prennent un développement significatif (*fig.* 88). C'est un jouet de bon goût qui, nous n'en doutons pas, aurait le plus grand succès dans les noces qu'on rencontre le samedi à Saint-Cloud et autres banlieues (1).

(1) Pour être complet, nous devons signaler une gravure à volet qui peut rentrer dans notre cadre. Elle représente la bonne d'un docteur dé-fendant la porte de son maître à un mari accompagné de son épouse, dans une position très intéressante ; en ouvrant le volet représentant la porte, on aperçoit le docteur dans son cabinet, flirtant, sur un canapé, avec une cliente aimable.

# CHAPITRE II

## L'ACCOUCHEMENT DANS LES BEAUX-ARTS

D'après ce qui précède, on a pu voir que l'état de grossesse se prête peu à l'inspiration des artistes ; en effet, la déformation de la taille n'a rien à voir avec la beauté plastique et n'est même pas sans quelque ridicule. Aussi n'avons-nous trouvé que peu de compositions artistiques proprement dites relatives à la gestation, tandis que les productions fantaisistes, les plaisanteries, les caricatures ont abondé. Ce sera le contraire pour l'accouchement, qui a été l'objet de nombreuses manifestations de l'art sous toutes ses formes : sculpture, peinture, gravure, numismatique ; mais le côté fantaisie a été complètement négligé ; de là, une certaine richesse de documents pour la partie sérieuse de cette étude et une grande indigence pour la partie légère.

---

**Archéologie.** — De nombreuses scènes d'accouchement sont représentées sur les divers monuments de l'Égypte antique ; ces témoignages archéologiques nous indiquent que les Egyptiennes devaient accoucher agenouillées sur le sol et assises sur leurs talons (*fig.* 89). Peut-être usaient-elles parfois d'un siège (1) ; du moins un bas relief du temple de Louqsor le donnerait à penser : il nous montre la reine Mout-em-ouat venant d'accoucher, soutenue par les déesses Hat-Hor et installée sur un trône au-dessus d'un vaste lit à tête et à pieds de lion (2).

Dans ce temps, on n'apprenait pas encore aux enfants qu'ils sor-

---

(1) V. notre *Histoire des Accouchements.*
(2) Fig. 29. *Hist. des Acc.*

taient de dessous un chou et on ne craignait pas de reproduire des
naissances sur les monuments publics ; on y voit même des vaches
mettre bas (*fig*. 90).

Une statuette (*fig*. 91) que M. Damour, membre de l'Académie
des sciences, a présentée à la *Société d'Anthropologie* de Paris et qui

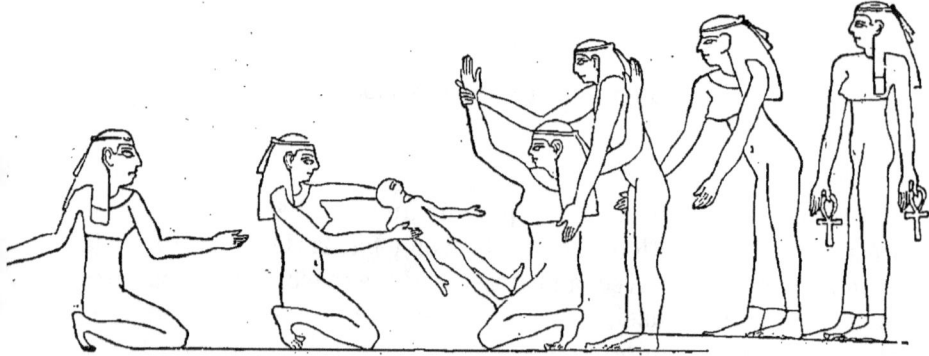

Fig. 89. — Accouchement de Cléopâtre, d'après un bas-relief du temple d'Esneh.

viendrait des anciennes civilisations du Mexique a un air de famille
avec les sculptures égyptiennes. Cette statuette représente, d'après
M. Hamy, la déesse des accouchements, Mixtexque ; elle indi-

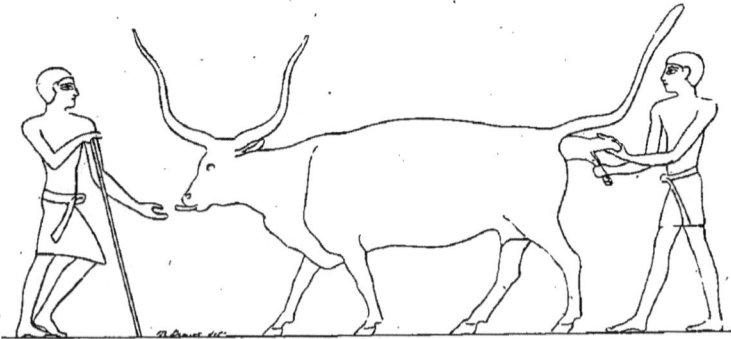

Fig. 90. — Tirée du tombeau d'un égyptien aux environs de Gezeh.

que, sans doute, la position accroupie dont faisaient usage les anciennes mexicaines pour accoucher. Nous savons qu'au Nouveau-
Mexique (1) les indigènes prennent volontiers cette position.

_____

(1) *Histoire des Accouchements*, p. 421.

Un autre peuple ancien d'Amérique nous fournit encore un document intéressant (*fig.* 92) ; c'est une vieille poterie tirée d'un tombeau Quichua par le D<sup>r</sup> Coates, de Chester. Elle nous montre

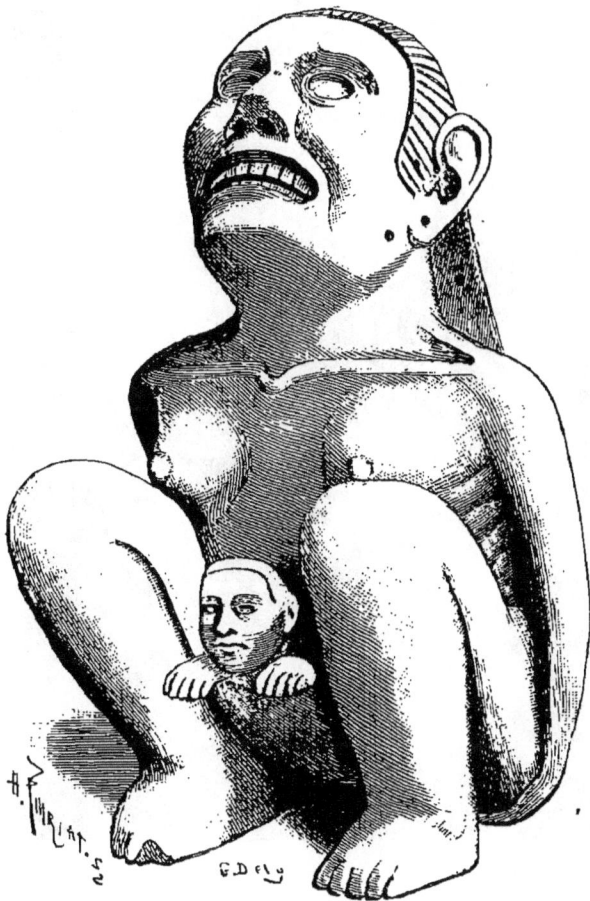

Fig. 91.

qu'au temps des Incas, les indigènes du Pérou étaient délivrées assises sur les genoux d'un aide (1).

(1) D'ailleurs, les scènes d'accouchement qui proviennent des peuples primitifs tant anciens que modernes sont plus curieuses au point de vue de l'histoire obstétricale que de l'histoire artistique. Comme bien on pense, l'art chez les Congolais est assez rudimentaire ; en visitant le musée d'Ethnographie du Trocadéro, on restera sans doute assez indifférent au travail grossier d'une certaine défense d'éléphant sculptée (fig. 296,

L'art grec nous a laissé peu de documents obstétricaux. Nous n'a-

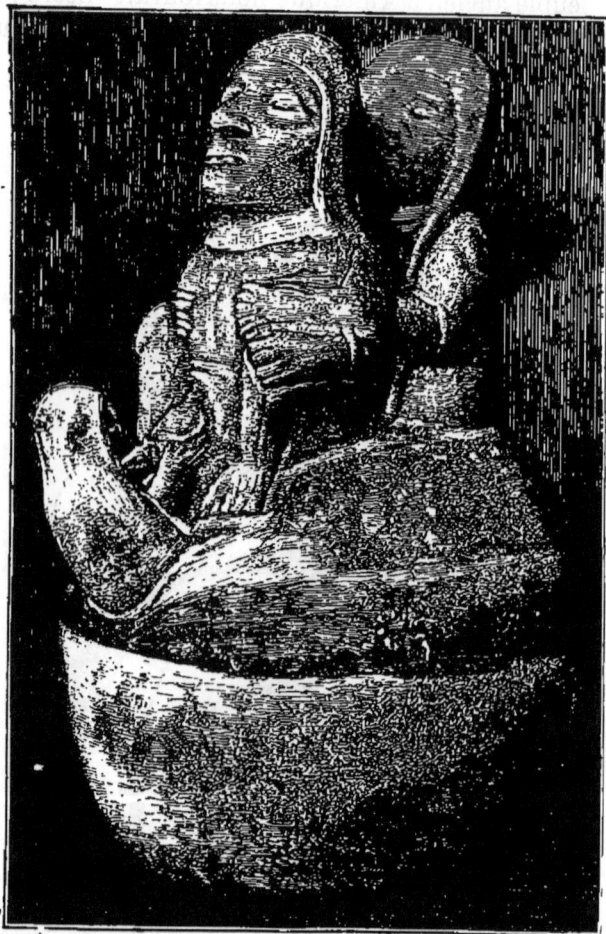

Fig. 92.— Tirée des *Accouchements chez les peuples primitifs* par Engelmann. (J.-B. Baillière, édit.)

vous à signaler qu'un groupe en marbre (fig. 222, *Hist. Acc.*), décou-

---

*Hist. des Acc.*), mais on pourra constater, en l'examinant, qu'au Congo la femme accouche sur le ventre, assistée d'une accoucheuse qui se tient à genouxderrière elle.

Même observation pour une idole en bois, trouvée à Onitcha, et que possède le même musée (fig. 297 *loc. cit.*). On y voit reproduite, entre autres sujets, sans doute allégoriques, une femme en travail,peut-être l'Ilithyie de l'endroit; la posture de cette figure, placée à droite de la partie inférieure du groupe, semble indiquer que les indigènes du Bas-Niger accouchent sur les genoux, en se cramponnant à un appui quelconque.

vert à Chypre, en 1871, par le général Cesnola, de New-York, dans les ruines d'un temple, à Golgoï. Ce morceau de la meilleure époque

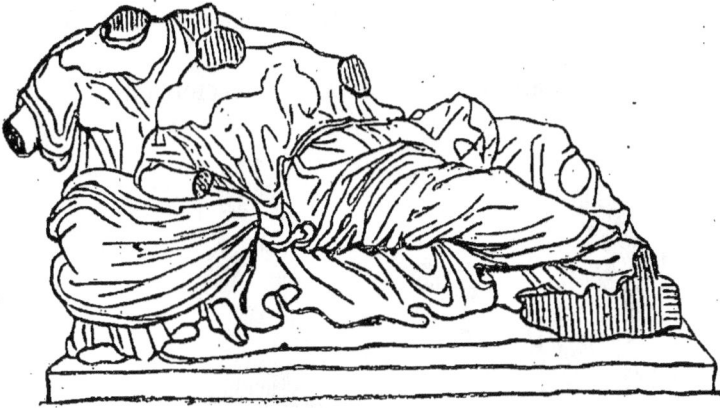

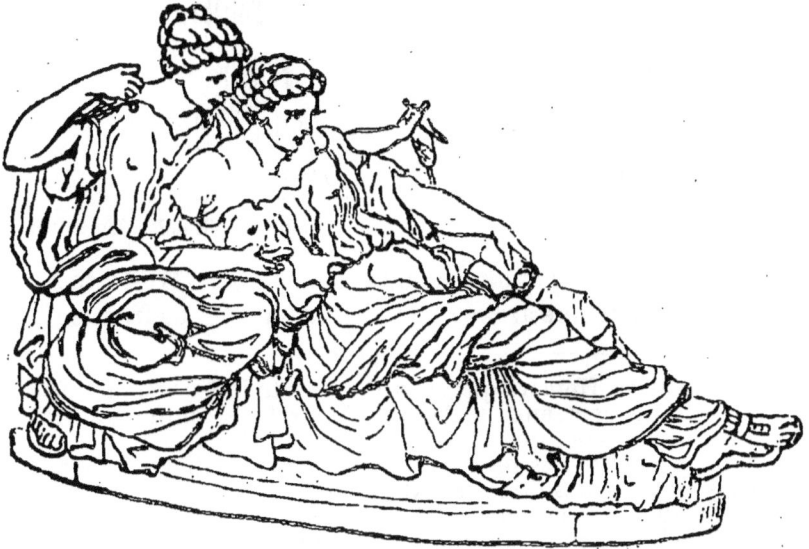

FIG. 93. — Les Parques. Groupe tiré du fronton du Parthénon, dont les marbres originaux sont au musée britannique, à Londres. — FIG. 94. — Restauration du dit groupe par M. Clésinger.

de l'art grec indique la position à demi couchée, en usage à Chypre, environ 480 ans av. J. C. Dans le fronton du Parthénon se trouve un groupe analogue (*fig*.93,94), que l'on a pris à tort pour une scène d'accouchement, mais qui, en réalité, semble représenter les Parques. Nous n'avons pas cependant hésité à lui donner place dans notre galerie ; en effet, le caractère d'Ilithyie ou des Ilithyies (1) se confond assez souvent avec celui des Parques, et dès lors il est difficile de les distinguer (2).

Ottfried Müller (3) signale une *Pharmakis* ou sorcière empêchant

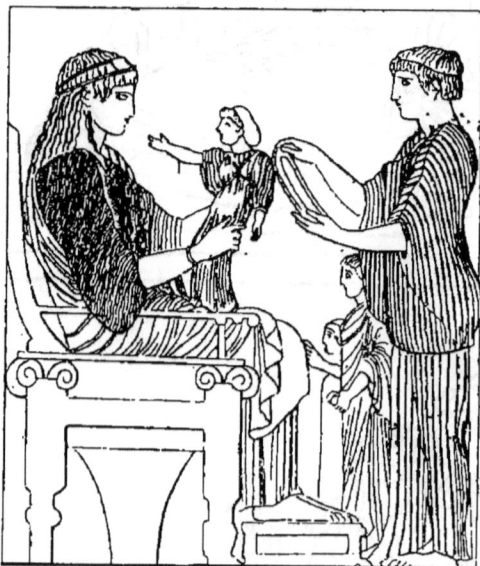

Fig. 95. — Une déesse courotrophore, à laquelle une femme fait offrande d'un enfant.

l'accouchement, gravée sur une gemme dans Maffei (4) et étudiée par Böttiger (5). Le même archéologue fait remarquer de fréquentes

---

(1) Ce n'est qu'après Homère que ce groupe de divinités se simplifie et se réduit à une seule personne ; mais plus d'un artiste continua à s'inspirer de la tradition homérique.

(2) Ilithyie ou les Ilithyies ne sont pas toujours des divinités secourables ; elles sont aussi des divinités fatales dont les traits percent et déchirent le corps de la femme en travail. D'ailleurs, présidant à la venue des enfants à la lumière, on aperçoit sans peine leur rapport avec les Parques qui président à la vie. On attribuait à un très vieux poète légendaire, Olen, un hymne à Ilithyie, dans lequel il lui appliquait l'épithète de εὔλινος (*celle qui file bien*), la confondant ainsi avec la Parque de la vie. — Dans la mythologie scandinave, les Nornes, qui correspondent aux Parques, sont les témoins nécessaires de la crise de l'accouchement.

(3) *Manuel d'Archéologie*, trad. Nicard.

(4) *Gemme antiche figurate*, 1707, § 341, 5.

(5) Dans *Ilithya ou la Sorcière*. — Bottiger mourut en 1835.

répétitions, sur les bas-reliefs, d'une δέα κουροτροφος ou *déesse nour-*
*ricière*, à laquelle les enfants sont remis ; il indique un morceau de
ce genre (*fig.* 95), conservé à la villa Albani (1), et un autre, relevé

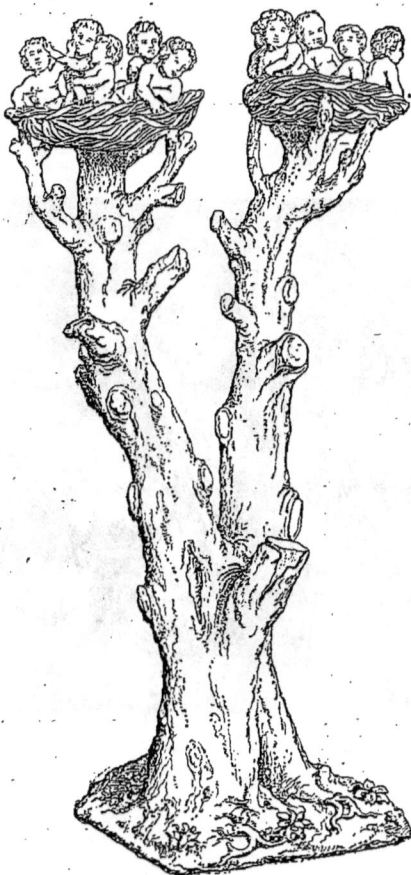

Fig. 96.

par Choiseul-Gouffier dans son *Voyage pittoresque en Grèce* (2).
René Ménard (3) reproduit des sculptures antiques du musée du
Vatican, qui représentent de petits nids d'enfants placés sur les bran-
ches d'un arbre (*fig.* 96,) et il se demande si ces nids n'auraient pas

(1) Magnifique collection d'antiquités organisée pour la plus grande
partie par l'illustre Winckelmann.
(2) 11, 38. — L'ouvrage de Choiseul-Gouffier parut de 1782 à 1820.
(3) *La Famille dans l'antiquité.*

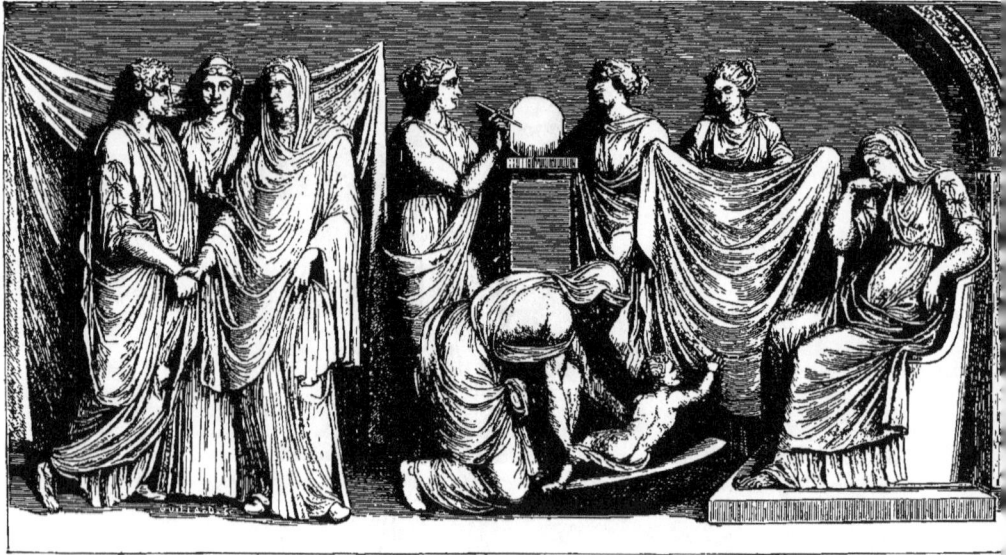

Fig. 97.

eu une signification analogue à celle qu'on accorde, de nos jours, aux enseignes figurant les choux ou les roses, sous lesquels poussent les enfants. « C'est, dit-il, la seule explication qui me paraisse plausible pour ce curieux monument. Et voyez comme cet usage facilitait la réponse à certaines questions embarrassantes que les enfants font quelquefois. Rien de plus simple avec les nids d'enfants : on invoque Junon, la déesse des mariages, on va dans le bois sacré, dont les arbres ne sont jamais coupés et portent des petits nids pleins d'enfants ; c'est ainsi que le gamin, dont la curiosité s'est éveillée, trouve tout naturel que ses parents lui aient apporté un petit frère ou une petite sœur. » L'explication est ingénieuse, mais, bien qu'elle vienne d'un maître en archéologie, le silence des anciens nous oblige à ne l'accepter qu'avec la plus grande réserve.

Chez les Romains, nous signalerons un beau bas-relief en marbre (fig. 97), reproduit par Montfaucon dans son *Antiquité expliquée* (1), et qui n'est pas sans rapport avec notre sujet. Le motif d'un des côtés est le mariage ; on y voit figurée la *Juno pronuba*, la *Junon des noces*, entre les deux fiancés se donnant la main. Sur la face antérieure, laquelle nous intéresse plus spécialement, la jeune mère, assise dans une sorte de fauteuil, regarde le nouveau-né, que la sage-femme pose dans un bassin ou dans un berceau ; une aide, la nourrice peut-être, déploie une pièce de lin destinée à essuyer ou à envelopper l'enfant. Deux autres femmes se tiennent auprès d'une colonne qui supporte un globe ; sur ce globe, l'une d'elles, avec un style, marque le jour et l'heure de la naissance : observation que les Romains avaient soin de faire avec la dernière exactitude.

---

**Mythologie.** — Les peintres, statuaires et graveurs ont fréquemment fait figurer dans leurs compositions ou représenté isolément les divinités présidant aux accouchements. Joignons-y même les architectes qui leur avaient élevé des temples : ceux d'Ilithyie, à Athènes, et à Clitor, en Arcadie, étaient célèbres. Existait-il chez les Grecs un type consacré et symbolique qui personnifiât Ilithyie ? Ottfried Muller (2) en doute et, semble-t-il, avec raison, si l'on

(1) 1719.
(2) *Manuel d'Archéologie*, trad. Nicard.

songe au vague de cette conception mythologique. Se confondant
presque avec une Parque (1), elle cède en certains lieux sa fonction
particulière à Héro (2), à Artémis (3). A Tégée, elle devient Augé
ἐν γόνασι (4) parce qu'Augé, à qui on l'identifiait, avait mis au jour
Téléphe en s'agenouillant ; Ottfried Muller (5) appelle l'attention
sur une statue d'Ilithyie dans cette posture qui était supposée faciliter l'accouchement.

A Athènes comme à Ægion, les statues de la déesse n'étaient que
des *Xoana*, sorte de fétiches en bois où apparaît un rudiment de
forme humaine ; seulement, dans cette dernière ville, un sculpteur
contemporain de Lysippe (6), Damophon de Messène, avait ajusté
à l'idole une tête et des extrémités de marbre. « Peut-être, écrit
M. Maxime Collignon (7), cette image est-elle reproduite sur les
monnaies de la ville, où l'on voit la déesse vêtue d'une longue
robe, élevant le bras droit, et tenant un flambeau (fig. 37. *Hist. Acc.*).
Pausanias donne à cet attribut une signification allégorique : « Ilithyie est celle qui amène les enfants à la lumière (8). »

En résumé, d'après les documents écrits et figurés que nous
possédons, la caractéristique du type d'Ilithyie, depuis les informes ébauches des tailleurs de bois primitifs, depuis les décorations naïves des anciens céramistes jusqu'aux œuvres d'un art plus
raffiné, semble avoir été une longue draperie qui, tantôt est rejetée
en arrière, tantôt la recouvre de la tête aux pieds. Elle était peut-
être le symbole de l'obscurité qui enveloppe l'enfant avant sa
naissance (9).

Diane à Rome est, plus encore que l'Artémis grecque, une déesse

---

(1) V. p. 106 et la note de la p. 107.
(2) Portait le surnom d'Ilithyie dans certaines localités de l'Attique et
de l'Argolide.
(3) Porte également ce surnom dans une inscription de Chéronée.
(4) Augé est l'*Aurore* ; Ilithyie préside à l'*Aurore de la vie*.
(5) *Manuel d'Archéologie*, trad. Nicard.
(6) Vers 350 av. J. C.
(7) *Mythologie figurée de la Grèce*.
8) *Itinéraire de la Grèce*, VII, 23, 5. — Nous avons vu une déesse
phénicienne en terre cuite, la déesse de la maternité sans doute, recouverte d'un manteau en écailles, les jambes comme soudées et transfor-
mées en queue de poisson bifurquée, pressant sa mamelle droite d'une
main et tenant, de l'autre, une lampe rappelant le flambeau d'Ilithyie.
(9) Decharme, *Mythologie de la Grèce antique*. A consulter pour
tout ce passage.

des accouchements et préside au renouvellement du genre humain,
qui voit le jour grâce à elle (1). Cependant les images de Diane
Lucifera (2, fig. 45. *Hist. Arc.*, où nous la voyons avec un ou deux

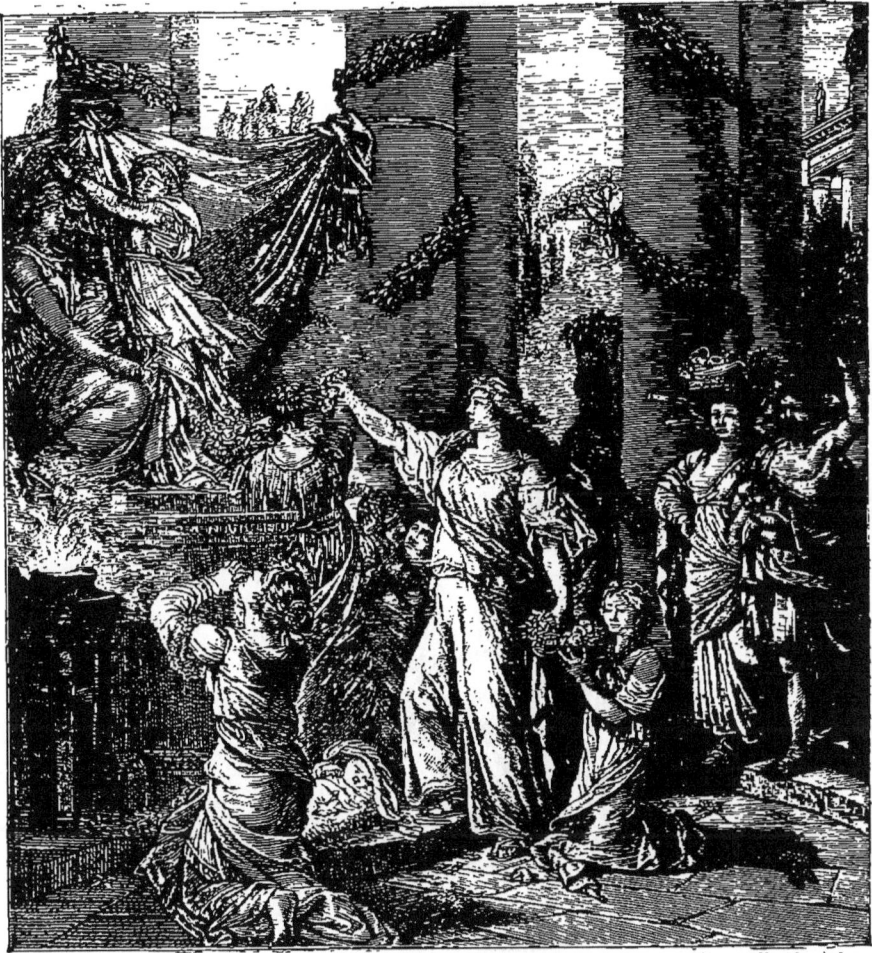

Fig. 95.

flambeaux, contiennent-elles une allusion à ce rôle? Cet attribut ne
serait-il pas plutôt un souvenir de son caractère lunaire?

---

(1) V. Preller, *Les Dieux de l'ancienne Rome.*
(2, Les Grecs avaient aussi une Artemis *phosphoros*, évidemment lunaire.

De la véritable Ilithyie latine, de la Junon des accouchements, autrement dit de Lucine, nous possédons des images nombreuses, tant de l'art gréco-romain que de l'art moderne. Les artistes ont

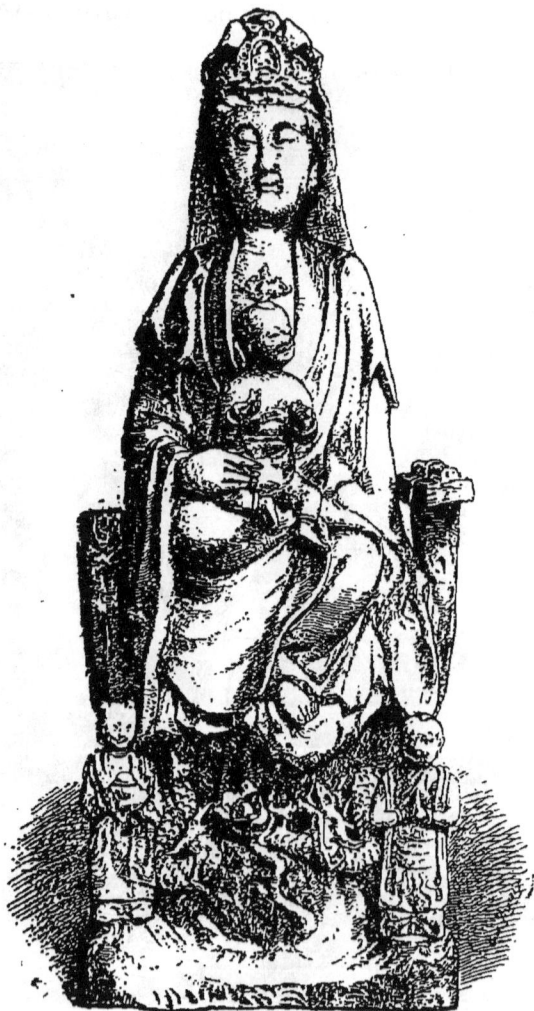

FIG. 99.

représenté la déesse tantôt en costume matronal, tenant une torche de la main gauche et, de la droite, une patère supportant un enfant (fig. 40, *Hist. Acc.*); tantôt une main tendue, comme pour recevoir le nouveau-né, et un flambeau dans l'autre : c'est ainsi que

8

Rubens l'a peinte dans son tableau de la *Naissance de Marie de Médi-*

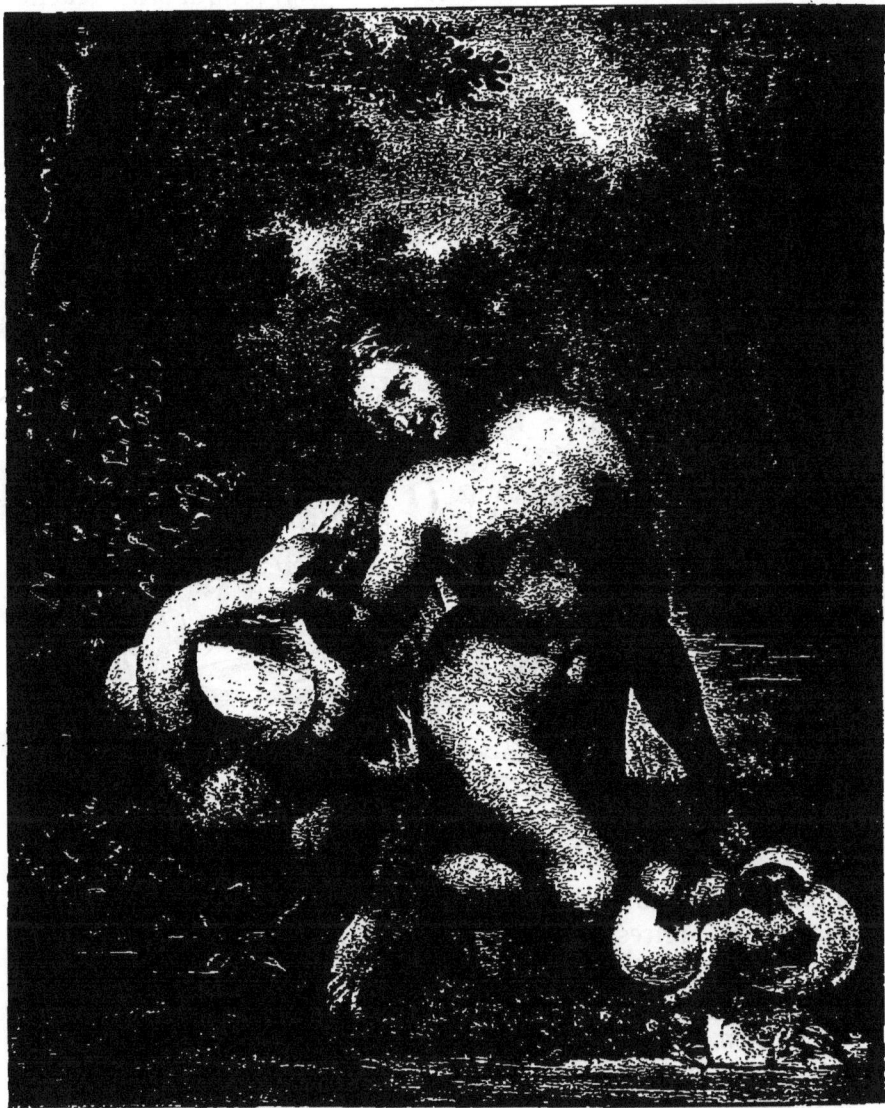

FIG. 100.

*cis* que nous donnons plus loin. Ailleurs elle est assise couronnée de dictame, fleur supposée favorable aux accouchements, et tenant de la main droite une fleur semblable à un lis ; elle porte un enfant emmaillotté sur les bras. Ces détails ont été reproduits par Callet dans son tableau du *Sacrifice à Lucine* 1 *fig.* 98), qui orne actuellement le salon du conseil au palais de Compiègne. Nous la trouvons encore tenant d'une main un fouet et de l'autre un sceptre (fig. 43 *Hist. Acc.*) : ce fouet était l'emblème d'un facile accouchement,

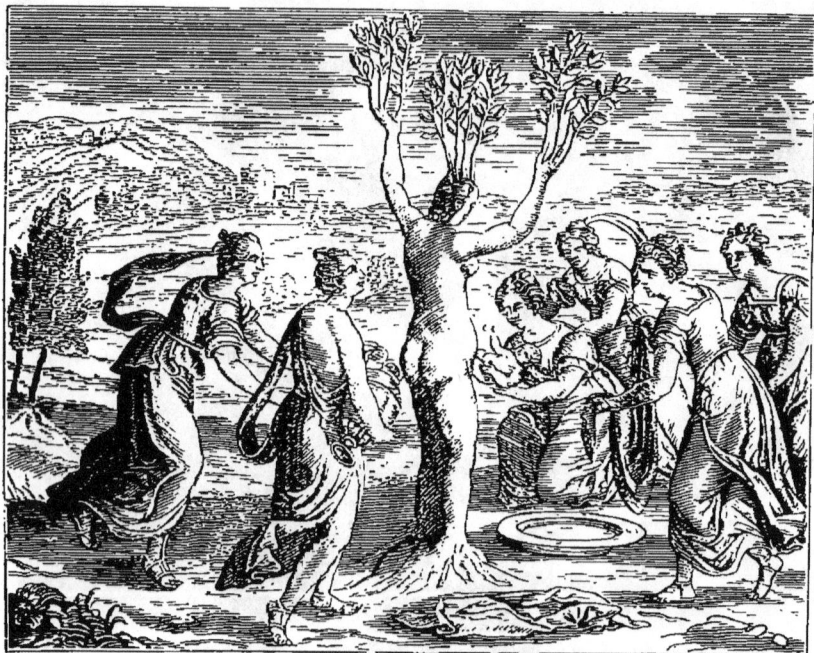

FIG. 101.

il rappelait les Lupercales (2), durant lesquelles, les femmes, sur le passage des prêtres de Pan, tendaient les mains à la flagellation, dans la croyance qu'elle avait la vertu de rendre fécondes les femmes stériles, et de procurer aux autres une heureuse délivrance.

Enfin on a parfois donné à Junon Lucine les traits d'une souveraine, ainsi qu'on peut le constater sur une médaille de Faustine la jeune (fig. 44, *Hist. Acc.*); elle est debout avec un enfant sur le bras gauche et deux autres enfants à ses côtés.

(1) 1791.
(2) Cette flagellation était une coutume Arcadienne. Tous les ans, en Arcadie, les femmes étaient fouettées auprès de l'autel de Pan, à la fête appelée Σκιερία.

Achevons cette courte revue par l'Extrême-Orient. Une vitrine du Musée Guimet renferme une statuette de Kouan-Yin, la *donneuse d'enfants* (*fig.* 99). C'est une des incarnations de Avaloki-têzvara, fils spirituel du Dhyani Bouddha O-mi-tô-foh. Cette déesse est en porcelaine blanche de Nankin ; elle porte au cou un collier en forme de croix ; un enfant repose sur son giron et, à ses pieds, se tiennent Hoang-Achén-Sai et Loung-nou. Détail assez étrange, les

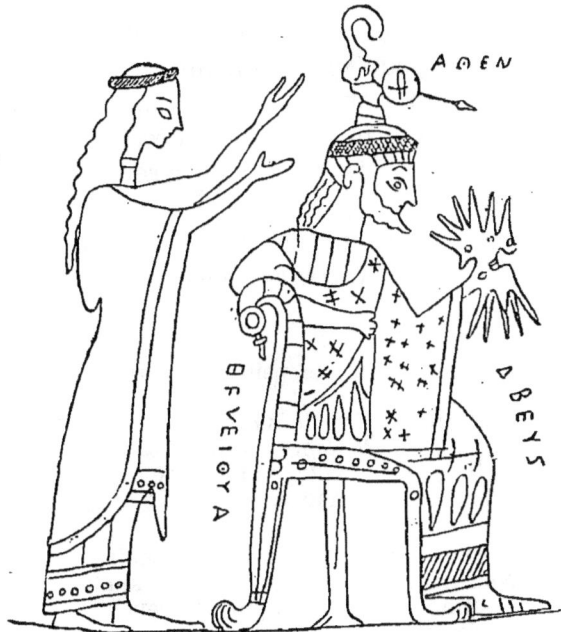

FIG. 102.

figures de Kouan-Yin sont souvent coiffées à la mode française de la cour de Louis XIV (1).

Une naissance fameuse dans la mythologie classique, celle de Castor et Pollux, sortant de leur œuf (*fig.* 100), a été souvent figu-rée (2) ; la bizarrerie poétique du sujet était tentante. Au premier rang il faut encore citer l'accouchement d'Alcmène (fig.227, *Hist. Acc.*),

---

(1) V. pages 104 et note 1, d'autres renseignements sur les idoles obs-tétricales des anciens Américains et des sauvages de l'Afrique.
(2) V. la *Naissance de Castor et Pollux* par J. Salles, tableau photo-graphié par Braun.

mère d'Héraclès ; ceux de Myrrha, mère d'Adonis (1) (*fig.* 101); de Thétis, mère d'Achille (fig. 340, *Hist. Acc.*) ; de Léto ou Latone mettant au monde Apollon et Artémis ou Diane dans l'île de Délos (*fig.* 6, 7, 8, 9) ; Jules Romain (2) a traité magistralement ce dernier sujet. Tout le monde connaît le mythe d'Athéna jaillissant tout armée du cerveau de Zeus; cette naissance merveilleuse est peinte sur un vase d'ancien style (3) (*fig.* 102). Les deux naissances de Dionysos-Bacchus (fig. 8, *Hist. Acc.*) (*fig* 103) ne sont pas moins fameuses (4).

Pline rapporte que Ctésilochos, frère et élève d'Apelle, faisait courir toute la Grèce pour voir une peinture burlesque où il avait représenté Jupiter, mître en tête, accouchant de Bacchus, et poussant des cris de femme au milieu des déesses qui lui servaient d'accoucheuses. On voit que la caricature religieuse n'est pas une invention d'hier.

Bien d'autres naissances mythologiques ont été représentées par les artistes, telles que : la *Naissance de Vénus*, par Raphaël, Bou-

---

(1) La *Naissance d'Adonis* a été peinte par Franceschini, Raphaël, le Guerchin, Verdier, etc.
(2) 1492-1546 ; le meilleur élève de Raphaël.
(3) Maxime Collignon, *Mythologie figurée de la Grèce*. Les peintres Mazerolles, Emile Blin, etc., ont traité le même sujet.
(4) Benserade a fait de cette naissance double l'objet d'un de ses rondeaux :

> A sa naissance, un enfant ordinaire
> Ne brille point d'une splendeur si claire
> Comme Bacchus ; Jupiter entreprit
> De le sauver, quand Sémélé périt,
> Et fit pour lui ce qu'on n'a point vu faire.

> Tout frais sorti du ventre de la mère,
> Il fut cousu dans la cuisse du père,
> Pour achever le cours du temps prescrit
> A sa naissance.

> Telle est la fable, en voici le mystère :
> Etre bien né c'est une bonne affaire,
> Mais tout va mal si le fruit ne mûrit ;
> Il faut polir et les mœurs et l'esprit.
> C'est là le point, et ce qu'on ne doit guère
> A sa naissance.

C. Maratte a peint une *Naissance de Bacchus*, qui est une œuvre magistrale. Winckelmann reproduit, dans *Monumenti antichi inediti*, num. 52, un bas-relief représentant le même sujet.

cher, Dubufe, Cabanel, Chaplin, etc.; la *Naissance de l'Amour*, par

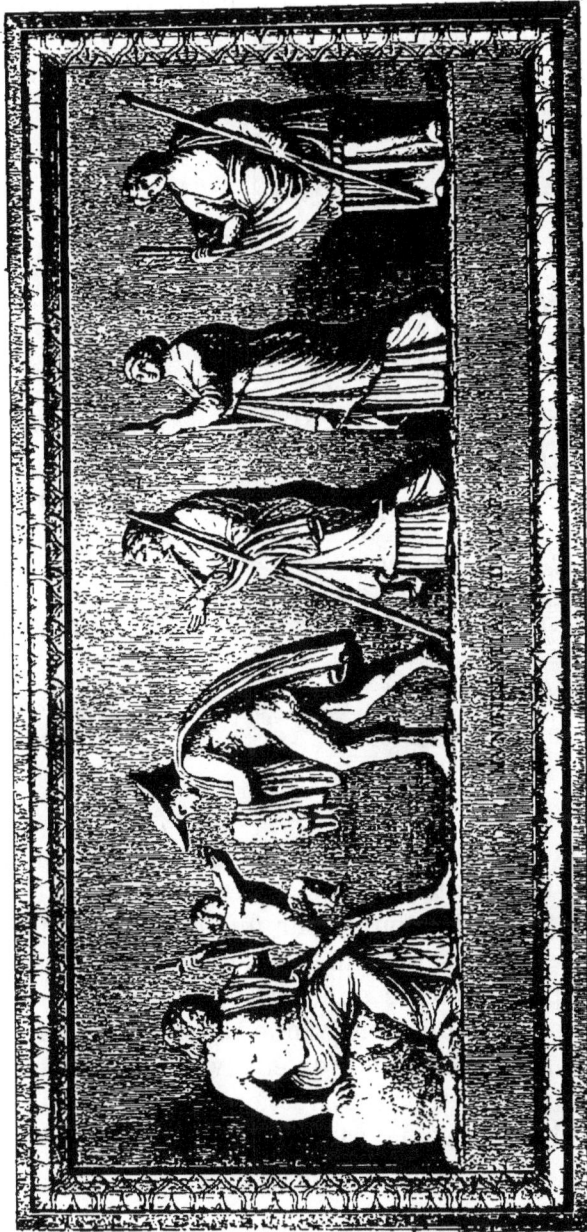

Fɪɢ. 103. — Seconde naissance de Dionysos, d'après un bas-relief du musée Pio-Clémentino.

Lesueur, au Louvre ; la *Naissance des Muses*, par Ingres. Cett

composition, dont nous reproduisons le groupe le plus important
(*fig.* 104), décorait le *posticum* (1) d'un temple grec, du temps de
Périclès, dédié aux Muses, que l'architecte Hittorf composa, en
1859, pour la maison pompéienne du prince Napoléon. On a donné
aux Muses bien des pères (2) et bien des mères (3) ; Ingres s'en

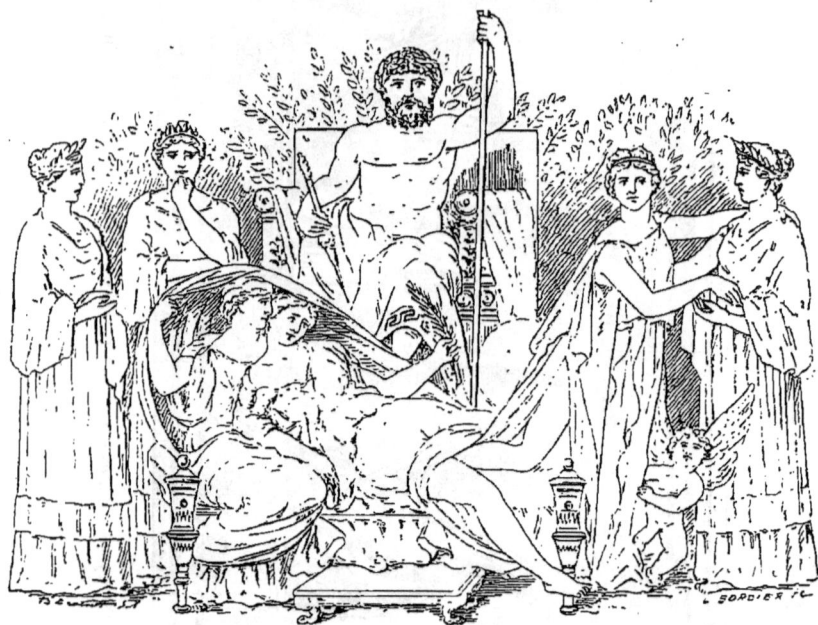

FIG. 104.

est tenu à la tradition d'Hésiode, qui les fait naître de Jupiter et de
Mnémosyne. Il représente Mnémosyne, étendue sur un lit antique,
aux pieds de Jupiter, et appuyée sur une compatissante Ilithyie ;
la dernière de ses filles sort toute vêtue, du giron de sa mère; Eros,
enfant, l'accompagne, tandis que les autres Muses, partagées en
deux groupes, souhaitent la bienvenue à leur jeune sœur. Mnémosyne tient à la main une palme qu'elle vient de recevoir pour sa
fécondité. Il a fallu la sévère correction du dessinateur pour que
cette scène mythologique ne parût pas ridicule.

(1) Ou mieux l'*opisthonaos*, c'est-à-dire la partie postérieure.
(2) Pierus, Apollon, Jupiter.
(3) Minerve et une foule de nymphes.

Un grand nombre d'entre les artistes qui ont représenté des sujets mythologiques de l'ordre qui nous occupe, ont donné à leurs personnages, non seulement le costume de leur époque, mais aussi la posture en usage dans leur pays. De là une singulière erreur du Dr Engelmann au sujet d'une vieille peinture conservée à l'Acadé-

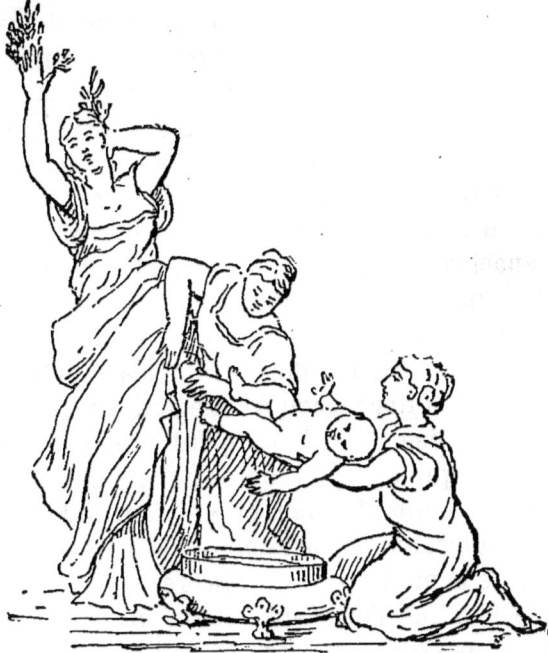

FIG. 105. — Accouchement mythique, d'après une peinture de l'Académie de Médecine de New-York.

mie de Médecine de New-York (1). Sur ce document figure une femme accouchant debout (*fig.* 105) ; immédiatement notre confrère en conclut que dans l'Etat de Pensylvanie les femmes accouchaient autrefois dans cette position. « J'ignore, dit-il, quel est le sujet de ce tableau, qui représente une scène mythique, mais il est évident que l'artiste a reproduit la posture habituelle des femmes de son temps. » Le Dr Engelmann ne s'est pas aperçu que cette scène, toute mythologique, en effet, représente l'accouchement d'une femme métamorphosée en arbre, de Myrrha (2), par exemple

---

(1) Nous avons déjà relevé cette bévue dans notre *Histoire des Accouchements.*
(2) V. p. 115 et fig. 101.

(*fig.* 105) ; or la patiente, passée à l'état de plante ligneuse vivante, ne pouvait être représentée autrement que dans la position verticale. Que le D$^r$ Engelmann se méfie des généralisations hâtives.

---

**Sujets bibliques et chrétiens** (1). — Les artistes, aux diverses époques, ont assez fréquemment pris pour sujets certaines naissances de l'*Ancien et du Nouveau Testament*. Autrefois, au Moyen-âge et durant une bonne partie de la Renaissance, l'auteur de ces sortes de compositions revêtait ses personnages du costume en usage de son temps et les entourait des accessoires qu'il avait journellement autour de lui : ainsi on voit Adam lavant son nouveau-né dans un bassin de cuivre. Les modernes n'ont plus commis de tels anachronismes, comme on l'observe dans la *Première naissance*, de Vauchelet (*fig.* 106) (2).

A propos des tableaux où figurent nos premiers parents, ouvrons une parenthèse. Les artistes doivent-ils les représenter avec ou sans nombril (3) ? La discussion à cet égard est fort ancienne. En effet, l'an 1513, l'église Saint Hilaire fut profanée et ensanglantée par deux peintres qui s'y querellèrent et s'y battirent à l'occasion d'un tableau représentant Adam et Ève dans le Paradis terrestre. L'un disait à l'autre, auteur de l'œuvre : « L'enfant, quand il est sorti du corps de la mère, y reste encore attaché par un assemblage de vaisseaux que l'on coupe et qu'on noue le plus près du ventre qu'il est possible, et c'est ce qui fait ce qu'on appelle le nombril ; or Adam et Ève n'ayant point eu de mère, il faut être aussi sot que vous l'êtes, pour les avoir représentés avec un nombril (4). » Il ne fallait pas dire des injures, encore moins donner

---

(1) Il nous aurait été difficile de débuter par une étude de quelque étendue sur la représentation artistique des saintes qui, dans la mythologie chrétienne, jouent le rôle de Lucine. Parmi les protectrices des femmes en couches, il y a nombre de Notre-Dame, celles de Montserrat, de Chartres, de Liesse, de Lorette, etc. ; mais elles n'ont pas spécialement occupé les artistes, du moins au point de vue qui nous intéresse. En revanche, Sainte-Marguerite, dont la fonction spéciale est la délivrance des patientes en travail, a tenté souvent le pinceau des peintres (fig. 64, 101, *Hist. Acc.*) et le ciseau des sculpteurs.

(2) 1802-1873. Ce tableau fut exposé en 1831.

(3) V. *Histoire des Accouchements* p. 58.

(4) Anecdote rapportée par Saint-Foix dans ses *Essais historiques sur Paris*, 1754-1757.

des coups, mais la critique était juste. Le nombril n'étant que la

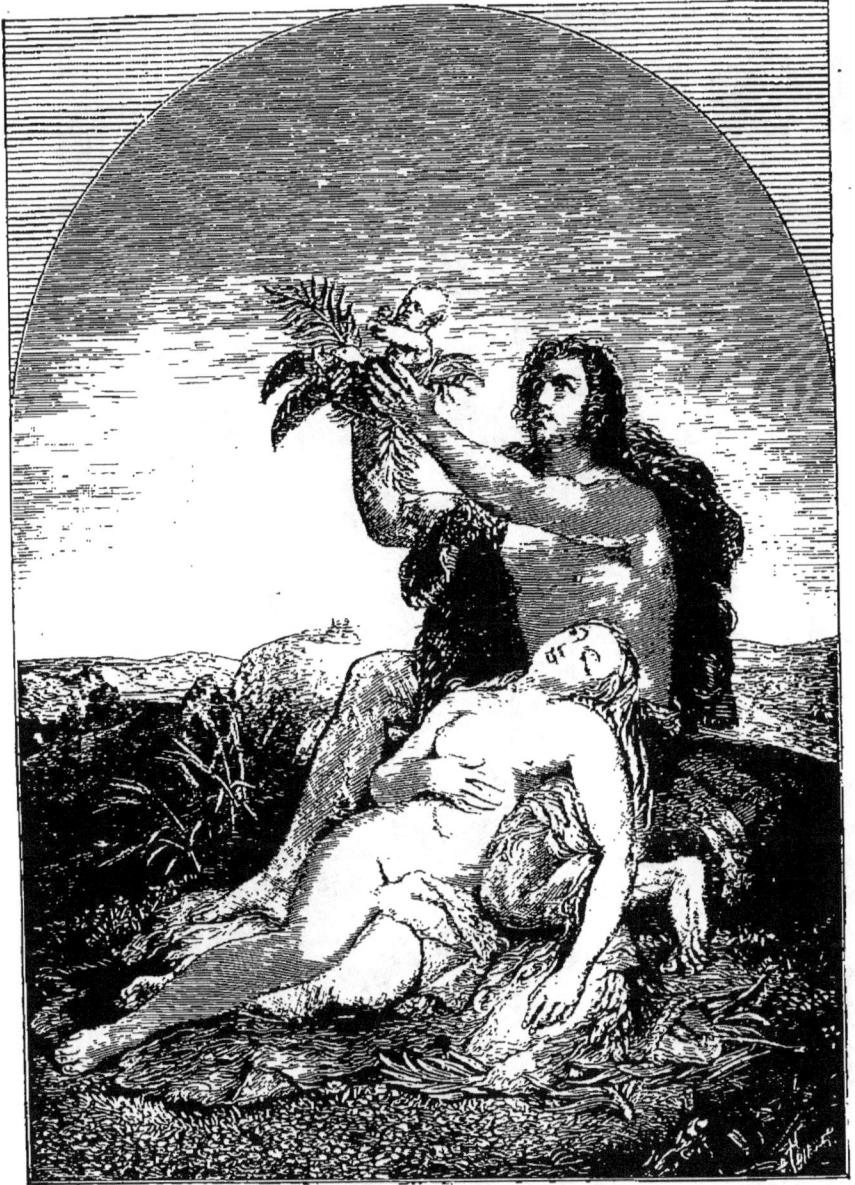

FIG. 106.

cicatrice formée, cinq ou six jours après la naissance, par la chûte du cordon ombilical, cette cicatrice ne devrait se voir ni sur l'ab-

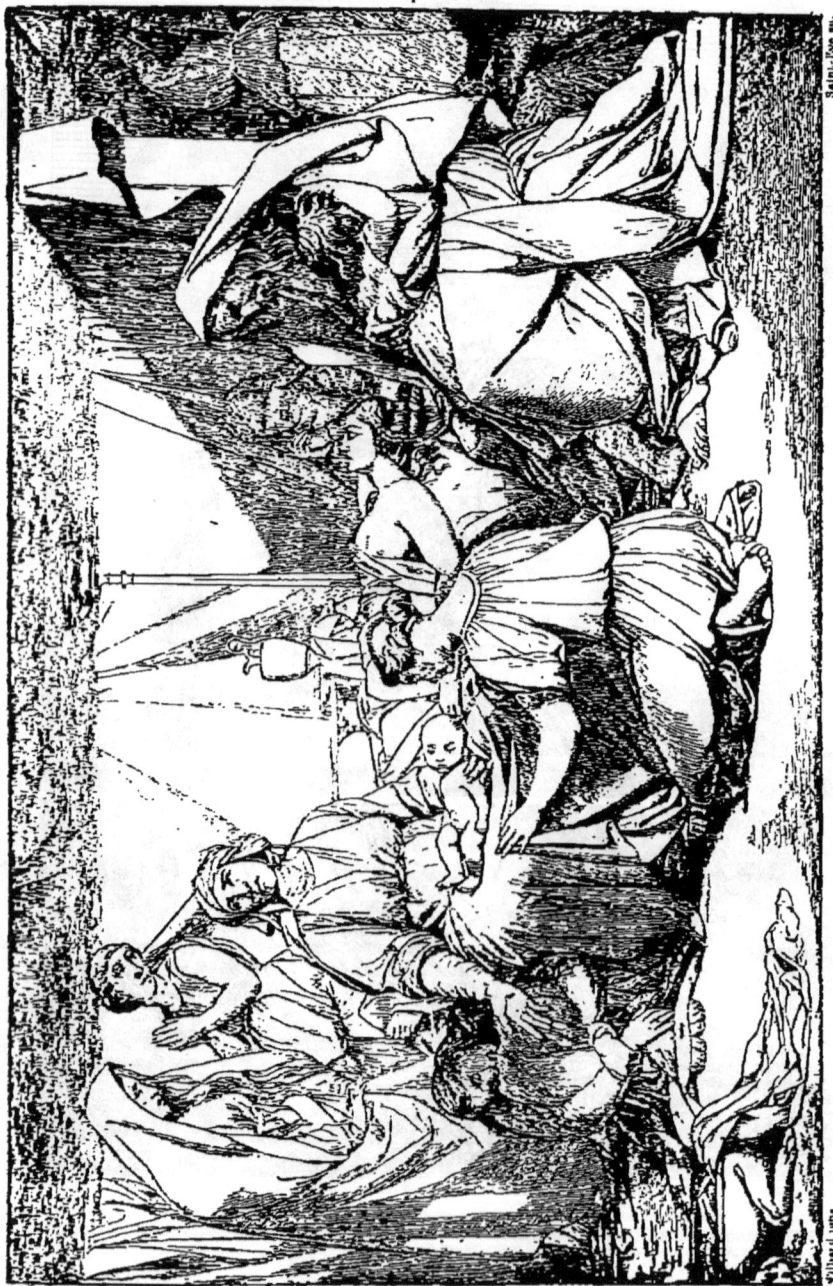

Fig. 107.

domen d'Adam, créature pétrie par Dieu, ni sur celui d'Ève, simple

côtelette d'Adam. Cette grave question physiologico-esthétique a
été, pour un nommé Reinhardt, mort en 1790, l'objet d'une disser-
tation en règle. Quoi qu'il en soit, les plus grands peintres, Raphaël et Michel-Ange (1), ont commis, volontairement peut-être, la
faute dont nous parlons. On ne la trouve ni dans un tableau du
couvent de Saint-Grégoire au mont Athos, ni dans un morceau
estimé, l'*Adam et Ève* de J-B. Santerre (2). L'école américaine moderne n'a pas manqué cette occasion de *faire vrai*. Nous lisons ce
qui suit dans la *Revue politique et littéraire* du 31 janvier 1885 :
« Le chef-d'œuvre de l'école yankee se trouve dans notre hôtel :
c'est une immense toile qui représente nos premiers parents dans
le paradis terrestre. Adam et Ève, grandeur nature, tiennent chacun une moitié de pomme qu'un serpent à tête humaine leur
conseille de manger ; quelques animaux, groupés autour de l'arbre
de la science, commencent à montrer des velléités de révolte; l'aigle
jette un œil perçant sur la timide colombe ; le lion ouvre une
gueule énorme ; l'ours grogne, c'est certain : l'on devine qu'il ne
tarderont pas à suivre le mauvais exemple donné par la femme.
Jusque là rien d'extraordinaire, mais où la beauté de l'art éclate,
c'est dans la conformation d'Adam et d'Ève : ces deux ancêtres de
l'humanité étant sortis des mains de Dieu, l'artiste leur a supprimé
le nombril et mis au-dessous de l'estomac une surface unie comme
un tambour. C'est d'un grotesque adorable. »

Parmi les sujets tirés de l'*Ancien Testament*, nous citerons l'*Accouchement de Rachel*, mourant en donnant le jour à Benjamin :
Giovanni Cignaroli, de l'Ecole vénitienne, a traité ce sujet avec
vigueur, dans un tableau du musée de Lille. Plus près de nous,
Jacques Pilliard (3) (*fig.* 107) a fort bien rendu cette scène de déso-
lation dans un tableau exposé au salon de 1842.

Le Florentin Benozzo Gozzoli (4) a retracé sur les murailles du
Campo-Santo, de Pise, toute l'histoire de l'*Ancien Testament*, depuis
Noé jusqu'à Salomon ; parmi les scènes qui ornent cette longue
paroi, nous signalerons la *Naissance d'Esaü et de Jacob* (fig. 52,
*Hist. Acc.*). Le dessin de cette composition est un peu faible, comme
presque toujours dans Gozzoli, mais on y trouve une franche obser-

(1) 1474-1564.
(2) 1651-1717.
(3) Né en 1815.
(4) Né en 1420, vivait encore en 1497.

vation de la nature, et même un certain sentiment. poétique malgré
la présence du petit monstre velu dont Rébecca vient d'accoucher.

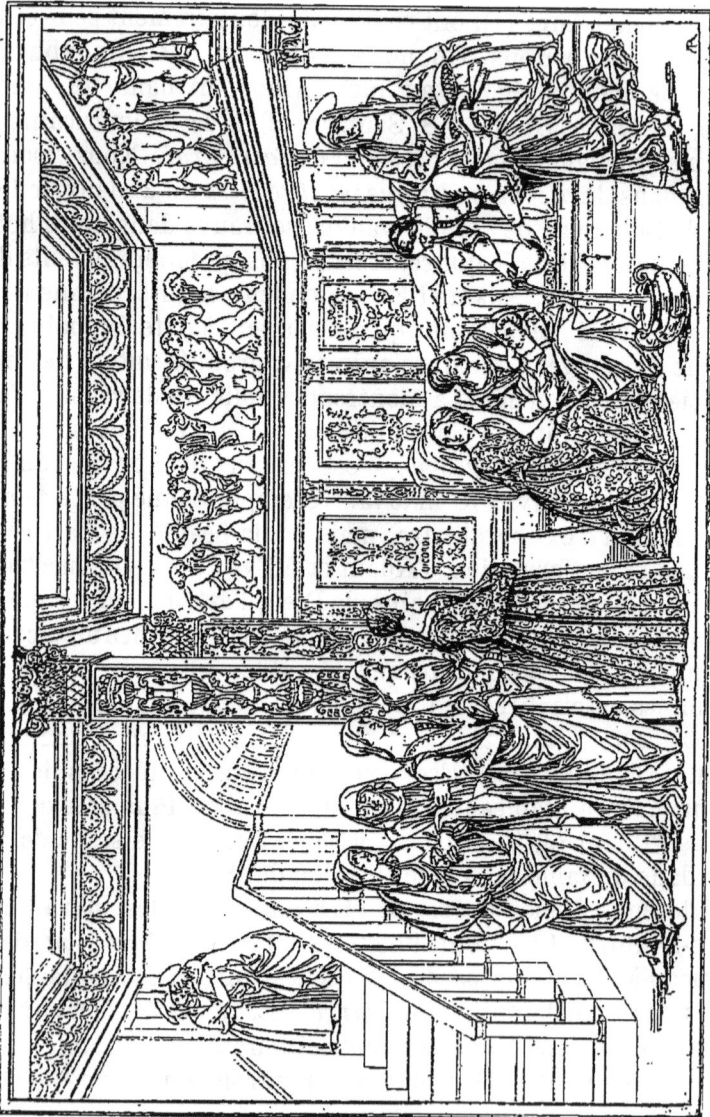

Fig. 108. — Naissance de la vierge, d'après Dominique Ghirlandajo. (Chœur de
Sainte-Marie-Nouvelle, à Florence).

Nous avons déjà dit un mot sur l'indifférence des anciens artistes relativement à la couleur locale ; plus que partout ailleurs elle

se constate dans les peintures représentant l'accouchement de Sainte Anne. L'ignorance complète des circonstances dans lesquelles naquit la Vierge, a laissé un libre champ aux artistes qui, voulant les retracer, ont pu suivre leur goût ou les inspirations de leur piété. Ainsi, ils font volontiers naître la Vierge dans un palais, voulant peut-être établir un contraste entre les couches de la mère (*fig.* 108) et celles de la fille (*fig.* 109), qui eurent lieu dans une étable. On peut même trouver dans la fresque du Ghirlandajo (1) une richesse d'ornements peu en rapport avec la fortune que la tradition prête à la famille de la Sainte Vierge. La composition est d'ailleurs curieuse : sur le premier plan, trois femmes sont occupées à donner les premiers soins à l'enfant nouveau-né ; d'autres, se présentent pour offrir leurs hommages à la future mère de Dieu. Anne est à demi couchée, au second plan à droite. A gauche, sur l'escalier, Joachim reçoit les félicitations d'usage. Dans cette église existe en outre une fresque, attribuée à Giotto, qui représente la *Naissance de la Madone*, au milieu d'un palais. C'est aussi le sujet d'une fresque de l'ancienne église du monastère de San Donato.

D'autres artistes font accoucher la mère de Marie dans un milieu plus modeste. Tels sont : Jean Fouquet (2) ; le vieux Jean de Milan (3) ; un élève de Giotto, dans une peinture de la chapelle Rinuccini, à l'église Sainte-Croix de Florence (fig. 59, *Hist. Acc.*); Van Orlay, au musée de Bruxelles ; Zeitblom, sur un panneau de la galerie de Sigmaringen (fig. 57, *Hist. Acc.*); Albert Durer (4), auteur d'une *Nativité de la Vierge* (fig. 58, *Hist. Acc.*), où des personnages nombreux sont ordonnés avec une science qui n'est pas sans quelque recherche de bizarrerie. A une époque plus récente, Murillo a encore adopté une simplicité relative, décorant d'ailleurs son œuvre (fig. 60, *Hist. Acc.*) de ces anges dont il abusait un peu.

Dans les *Chansons et Noels nouveaux* par Lucas Lemoigne, curé de St George-du-Puy, nous trouvons ce passage :

> Ainsi la Vierge pucelle,
> Le doux sauveur enfanta ;
> Joseph lui tint la chandelle,
> Qui tout tremblant regarda.

---

(1) 1451.-1495. Florentin, maitre de Michel-Ange.
(2) Dans son livre d'*Heures* de 1470.
(3) Première moitié du XIVe siècle.
(4) 1471-1528.

Ces quatre vers pourraient servir de légende au tableau de Zeit-

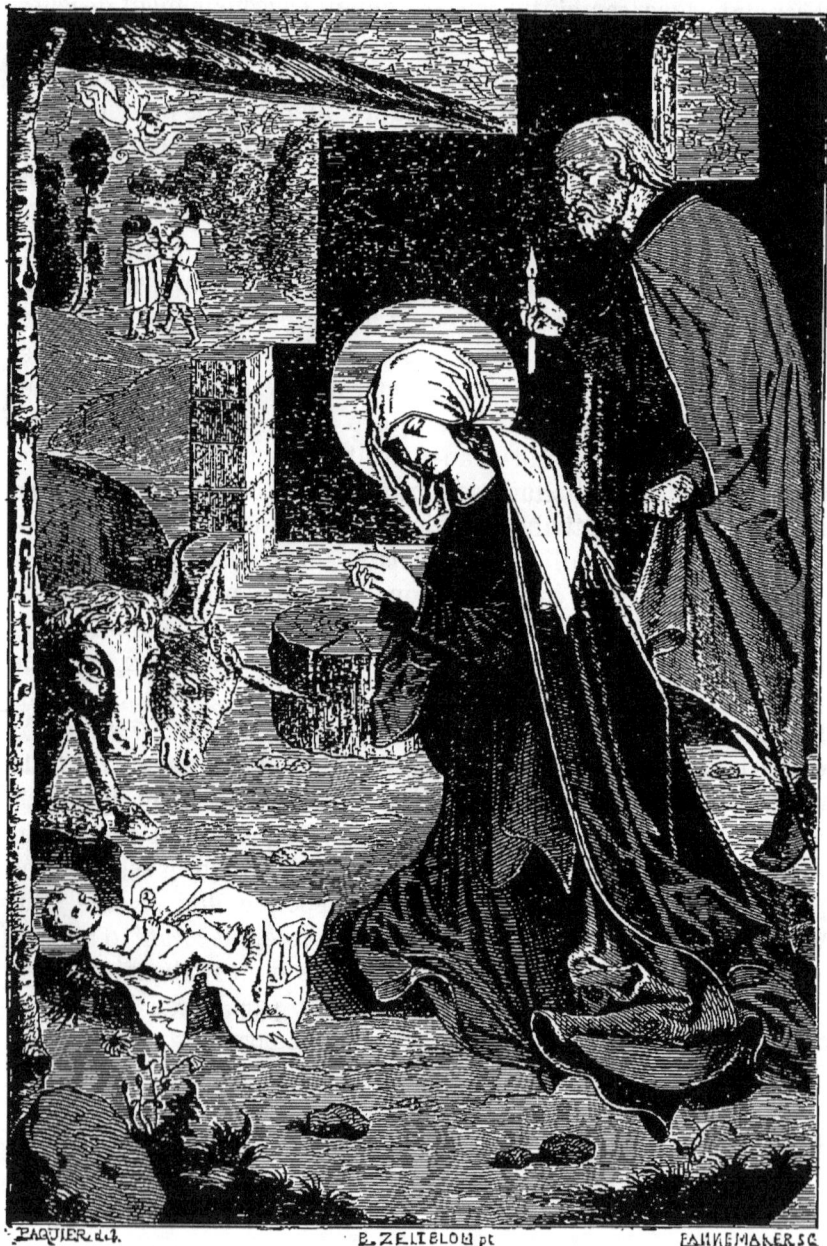

FIG 109. — Naissance de Jésus, d'après Zeitblom.

blom (*fig*. 109), représentant la *Naissance de Jésus*. Zeitblom nous y montre la Vierge à genoux, dans la posture de la prière. Mais cette posture est également celle que les anciens peintres donnent à la Vierge accouchant. Ne serait-il pas permis de supposer que, dans la pensée du peintre, Marie vient de mettre au monde le Sauveur, agenouillée suivant la coutume, et l'adore avant de s'être relevée? Notons que ce détail est conforme à la tradition orientale ; le Koran fait accoucher Marie à genoux, comme la mythologie grecque fait acccoucher Léto, et le livre arabe complète la ressemblance avec la déesse hellénique, en plaçant la Vierge au pied d'un palmier.

En somme, les peintres font rarement accoucher la Vierge dans un lit ; c'est cependant ainsi que la représente Hippolyte Flandrin (1), à St Germain-des-Prés (fig. 63. *Hist. Acc.*).

L'accouchement d'Elisabeth, qui devint grosse en même temps que la Vierge, a été traité assez souvent par les artistes. Andrea del Sarto (2), dans un tableau de la *Naissance de Saint-Jean-Baptiste*, représente une vieille qui rit malicieusememt de l'accouchement d'Elisabeth, cette autre vieille. A Florence, dans l'église San Giovanni, on peut voir une sculpture d'Andrea Pisano sur le même sujet.

Autrefois, en Italie, on offrait des présents aux femmes en couches sur des plateaux où l'on représentait souvent sainte Elisabeth, au moment où elle vient de mettre au jour Saint Jean Baptiste ; nous avons parlé ailleurs d'un plateau de ce genre (3).

---

**Sujets historiques.** — La naissance des souverains et des princes a été fréquemment proposée comme sujet aux artistes ; la forme allégorique semble être celle que ceux-ci ont préféré. Nous passerons en revue, en suivant l'ordre chronologique des personnages célèbres, les principales œuvres qui rentrent dans notre sujet et présentent un certain intérêt esthétique.

Parmi les œuvres antiques, nous ne connaissons de document figuré en ce genre que les restes d'une belle et élégante peinture consacrée à la naissance de Titus (4) (*fig.* 110). C'était une décora-

---

(1) 1809-1864,
(2) 1488-1530
(3) *Histoire des accouchements*, p. 543.
(4) Empereur de l'an 79 à l'an 81 ap.J. C. — *In Almanach aug. Rom* 1811, Sickler et Reinhard.

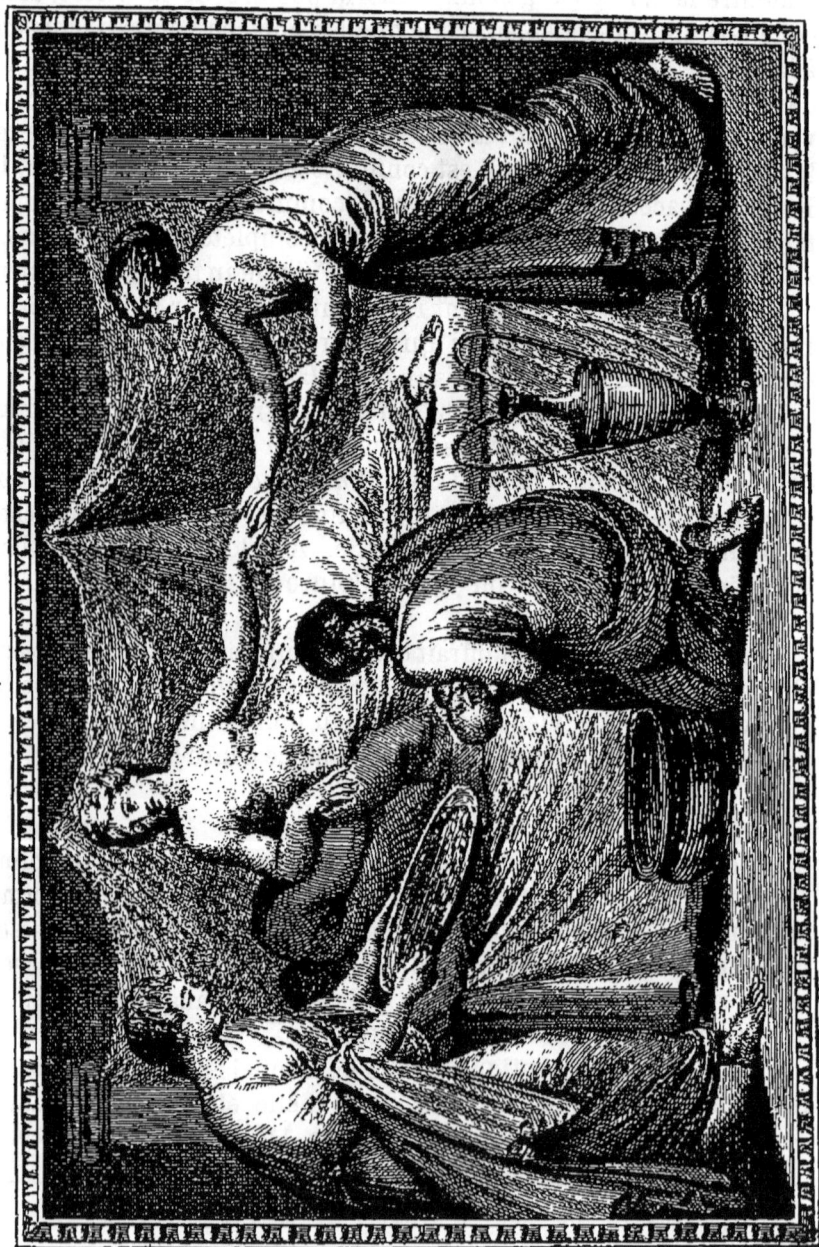

Fig. 110.

tion des Thermes qui portent son nom, les seules de cette époque

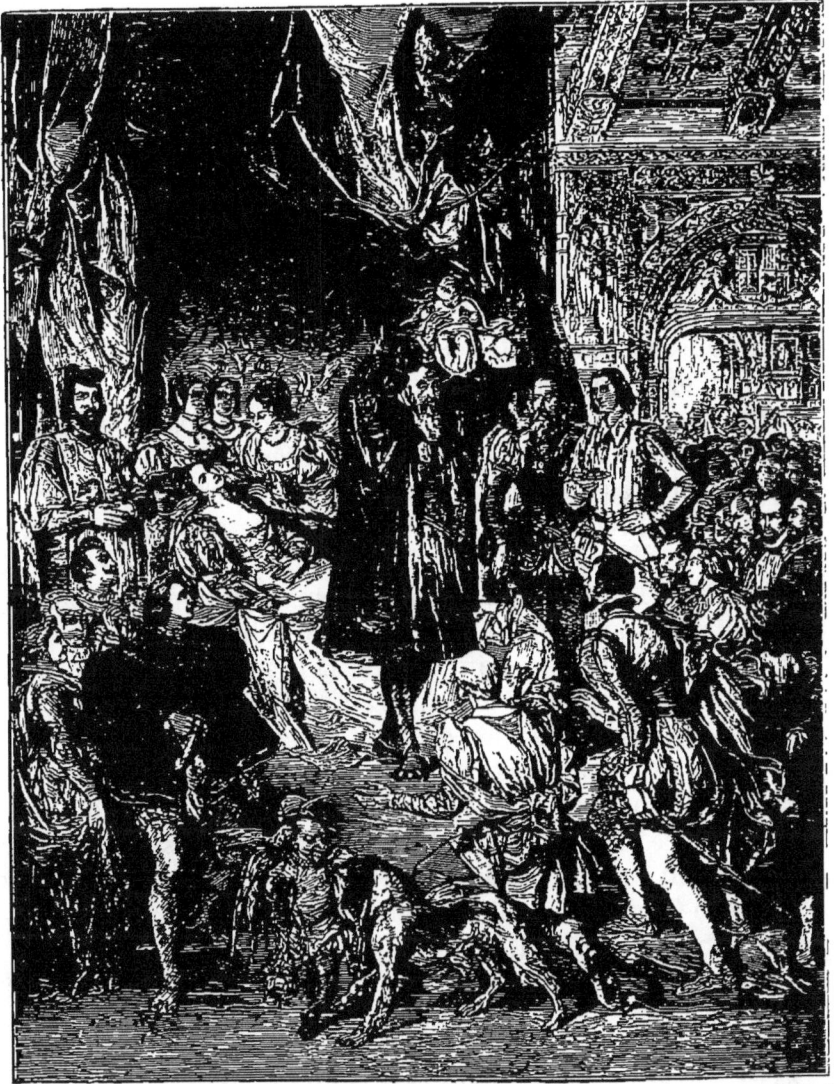

FIG. 111.

qu'on possédât avant la découverte de Pompéï; elles servirent, dit-on, de modèle à Jean d'Udine (1) et à Raphaël.

(1) 1489 ou 94-1561 ou 64.

De l'antiquité, nous passons à Henri IV, dont la naissance a été réprésentée par les peintres modernes Eugène Deveria (1) *fig.* 111) et Laffite.

Voici comment Deveria a traité son sujet. Au haut d'une estrade, couchée sur un lit de repos qu'entourent à moitié de larges rideaux de brocart d'or à fond rouge, Jeanne d'Albret, duchesse de Bourbon et de Vendôme, sourit au fils qu'elle vient de mettre au jour, et que son père, Henri d'Albret, présente à la foule de ses vassaux. Les femmes de Jeanne s'empressent autour d'elle ; près du roi de Navarre est un page, tenant à la main un flacon de ce vin de Jurançon dont l'aïeul fit boire quelques gouttes à son petit-fils, au moment de sa naissance. Ce tableau, où l'on retrouve toute la pureté de dessin habituelle à Eugène Deveria, fut exposé au salon de 1827 ; il orne maintenant une salle de la bibliothèque de Pau.

La composition de Laffite (fig. 62, *Acc. à la cour*) a un caractère plus historique. L'artiste a rendu la scène où le roi de Navarre, après avoir passé la chaîne d'or au cou de la princesse et lui avoir donné le coffret contenant son testament, prit son fils dans les bras en disant : « Voilà qui est à vous, ma fille, mais voici qui est à moi (2). » Toutefois Laffite n'a pas suivi la tradition en oubliant le collier mis autour du cou de Jeanne d'Albret.

Marie de Médicis, voulant décorer la grande galerie de son palais du Luxembourg, avait demandé à un artiste picard, Quentin Varin (3), les dessins de compositions allégoriques représentant son histoire. Les esquisses furent présentées et admises, mais l'auteur crut être compromis lors de la disgrâce du maréchal d'Ancre, et disparut ; ce fut Rubens qui peignit la galerie et ses vingt-un tableaux sont aujourd'hui au Musée du Louvre. C'est toute la vie de Marie de Médicis, depuis sa naissance jusqu'à sa réconciliation avec son fils, Louis XIII.

Dans la *Naissance de Marie de Médicis* (*fig.* 112), Lucine remet la jeune princesse entre les mains de la Ville de Florence ; les grandes destinées qui attendent la jeune enfant sont présagées par un génie tenant une corne d'abondance d'où sortent les marques de la royauté. Sur le premier plan est le fleuve Arno avec divers attributs

---

(1) 1805-1865
(2) V. *Accouchements à la cour*, p. 115.
(3) Le premier maître de Poussin.

symboliques. Le Sagittaire occupe la partie supérieure du tableau,

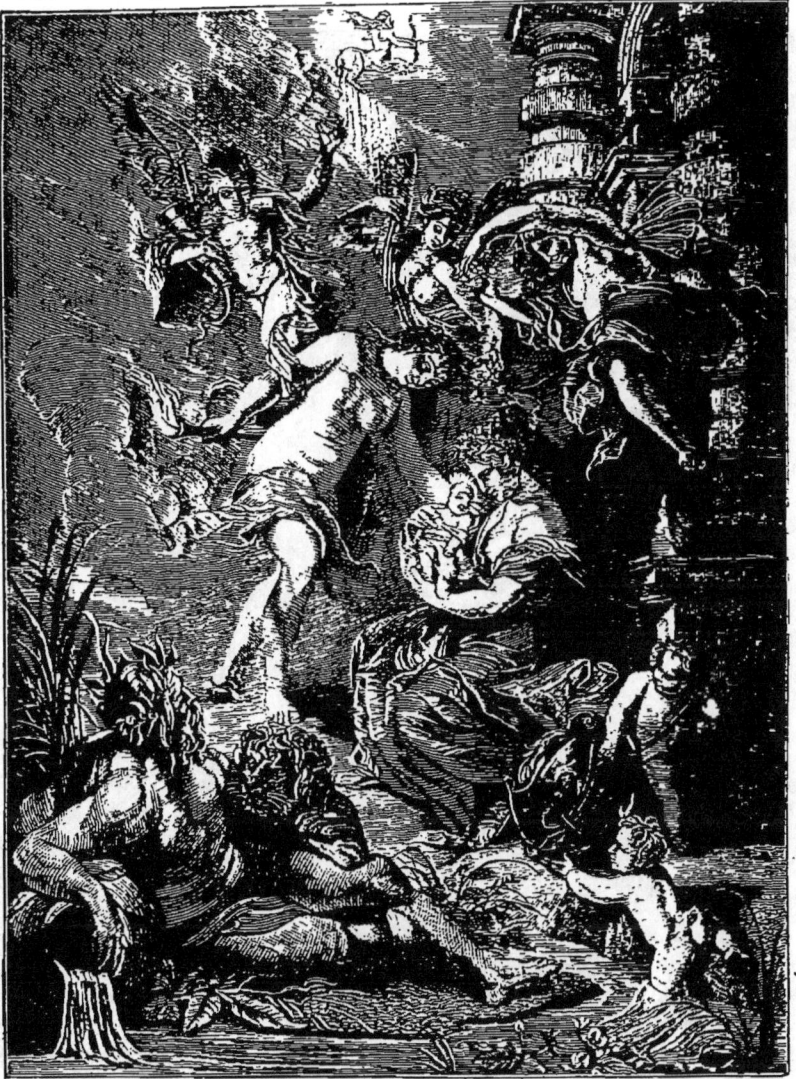

Fig. 112.

pour indiquer l'époque de la naissance de la reine. C'est d'ailleurs une erreur de Rubens ; ce signe du Zodiaque devrait être remplacé par le Taureau : la reine est née le 25 Avril 1573 et le soleil ne passe dans le Sagittaire que du 22 novembre au 21 décembre, tandis qu'il accomplit sa course dans le Taureau du 22 avril au 21 mai.

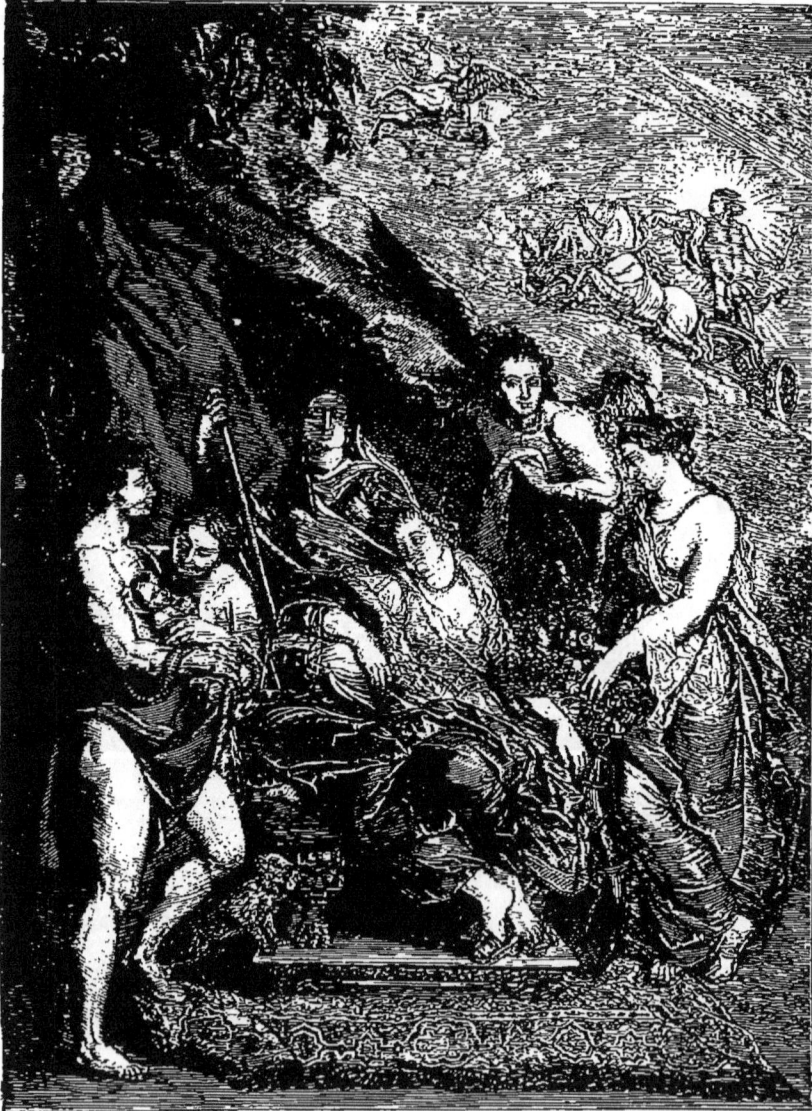

FIG. 113.

Rubens devait être peu soucieux de l'exactitude astrologique, car il a commis deux autres inadvertances de même ordre en composant sa *Naissance de Louis XIII* (*fig.* 113).

Dans ce tableau, la reine contemple d'un œil maternel ce fils avec qui elle devait toute sa vie être en désaccord; d'un côté la Justice donne le nouveau-né en garde au Génie de la Santé et, de l'autre, est la Fécondité, montrant, dans sa corne d'abondance, les cinq enfants qui naîtront de la reine. Venons aux erreurs d'horoscope. Au haut du tableau est figuré Castor, de la constellation des Gémeaux, laquelle donne son nom à un signe du zodiaque où le

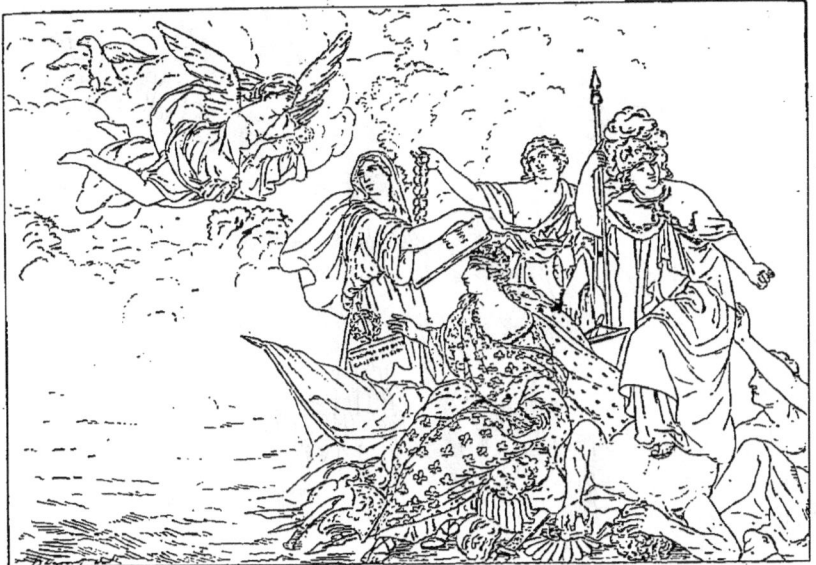

Fig. 114.

soleil entre le 20 ou le 21 mai; or Louis XIII vit le jour le 27 septembre 1601, sous le signe de la Balance; ce serait même à cette particularité qu'il devrait son surnom de *Juste*. Secondement, la présence du soleil, prenant sa course dans son char, indiquerait que l'accouchement aurait eu lieu le matin; en fait, il survint à dix heures et demie du soir. Bien entendu, ces observations ne sont pas des critiques; peu importe à la gloire de Rubens et à la valeur de son œuvre qu'il ait été versé ou non dans les niaiseries généthliaques alors à la mode.

Blanchard (1), de qui l'on peut voir quelques morceaux à Ver-

_____

(1) 1600-1638.

sailles, a, dans le *Salon de Mercure*, un tableau allégorique représentant la *Naissance de Louis* XIV (*fig.* 114); il est assez mal conservé.

Charles Meynier (1), assez méchant coloriste, mais bon dessinateur, sachant la perspective et le raccourci, a traité le même su-

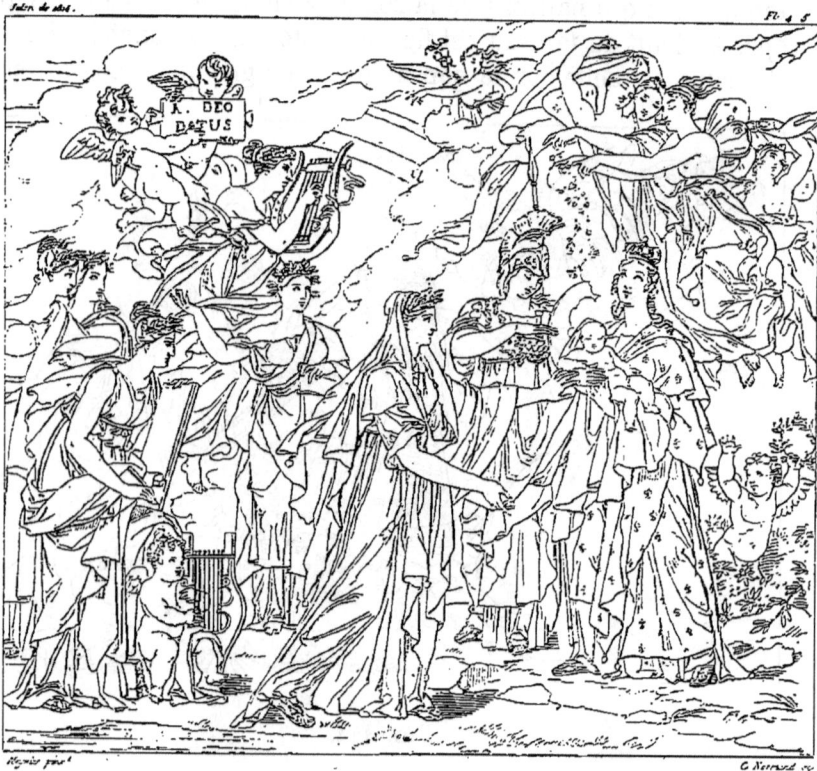

FIG. 115.

jet dans une peinture de plafond destiné à décorer le *Salon des enfants de France* aux Tuileries (*fig.* 115). Cet ouvrage fut exposé en 1814. La France reçoit l'enfant. Clio, l'Eloquence, la Poésie, la Peinture président à sa naissance. Junon-Lucine figure sur le premier plan, couronnée du dictame; plus loin, Minerve vient offrir sa protection. Les Heures voltigent au dessus de leurs têtes; deux Génies présentent une inscription : *Deo Datus*; un troi-

_____

(1) 1768-1832.

sième garde la lyre des immortels; un autre tient une couronne formée de lauriers et de lys. La jeune Iris, dans le fond du tableau, remonte vers les cieux.

A Versailles, parmi les toiles qui décorent la *Chambre de la Reine*, se trouve une *Naissance du duc de Bourgogne* (fig. 104.)

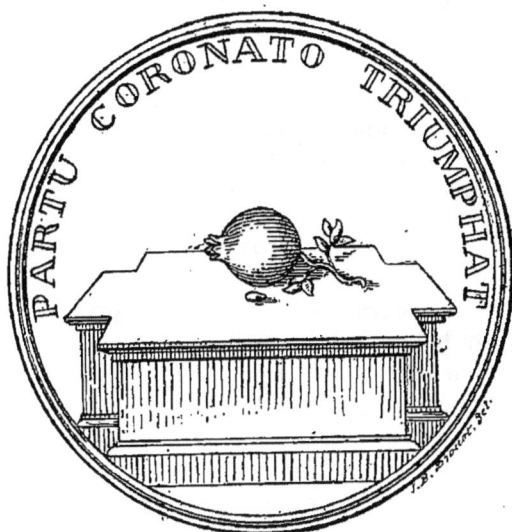

FIG. 116.

*Acc. à la cour*, par Antoine Dieu (1), trop lourde dans le dessin et l'agencement des draperies. Ce n'est du reste qu'une mauvaise copie d'un tableau de Watteau (2).

---

(1) 1662-1727.

(2) De nombreuses devises furent composées à la naissance des princes, nous reproduisons celle que le peintre Pierre Mignard (*fig.* 116) imagina à la naissance du duc de Bourgogne : cet artiste représenta la Dauphine par une grenade et son fils par une graine qui en sort ; avec cette sentence : *Partu coronato triumphat*, « Elle triomphe par son fruit destiné à porter la couronne. » (La plupart de ces devises sont intraduisibles, leurs auteurs s'étant appliqués à en faire des énigmes. Sous le sens apparent il y en a souvent un autre caché). L'artiste a choisi la grenade parce qu'elle est l'emblème de la fécondité et aussi parce que ce fruit est « couronné » : son extrémité libre se termine, en effet, par de petites saillies en forme de couronne.

Parfois, à l'occasion de ces mêmes réjouissances, les illuminations publiques et les feux d'artifices donnaient lieu à des manifestations artistiques d'une certaine originalité de composition. Voici, par exemple, un tableau lumineux (*fig.* 117) qui fut exposé à la porte de M. le vicomte

C'est dans cette même *Chambre de la Reine* que la dauphine, Marie-Anne de Bavière, mit au monde le duc d'Anjou, plus tard Philippe V d'Espagne ; Louis XV naquit aussi dans cette pièce. Nous avons rencontré une fort belle estampe du temps *(fig.* 119) où est figuré le *Berceau du duc d'Anjou* ; nous l'avons reproduite à cause de la forme curieuse et artistique du berceau. Le graveur a joint à son œuvre les vers suivants :

> L'empire de Louys qui du monde habité
> Est l'unique merveille
> Jouyt à cette fois d'une félicité
> Qui n'a point de pareille.

> Ces fils de nostre Alcide, issus du sang des Dieux,
> Et craint pour la vaillance,
> Etouffent au berceau les serpens envieux
> Du bonheur de la France.
> Comme pour satisfaire à nos justes souhaits,
> Le ciel nous les envoye.
> Aussi nous promet-il qu'ils seront à jamais
> L'objet de nostre joye.
> L'on a déjà prédit que leurs exploits divers
> Rempliront les histoires
> Et que les seuls confins de ce grand univers
> Borneront leurs victoires.

Signalons, en passant, une allégorie peinte par Jean-Baptiste Vanloo pour le prévôt des marchands, relative à la naissance du

---

Mayeur à Dijon, pour célébrer la naissance du Dauphin, le 4 septembre 1729 ; la figure 118 représente la foyère du feu d'artifice tiré dans la même ville et à la même date.

Ces figures sont extraites de la *Relation des réjouissances qui se sont faites à Dijon, à la naissance de monseigneur le Dauphin;* on y voit aussi la *Décoration de la foyère du feu d'artifice,* dessiné par Le Belin et qui est fort gracieuse. A Paris, le feu d'artifice tiré sur la Seine par ordre de Philippe V, à l'occasion de cette solennité, avait été préparé par l'architecte Servandoni, c'est dire qu'il fut des plus pittoresques. A Rome, on se surpassa en magnificences artistiques ; on éleva des temples à la paix éternelle, à la piété, à la valeur ; on édifia des fontaines ornées de statues à l'antique et de quantité de dauphins qui rendaient d'abord de l'eau par la bouche et les yeux, puis du vin rouge ou blanc et le soir versaient une pluie de feux d'artifices. Ces manifestations de l'art ne rappellent en rien le mauvais goût qui préside aux décorations et réjouissances modernes.

dauphin, fils de Marie Leczinska et de Louis XV, en 1729. On sait
que cette princesse débuta par deux jumelles, Louise-Elisabeth et

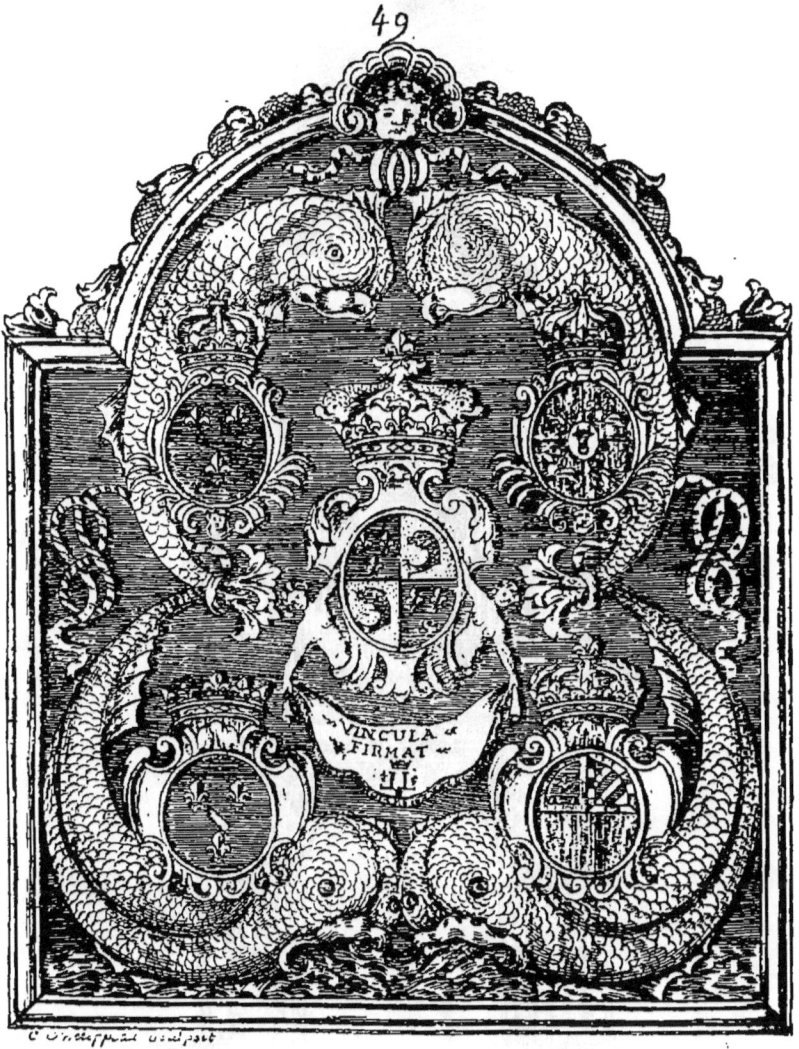

FIG. 117.

Anne-Henriette, nées le 14 août 1727; à cette occasion, Lemoine
composa une peinture allégorique : *Louis XV présente la paix à
la France*. Nargeot en fit une magnifique gravure dont nous donnons un fac-similé *(fig. 120)*.

Dans les derniers mois de la grossesse de Marie-Josèphe de Saxe,

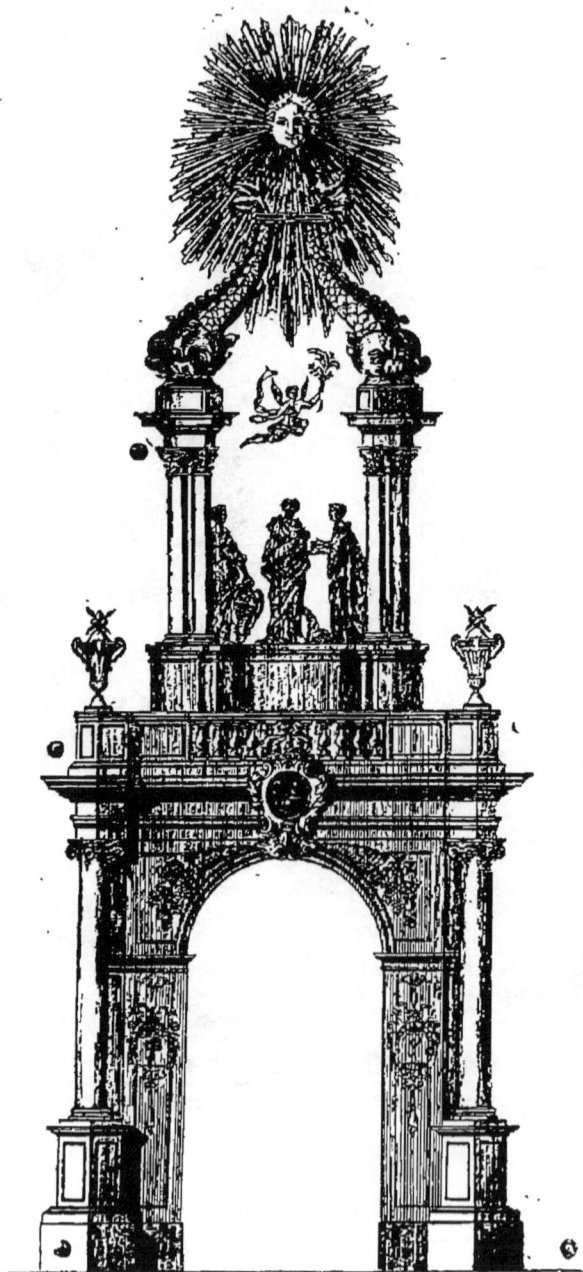

FIG. 118.

seconde femme du Dauphin, fils de Louis XV, laquelle accoucha le

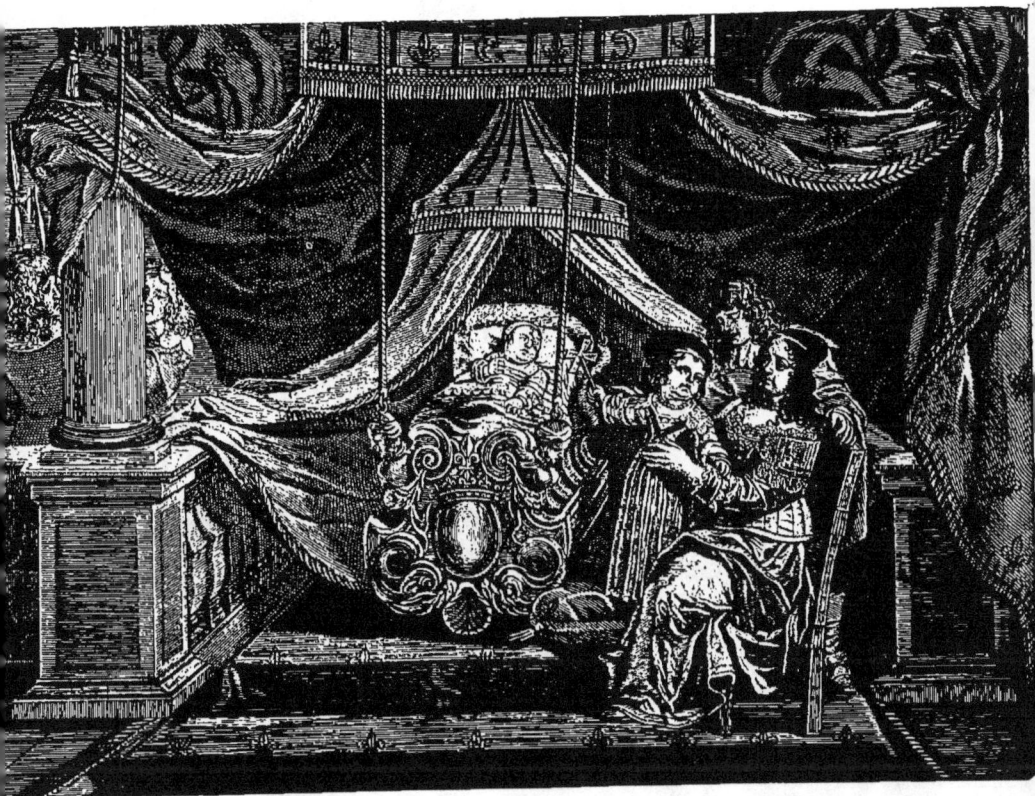

FIG. 119.

26 août 1750 et donna le jour à Marie-Zéphyrine de France (1), Natoi-

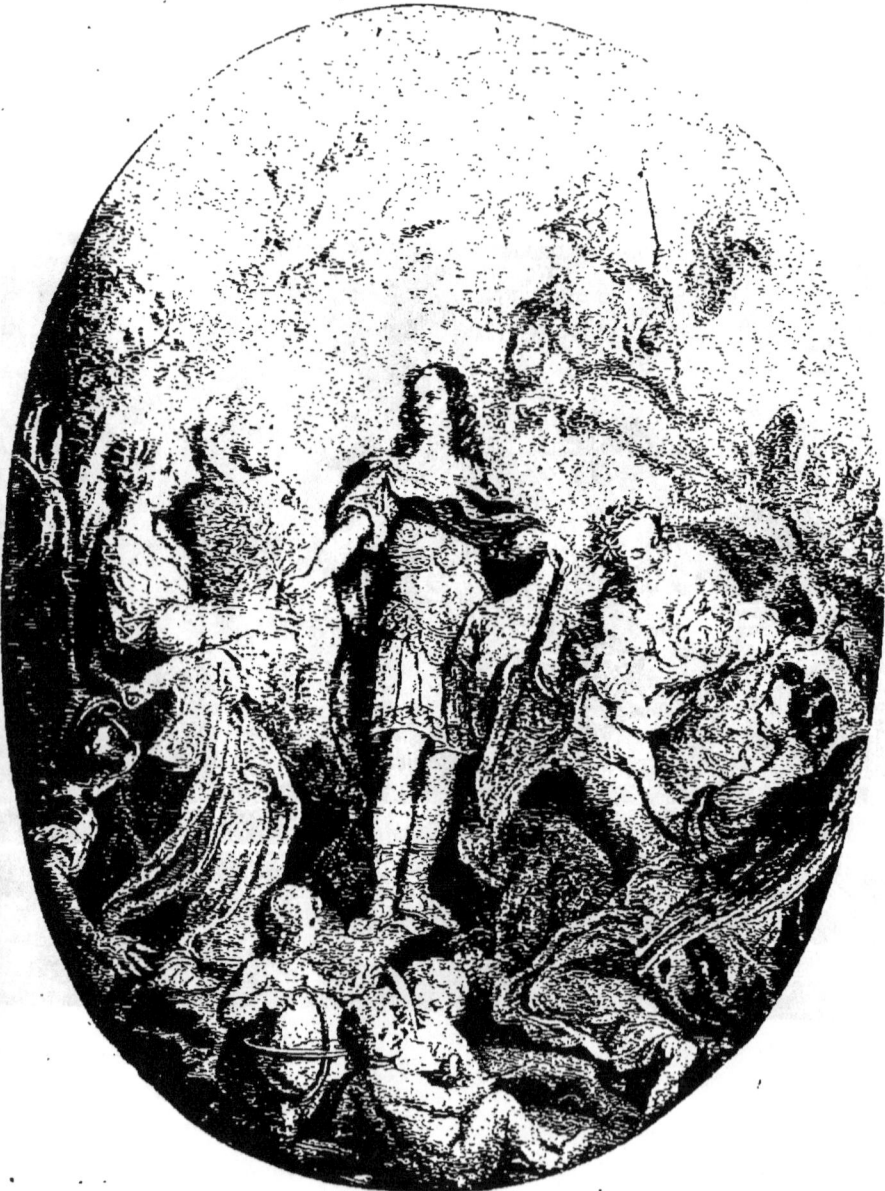

FIG. 120.

re (2) avait préparé une peinture allégorique (fig. 129, *Acc. à la cour*).

(1) Dite *Madame,* morte en 1755.
(2) 1700-1777. Un morceau considérable de Natoire se rapporte quelque

Nous n'avons pu découvrir aucune toile relative aux accouchements de Marie-Antoinette ; par contre, les gravures sur ce sujet
abondent. Voici celles qui sont mentionnées par lord Ronald Gower, dans son *Iconographie de la reine Marie Antoinette* :

1° *L'heureux accouchement de la reine*, 19 déc. 1778 (1).

Gravure à l'eau-forte. Hauteur : 0,203. Largeur : 0,225. A Paris, chez
Gervais, rue du Petit-Pont, maison de l'épicier.

La reine, sur un lit de parade, présente le nouveau-né au roi ;
elle est entourée des princes et princesses de la famille royale. En
légende, les couplets suivants :

Air : *Ah ça, v'là qu'est donc bâclé !*

Admirons ce beau poupon :
Queu plaisir après la peine !
I n'sauroit manquer d'êt'bon,
C'est d'l'ouvrage du roi, d' la reine.
S't'enfant aura des vertus
Pour moins autant que d'écus. (*bis*)

Partout joyeux échaffaut,
Le vin coule en abondance,
Buvons à tir'-la-rigot
Zà la santé d'la cour de France,
On nous verroit d'même en train
Sans l'vin, les cervelats et l'pain. (*bis*)

Tout François, qui n'sait pas ça ?
Pour ses rois a d'la tendresse.
Le peuple, sus c'tartic'-là
Va de pair avec la noblesse,
A Versaille'on est content,
A Paris on l'est ben autant. (*bis*)

---

peu à notre sujet ; nous voulons parler des peintures qu'il exécuta pour
l'hôpital des Enfants-Trouvés. Sur l'histoire de cet ouvrage, nous empruntons à M. Maurice Tourneux une note de son édition des *Nouvelles
littéraires* de Raynal (*Correspondance de Grimm, Diderot, Raynal,*
etc., I, p. 146) : « Ces peintures avait été exécutées dans la chapelle du
bâtiment démoli en 1876, pour dégager la façade du nouvel Hôtel-Dieu
sur le parvis Notre-Dame. Elles ont été gravées en quinze planches
grand in-folio par Etienne Fessard ; il existe une gravure ovale en couleur de l'ensemble de la chapelle, intitulée *Vue de l'intérieur des Enfants Trouvés*, Tardieu *delineavit*, J. Campion *sculpsit*. Les fresques
de Natoire disparurent avant la fin du siècle dernier. » L'artiste français avait été aidé par deux Italiens, les Brunetti père et fils, peintres
d'architecture et de décoration.

(1) Naissance de Madame, plus tard duchesse d'Angoulême.

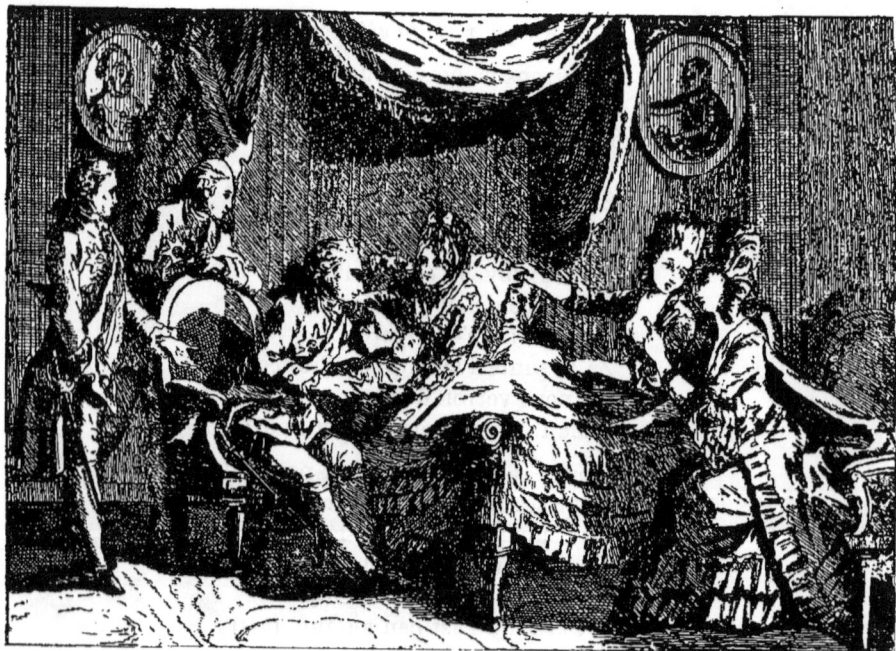

FIG. 121.

2º Martini. *Grande composition allégorique sur l'accouchement de la Reine* (1).

Marie-Antoinette occupe le milieu d'un groupe de divinités mythologiques auxquelles le roi, sous les traits d'Apollon, présente le nouveau-né, que la France porte dans ses bras ; au fond, Mercure s'élançant va porter la nouvelle de l'évènement par delà les mers.

3º *L'accouchement de la Reine ou les étrennes données à la France par Marie-Antoinette d'Autriche* (*fig.* 121).

Gravure à l'eau-forte, chez Naudet.

Sorte de réplique de la gravure décrite en premier lieu. Les couplets sont également reproduits.

4º N. Pruneaux. *Composition allégorique sur la naissance du Dauphin Louis-Joseph-François-Xavier.*

Gravure à l'eau-forte. Hauteur : 0,203. Largeur : 0,151.

Dans un cadre orné est représenté un monument en forme de pyramide avec l'inscription : *Au bonheur de la France.* Un génie descend à gauche, sonnant une trompette dont la banderole porte ces vers :

Obtenir un Dauphin, triompher avec gloire (2),
C'est jouir à la fois d'une double victoire.

La France est assise sur la face du monument. Elle tient deux médaillons ; l'un montre les portraits accolés du Roi et de la Reine, l'autre, le Dauphin dans un lit et Madame, sa sœur, qui semble le caresser. Un génie tient le haut de la composition et proclame cette naissance tant souhaitée.

5º *Allégorie sur la naissance du Dauphin.*

Gravure à l'eau-forte. Suite de douze compositions gravées sur une même planche, mesurant 0,275 de hauteur sur 0,226 de largeur. Chaque composition isolée mesure 0,075 de h. sur 0,044 de l. Le tout était probablement destiné à être publié sous la forme d'un agenda de poche.

Voici, dans l'ordre des numéros, qui n'est pas celui de leur disposition sur la planche, les sujets traités par l'artiste :

I. *L'Arrivée du Courrier* ; II. *L'Inauguration du Dauphin* ; III. *L'Heureuse Époque* ; IV. *La Présentation de Monseigneur* ; V. *La*

---

(1) Dans cette gravure et dans toutes les œuvres suivantes, il s'agit de la naissance du premier dauphin, fils de Louis XVI et de Marie-Antoinette, né le 22 octobre 1781, mort en 1789.

(2) Allusion aux succès remportés en Amérique.

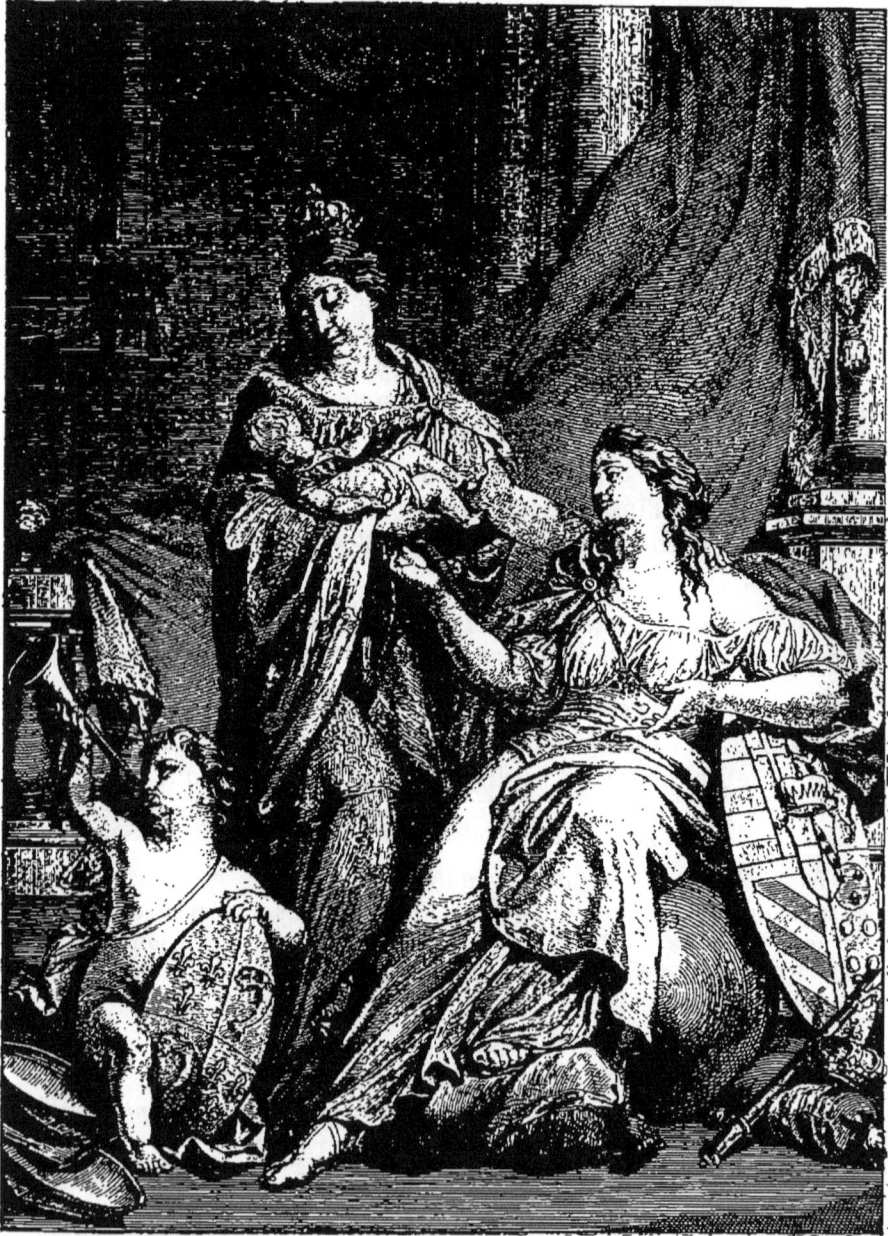

Fig. 122.

*Bonne Nourriture* ; VI. *L'Offrande de Mars*; VII. *L'Enfant des Dieux*; VIII. *L'Action de grâces* ; IX. *Les Dons de Minerve*; X. *La Joie publique*; XI. *La Digne Mère* ; XII. *Le Présent de Vénus.*

Le sculpteur Louis-Simon Boizot (1) était également dessinateur ; il en remplit même les fonctions à Sèvres et aux Gobelins. Nous signalerons de lui une jolie gravure qui ne figure pas dans l'Iconographie de lord Ronald Gower et dont nous donnons une copie (*fig.* 122). Elle porte pour légende : *La France reçoit des mains de l'Autriche un Dauphin, fruit précieux de leur alliance.*

Encore au sujet du même Dauphin, nous avons trouvé au *Musée Carnavalet* (2) une suite de quatre compositions gravées sur une seule planche, avec ces vers de mirliton :

*La sage-femme présentant au roy monseigneur le Dauphin* :

> Sire, vostre cher Dauphin
> Est l'image de vous-même.
> Son bonheur sera sans fin
> Comme le vostre est extrême.

*Le Roy donnant l'ordre du Saint-Esprit à Monseigeur lè Dauphin* :

> Louys, ce puissant Monarque,
> Comble son Dauphin d'honneur
> En luy donnant cette marque
> De victoire et de bonheur.

*Allégorie de la France représentée par des enfants qui dansent* :

> Le Dauphin, qui vient de naistre,
> Oblige à se resjouir
> Les enfants qui verront crestre (3)
> Le bien dont ils vont jouir.

*La fontaine des Dauphins* :

> C'est par un effet divin
> Que ce prince, en sa naissance,
> En faisant pleuvoir du vin
> Nous présage l'abondance.

_____

(1) 1743-1809.
(2) Pièce 125.
(3) Ancienne forme de *croistre* ou *croître.* D'après la langue, nous penserions volontiers que cette platitude versifiée est bien antérieure à l'évènement dont elle s'occupe ; elle a dû être composée longtemps auparavant, à l'occasion de la naissance de quelque Dauphin de jadis.

Enfin, au musée de la manufacture de Sèvres, figurent les copies de deux groupes de Pajou (1), relatifs à cet événement tant célébré.

Nous reproduisons le plus intéressant (2), celui où l'artiste a donné à ses personnages les traits de Marie-Antoinette et de son fils (*fig* 123). Il est probable que la reine n'a pas posé devant les sculpteurs dans un semblable négligé.

La *Naissance du roi de Rome* a été l'objet d'un certain nombre de compositions artistiques; nous avons reproduit ailleurs les tableaux allégoriques de Remy et de Prudhon (3). Le premier (fig. 190, *Acc. à la cour*) fait planer la Vertu, la Sagesse et la Justice au-dessus du berceau du jeune prince; c'est une œuvre banale. L'autre (fig. 191, *ibid*) ombrage l'enfant, endormi sur le gazon, de laurier et de myrte, auxquels il ajoute la fleur connue sous le nom d'impériale (4); cette page est loin d'être une des meilleures de Prudhon: on y retrouve cependant de son charme et de sa grâce.

Rouget (5) exécuta, sur commande, un tableau où l'on voit les princes français présentant leurs hommages au nouveau-né: peinture de cour et rien de plus (fig. 188, *ibid*).

Notons enfin un dessin allégorique de Van Welk (*fig.* 124), représentant l'Empereur et Marie Louise, sous les traits d'Hercule et d'Hébé, confiant à Cybèle le premier fruit de leur union. Cette mauvaise gravure est digne des vers qui l'accompagnent:

> Oui, que la Force et la Beauté
> Confiant aux soins de la Terre
> Leur naissante Postérité,
> Comptent sur la Dépositaire:
> Quelle Nourrice, avec amour,
> Ne prodigue un lait salutaire
> A qui doit la sauver un jour!

La naissance du duc de Bordeaux fut l'occasion d'une véritable débauche de peintures et surtout de gravures, celles-ci relevant

---

(1) 1730-1800, dit le *Restaurateur de l'art statuaire*.
(2) Le modèle en biscuit pâte tendre a été acheté par un amateur 17 900 francs, à la vente San-Donato.
(3) 1758-1823.
(4) La fritillaire impériale ou couronne impériale, plante de la famille des Liliacées, tribu des Tulipacées, a des fleurs très grandes, d'une belle couleur safranée, qui forment, au haut de la tige, une couronne surmontée de feuilles; malheureusement, elles exhalent une odeur fétide.
(5) 1781-1869.

plus ou moins de l'art. La plus importante de ces compositions est celle d'Alex. Fragonard (1), où l'on peut bien critiquer certaines at-

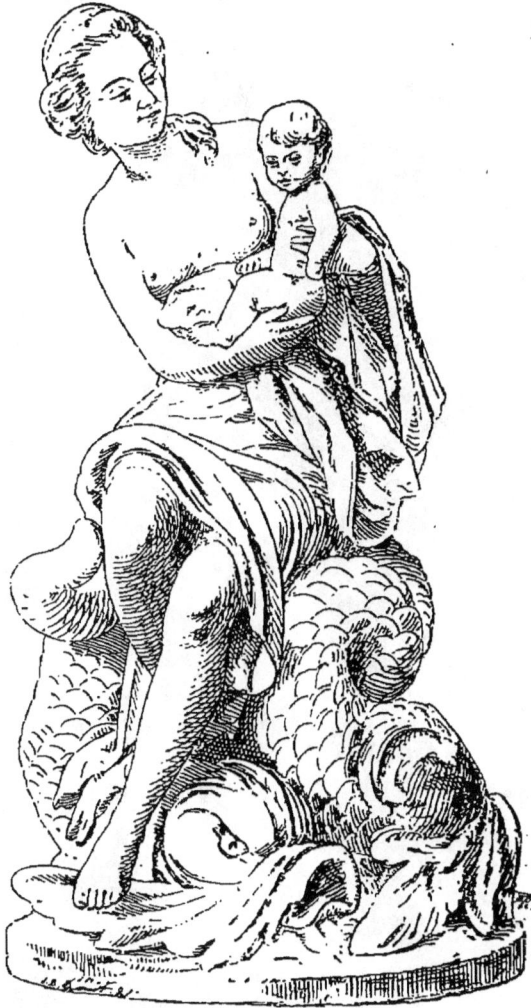

Fig. 123.

titudes conventionnelles un peu ridicules, mais qui, en somme, ne manque ni de vérité ni de couleur (*fig.* 123). Ajoutons que la ressem-

---

(1) Et non de Gros, comme le dit à tort Deneux.

blance des personnages mis en scène est parfaite. Toutefois nous
noterons deux inexactitudes historiques, sans grande importance

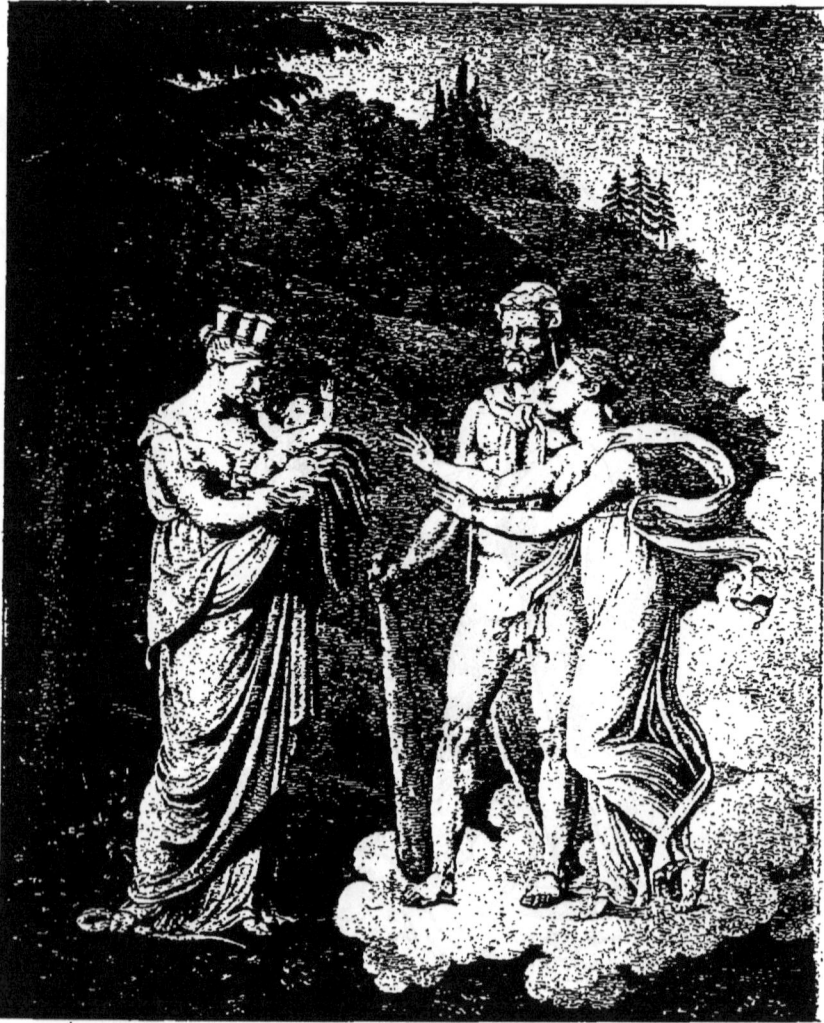

FIG. 124.

d'ailleurs. Deneux, dans ses *Mémoires* (1), raconte que Louis XVIII
frotta les lèvres du jeune prince avec une gousse d'ail, envoyée de
Pau, et qu'il laissa à la garde le soin de lui faire boire du vin de

(1) V. Nos *Accouchements à la Cour*.

Jurançon ; c'est donc à tort que l'artiste a mis le verre entre les

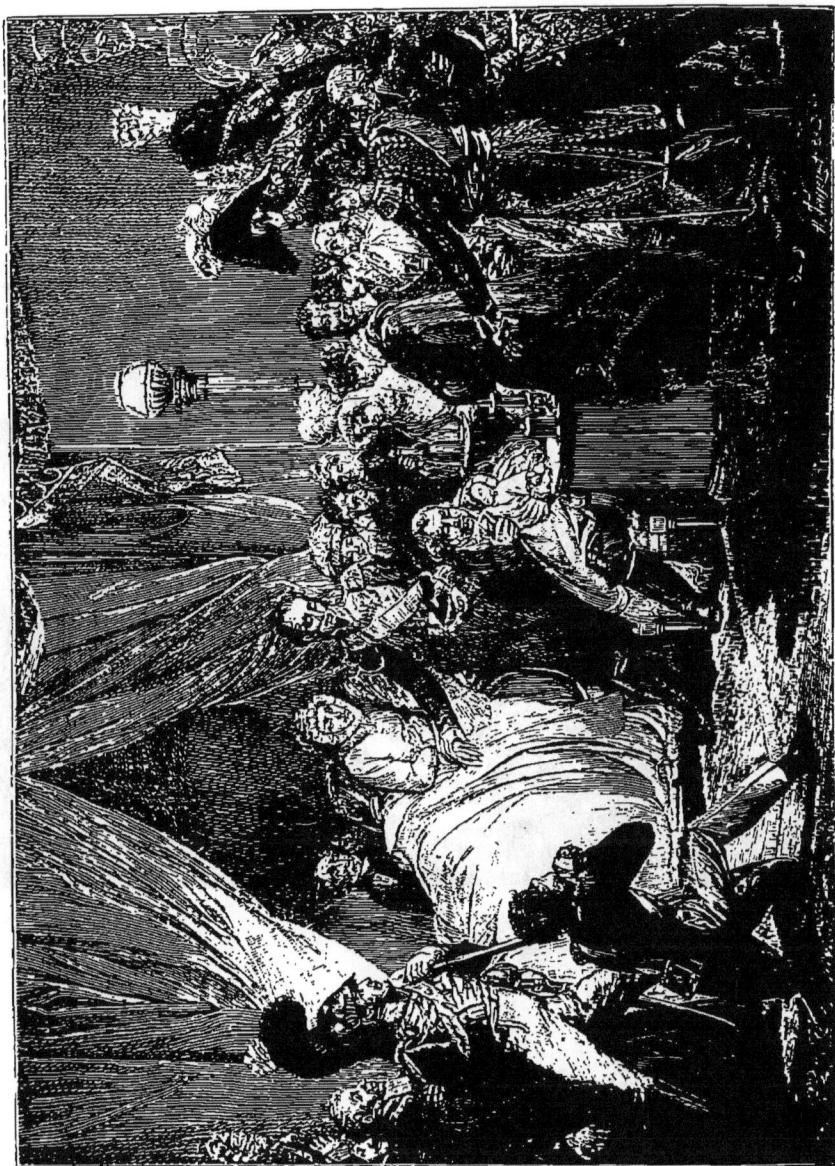

FIG. 125.

mains du roi. De plus, Deneux se plaint d'avoir été placé par le peintre dans la ruelle du lit. « Pour être plus à portée d'obser-

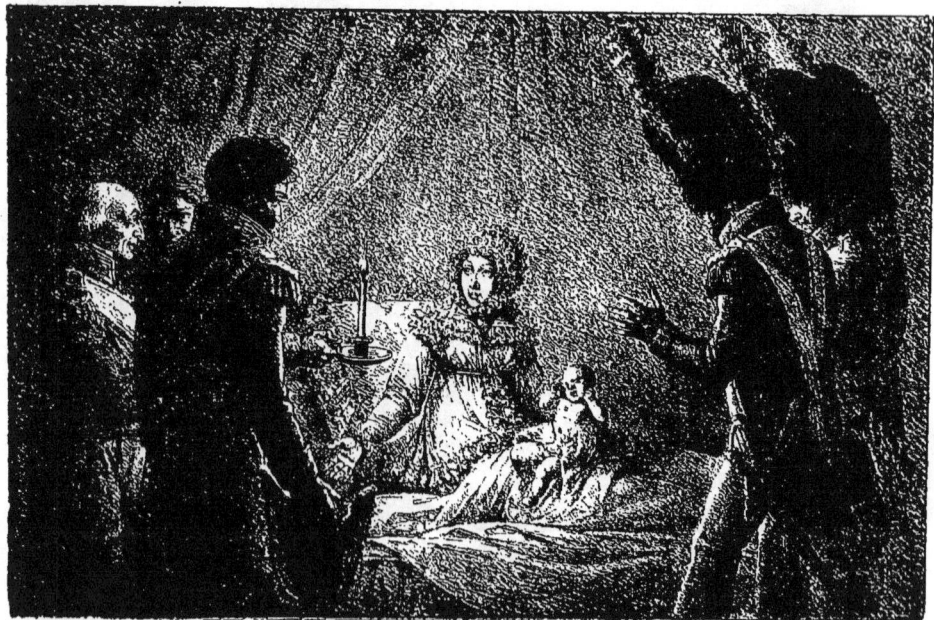

Fig. 136. — « Voyez, M. le Maréchal, je suis bien sa mère ! »

ver ce qui surviendrait pendant la visite du roi, lorsqu'on annonça
Sa Majesté, S.A.R. étant encore dans la même position où je l'avais
trouvée à mon arrivée près d'elle, je me plaçai au devant et à la
tête du lit, de manière à être en face de la princesse et à bien voir
sa figure, afin que tout ce qui se passerait en elle ne pût m'échaper ».

La figure 126, due au crayon de Marlet, représente la constata-
tion de la naissance du duc de Bordeaux par le maréchal Suchet,
duc d'Albuféra, et par les grenadiers de la garde nationale qui
furent appelés en premier par la duchesse. « Plusieurs grenadiers,
écrit l'accoucheur Deneux, ont été introduits dans la chambre de
la princesse qui, à l'instant même, se découvrit complètement ; et
comme ces messieurs se trouvaient à une certaine distance du lit,
la princesse, qui peut-être s'aperçut de la surprise qu'ils éprou-
vaient de voir qu'une femme de son rang osât, en présence de tant
de monde, s'affranchir de toutes les lois de la pudeur, leur dit : « Ne
craignez rien, Messieurs, approchez et voyez si c'est bien un garçon » ; puis, me recommandant de faire voir à ces Messieurs que le
cordon était entier, je leurs fis voir qu'il adhérait à l'ombilic de
l'enfant et qu'il traversait les parties pour se rendre au placenta...
Aussitôt que le maréchal parut : « Arrivez-donc, maréchal, lui dit
S. A. R., nous vous attendons pour retirer mon enfant de là ;
voyez, le cordon n'est pas encore coupé et ne le sera que quand
vous en aurez la certitude. M. Deneux, faites bien voir au maréchal
que vous n'avez pas encore coupé le cordon. » Me conformant aux
ordres de S. A. R., j'exerçai quelques tractions sur le cordon du
côté répondant à la mère qui, en ce moment, avait encore grand
soin de bien écarter les cuisses. » L'artiste n'a pas osé prendre à la
lettre la description de cette scène historique ; et il s'est contenté
de représenter la mère et l'enfant après la section du cordon.

Parmi les compositions les moins banales, nous avons choisi le
*Nouveau rejeton du lys (fig.* 127). Dans la même note, nous signalerons le *Bouquet de S. A. R. M^{me} la duchesse de Berry.* Ce bouquet
se compose d'une rose où figure le portrait de la princesse, et d'un
lys où repose « l'enfant du miracle » ; avec cette versification mir-
litonnienne :

> La rose offre à vos yeux la grâce et la beauté ;
> Dans le lys est l'espoir de la postérité.

Après 1830, tout change. On apprend que la duchesse de Berry, prisonnière à la citadelle de Blaye, se trouve enceinte (1) : déluge de méchants placards, images et couplets d'égal mauvais goût. Autre inondation en mai 1833, à la nouvelle de sa délivrance. Nous repro-

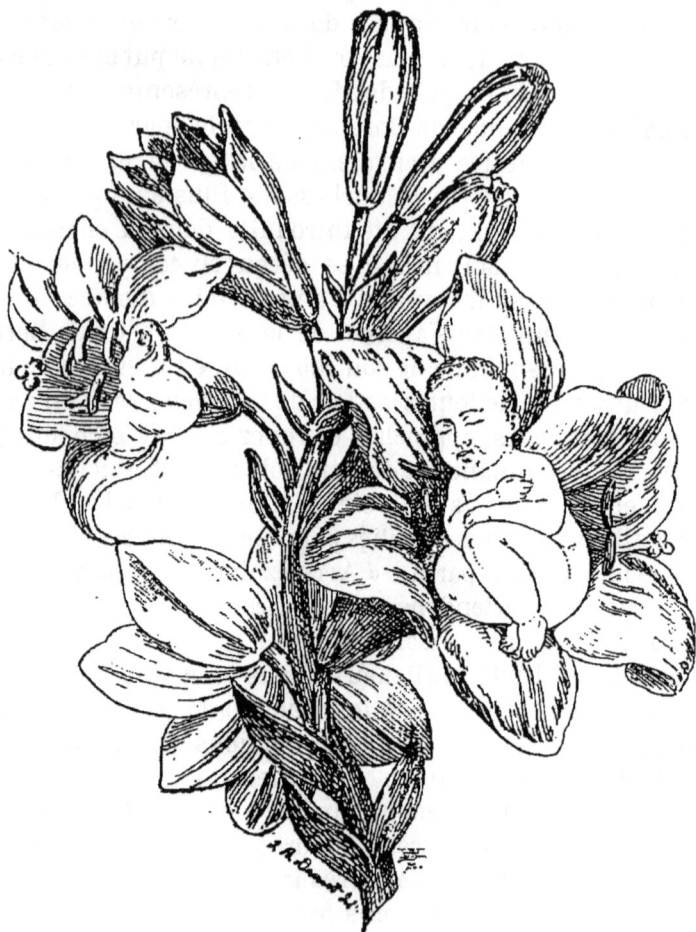

FIG. 127.

duisons une de ces images populaires (*fig.* 128) qui, comble de l'actualité, parut avant l'accouchement de la prisonnière.

---

(1) Bienvenu a fait, à ce sujet, le quatrain suivant :

> La duchesse a de la chance
> D'accoucher, en vérité,
> Car, c'est à sa délivrance,
> Qu'elle doit sa liberté.

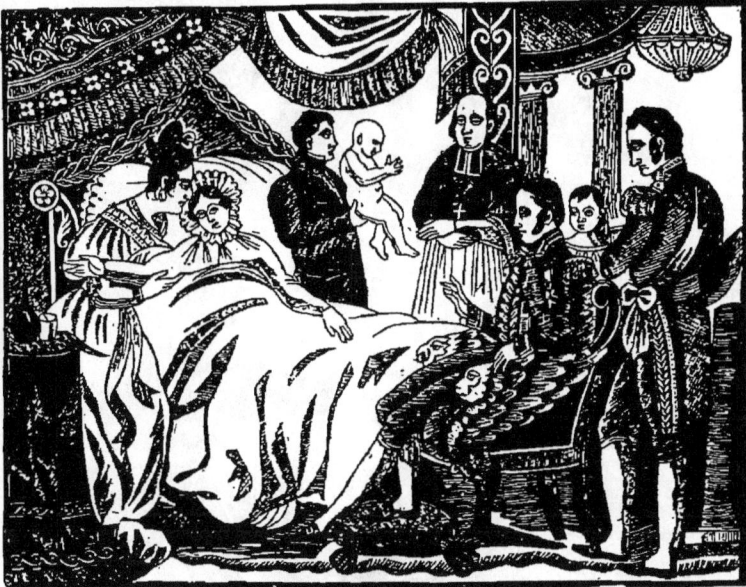

ACCOUCHEMENT DE M^me LA DUCHESSE DE BERRY,

Au château de Blaye, présumé, d'après le rapport de plusieurs médecins, dans le courant de mai 1855; portrait de la duchesse de Berry, dessiné d'après nature à Holy-Rood.

COUPLETS SUR LE PROCHAIN ACCOUCHEMENT DE LA DUCHESSE DE BERRY ET SUR SA CAPTIVITÉ.

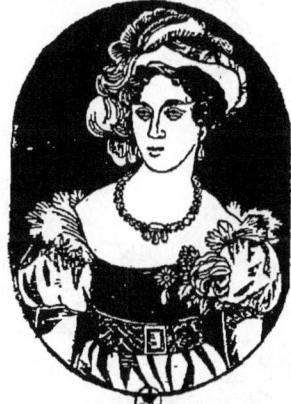

À Paris, chez GARSON, Fabricant d'images, rue de la Harette, n° 25. (Affranchir.)

Fig. 128.

Sur les naissances des personnages illustres, nous n'avons pu re-

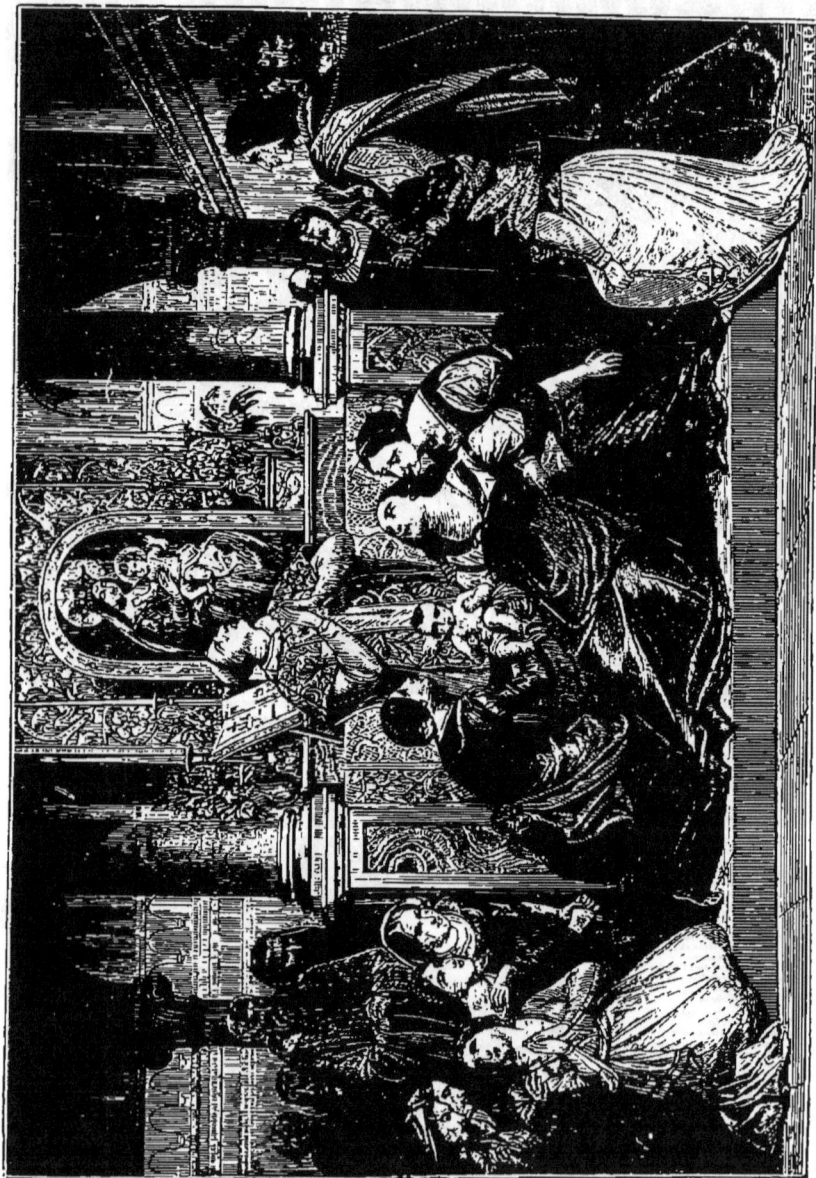

FIG. 129.

cueillir qu'un seul document figuré, le tableau d'Achille Deveria (1)

_____

(1) 1800-1857, frère d'Eugène.

représentant la *Naissance de Raphaël* dans la Chapelle de Notre-
Dame d'Urbin, le vendredi saint de l'an 1483 (*fig.* 129) ; c'est un
morceau assez fin de peinture semi-religieuse. Nous citerons encore
la *Naissance d'Homère*, par Alfred de Curzon (1870) et la *Naissance
de Pindare*, le prince des poëtes lyriques grecs, par Picou, en 1849.

**Numismatique.** — La mémoire des naissances, dans les familles
royales, et même celle de concernant faits relatifs à l'art obstétrical,
a été fréquemment perpétuée par des médailles, dont quelques-unes

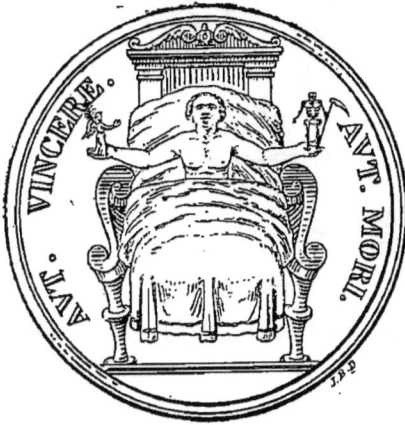

FIG. 130. — Naissance du prince de Na-       FIG. 131. — Naissance de Louis XIII.
            varre

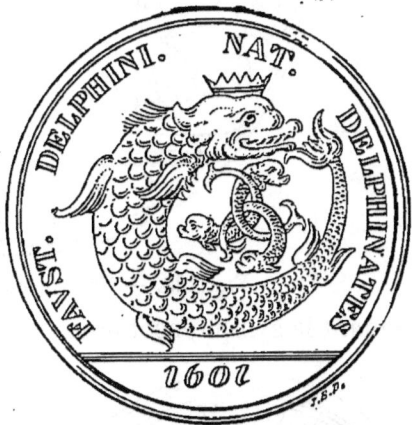

sont de véritables chefs-d'œuvre. Nous en avons reproduit une cen-
taine dans nos *Accouchements à la cour* ; nous en reprenons ici
quelques-unes (fig. 130 à 136) et nous y joignons quelques médailles nouvelles (fig. 137 à 140).

Les Académies et les Universités ont parfois décerné des médailles
en récompense de découvertes ou de travaux relatifs aux accouchements ; elles ne faisaient en cela qu'imiter le pape Pie IV (1) qui
en accordait une à tous ceux qui se distinguaient dans la pratique
obstétricale : elle a été reproduite par Asdrubali (2). Dans cette catégorie de pièces rentre la médaille frappée en 1777 (fig. 94, 95, *Acc.*

(1) Occupe le trône pontifical de 1559 à 1565.
(2) *Traité d'accouchements.*

*célèbres)*, en l'honneur de Sigault, pour le succès qu'il obtint en

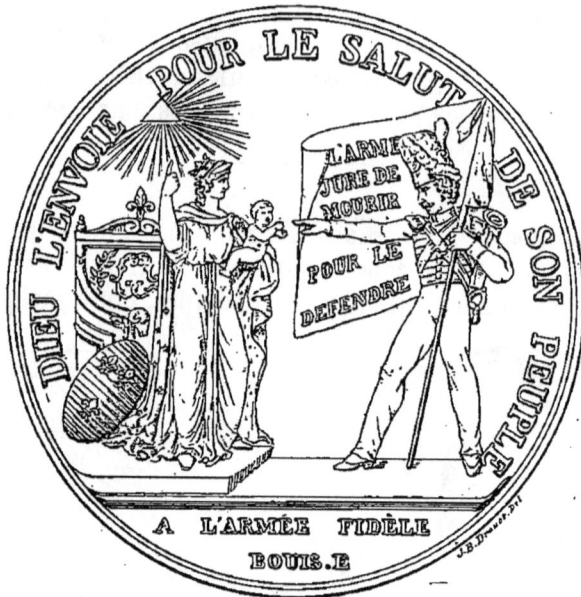

FIG. 132. — Naissance du duc de Bordeaux.

pratiquant la symphyséotomie sur la femme Souchot (1). De même,

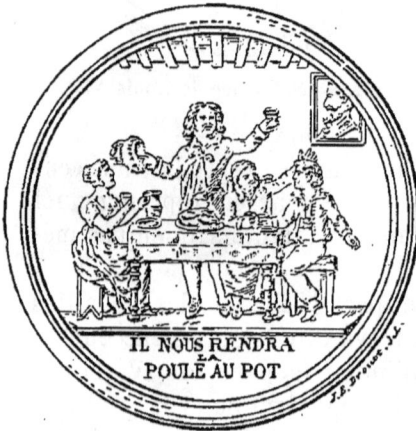

FIG. 133. — Naissance du duc de Bordeaux.

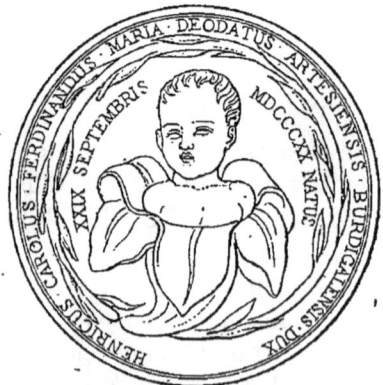

FIG. 134. — Naissance et baptême du duc de Bordeaux.

en 1856, l'Académie des Sciences décerna une médaille d'or à James

(1) V. *Accoucheurs célèbres*, p. 149.

Simpson d'Edimbourg pour avoir appliqué, le premier, l'anesthé-

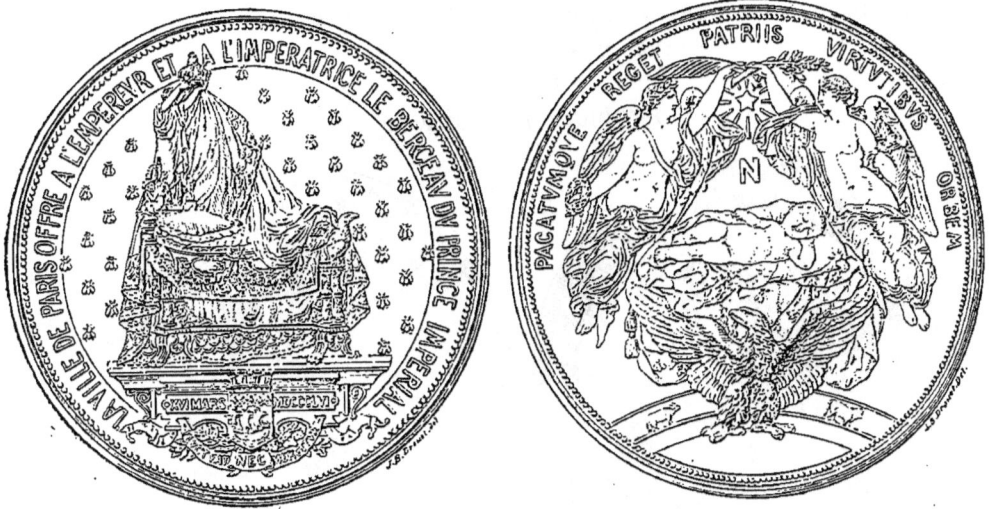

FIG. 135, 136. — Naissance du prince impérial.

sie, avec l'éther, chez l'homme, puis chez la femme dans les accouchements laborieux.

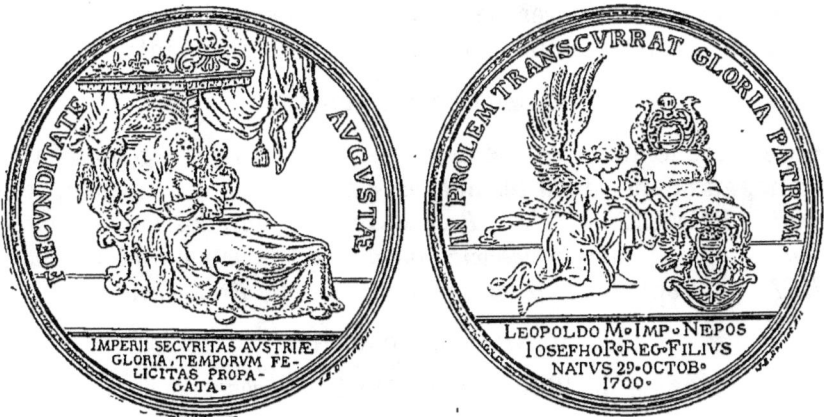

FIG. 137, 138. — Naissance du fils de Joseph, roi des Romains 1700 (1).

Parmi les médailles curieuses frappées en France, nous devons
un souvenir à celle que Sacombe distribuait en prix aux disciples

(1) Ce Joseph fut empereur en 1705 ; son fils ne régna pas.

de son *Ecole anti-césarienne*. Le premier prix était une médaille d'argent, valant 45 livres ; sur une face, Hercule terrassait l'hydre de Lerne ; au-dessous, cette légende : *Plus d'opération césarienne*. Sur le revers était gravée une ruche entourée d'abeilles, avec cette inscription réclame : *Ecole anti-césarienne de Sacombe*.

Venons maintenant à quelques médailles étrangères ayant trait à

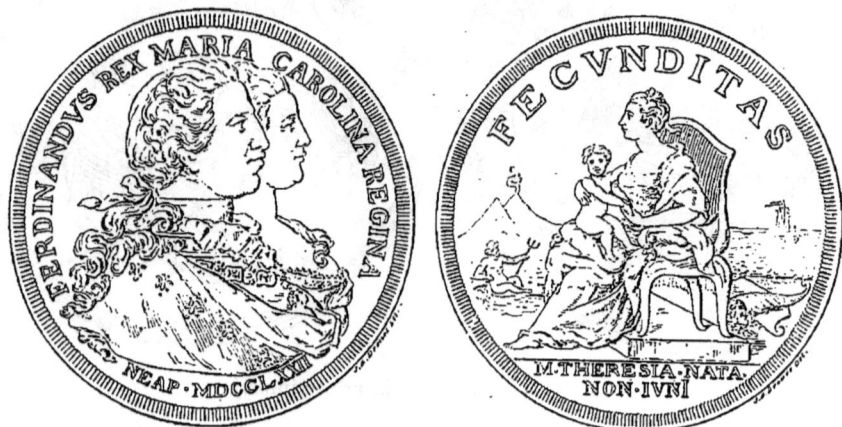

FIG. 139, 140. — Naissance de Marie-Thérèse, fille de Ferdinand et de Marie Caroline, reine de Naples, 1772.

l'obstétrique. Le D^r Storer, de Newport, en a signalé un grand nombre dans son catalogue ; nous relevons les pièces suivantes :

### MÉDAILLE DE LONDRES

*Face* : une femme couchée ; à droite, une nourrice à genoux lave l'enfant ; au dessus dans les nuages, Lucine avec deux paons ; en exergue : LUMLEY F. (1). — *Revers* : l'inscription suivante : *Dissertationis optimæ de arte obstetricia auctori hoc præmium bene meritum dedit E. J. Hopkins M. D. art. et scient. obstetr. Prof. Londini* (2).

### MÉDAILLE DE COURTRAI

*Face* : le buste de l'impératrice Marie-Thérèse, en comtesse de Flandre, avec l'inscription : *Mar. Ther. D. G. Hung. Boh. Reg. Ar. Au. Com. Fland.* (1) Au bas, sur le bord, on lit gravé : *I^en prys* (2)

---

(1) Ce nom, ainsi que les deux autres, imprimés en capitales, est celui du lauréat.

(2) Texte complété : *Dissertationis... Medicinæ Doctor, artis et scientiæ obstetriciæ Professor.*

J. MAYORBANCK. — *Revers* : les armes de Courtrai avec l'inscription : *Castellania Cortracena...* Sur le bord, *Prys der Vrœd-kunde* (3). 1780, gravé.

### MÉDAILLE DE GAND

*Facë* : le buste de l'empereur Joseph II, en comte de Flandre, avec cette inscription : *Josephus II Aug. Com. Fland* (4). — *Revers* : l'ancienne citadelle de Gand surmontée d'une tête de lion; inscription : *Vetus burgum Gandense.* En exergue : *Generi humano consulens artis obstetriciæ lauria d. d.* Un espace est réservé pour le nom du lauréat.

### AUTRE MÉDAILLE DE GAND

*Face* : Lucine debout tenant un bouquet dans la main droite, une torche dans la main gauche; inscription : *Voto parturientis*

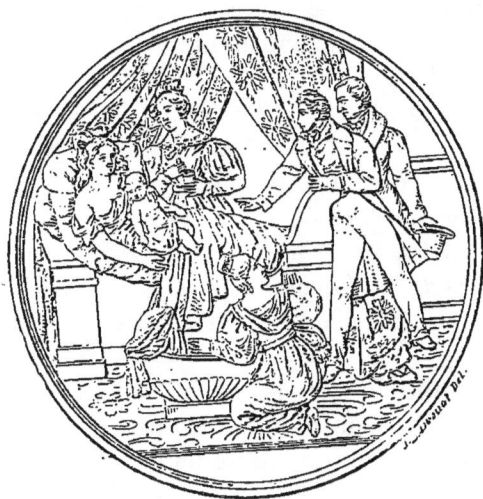

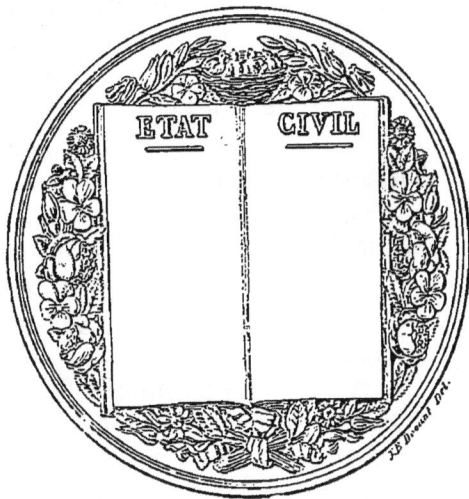

FIG. 141, 142.

*ades.* Exergue : *Artis obstetriciæ præmium.* — *Revers* : *S. P. Q. G.*

---

(1) Texte complété : *Maria-Theresia Dei Gratia Hungariæ Bohemiæ Regina Archiducissa Austriæ, Comitissa Flandriæ.* (Nous supposons *Bohemiæ*, d'après les initiales; *Boiohemiæ* eût été plus dans l'usage.)
(2) *Premier prix* (en flamand).
(3) *Prix d'accouchement* (id).
(4) Texte complété : *Josephus II Augustus Comes Frandriæ.*

*Art. obst. prot. d. d.* (1); puis le nom du lauréat et la date JOSE-PHUS FRANCISCUS KLUYSKENS, 1791.

On pourrait encore trouver d'autres morceaux de numismatique ayant un rapport plus ou moins direct avec l'obstétrique; telle est, par exemple, la médaille (*fig.* 141, 142) que le gouvernement fit frapper en 1830 comme pièce d'État civil; l'usage n'en dura que peu de temps.

**Caricatures politiques.** — Avec les accouchements et les nouveau-nés, l'allégorie est facile; aussi les caricaturistes ne se sont pas fait faute d'user de cette ressource commode.

La *Présentation des haquenées* (2) (*fig.* 143) nous montre Clément XIV accouchant, après de douloureuses hésitations, du bref *Dominus ac Redemptor*, relatif à la suppression de l'ordre des Jésuites (21 juillet 1773). Il mourut quelques mois après des suites de cette couche laborieuse, comme il en avait eu le pressentiment : « Ce bref, avait-il dit, est mon arrêt de mort. » Voici la légende qui accompagne les personnages de cette gravure : 1, *Sa Stupidité notre Saint-Père le pape, sur le lit de misère.* — 2. *Le Cardinal Foirandini faisant l'extraction du bref.* — 3. *Légat du Côté, soutenant le St Père en travail.* — 4. *Son Embonpoint le Cardinal de Bernis, introducteur.* (3). — 5, 6. *Jeunes et fraîches haquenées, richement caparaçonnées.* — 7. *La Princesse de Ste Croix, dame de boudoir du Cardinal.* — 8. *La Nourrice portant son poupon.* — 9. *Gentilhomme caudataire faisant son office.*

Nous avons vu au musée Carnavalet une *Proserpine accouchant de Molina*, gravure signifiant que les R. P. Jésuites sont sortis de l'enfer ; les vers incorrects qui lui servent de commentaire ne laissent aucun doute sur la pensée de l'artiste :

Pour peupler ce séjour affreux
Tu ne pouvais choisir de fille plus féconde,
Ton esprit, par ses soins, répandu en tous lieux,
Te forme des enfants jusques au Nouveau-monde,

---

(1) Texte complété : *Senatus populusque Gandensis artis obstetriciæ protectores dant dedicant.*
. (2) Une haquenée était une jument blanche que montait le pape.
(3) Ambassadeur de France à Rome.

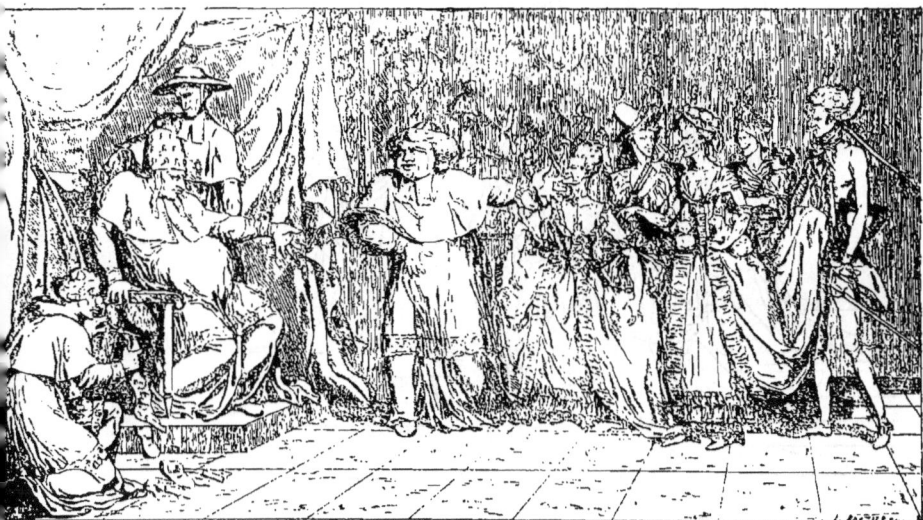

FIG. 143. — La présentation des haquenées.

Instruite par Pluton, elle arme sa fureur
Contre Dieu, son amour, sa puissance, sa grâce,
Et pour séduire enfin toute l'humaine race,
Canonise le vice et encense l'erreur.

Au début de la Révolution, les *Couches de Target* étaient le pain quotidien des pamphlétaires et des caricaturistes réactionnaires.

Quoiqu'il ait déjà été question ailleurs (1) de ces plaisanteries

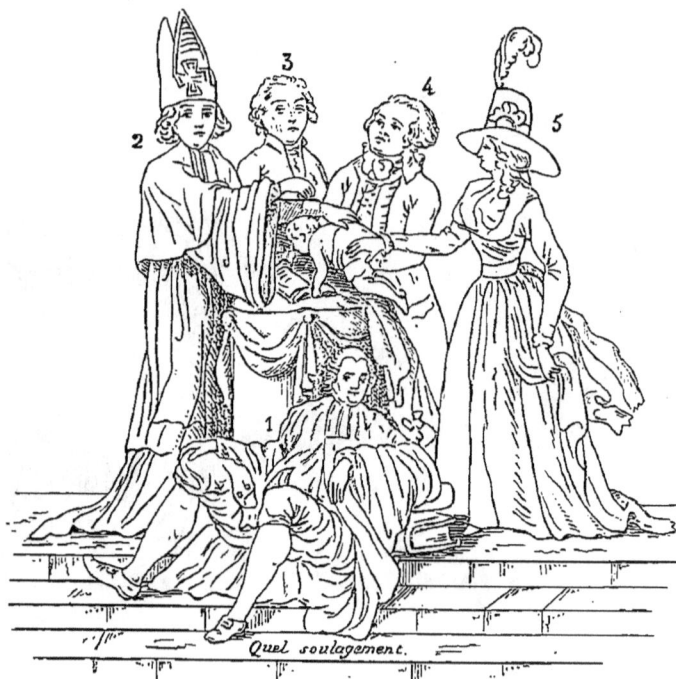

*Quel soulagement.*

F:G. 144. — 1. Target. — 2. L'abbé Fauchet. — 3. Populus. — 4. M. d'Aiguillon en sage-femme. — 5. M.lle Théroigne.

d'un goût douteux, nous en donnerons ici un dernier échantillon, (*fig.* 144).

Une caricature allemande représente Napoléon 1er bercé par le diable (*fig.* 145). Ce dessin, qui indique la forme du maillot de l'époque, a pour légende : *Das ist mein lieber, sohn an dem ich wohlgefallen habe* ; c'est-à-dire : « Voilà mon fils chéri qui me donne tant de satisfaction (2).

(1) V. *Anecdotes et Curiosités historiques sur les accouchements.*
(2) Littéralement ; « à qui j'ai grand plaisir ».

A l'époque de la Restauration, les partis politiques se battirent souvent à coups de caricatures. L'une d'elles, *(fig.* 146) (1) œuvre d'un ultra-royaliste, répond au sentiment de terreur générale répandue chez les amis du roi par l'élection de l'abbé Grégoire, en 1819 (2). La loi électorale qu'ils veulent faire réformer, parce qu'elle leur paraît ouvrir la porte de la Chambre aux libéraux, est représentée sous les traits d'une femme à la mine peu distinguée : elle vient

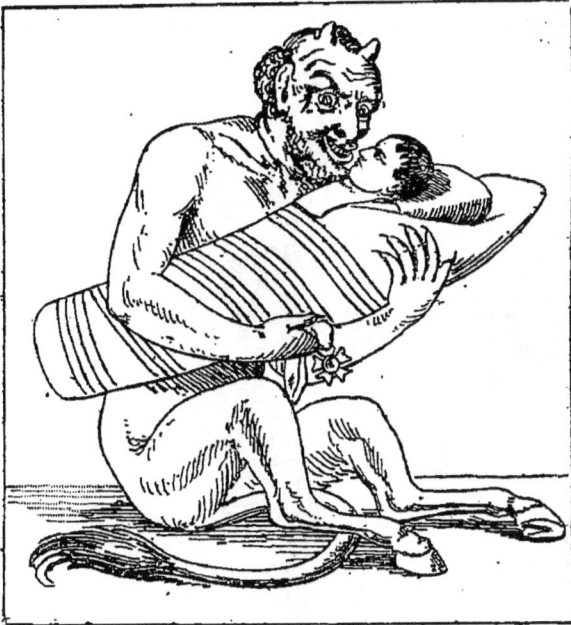

FIG. 145.

d'accoucher d'un bébé, l'ancien évêque régicide, qui porte au front la lettre R (Régicide), les mains tachées du sang de Louis XVI ; à droite, Fouché apparaît avec la guillotine, pendant que le président du conseil, Decaze, tâte le pouls de la malade et diagnostique l'élec-

---

(1) Légende : *La loi des élections est accouchée heureusement d'un enfant marqué sur le front d'un grand R, et de taches de sang sur les mains.*

(2) « Le crime n'avait pas encore demandé a être représenté parmi nous S'il était décidé qu'un régicide est admissible à la Chambre des députés la Révolution tout entière sortirait hideuse et sanglante de son tombeau. » *Discours* de Courvoisier, 6 déc. 1819).

tion prochaine d'autres révolutionnaires, Barrère, Carnot, Mahée, Merlin, Sieyès et Fouché.

Granville (1) a représenté « Chose », c'est-à-dire Louis-Philippe, affichant le déshonneur de sa nièce, et Bugeaud changé en sage-femme : allusion à l'accouchement de la duchesse de Berry à la citadelle de Blaye, dont le général Bugeaud était le gouverneur ; mais nous n'avons pu nous procurer cette gravure.

Dans le journal la *Caricature*, le même artiste nous fait assister

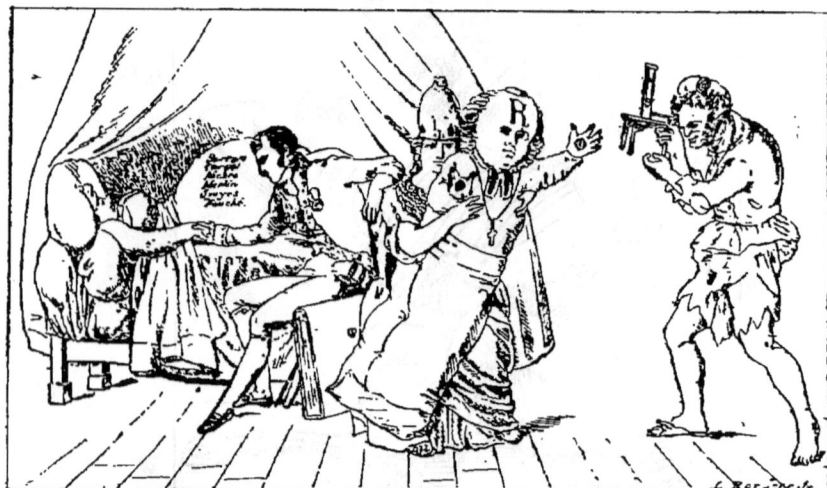

FIG. 146.

à la *Naissance du juste milieu* (*fig.*147), après un enfantement pénible de la Liberté. Le parrain de l'enfant (2) montre au peuple l'être monstrueux qui vient de naître. Casimir Perrier veut donner un coup de pouce à l'accouchée souffrante. Guizot tient le forceps tandis que Dupin, le docteur, se frotte les mains de plaisir. Lancelot (3) tient ses adoucissants tout prêts et le baron Atthalin est chargé des lettres de part. Sebastiani et la nourrice Schonen sont toujours à genoux ; pendant ce temps, le petit Thiers joue avec le poulet gaulois et lui fait la nique. Ce dessin est la parodie du tableau d'Eugène Deveria : La *Naissance d'Henri IV* (fig. 111)

(1) 1803-1847.
(2) Louis-Philippe.
(3) Le maréchal Lobau qui combattit une émeute avec succès, en employant les pompes à incendie au lieu de canons.

On se rappelle avec quelles douleurs l'ex-président Grévy accou-

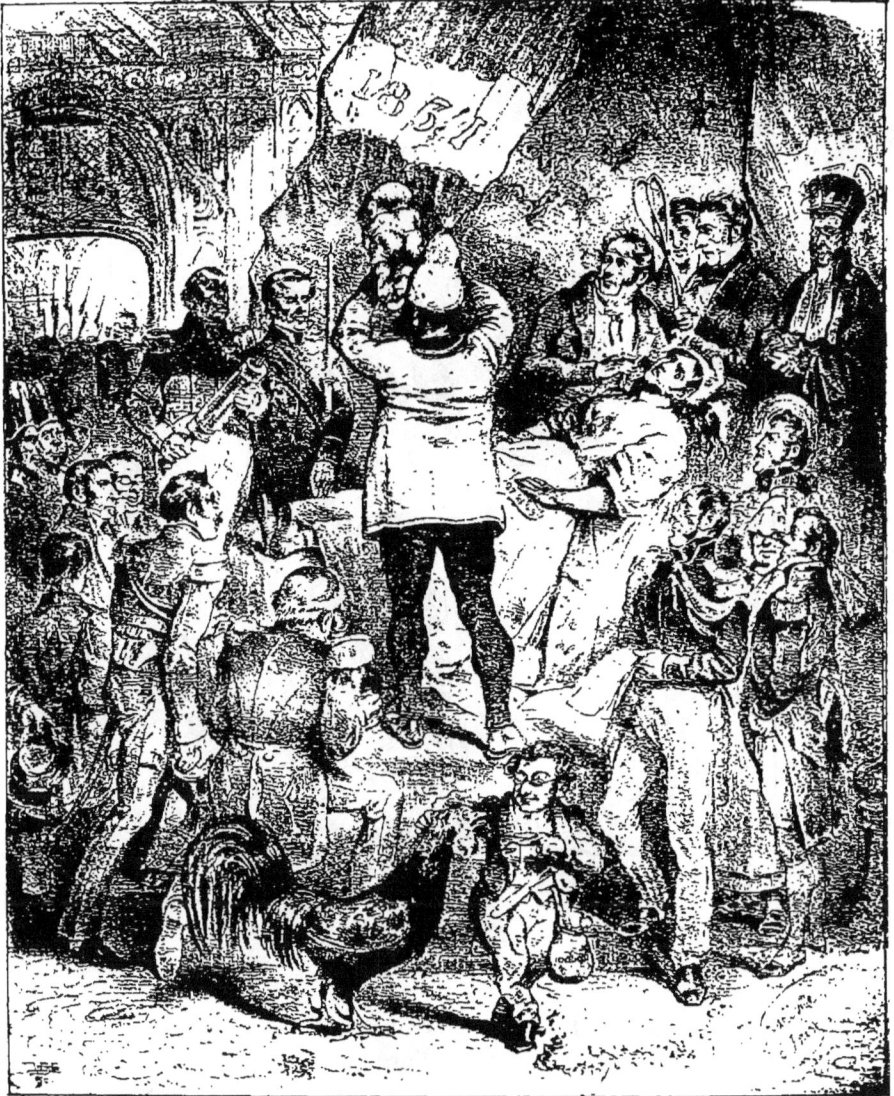

FIG. 147.

cha d'une démission, impérieusement exigée par l'opinion publique.
Le caricaturiste Gilbet-Martin exprima fort bien les difficultés de

l'opération (*fig.* 148). Les vers suivants accompagnent cette caricature qui a pour légende : *Avec les fers.*

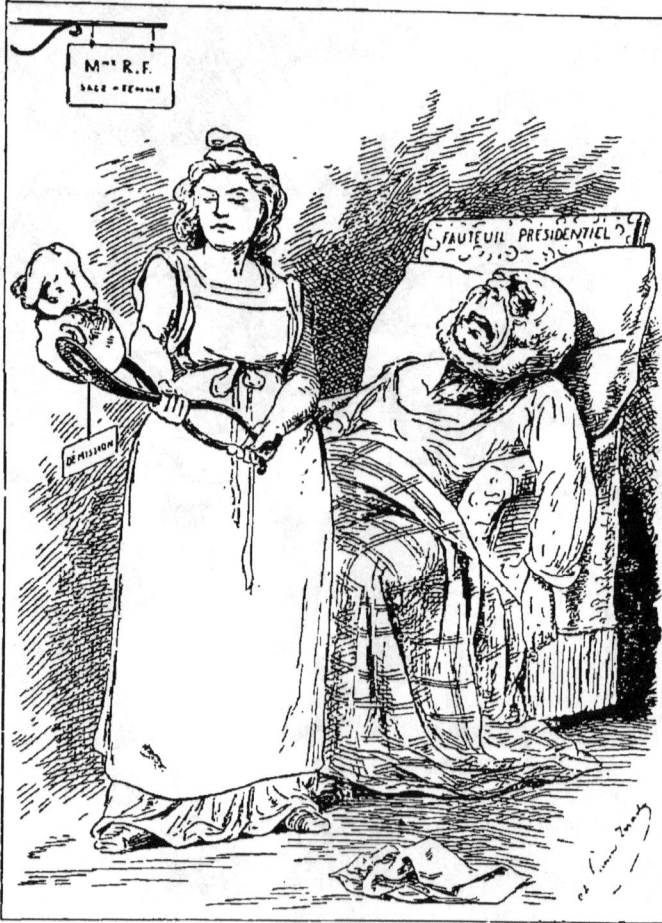

FIG. 148.

On le voit anxieux, farouche,
Perdant la pudeur et l'orgueil,
Avec des cris de femme en couche
Se cramponner à son fauteuil.

Sa démission, plus qu'à terme,
A déjà des parrains tout prêts ;
Se serrant les flancs, il s'enferme
Pour fuir le spectre du Congrès:

> Mais la sage-femme, que diantre,
> Qui ne manque pas de biceps,
> S'est, pour la lui tirer du ventre,
> Décidée à prendre un forceps.

En Angleterre, nous signalerons les caricatures qui représentent Jacques 1er avec un fourreau sans épée; la vue d'une arme de ce genre lui causait, en effet, une telle frayeur qu'il n'osait même pas donner l'investiture à un chevalier. A cette crainte, on attribuait comme cause l'épouvante qui frappa sa mère Marie Stuart quand, enceinte de lui, elle vit assassiner, sous ses yeux, David Rizzio, son musicien et son amant.

Nous avons vu ailleurs (1) que les Orangistes se plaisaient à émettre des doutes sur la légitimité de Jacques Edouard, fils de Jacques II d'Angleterre et de Marie de Modène. Une caricature du parti nous montre Marie de Modène assise près d'un berceau; à côté d'elle, un jésuite qui paraît avoir des façons assez familières (2); l'enfant, dans le berceau, tient un petit moulin qui indique la condition de ses parents supposés. On sait que les ennemis des Stuarts faisaient courir le bruit que Jacques-Edouard était le fils d'un meunier.

**Coutumes et scènes de mœurs.** — Le Musée de Lille possède une belle toile de Pierre Coninck, intitulée l'*Epreuve de l'eau chez les Celtes*. Claudien fait allusion à cette coutume quand, dans son poème contre Rufin, il parle de ceux « que l'eau du Rhin éprouve à leur naissance ». Un auteur, qui s'est rendu justice en gardant l'anonyme, a décrit l'épreuve par l'eau dans les vers médiocres que voici :

> C'est grâce au Rhin jaloux que le Celte indompté
> Constate de ses fils la légitimité,
> Et de l'enfant qui naît nul ne se croit le père,
> Qu'il ne l'ait vu baigné par le fleuve sévère.
> A peine l'embryon hors du sein maternel
> A, par son premier cri, salué l'existence,
> Que sur un bouclier, d'un air d'indifférence,
> Le mari le dépose, et son cœur paternel

---

(1) *Curiosités historiques sur les accouchements*, p. 64. et *Accouchements à la cour*, p. 14. Lire aussi *Un ménage royal d'Angleterre* par Tiburce Mary, 1887.

(2) On prêtait à Marie de Modène une galanterie avec le père La Chaise.

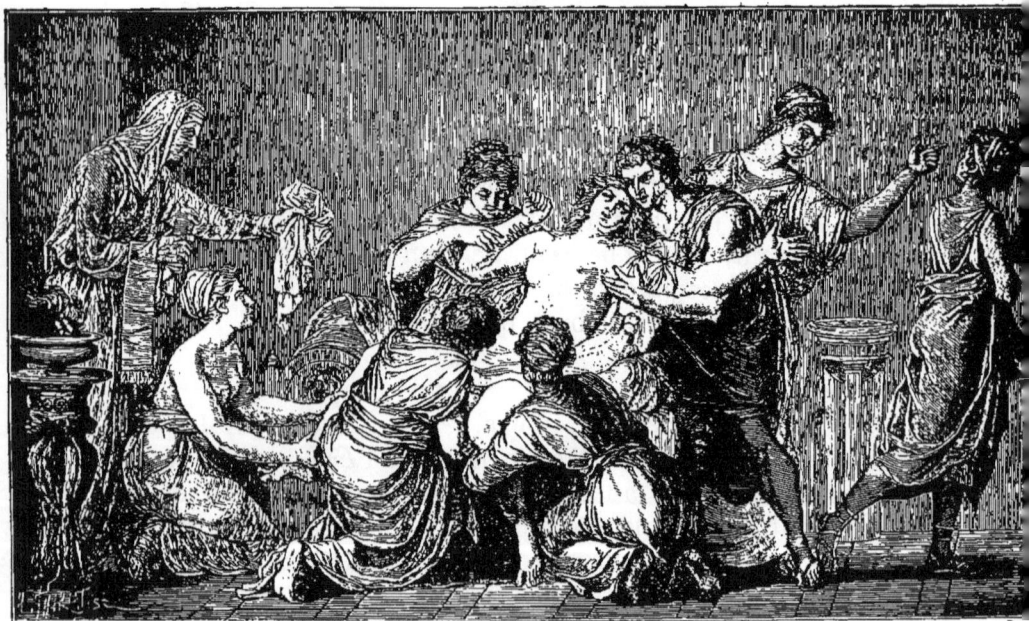

Fig. 149. — L'accouchement.

Ne s'ouvrira pour lui que quand l'onde amicale
Aura justifié la couche conjugale.
Mais la mère qui, chaste et fidèle à l'honneur,
Doit, même dans ce cas, voir succéder pour elle
Aux tourments de Lucine une douleur nouvelle,
De l'eau mobile attend l'arrêt avec terreur.

Le peintre antiquaire Gibelin (1), qui a fait revivre en France la fresque monochrome, a peint d'après ce procédé, sur un panneau de la salle qui devint le *Musée Orfila*, une couche laborieuse chez les Grecs anciens ; ce tableau, désigné sous le titre vague de l'*Accouchement* (*fig*. 149), dénote le réel talent de Gibelin dans le genre restauré par lui.

En regard, nous pouvons placer la gravure de Maréchal re-

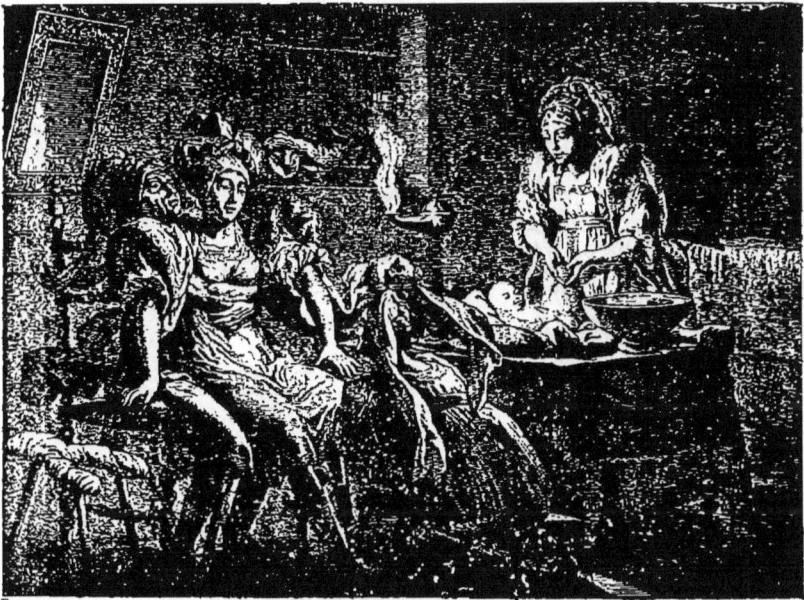

Fig. 150.

présentant l'*Accouchement d'une femme grecque moderne de l'Archipel* (*fig*. 150). La scène est prise après l'expulsion de l'enfant ; une femme l'emmaillotte sur une table. L'accouchée est assise sur un

(1) 1739-1814.

siège spécial, dont un spécimen figure à sa droite ; le mari, assis en
arrière d'elle, lui sert d'appui : il l'emboîte avec ses jambes et
maintient sa taille entre ses bras, tandis que la matrone, placée
devant elle, procède à la délivrance et lui donne les soins qu'exige
son état. L'interprétation de cette composition ne va pas d'ailleurs
sans quelque difficulté : défaut grave.

L'intérieur d'une accouchée au XVᵉ siècle (fig. 368, *Hist. Acc.*)

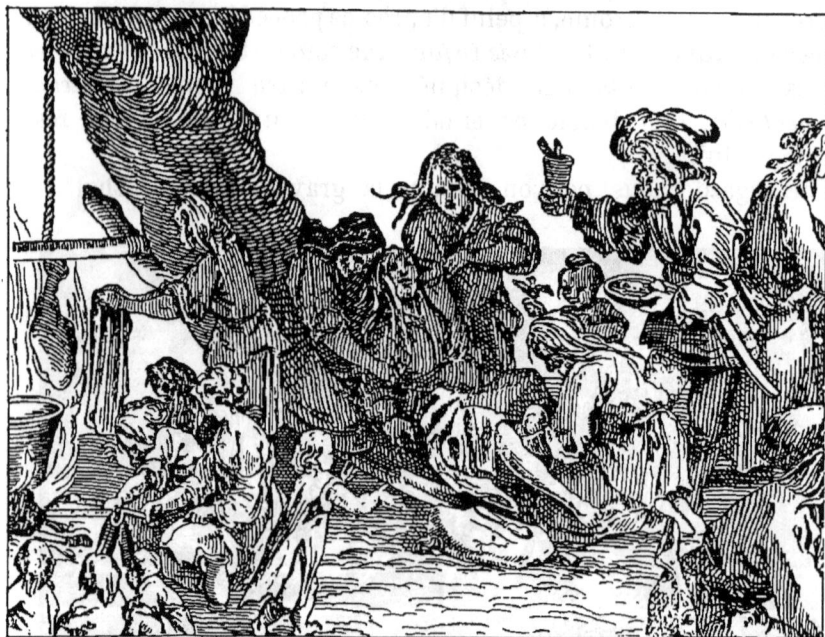

FIG. 151.

est restitué dans une miniature de l'*Histoire de la Belle-Hélène*,
manuscrit de cette époque.

Une peinture de Jules Romain nous donne une scène d'accouchement à Rome au commencement du XVIᵉ siècle (fig. 251, *ibid*).

Jacques Callot fait accoucher en plein air (*fig.* 151), aux pieds
d'un arbre, la bohémienne enceinte qui figurait au premier plan de
la gravure reproduite dans la première partie (*fig.* 23). Il ne serait
point sage de conter aux enfants de la troupe que les enfants viennent sous les choux ; ajoutons qu'au reste les soins de la marmite
semble plus les préoccuper que les détails de l'accouchement. Un

artiste de l'école de Callot, Teniers·le jeune a représenté l'*Accou-*

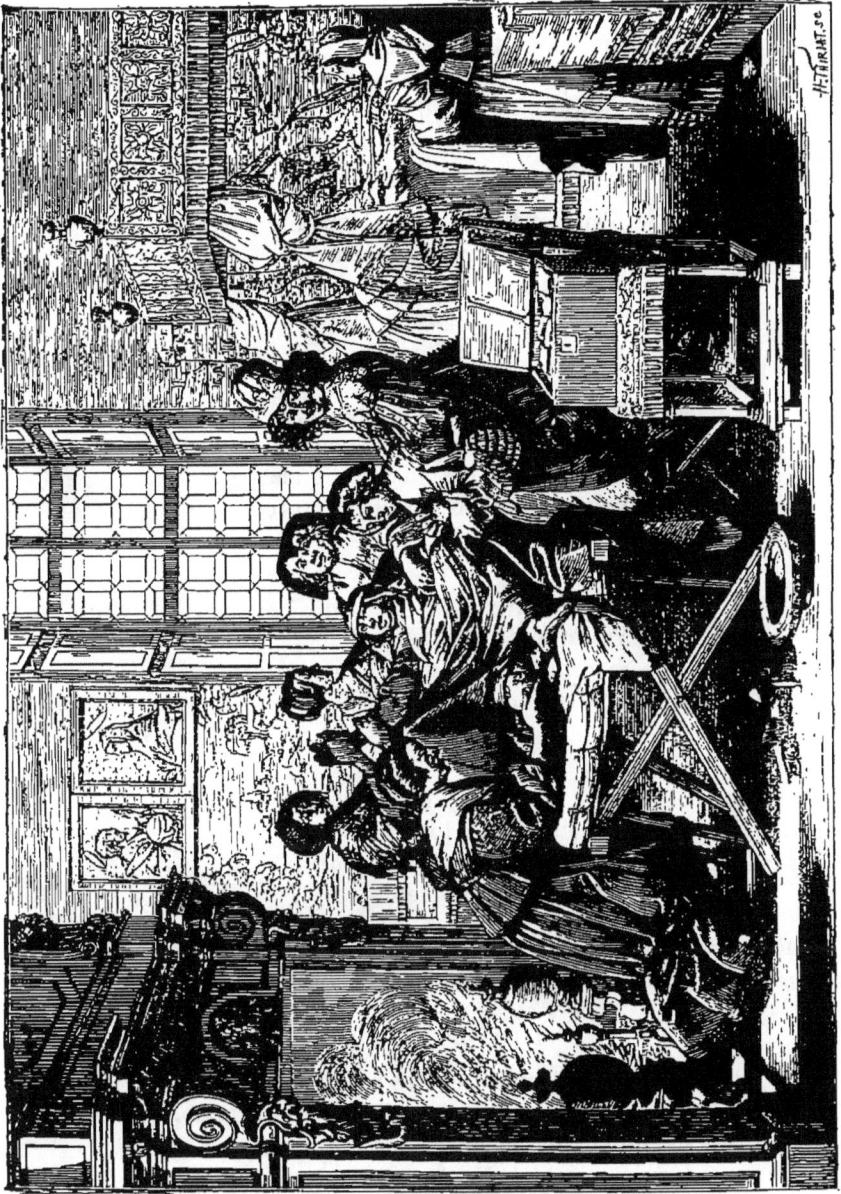

FIG. 152.

*chement d'une bohémienne,* mais il place la gisante sur un lit confortable, abrité dans une sorte de caverne, sur le bord d'une route.

Le graveur Abraham Bosse (1), qui continua Callot, a dépeint les mœurs familières du XVIIᵉ siècle dans une série de curieuses estampes, parmi lesquelles se trouve une scène d'accouchement sur un lit de misère (*fig.* 152). Cette intéressante étude de coutumes bourgeoises est accompagnée d'une légende versifiée :

### L'ACCOUCHÉE

Hélas ! je n'en puis plus, le mal qui me possède
Affaiblit tous mes sens :
Mon corps s'en va mourant, il n'est point de remède
Aux peines que je sens.

### LA SAGE FEMME

Madame, prenez patience,
Sans crier de cette façon ;
C'en est fait, en ma conscience,
Vous accouchez d'un beau garçon.

### LE MARY

Cette nouvelle me soulage,
Voilà tout mon deuil effacé.
Sus, mon cœur, ayez bon courage,
Vostre mal est tantost passé.

### LA DÉVOTE

Dans ce pénible effort, à qui n'est comparable
Aucun autre tourment,
Délivrez-la, Seigneur, et soyez secourable
A son enfantement.

Comme suite de cette gravure, A. Bosse représente la *Visite à l'accouchée* (*fig.* 153), avec cette autre légende, également rimée :

### L'ACCOUCHÉE

Le travail de l'enfant est un mal si nuisible
Que je ne puis assez m'en plaindre désormais.
Si je pouvois tenter une chose impossible,
Je jurerois, ma foi, de n'y tomber jamais.

---

(1) 1602-1676.

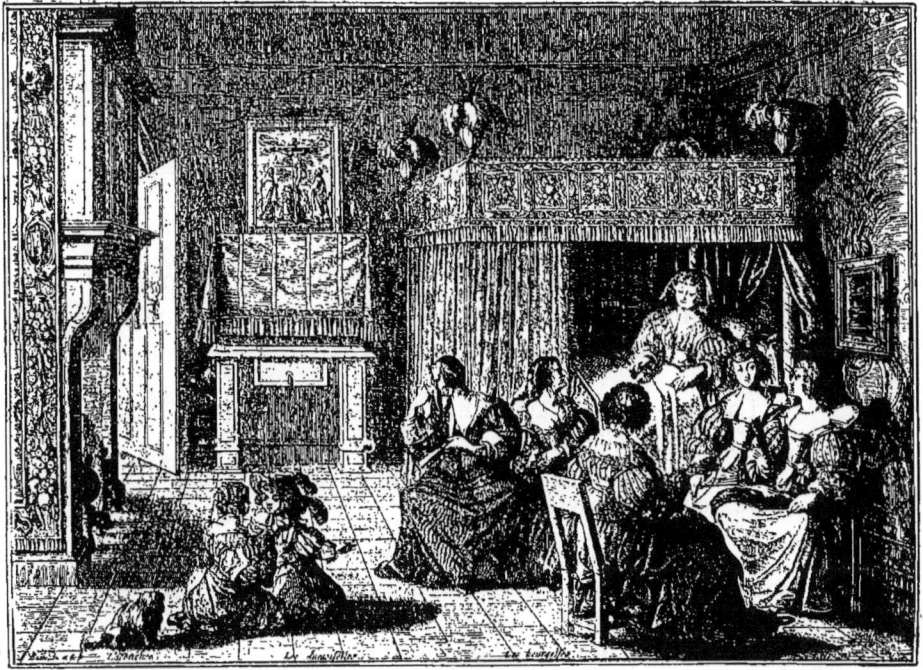

### LES DEMOISELLES

Madame, le danger où la femme s'expose,
Pour contenter un peu ce naturel désir,
Reçoit ce reconfort que c'est bien peu de chose
Qu'un moment de douleur pour neuf mois de plaisir.

### LES BOURGEOISES

Dire que nous trouvons ce martire agréable,
De nos marys railleurs sont les communs propos,
Mais hélas s'ils sentoient cest esbat tout aymable,
Nous ne les verrions pas sy souvent en repos.

### L'ESPION

J'entends contre un mary ce conseil qui murmure,
Mais c'est blâmer à tort l'innocent en ce faict,
Car sy dans ce mestier quelque mal on endure,
Ce n'est pas bien souvent le mary qui l'a faict.

Après le « caquetoire » de l'accouchée, vient la *Nourrice* du même artiste (*fig.* 154) ; comme toujours des vers avec la gravure, ceux-là assez drôles dans leur polissonnerie vulgaire et naïve :

La mine de cette accouchée
Me semble si fort en bon point,
Que volontiers pour mon pourpoint
Je voudrais la voir empêchée.

A cette gentille nourrice,
Coiffée de son bavolet,
Quand on devrait troubler son lait
Ferait bon lui rendre service.

Et pour cette jeune servante
Qui chauffe la couche à l'enfant,
Qui lui voudrait en faire autant
Je crois qu'elle serait contente.

J'entends à faire le ménage
Et surtout à dresser un lit,
Mais pour y prendre son déduit
Je fais mieux encor cet ouvrage.

Avant de se livrer au grand art, dans lequel il fut toujours mé-

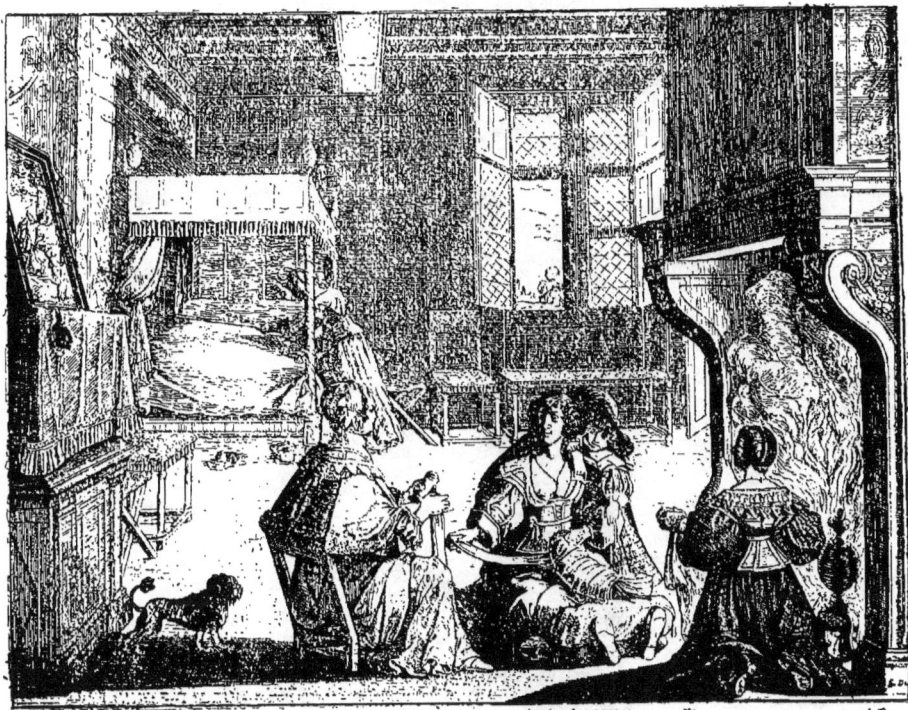

diocre, Etienne Jeaurat (1) avait eu l'ambition d'être en peinture

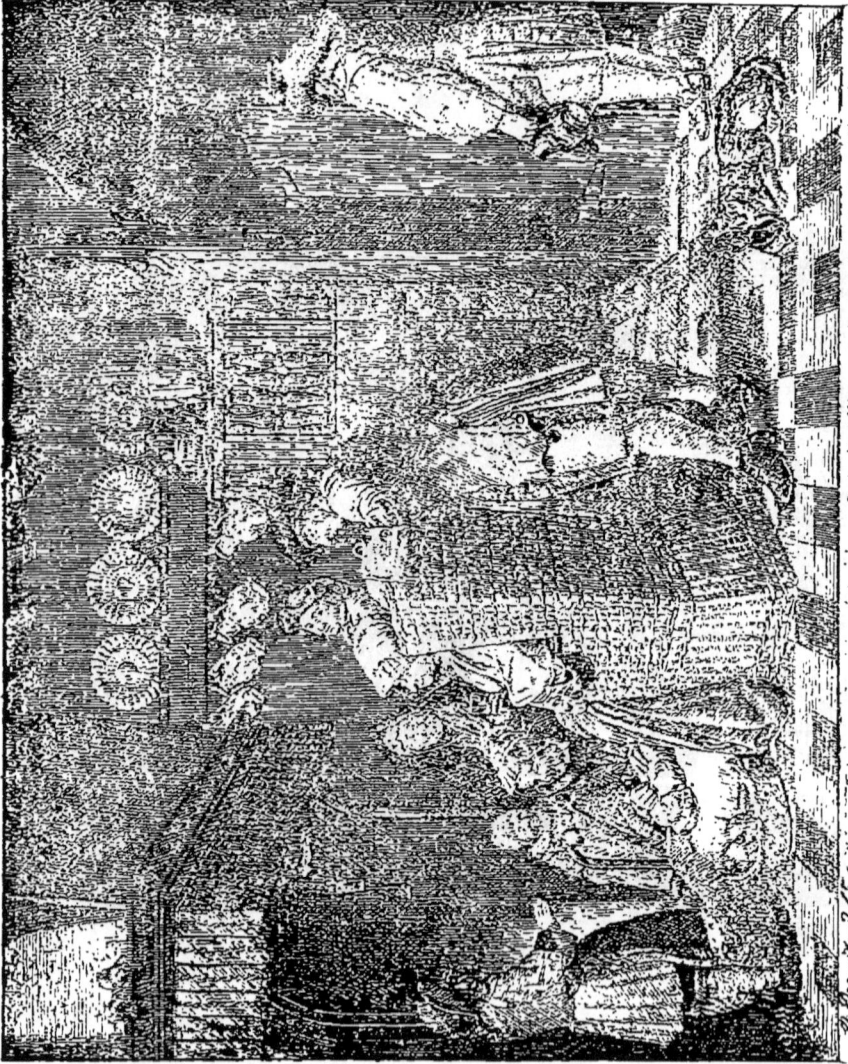

Fig. 155.

ce qu'A. Bosse avait été en gravure. « Ce fut autrefois, dit Diderot,

(1) 1795-1858 :

le Vadé de la peinture ; il connaissait les scènes de la place Maubert et des Halles, les enlèvements de filles, les déménagements furtifs, les disputes de harengères et crieuses de vieux chapeaux. » Ce qui manque malheureusement au pinceau de Jeaurat dans ses petits tableaux de genre, c'est l'esprit qui distingue la pointe d'A. Bosse. Les scènes rendues sont banales ; même banalité dans les quatrains que l'artiste leur a donnés comme explication. Voici celui de l'*Accouchée :*

> Ce joli mal, amour inquiète les belles,
>    Chacune veut en faire l'examen
> Et ce désir souvent porte les plus cruelles
>    A l'éprouver sans consulter l'hymen.

Quatrain de la *Relevée :*

> De la brioche il faut une part pour ma mère,
> Puis nous en couperons à mon hôtesse autant,
> N'oublions pas surtout mes sœurs et ma comère
> Et que mes clercs entre eux partagent le restant.

La collection de M. Léon Dewez contient une scène d'accouchement, tableau flamand qui semble être du XVIIIᵉ siècle, et dont l'auteur est inconnu (*fig.* 155).

L'*Accouchée en Bretagne* (*fig.* 156), d'un anonyme, est une étude de mœurs à laquelle sa couleur locale donne quelque intérêt.

Un tableau de Mᵐᵉ Auzou, l'*Effroi maternel* (fig. 111, *Hist. Acc.*), exposé au salon de 1810, doit être signalé, car il rappelle un préjugé relatif aux naissances. En Livonie, et ailleurs, on plante un arbrisseau à la naissance de chaque enfant, et la destinée du nouveau-né est attachée au sort de cet arbre que l'on entoure des plus grands soins ; Bernardin de Saint-Pierre fait allusion à cette coutume dans *Paul et Virginie*. Mᵐᵉ Auzou a fort bien rendu l'effroi d'une jeune Livonienne qui, venant soigner l'arbre planté à la naissance de son premier-né, le trouve brisé.

La *Pauvre femme en couches* (*fig.* 157) d'Ary Scheffer (1) est, comme beaucoup d'autres œuvres du même artiste, une scène touchante dans sa familiarité. Nous en dirons autant de la *Femme du cultiva-*

_____

(1) 1697 — 1789.

*teur*, par G. Latouche (1), bon observateur des mœurs campagnardes, et surtout de la *Fièvre de lait*, de Lafosse (*fig.* 158), qui nous transporte dans la mansarde de l'ouvrier. Sur le même sujet, notons encore l'*Accouchée du village* (*fig*. 159), que M. Eugène Girardet a envoyée à l'exposition de 1891 (2).

La note humoristique nous est fournie par M. Louis Deschamps.

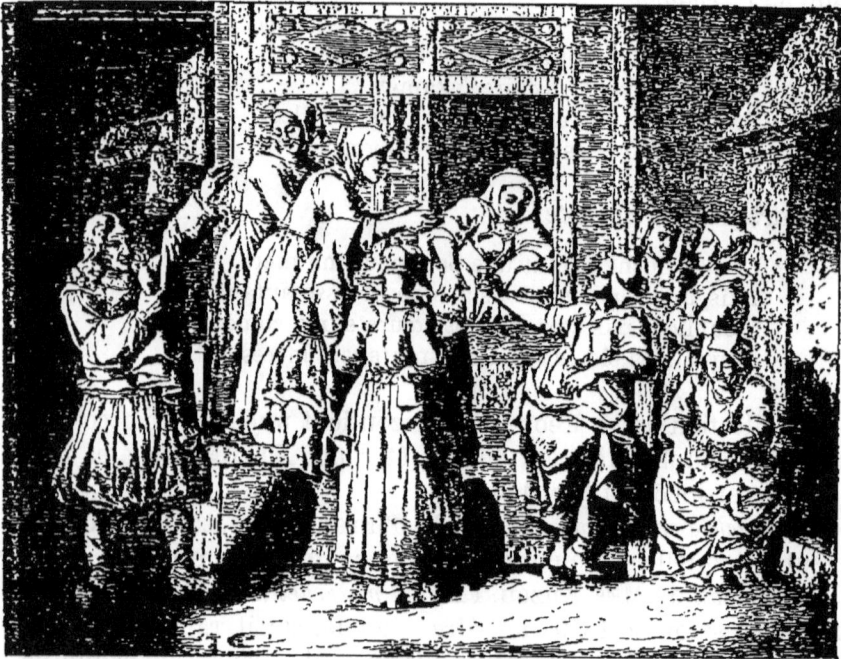

FIG. 156.

Le tableau de cet artiste : *Au clou* (3), rappelle cette coutume du temps jadis où l'on ménageait dans le maillot une anse, dont les chefs étaient retenus par les bandelettes qui enveloppaient le corps de l'enfant, à la manière des momies égyptiennes, et sans plus de façon on suspendait le pauvre petit être à un clou, pendant que les parents allaient aux champs ou au cabaret. Cette jolie fantaisie de M. Deschamps nous rappelle une caricature allemande (fig. 107,

(1) Salon de 1763.
(2) Le propriétaire est M. Renault.
(3) Salon de 1888.

*Hist. Acc.*) que la ressemblance des sujets nous invite à signaler ici plutôt que dans la section que nous consacrons aux dessins de

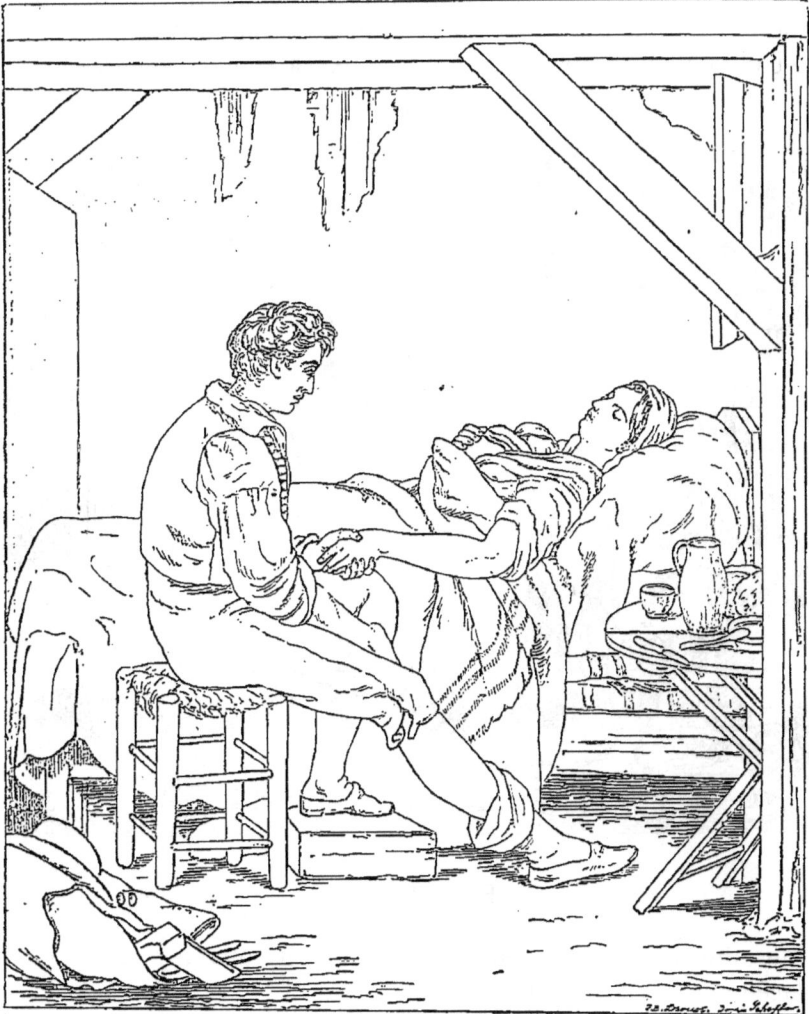

FIG. 157.

cette catégorie. Elle représente les attitudes comique d'un sergent-major bavarois auquel a été confié la garde d'un enfant en maillot et qui ne parvenant pas à calmer les crix du marmot récalcitrant s'en débarasse en l'accrochant à un clou ; la stupéfaction de la mère, à la vue de son enfant ainsi suspendu, prouve assez que cette habitude, qui était aussi en usage en Allemagne, n'existe plus aujourd'hui.

La *Déclaration de naissance* (fig. 384, *ibid.*), dans une mairie de Paris, a fait l'objet d'un tableau de genre de Blanchon, qui a été acheté par la Ville pour la mairie du XIXᵉ arrondissement. Cette

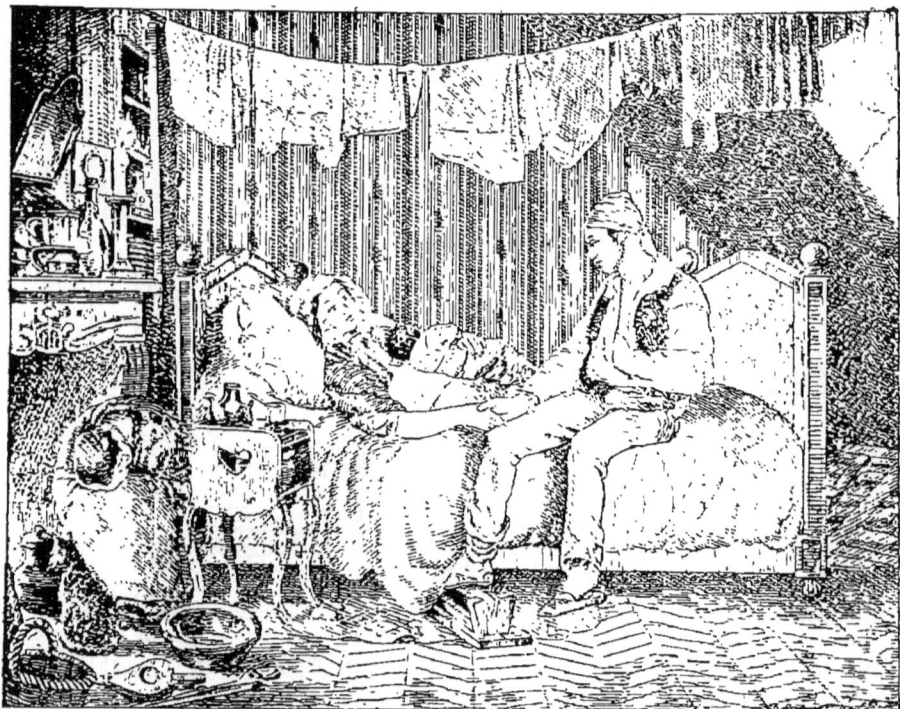

FIG. 158.

coutume administrative n'est déjà plus qu'un souvenir ; elle a été remplacée par la visite à domicile.

La gravure que nous avons reproduite est une charge sur cette même coutume à la campagne (fig. 385, *ibid.*) ; elle aurait été mieux à sa place dans la série des fantaisies, mais le sujet semble l'appeler ici.

L. de Moulignon a peint, dans la mairie d'Arpajon, une gracieuse allégorie de la *Naisssance*, dont nous empruntons la description à Larousse : « Un beau génie, ayant un style à la main et tenant

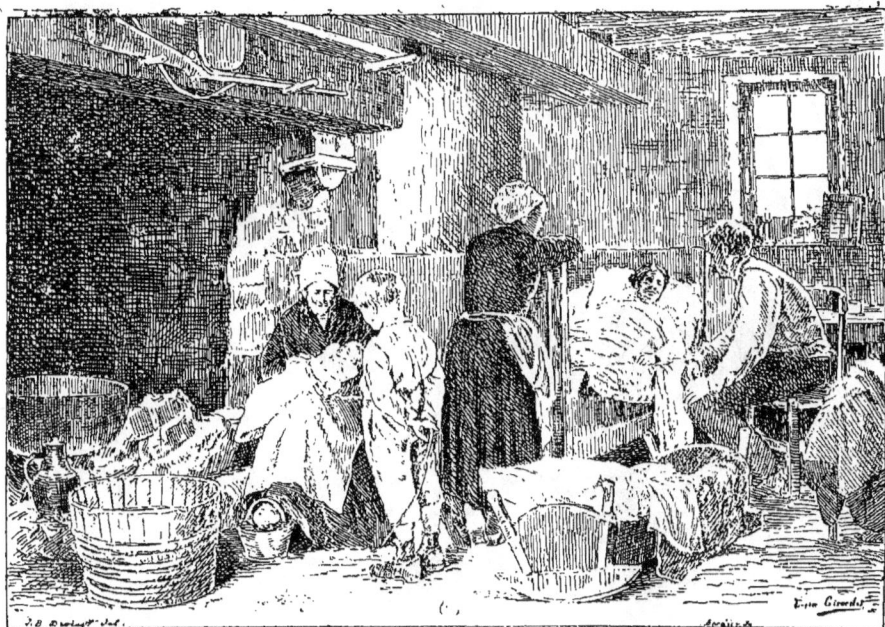

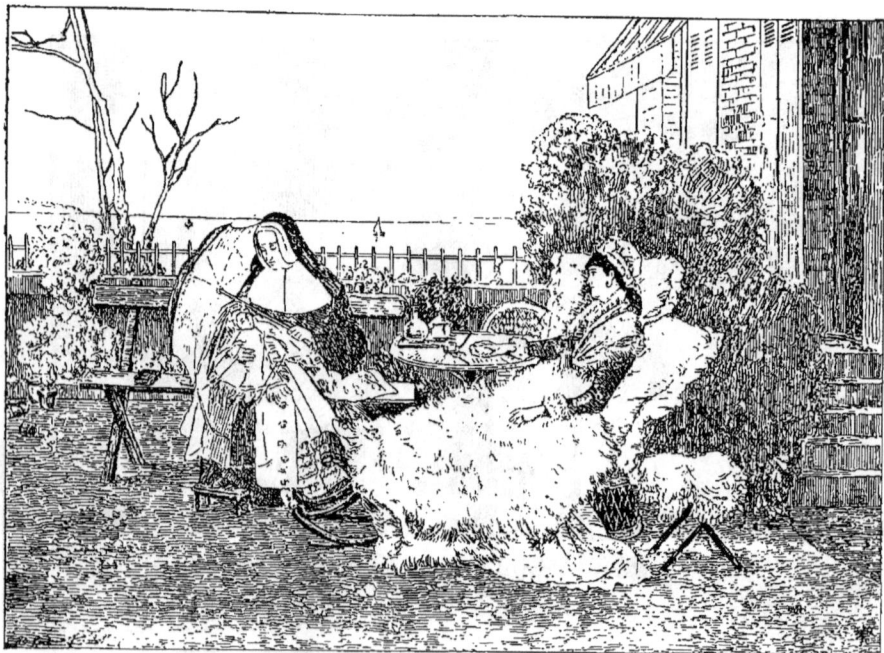

FIG. 160.

sous le bras le registre de l'Etat civil, soulève un léger voile dont est couvert le nouveau-né, bébé rose et blanc, que présente une

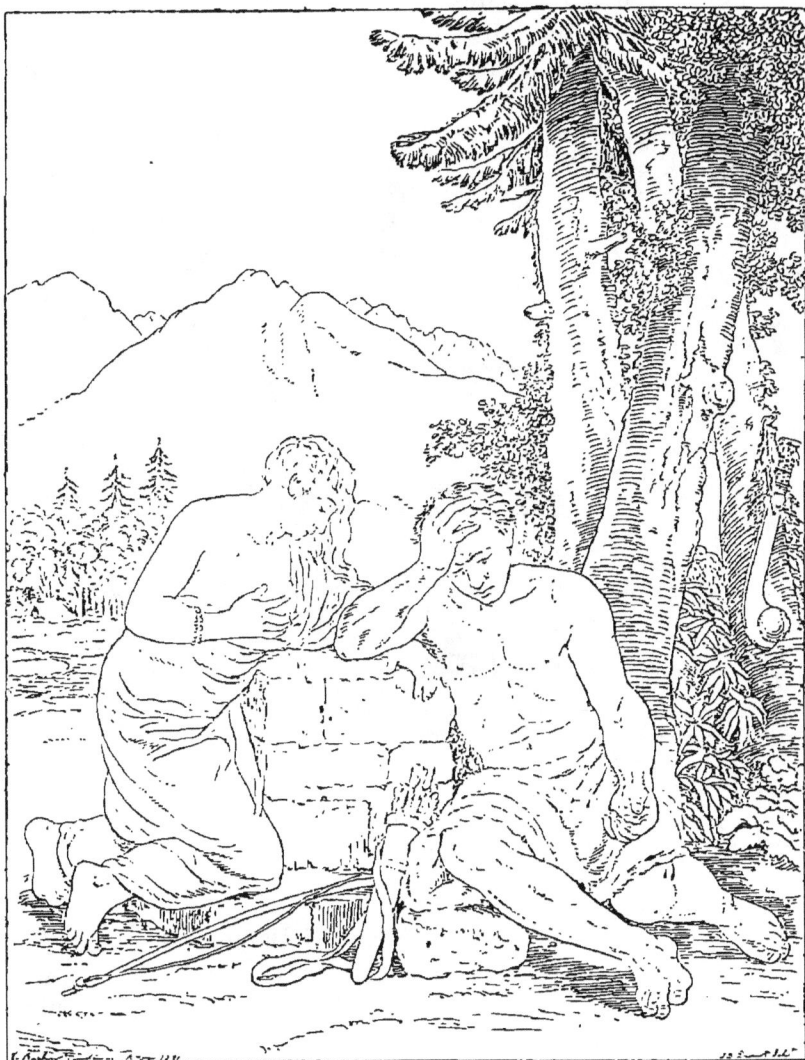

Fig. 161.

jeune mère toute rayonnante de bonheur ; derrière celle-ci se tient l'époux dont le visage exprime la joie. » La nature allégorique de cette composition excuse l'imprudence de la mère qui assiste elle-

même à la déclaration de naissance de son enfant, laquelle, d'après
la loi, doit être faite dans les trois jours qui suivent l'accouchement.

Il est à noter que les artistes contemporains, laissant de côté
l'accouchement proprement dit, ont surtout reproduit des scènes
postérieures à la venue de l'enfant. Citerons-nous l'*Accouchée*, de

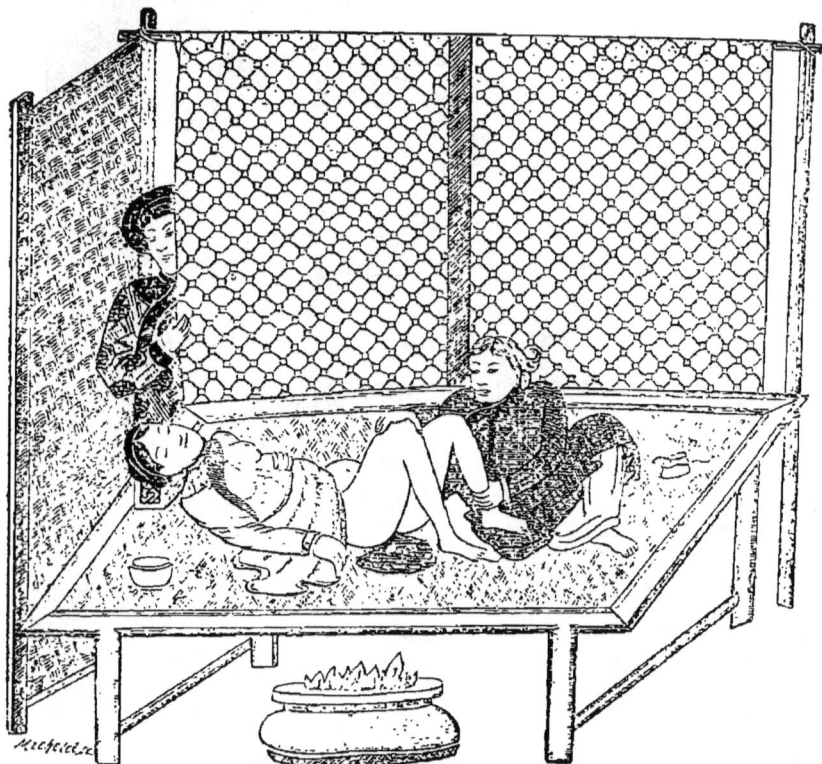

FIG. 162.

E. Duez (*fig.* 160), la *Visite à l'accouchée*, de C. Bauguet et celle de F.
Dufaux; la *Visite de la marraine* de Munkaczy et celle de Jundt;
le *Premier né*, de Poney, la *Naissance*, de Gillot, faisant partie
d'une suite : l'*Education*, le *Mariage*, les *Obsèques* ? Toutes ces
scènes, se passant dans des intérieurs mondains ou bourgeois, ne
sauraient piquer la curiosité, sinon par le mérite de la facture ;
c'est notre époque dans toute sa banalité (1). Il ne sera pas ques-

---

(1) Les illustrations qui accompagnent certaines lettres de part de
naissance pourraient aussi figurer dans ce chapitre relatif aux coutumes
obstétricales, mais on les trouvera dans une autre partie de ce volume.

tion ici de l'allaitement, qui fera l'objet d'une étude spéciale ; par exception, nous signalerons une peinture de Barbier l'aîné (1781), gravée par Ingouf le jeune, qui se rattache quelque peu à notre sujet ; elle représente une Canadienne arrosant de son lait la tombe de son nouveau-né (*fig.* 161).

De nos colonies, nous tirons le dessin d'une aquarelle faite par le peintre de la cour de Hué (*fig.* 162) ; c'est l'accouchement d'une Annamite sur le brasier (1). Cette œuvre d'art exotique nous a été communiquée par le D^r Mondière.

**Illustrations anciennes**. — Certaines gravures qui ornent la plupart des vieux traités de médecine ne sont pas seulement des documents précieux au point de vue de l'histoire obstréticale ; ils ont parfois une réelle valeur artistique. Jean Cousin (2) a illustré de gravures sur bois bon nombre de livres de son temps. Nous en avons reproduit une qui date de 1582 (*fig.* 163), curieuse et par son exécution et surtout par le phénomène physiologique qui en fut l'occasion. En voici les détails : Colombe C..., femme d'un tailleur de Sens, âgée de 28 ans, éprouva pendant l'année tous les symptômes de la grossesse ; au neuvième mois, elle ressentit les douleurs ordinaires de l'accouchement, perdit les eaux, puis un gros caillot sanguin et ce fut tout. Bientôt ses mamelles s'affaissèrent, les mouvements de l'enfant se suspendirent, et les douleurs se calmèrent peu à peu ; mais elle garda le ventre d'une femme enceinte, elle mourut à l'âge de 68 ans. Sa grossesse avait duré 40 ans. Après sa mort, on trouva un enfant du sexe féminin dont les pieds et les mains étaient durs comme du marbre et dont les enveloppes testacées résistaient au scalpel (3).

---

(1) V. notre *Histoire des accouchements*.
(2) 1500 ? — 1589 ?
(3) Cette singularité de la nature n'est pas un fait unique. Les *Mémoires* de l'*Académie des Sciences* pour 1748 contiennent six cas analogues ; l'un d'eux tout à fait semblable à celui de Colombe C..., se produisit presque dans le même pays, à Joigny. Les *Nouvelles littéraires* de Clément, rendant compte du volume publié par l'Académie, s'expriment en ces termes : « Comment ébaucher, en ce qui me reste de papier, les mille et une curiosités de ce nouveau volume ? Tenons-nous à l'histoire de l'enfant de Joigny, qui a résidé trente et un ans dans le ventre de sa mère : il mourut probablement à l'âge de neuf mois ou environ : ce qui fit qu'il s'ennuya moins d'un si long séjour et qu'enveloppé dans une redincotte (*sic*) presque aussi dure qu'un os, il naquit frais et bien

Au XVI' siècle, nous trouvons dans l'ouvrage de Roesslin, en la-

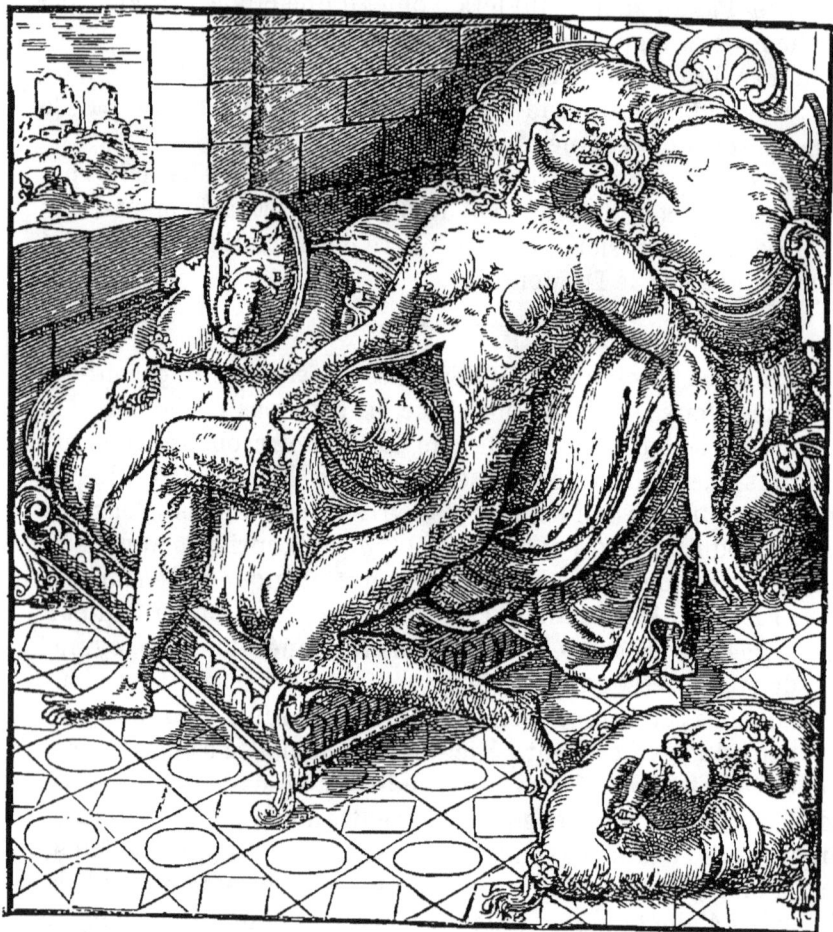

FIG. 163.

tin Eucharius Rhodion (1), deux gravures intéressantes : une scène

conservé, à l'ouverture du corps de sa mère, morte en 1747, à soixante et
un ans. d'une fluxion de poitrine. M. Morand vous dira le reste des
merveilleuses circonstances, et vous expliquera le fait en bon physicien
qu'il est, sans négliger les conséquences qu'on en peut tirer pour celles qui
se sont trouvées dans le cas, et dont une, cette même grossesse tenant, a
eu deux autres enfants qui ont vécu. Bagatelle que tout cela au prix de
la meunière de Thuringe qui, en 1672, accoucha d'une fille grosse d'une
autre fille ( V. un cas analogue, *Hist. des accouchements*, p. 300). Cette
dernière fille était de la longueur du doigt et parut si vivante qu'on jugea
à propos de la baptiser : elle mourut un jour après sa mère, laissant la
grand'mère ou la femme du meunier en bonne santé ». *Lettre* 116.

(1) V. *Accoucheurs et sages-femme célèbres* p. 77.

d'accouchement et la présentation de son livre à la princesse Catherine de Saxe ; nous avons donné le fac-similé de ces deux planches dans nos *Accoucheurs célèbres* (fig. 41, 43.)

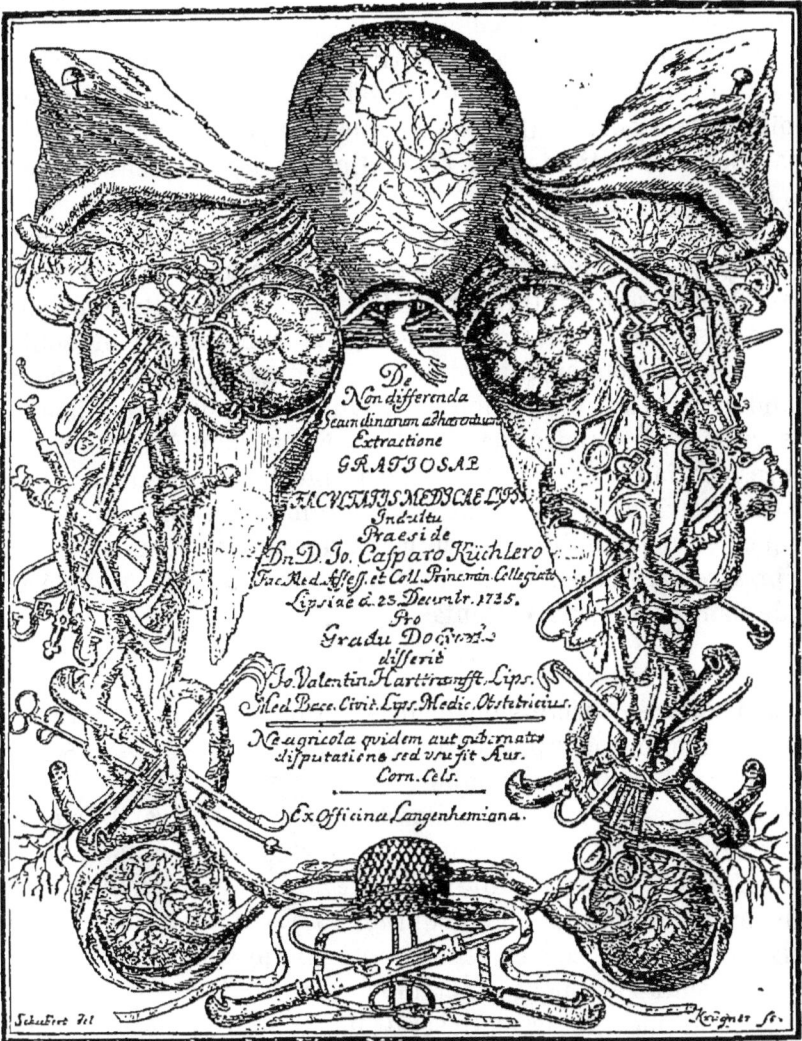

FIG. 164.

Vers la même époque, l'ouvrage de Jacob Rueff, chirurgien de Zurich, nous fournit deux documents qui ont leur prix : la représentation d'une chambre d'accouchée, en Suisse, au XVIᵉ siècle, et une scène d'accouchement sur une chaise obstétricale (fig. 252, 254, *Hist. Acc.*).

En tête d'un écrit publié en 1681 par un accoucheur hollandais, Samuel Janson, figure une gravure très soignée (fig. 461, *ibid*) reproduisant une scène d'accouchement en Hollande, au XVIIe siècle : le praticien est assis en face de la patiente ; entre eux se trouve un drap lié au cou de l'opérateur et à la taille de la femme. C'est sous ce voile protecteur, soulevé de chaque côté par deux aides tenant les jambes de la patiente, que l'opération était pratiquée : touchez, mais ne regardez pas.

Nous finirons ce court paragraphe en rappelant une ancienne coutume professionnelle. Autrefois, dans la plupart des Facultés, soit en France, soit à l'étranger, il était d'usage de mettre une belle gravure en tête de la thèse de médecine si pompeusement soutenue. « Donnez, donnez, dit Toinette à Thomas Diafoirus en lui demandant sa thèse ; elle est toujours bonne à prendre pour l'image : cela servira à parer notre chambre (1). » Nous donnons une de ces gravures spéciales (*fig.*164) ; elle précède une thèse de Leipsig sur un sujet d'obstétrique. Ce spécimen est d'un mauvais goût ultra-germanique : cordons ombilicaux en lacs d'amour, instruments d'aspect bizarrement sinistre, et, comme couronnement, un utérus gravide flanqué de deux placentas.

---

**Faits divers.** — Certains incidents se rattachant aux naissances, de ceux que le journal range dans la catégorie des faits divers, ont été l'occasion d'œuvres artistiques.

A Saardam, cette ville de Hollande où Pierre-le-Grand, sous le nom de Mikhaïlow, vint apprendre la construction des navires, il existe une église réformée, dite *du Taureau*. Ce nom s'explique par un tableau placé au fond du chœur (*fig.* 165). On y voit un taureau furieux qui, sur ses cornes, enlève une femme grosse : au même instant, la femme accouche et retombe avec son enfant. Ce dernier aurait vécu un mois, et la mère serait morte au bout de trente-six

---

(1) *Malade imaginaire*, II, VI. — V. feuilletons du Dr Turner dans la *Gazette hebdomadaire de médecine*, 1879, pages 709, 725 et 757 et *Revue historique de l'Ouest*, novembre 1889, janvier et mai 1890, les thèses bretonnes illustrées aux XVIIe et XVIIIe siècles, publiées par le

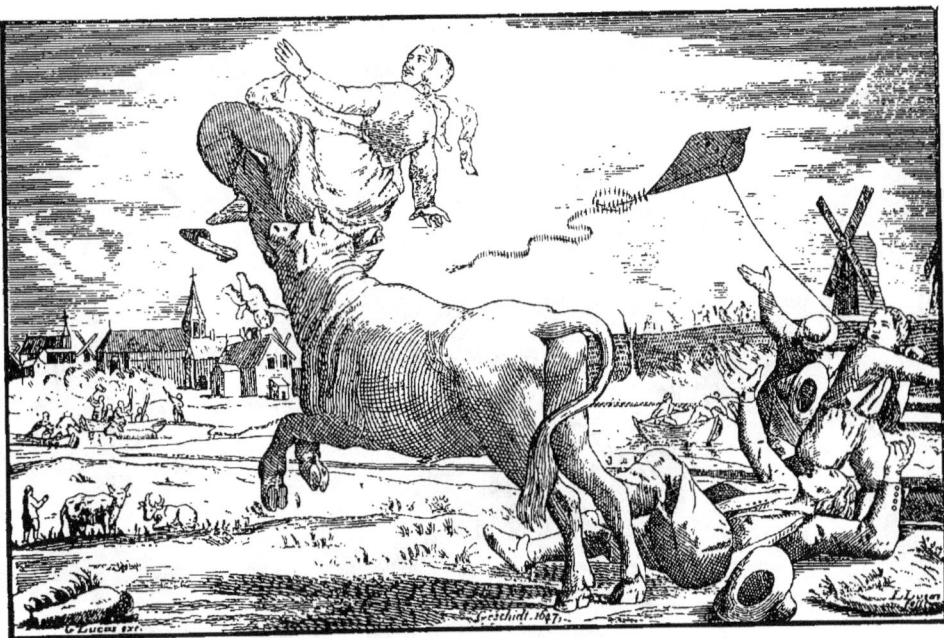

Serschidt. 1647.

G. Lucas ext.

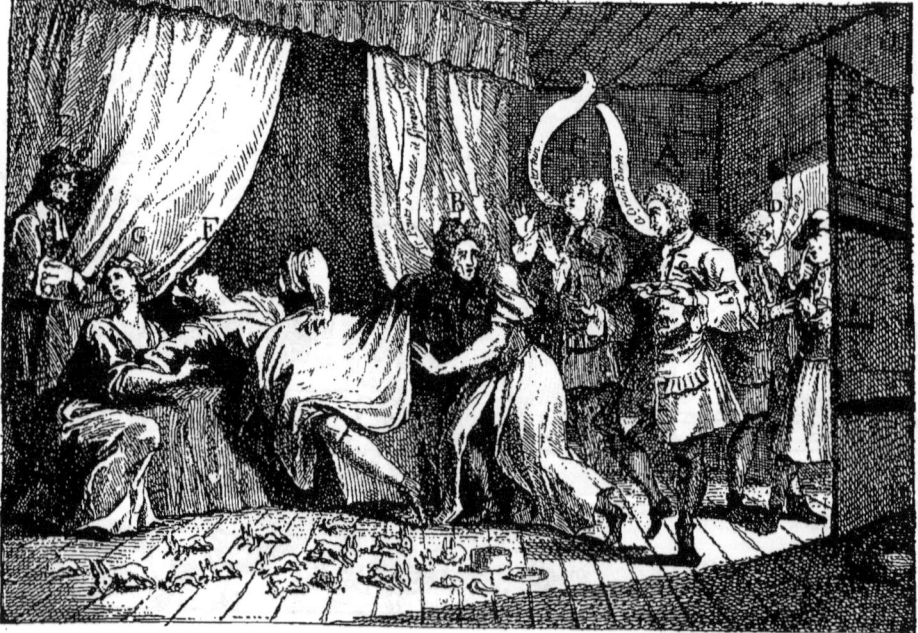

heures. Nous avons trouvé une gravure datant de 1647 qui re-

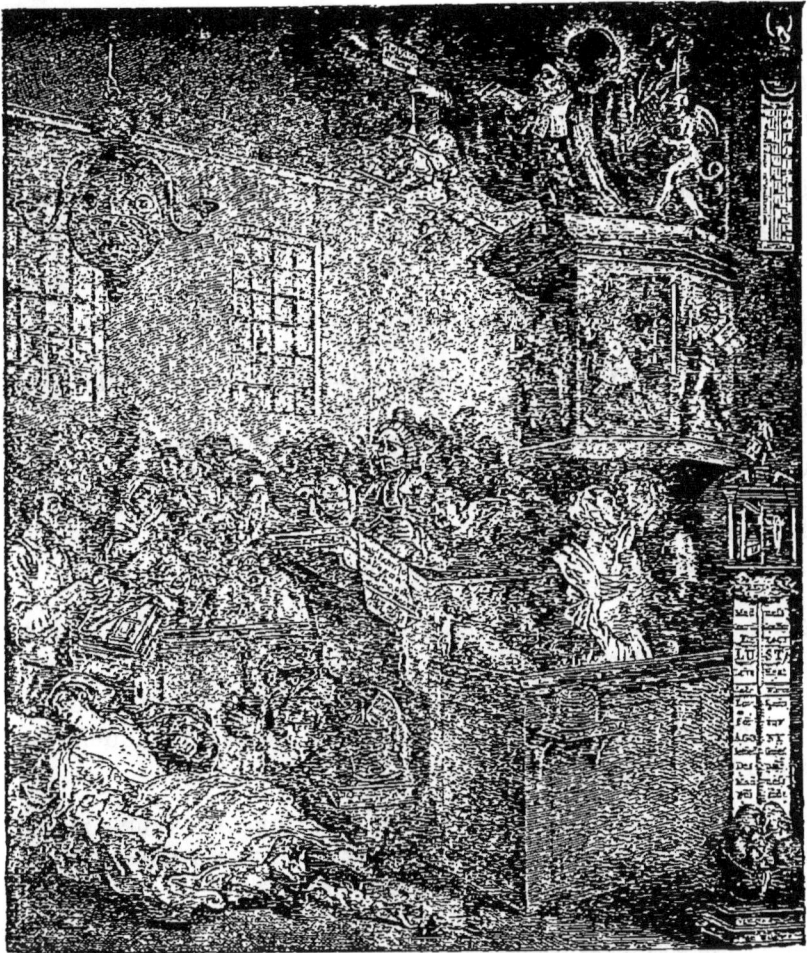

FIG. 167.

produit ce tableau ; elle porte une inscription en hollandais, dont voici la traduction littérale :

> Voyez comment un cerf-volant
> Excite la colère d'un taureau,
> Dans le village de Saardam,
> Et coûta la vie à un homme et à une femme.
> Regardez cet animal féroce, poussé par sa nature,
> Tuant à la fois l'homme, la femme et l'enfant.

Une composition originale de Hogarth (fig. 166) nous arrêtera quelques instants; elle est intitulée *Cunicularii* (autrement dit les *Hommes aux lapins* ou la *Consultation des sages de Godliman* (1), et fut publiée en 1726. Son but était de tourner en ridicule l'aventure d'une certaine Maria Tofts, de Guilford, qui prétendait être accouchée d'un grand nombre de lapins (2); imposture qui, dans ce temps-là, fit beaucoup de bruit à Londres. Howard, chirurgien à Guildford, avait été le principal agent de cette fourberie et le médecin Saint André fut victime de cette mystification. A la gravure est jointe une légende que nous traduisons :

A. Le maître de danse ou l'anatomiste extraordinaire; s'écrie: *Une nombreuse portée.*

B. Un philosophe aveugle allant au fond des choses ; il dit : *Ça pousse, ça enfle, ca s'allonge. Le voilà!*

C. Le docteur de Sooterkin étonné; il dit : *Un Sooterkin!* (3)

D. L'accoucheur de lapins de Guilfort ; il dit : *C'est trop gros.*

E. Le père des lapins.

F. La dame en couches.

G. La nourrice ou celle qui prépare les lapins.

Hogarth a encore placé Maria Toffs sur le premier plan d'une composition intitulée *Crédulité* (*fig.* 167) (4).

*L'Intermédiaire des curieux* a signalé une curieuse estampe en couleur, portant, à la main, la date de 1755, et au bas de laquelle se trouve gravée l'inscription suivante :

Magdeleine-Charlotte-Jacquette Renaud, agée de neuf ans et enceinte de huit mois. Cette jeune fille se porte bien pour son état, elle est toute ronde a proportion de sa grandeur. On y accourt en foule, les Accoucheurs et les Sages-femmes y sont continuellement et assurent que sa grossesse est heureuse.

La gravure représentant Magdeleine Renaud est de format in-8°.

---

(1) Signifie en Anglais *homme pieux*; Hogarth en fait un nom do lieu.

(2) V. *Histoire des accouchements* p. 249.

(3) C'est-à-dire une fausse couche; on appelait ainsi celles qu'on disait être fréquentes chez les femmes hollandaises lorsqu'elles s'étaient assises sur leurs poêles. Le docteur Sooterkin, c'est donc le docteur Fausse-couche.

(4) Notons que dans un frontispice composé pour *Tristram Shandy*, Hogarth a placé le portrait du médecin jacobite Burton d'York, déguisé en docteur Slop.

**Fantaisies**. — Peu de documents à recueillir, l'accouchement

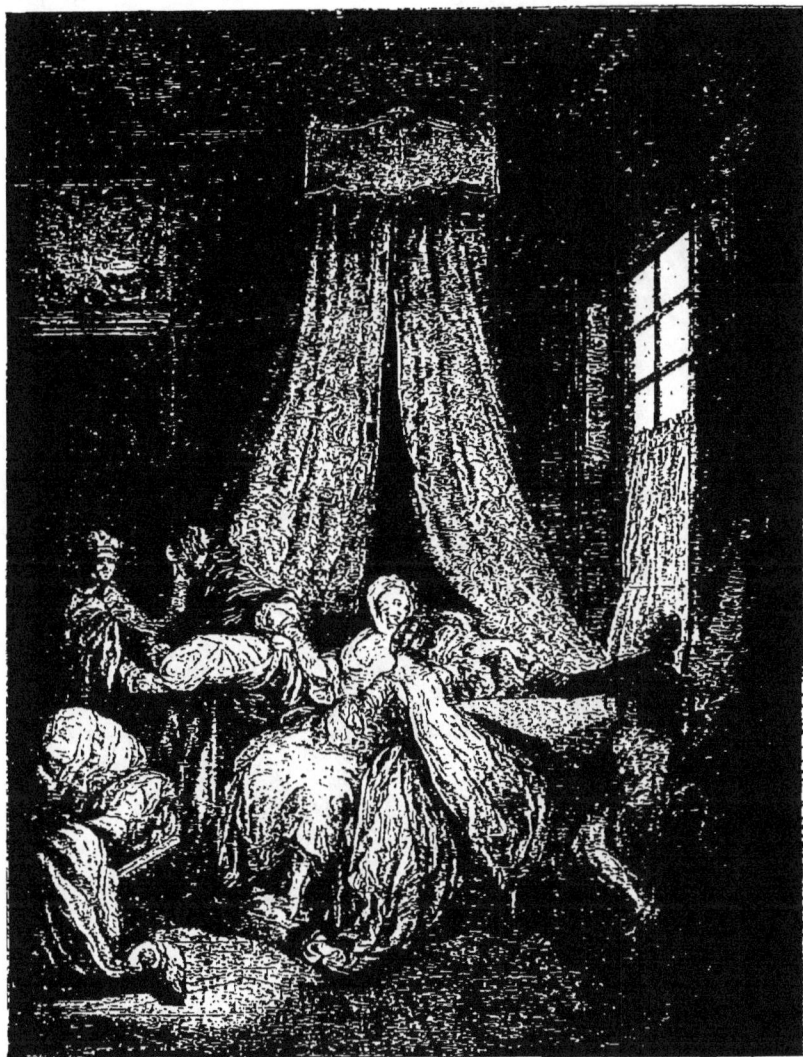

Fig. 168.

comme nous l'avons dit, prêtant peu aux caprices de l'imagination. D'abord, dans le genre demi-sérieux, le *Fruit de l'amour sacré* (fig.

168), gouache de P.-A. Baudoin (1), surnommé « le peintre des mauvaises mœurs ».

Aux âmes sensibles, nous signalerons une mauvaise lithographie

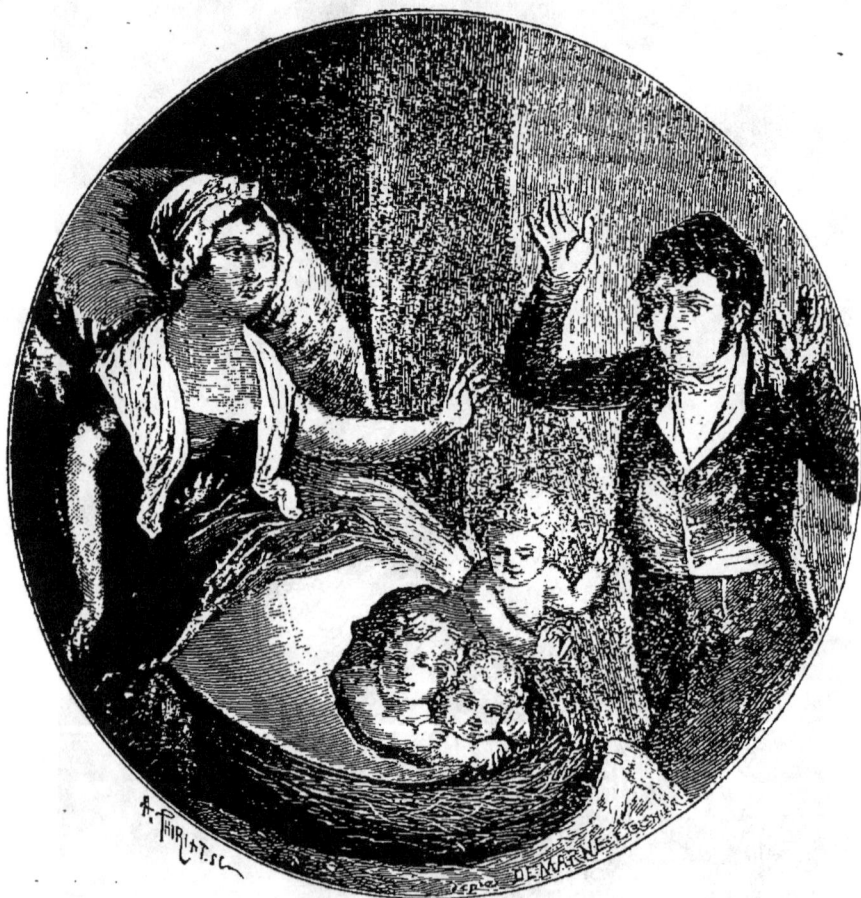

Fig. 169.

coloriée qui offre, sur une même feuille, deux scènes formant contraste! l'*Heureuse naissance*, où la venue d'un nouveau-né est accueillie par une foule de parents en joie, et l'*Enfant abandonné*, où une pauvre femme en haillons dépose son fruit au seuil d'une porte.

Venons maintenant à des fantaisies plus gaies. Voici d'abord une

1 Mort en 1766.

peinture peu connue de Demarne (1), l'*Œuf de Pâques* (*fig.* 169),
exprimant fort bien la surprise d'un père trop fortuné recevant
trois enfants le jour de Pâques.

Une photographie anglaise (2) nous montre les expressions différentes du même père : *Heureux, Résigné, Furieux* ; dans le premier

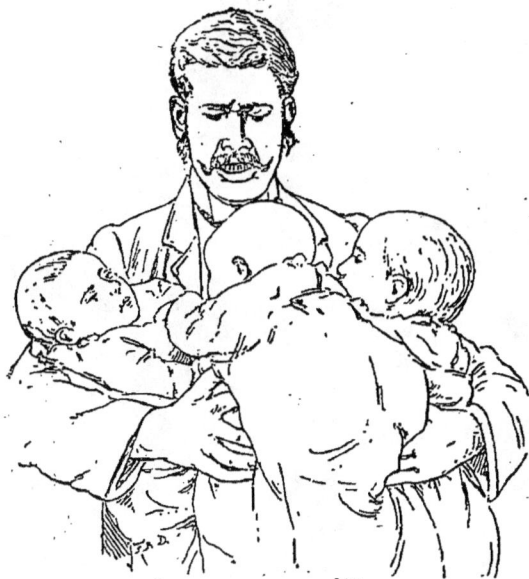

FIG. 170.

cas, il a un enfant entre les bras ; deux dans le second, trois dans le
troisième (*fig.* 170).

Le tableau de E. Girardet, *Bredouille* (*fig.* 171) est tout à fait charmant (3). Nous empruntons cette gravure au *Moniteur illustré* 4)
ainsi que les lignes suivantes qui l'accompagnent : « On ne saurait
exprimer avec plus de grâce naïve le résultat négatif de l'expédition
hardie tentée par les deux babys qui se sont aventurés dans le potager pour y chercher, sous les choux, un petit frère. La recherche,

---

(1) 1744-1829, Belge.
(2) Poulton et fils, Londres.
(3) Ce tableau appartient à M. Cappel, de New-York.
(4) D'après la photographie de MM. Braun, Clément et C .

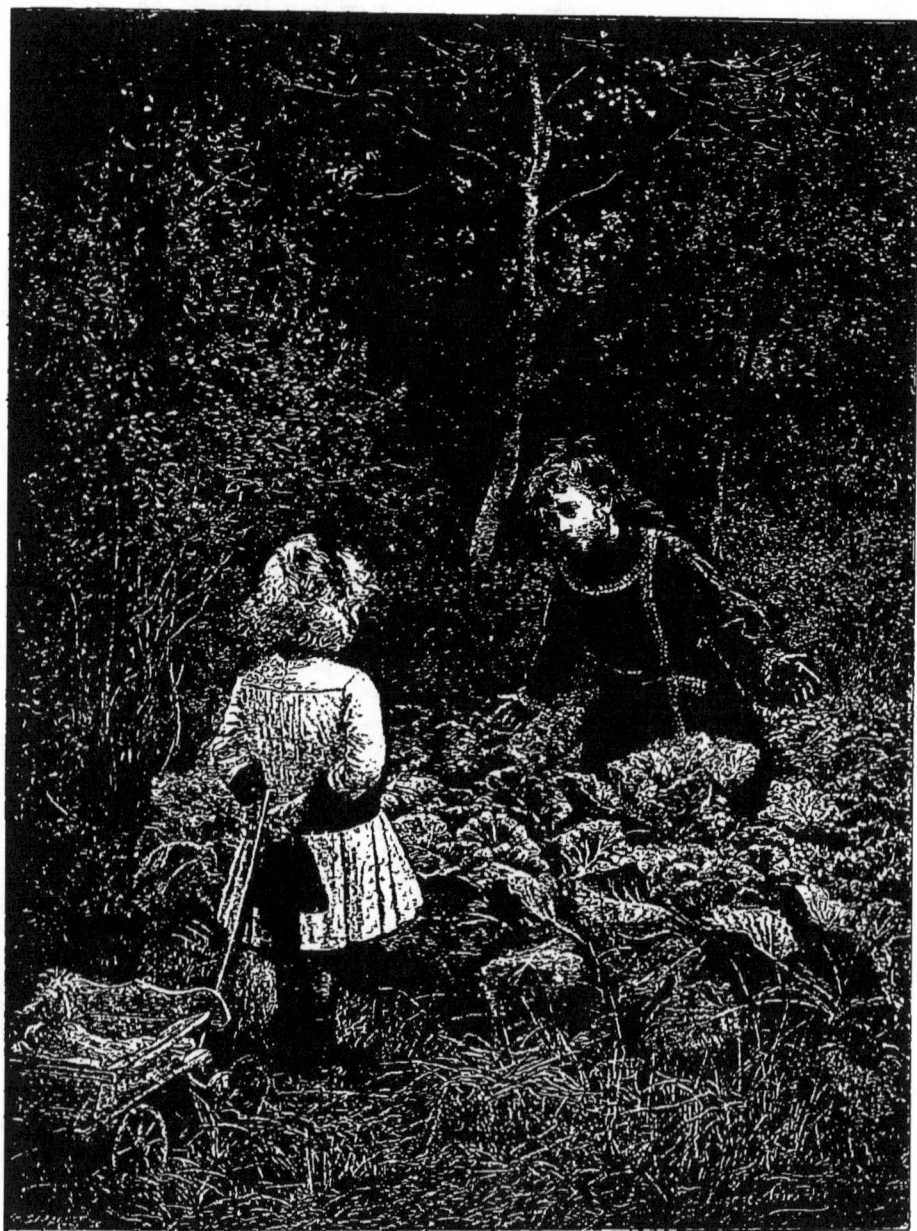

Fig. 171.

on le devine, a été on ne peut plus infructueuse ; la déception est,

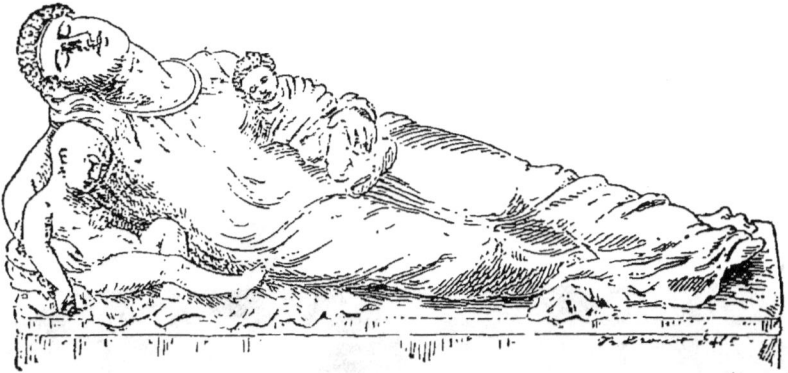

FIG. 172.

en conséquence, aussi complète que possible. Papa et maman

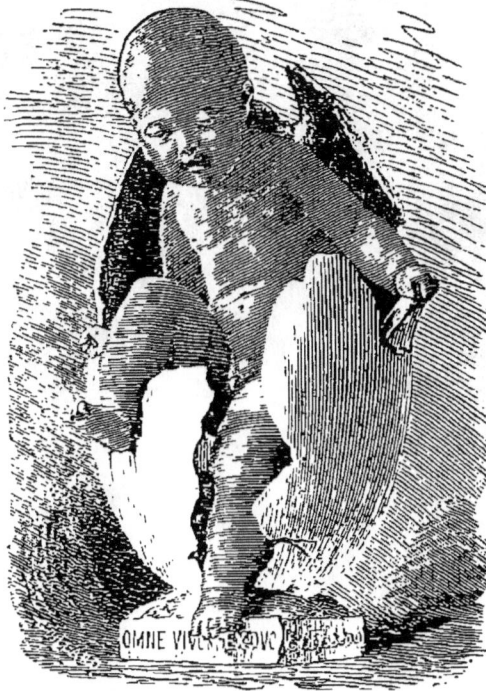

FIG. 173.

avaient affirmé, pourtant, que c'était sous ces bonnes grosses feui-

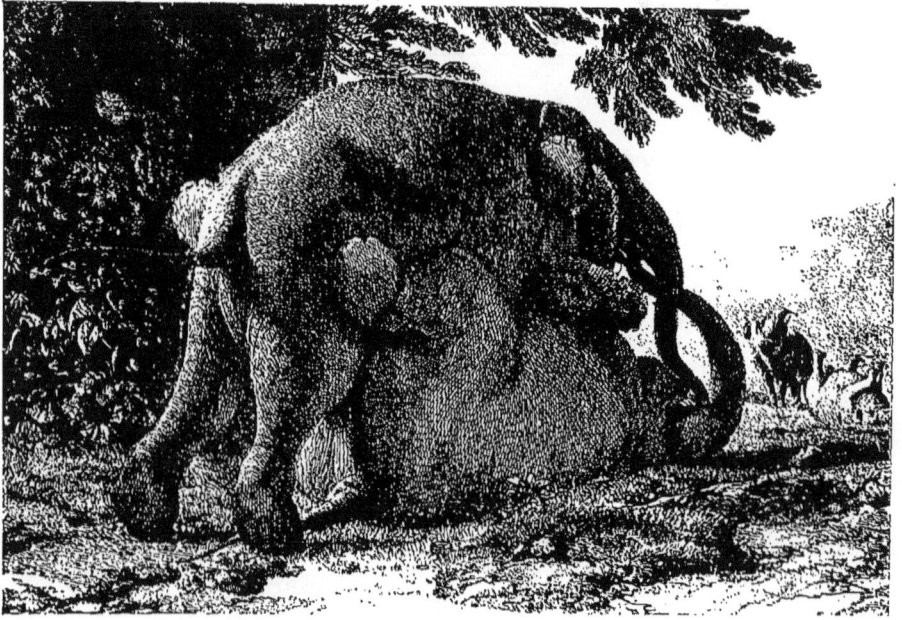

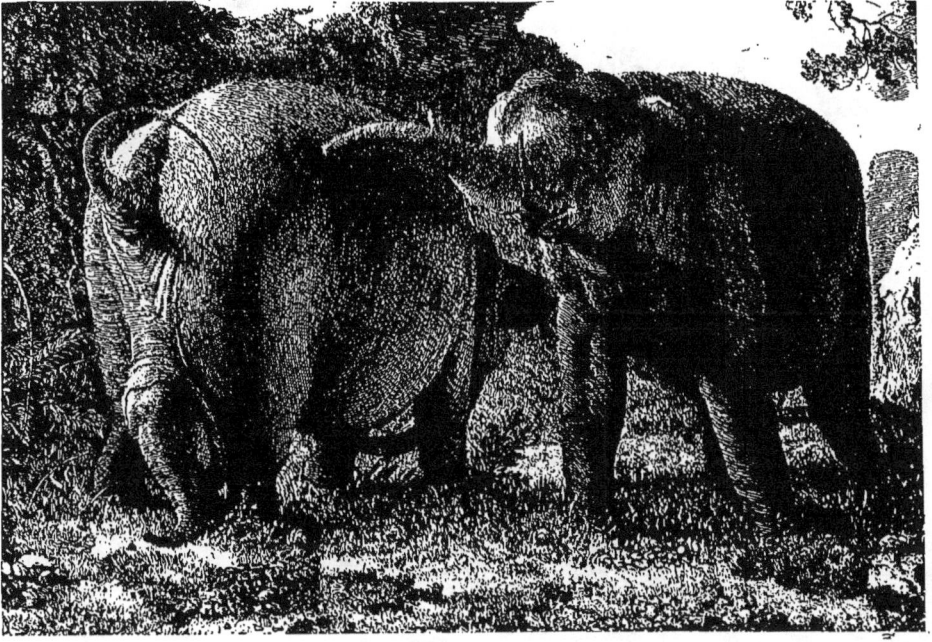

les vertes que l'on trouvait les petits enfants qui arrivaient au
monde. A quoi tient-il donc que l'on n'en puisse pas découvrir au
moins un ? Il y a là un mystère tout à fait surprenant, et voilà
certes des choux qui manquent à tous leurs devoirs. La mignonne

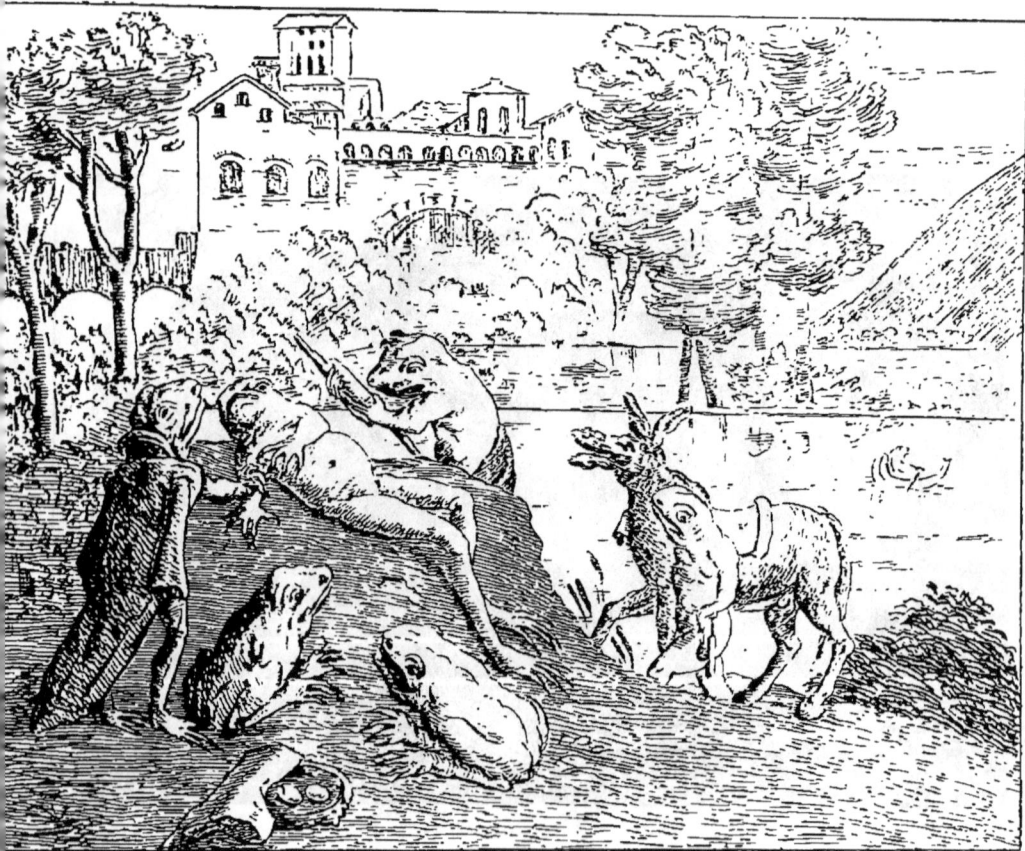

FIG. 176.

fillette qui confesse son déboire à sa petite sœur, non moins désap-
pointée qu'elle, se propose bien de tirer la chose au clair, en contant
à papa et à maman comme quoi, contre toute espérance, elle rentre
à la maison, bredouille. Papa et maman diront sans doute la raison de cette mauvaise chance ; en tout cas, cette candeur charmante
du premier âge amènera sur leurs lèvres un sourire attendri, et ils
consoleront la fillette avec des baisers en lui disant de n'être plus
aussi curieuse à l'avenir. »

Le Musée du Louvre, salle de Chaudet, vient de s'enrichir d'un grand groupe en cire, *Projet de tombeau*, de Pierre Giraud (1), composition émouvante dans sa simplicité (*fig.* 172). M. Philippe Gille (2) le décrit ainsi : « Ce groupe, de grandeur nature, représente la femme de l'artiste morte en couches ; la tête est rejetée en

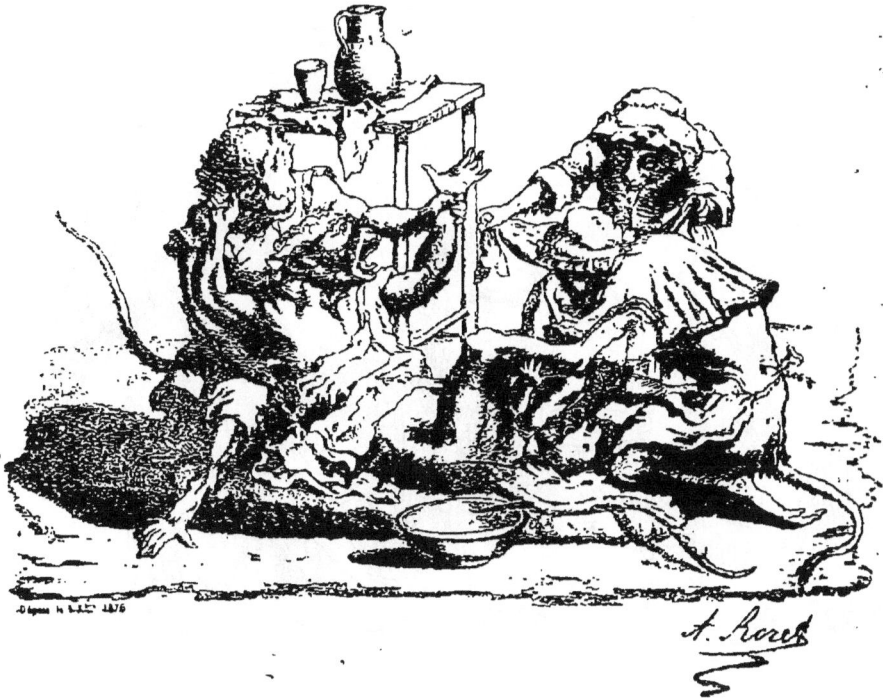

Fig. 177

arrière, et les cheveux dénoués entremêlés d'immortelles ; elle tient d'un bras, et serré contre sa poitrine, un tout petit enfant enveloppé de ses premiers langes et couronné de fleurs funèbres : de son bras droit elle semble protéger son autre enfant endormi près d'elle. »

Dans la sculpture proprement dite, nous n'avons rencontré que deux œuvres qui méritent la peine d'être signalées ; l'*Enfant sortant*

---

(1) 1783-1836.
(2) *Figaro* du 5 Déc. 1891.

*de l'œuf* (*fig.* 173) de Boizot (1), conception inspirée par l'« *Omnis ex ovo* » d'Harvey, et le *Petit frère* de H. Icard, groupe en marbre représentant un enfant à la recherche d'un nouveau-né sous un chou.

Pour les animaux, nous trouvons dans l'œuvre de Raffet, le

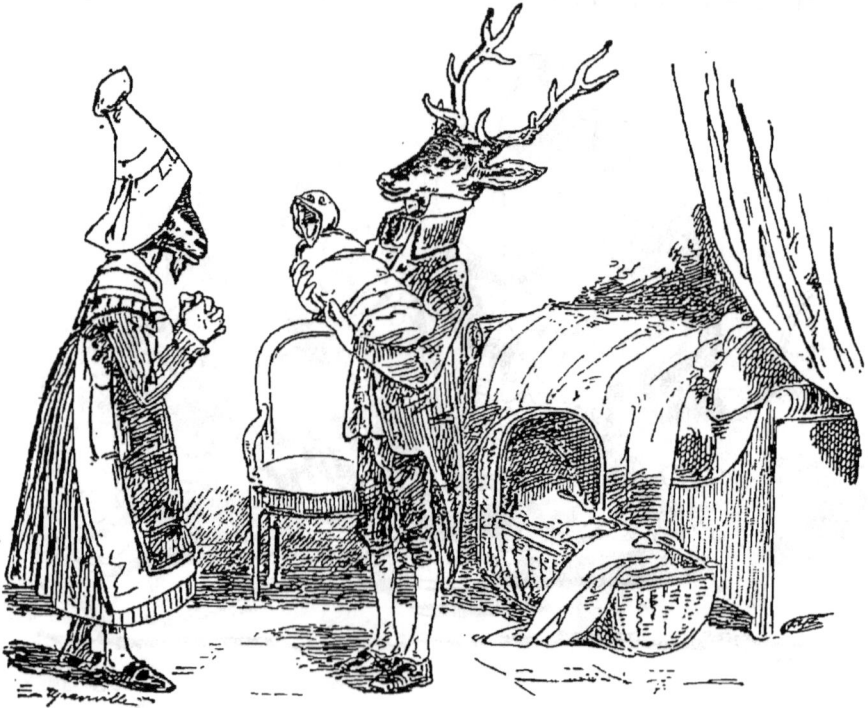

Fig. 178.

peintre de l'épopée Napoléonienne, deux planches relatives à la génération des éléphants (*fig.* 174, 175).

Dans le genre burlesque, nous reproduirons d'abord trois scènes où l'humanité est habillée comme chez la Fontaine, c'est-à-dire travestie en animaux : L'*Accouchement d'une grenouille* (*fig.* 176), par

---

(1) Salon de 1880. Les sages-femmes se sont emparées de ce sujet pour orner leurs enseignes. A la porte d'une de ces patriciennes, près de la gare de l'Est, nous avons remarqué, non seulement la copie de l'œuf de Boizot, mais une grande composition montrant un Moïse, au milieu des roseaux d'où émerge une tête de femme, avec cette inscription : que la propriétaire eut eu, sans doute, beaucoup de peine à traduire, *Stante orore ejus.*

Poussin (1), gravure inédite d'Hillmacher; la composition d'A.

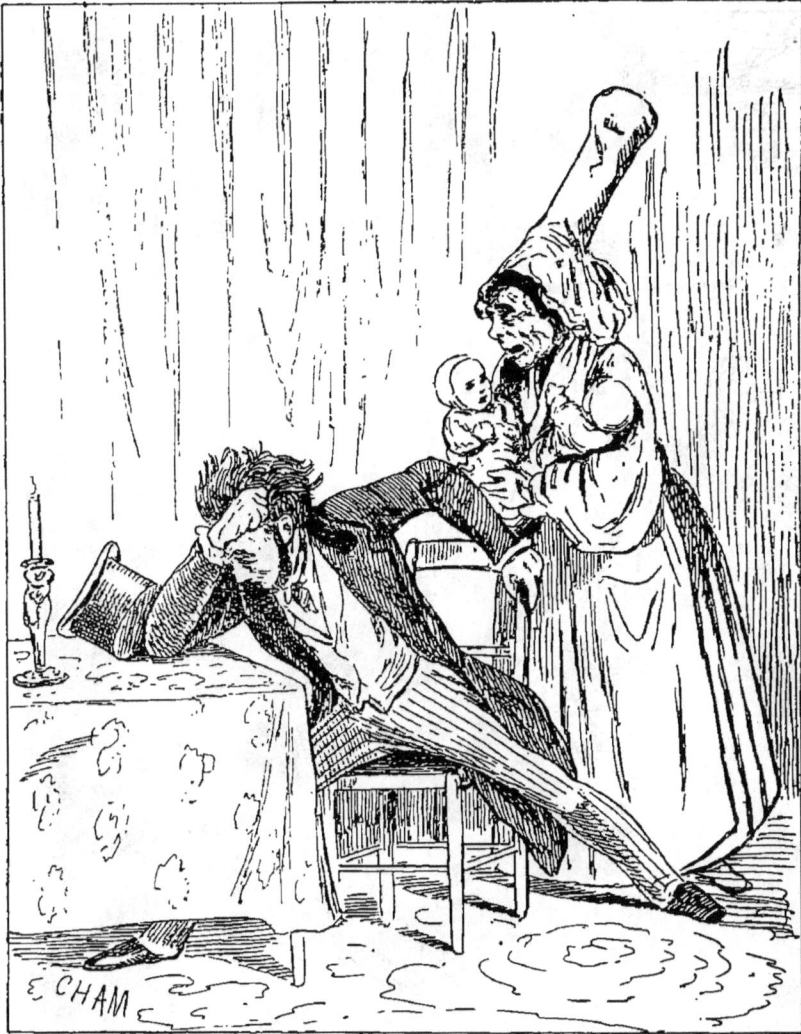

Fig. 179.

Roret, d'après Huet, ayant pour titre : *C'est un garçon* (*fig.* 177); et une caricature de Grandville (2) (*fig.* 178) avec ce dialogue :

(1) 1594-1665.
(2) 1818-1879.

LE PÈRE. — Arrivez, arrivez, nourrice.

LA NOURRICE. — Dieu comme y ressemble à Môsieu.

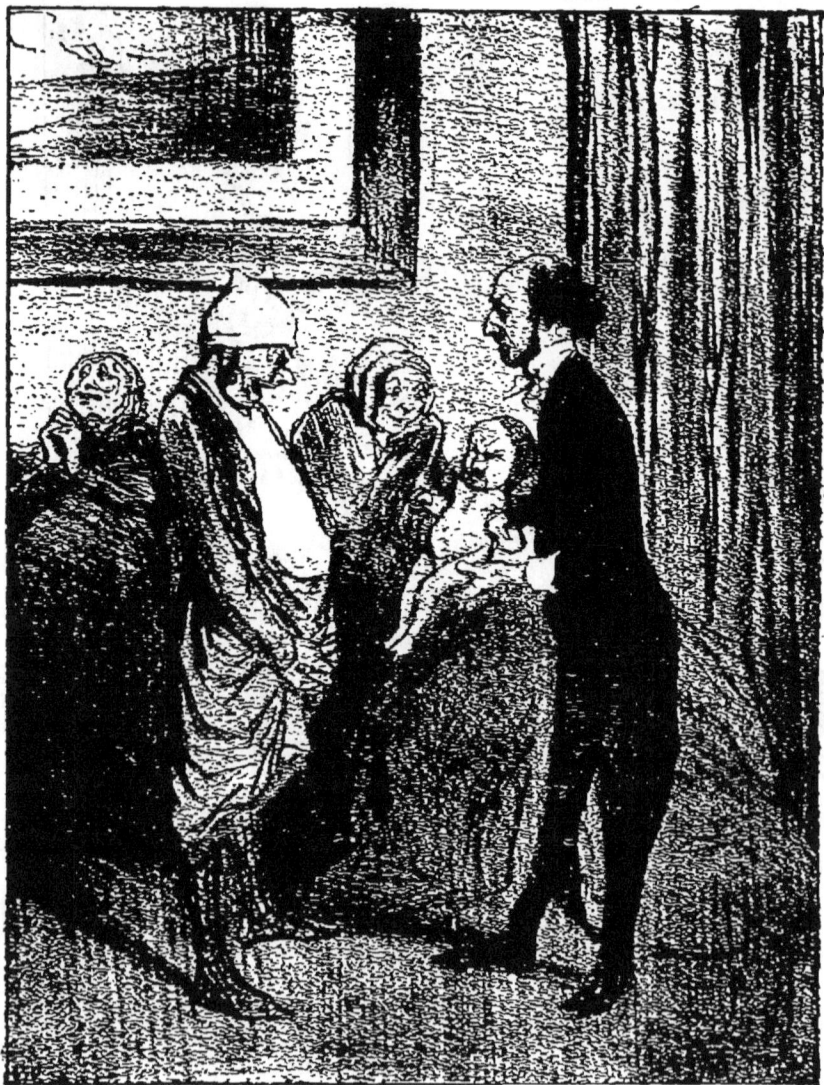

FIG. 180.

Pour terminer, d'abord un dessin de Cham (*fig.* 179), rendant le désespoir d'un père à qui une nourrice apporte deux enfants nouveau-nés, en disant : « Qué bonheur M'ssieu ! Vous ne désiriez qu'un

garçon et Madame accouche de deux filles » ; l'*Entrée dans la vie*
(*fig.* 180), de Daumier, représentant un père au comble de la
joie : « Enfin... en voilà donc un qui me ressemble » ; la *Sage-
femme de campagne* (1), par Lavratte, tirée de sa série : *Nos
bons villageois* (*fig.* 181) ; l'Évêque St-Léger (*fig.* 182) trouvant

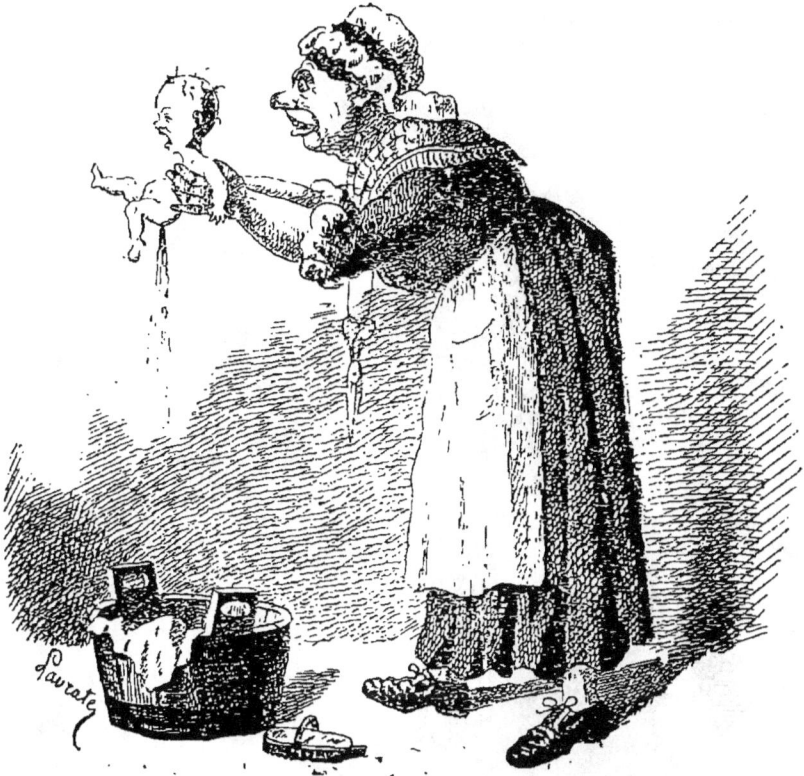

Fig. 181.

sous les choux de Pougues, des bébés joufflus, pour rappeler que
les eaux de ce pays sont renommées contre la stérilité (2) ; deux
caricatures, extraites du grand almanach Dupont, qui représentent : l'une (*fig.* 183), un domestique devant un fœtus dans un
bocal et disant : « Si jeune et déjà alcoolisé » ; l'autre (*fig.* 184), un

(1) V. la *Sage-femme* de Bonnard, 1675, n° 4861, collection Hennin, Musée Carnavallet.
(2) Cette gravure est tirée de *Mes jours à St-Léger*, par Job.

pêcheur à la ligne auquel on annonce qu'il vient d'être père et

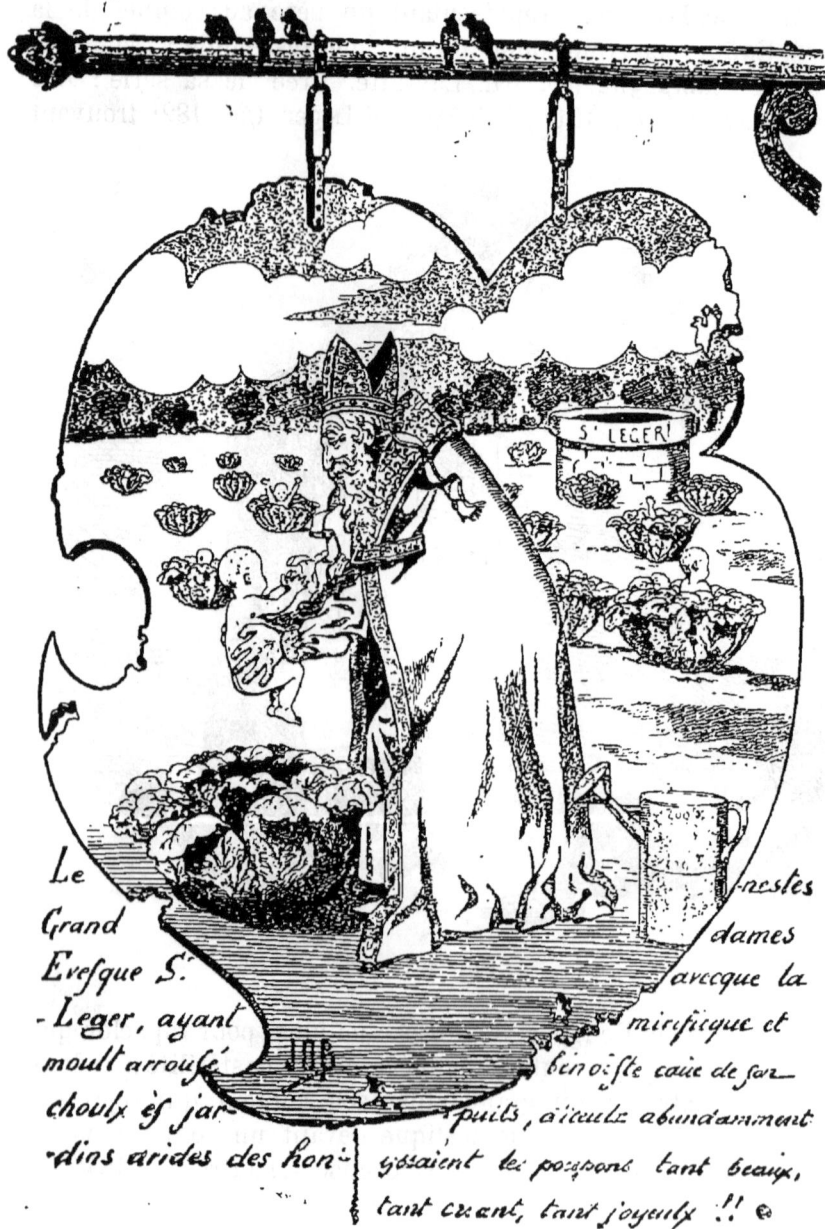

Le
Grand
Evefque S.
- Leger, ayant
moult arroufé
chouly ès jar-
-dins arides des hon-

...nestes
dames
avecque la
mirifique et
benoifte eaue de fon
puits, à icculx abundamment
gisaient les poissons tant beaux,
tant cuant, tant joyeulx !! ☙

Fig. 182.

demandant : « C'est-ti une carpe ou un barbillon ? » enfin la pré-

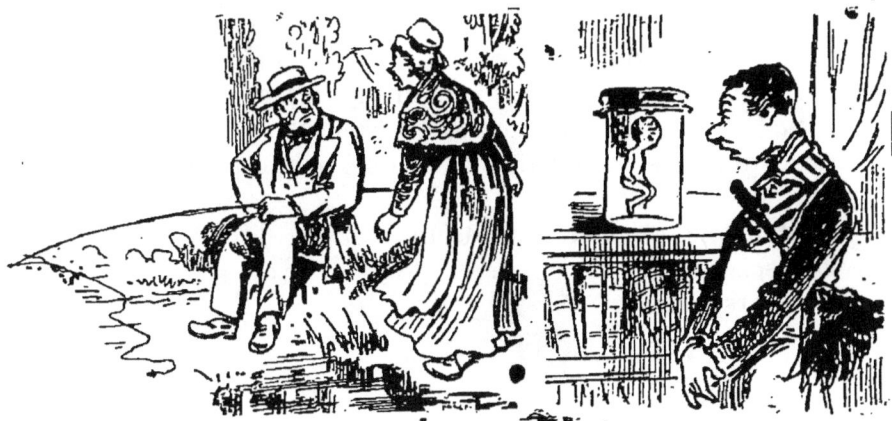

FIG. 183, 184.

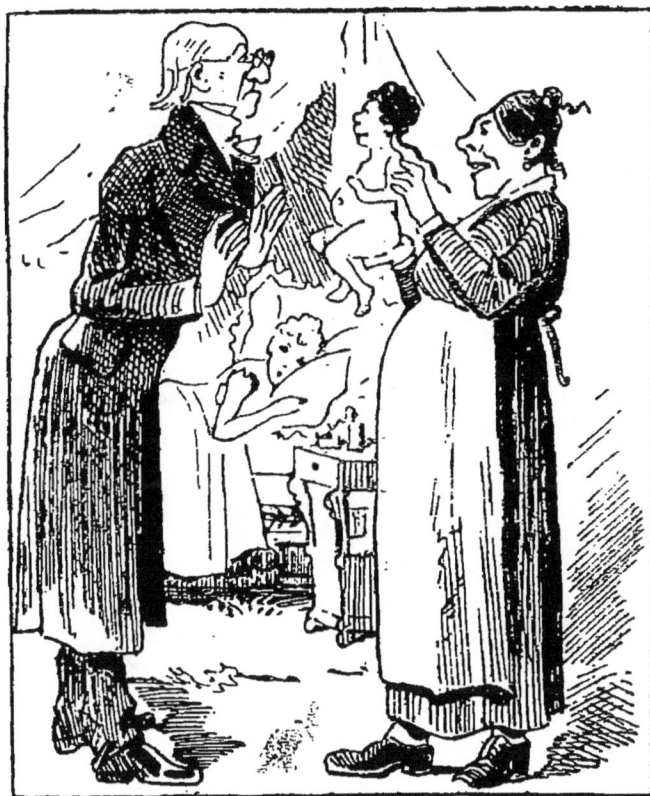

FIG. 185.

sentation d'un nouveau-né au vieux mari d'une toute jeune parturiente, qui commet l'imprudence de se coucher sur le ventre pour suivre, du coin de l'œil, l'expression joyeuse du père... légal (*fig*. 185). Cette caricature, dont nous ignorons l'origine, rappelle et justifie le mot bien connu de Corvisart à Napoléon 1er : L'empereur lui demandait si, à soixante ans, un homme peut espérer de devenir père.

— Quelquefois, répondit le médecin.

— Et à soixante-dix?

— Toujours, Sire !

# LIVRE II

—

# L'OBSTÉTRIQUE

## DANS LA LITTÉRATURE

# L'OBSTÉTRIQUE DANS LA LITTÉRATURE

## CHAPITRE PREMIER

### PROSE

#### I. — LITTÉRATURE SCIENTIFIQUE.

La littérature scientifique est malheureusement trop souvent fort peu littéraire. Y a-t-il même, à proprement parler, une littérature scientifique ? En sortant des traités techniques, on ne trouve guère que des fantaisies où la science n'a pas grand chose à voir.

Nous ferons toutefois une exception pour l'*Instruction à ma fille*, de la bonne Loyse Bourgeois. Ce morceau, dont la naïveté n'est gâtée que par les souvenirs mythologiques du début, a été reproduit en entier dans nos *Accoucheurs et sages-femmes célèbres*.

**Les Sérées et les Caquets de l'accouchée.** — Guillaume Bouchet n'était pas médecin ; c'était un libraire de Poitiers. Pourtant, il nous est difficile de ne pas ranger dans la littérature pseudoscientifique l'extrait que nous donnons de sa vingt-troisième sérée (1). La science de Bouchet n'est guère qu'une érudition pédantesque ; c'est celle d'une bonne femme qui aurait la cervelle farcie de grec et de latin ; mais, exception faite de Rabelais et de quelques autres gens du métier, c'était en la matière la science du XVIᵉ siècle.

Vous sçavez, vous autres gens mariez, que quand une femme est grosse, le ventre s'enfle, et roidit plus que de coustume : mais qu'estant accouchée, ces peaux devenans vuides, se laschent, dont advient que le

---

(1) Les *Sérées* (forme poitevine du mot *soirée*) sont une série d'entretiens, d'un ton assez libre, comme on en peut juger par notre citation. La première édition est de 1584.

ventre se camelote (1) et ride de telle sorte, qu'on y pourroit jouer à *primus secundus* (2), ou bien serviroit à en faire un gargaillet (3) pour appeler les cailles, pour le moins en ce païs de pardeça ; car vers la France, à ce qu'on m'a dit, les sages-femmes et gardiennes y donnent de bonnes receptes, qu'il faut appliquer à la première couche, autrement l n'y a plus de reméde que les plis ne paroissent. Et me suis, adjoustoit-il, souvent esbahy, que cette recepte, qui est commune ailleurs, et qui n'est de grand coust et aisée à faire, ne soit venuë jusques icy. Cependant je conseille aux femmes qui ne sçavent pas la recepte, et à celles qui ne l'ont faicte à leur premier accouchement, de faire cuire longuement des cormes vertes dans de l'eau où aura esté mis dissoudre de la gomme arabique, puis mettre tremper dans ceste composition un drapeau, lequel appliquerez dessus le ventre où apparoissent ces rides, ou bien vous prendrez, pour ceste mesme fin, de la corne de cerf, de la pierre nommée *amyanthus*, vulgairement alum de plume (4), sel amoniac, myrrhe, olibanum (5), mastix (6) et le tout réduit en poudre, l'incorporerez avec miel, puis l'appliquerez sur le ventre. Les autres, disoit-il, pour garder de rider et de cameloter le ventre des femmes, prennent des feuilles de *capilli veneris* (7), broyées en l'urine d'un petit enfant, y mettent du salpêtre, nommé *aphronitrum*, le tout appliqué en liniment : ou bien frottent le ventre des nouvelles accouchées, avec sel et graine de gith, appelée *melanthium* (8). Que si tout cela n'y fait rien, disoit-il encores, que les accouchées s'en prennent à elles mesmes et à leurs gardiennes qui font tenir les commères en leur lict sur le cul comme une guenon, lesquelles estant en gésine se contraignent tant qu'elles peuvent : là où elles se devroyent estendre de leur long, afin que le tout retourne à son premier estat (9).

---

(1) Prend des plis comme l'étoffe appelée *camelot*.

(2) Jeu qui consistait à cacher un objet entre les feuillets d'un livre. Ici, on le cacherait entre les replis de la peau ; en effet, il s'agit de ces ventres que Pajot appelle si pittoresquement des *ventres en persiennes*.

(3) Ou mieux *carcaillet*, aujourd'hui *courcaillet*, appeau qui se compose d'un sifflet et d'une bourse en peau faisant office de soufflet.

(4) Alumine sulfatée naturelle.

(5) Encens.

(6) Forme latine de mastic.

(7) Probablement le *capillaire de Montpellier*, à moins que ce ne soit la *nigelle des dames*.

(8) Probablement *l'agrostemme* ou *nielle des blés*.

(9) Brantôme conseille un autre topique contre les rides du ventre : « D'autres y en a-t-il qui ont le ventre si mal poly et ridé qu'on les prendroit pour de vieilles gibessières ridées de sergents ou d'hosteliers ; ce qui advient aux femmes qui ont eu des enfants et qui n'ont été bien secourues et graissées de graisse de baleine de leurs sages-femmes. » La recette de Brantôme vaut celle de Bouchet.

Ayant achevé ses receptes, après en avoir esté prié par ceux de la Sérée, il en va bailler d'autres pour la solution de continuité, comme il les avoit trouvées dans Pline, qui dit que pour resserrer les lieux naturels des femmes et rejoindre leurs parties casuelles, qu'il est bon d'user de roses appliquées dessus, ou bien y mettre la fomentation de ces feuilles avec l'escorce et le gland de hestre. Mais la commère qui avoit tant travaillé en son enfantement, le pria de lui donner plustost, pour l'advenir des remèdes qui fissent tout le contraire de ce que les hommes demandent, disant, que ce n'estoit point l'honneur des maris de se plaindre de cela ; que si d'un costé il y a du trop, de l'autre il y a du peu : dont les femmes ne se plaignent point comme font les hommes du trop. Tous ceux de la Sérée se regardans l'un l'autre, furent sans réplique, et tacitement confessèrent la faulte venir plus de leur peu que du trop. Et confirmant son dire, nostre commère va nous asseurer que tant plus une femme a de cela, plus elle est heureuse, si on y prend garde ; et au contraire, tant plus elle sera estroite, n'ayant guères de je ne scay comment a nom, et plus elle sera infortunée et malheureuse ; ce que confirme le proverbe de nostre France, qui dit : *malheureux comme une femme qui n'a point de cela.* Pline escrivant que les femmes qui naissent ayant leur nature fermée ou trop estroicte où n'en aiant point, ne causent que malheur : comme le monstra par expérience Cornelia, mère de Gracchus.

Un Franc-à-tripe, prenant la parole, nous conta d'une jeune femme, laquelle aiant du *contant*, si ne laissoit elle à le nommer ; car estant en mal d'enfant, elle crioit à sa force : « Eh, ma mère, le... chose ! eh, ma mère, mon... je ne scay comment a nom ». Sa mère la blasme de nommer ainsi son cas en bon françois ; la fille lui va respondre : « Hé ! ma mère, voulez-vous que je nomme et que je me plaigne de mon oreille qui ne me fait point de mal ? » Celle de qui on fit ce conte estoit présente et sa mère aussi, qui tacitement le confessèrent par la couleur qui leur monta au visage, aussi bien que nostre commère, laquelle de cela en rougissant, que c'estoit à elle à qui s'adressoit le conte, que faisoit un messer Pantalon, d'une femme grosse qu'on vouloit faire coucher sur son lict, estant en ses grands efforts : ce qu'elle refusoit, disant : « Je ne me coucheray sur ce lit, car c'est là où j'ay prins mal ; comment est-ce, disoit-elle, que le lict pourroit guérir le mal qu'il m'a donné (1) ? » Et ne seroit de rien à la sage-femme, qui la pressoit fort de se coucher sur ce lict, de luy dire que la médecine provenoit souvent de là où gisoit la cause de la maladie...

Le livre des *Caquets de l'Accouchée* (2) ne se rapporte guère à

---

(1) Ce mot se trouve dans Plutarque.
(2) V. *Hist. des Acc.* p. 492.

notre sujet que par son titre ; c'est une suite de tableaux de curiosité purement historique, présentant les travers, les vices, les malheurs du temps (1622). Le dialogue est assez vif, mais mené sans beaucoup d'art ; de plus il y a un mélange invraisemblable d'interlocuteurs.

---

**Lucina sine concubitu.** — Ce qui va suivre est de l'imagination, sans un grain de valeur scientifique.

Les dames peuvent-elles être mères en l'absence de leurs maris, sans blesser la chasteté ? Les demoiselles peuvent-elles concevoir sans cesser d'être vierges ? Un arrêt rendu par le Parlement de Grenoble en 1637 (1) déclare le premier cas possible et la croyance au second est un article de foi. Vous avez encore quelque doute ? Eh bien, lisez le traité écrit par sir John Hill sous le masque d'Abraham Johnson : *Autant en emporte le vent* ou *Lucina sine concubitu,* titre que le traducteur Moet (2) rend chastement par *Lucine affranchie des lois du concours.*

Le docteur anglais publie sa découverte sous la forme d'une lettre à MM. les membres de la Société Royale de Londres. Nous allons donner les passages les plus curieux de cette pièce.

Après un exorde où l'éloge dû aux savants illustres à qui il s'adresse s'allie au sentiment de son propre mérite, Johnson expose comment il fut amené à reconnaître que la femme peut se passer de l'homme pour la reproduction de l'espèce.

---

(1) Tallemant des Réaux attribue cette supercherie à un nommé Sauvage. Voir notre *Histoire des accouchements.* p. 181.

(2) 1750. — Nous soupçonnons fort le prétendu Abraham Johnson d'avoir été un farceur. Par contre, son traducteur Moet pourrait bien avoir été un imbécile. Il raconte, dans sa préface, qu'il était éloigné depuis quinze mois de Bordeaux, sa patrie, quand il apprit que sa femme venait d'accoucher d'un gros garçon. Il allait partir pour la France, altéré de vengeance, quand le bienheureux livre de Johnson lui tomba entre les mains. Quelle joie ! Dès lors tout s'explique le plus aisément du monde. Un armateur Nantais avait reçu à son bord quelques dames, dont Madame Moet. Le bâtiment s'étant écarté en mer pour prendre le frais, celle-ci s'était senti quelque indisposition. On l'avait fait passer, avec sa sœur, dans la chambre du capitaine pour s'y reposer ; elle n'avait pas été *seule* un instant et cependant, ce jour là même était l'époque décidée d'une grossesse à laquelle elle n'entendait rien. Son mari lui apprit, d'après Johnson, qu'elle avait respiré les animalcules que porte le zéphyr. Mme Moet dut bien rire.

Un jour que je fumais ma pipe devant ma porte, un gentilhomme du voisinage m'envoya chercher pour sa fille, très dangereusement malade, me disait-on, et dans un besoin pressant de mon secours. Quoique je n'eusse rien à faire pour le moment, j'alléguai une foule de prétextes, et je ne partis qu'après m'être bien fait prier, comme font les médecins qui veulent qu'on les croie accablés de malades. Arrivé près de la demoiselle, quelle fut ma surprise d'y trouver tous les symptômes, ou plutôt les preuves constantes d'une grossesse qui touchait à son terme !...

Néanmoins, comme les jeunes filles de qualité sont fort délicates, je ne lui parlai point de cela. Mais ayant fait passer le père dans une pièce voisine, je lui découvris que sa fille était sur le point d'accoucher. Peu s'en fallut à ces mots que le vieux baronnet ne me dévisageat. Cependant, s'étant un peu remis, il tourna toute sa fureur contre sa fille et sa femme, les accabla d'injures, et leur fit des menaces terribles. La jeune fille, encore ingénue et vraiment innocente, montra plus d'étonnement que d'effroi aux premières clameurs de son père. Mais quand il en vint aux menaces, elle s'évanouit ; et j'avoue que malgré cette férocité de nous autres bouchers ou médecins, qui vivons dans le sang et qui sommes endurcis à voir souffrir, je me sentis tout attendri de cette scène intéressante.

La mère de la demoiselle fit bientôt diversion à cette pitié, si extraordinaire de la part d'un médecin ; elle me traita de monstre, de calomniateur ; elle m'accabla de tant d'outrages, que je sortis tout plein d'indignation. Mais les fureurs de cette famille se calmèrent bientôt, car le lendemain on eut besoin de moi pour l'accouchement de la jeune fille, qui mit au monde un malin petit garçon, au grand détriment de son honneur et à l'avantage du mien.

Cependant, la jeune « miss » proteste si énergiquement de son innocence que le docteur reste perplexe. Ses doutes durent quelques années et tombent enfin à la lecture d'un passage du « grand et sublime Wollaston. » Laissons la parole au bon Abraham.

Wollaston, ce grand philosophe, après avoir discuté profondément dans la cinquième section de son imcomparable ouvrage (1), cette importante question qu'il applique à la nature humaine : *Si l'œuf a été créé avant la poule ou la poule avant l'œuf*, ce grand philosophe, dis-je, fait ce raisonnement : « Il est prouvé qu'il y a de petits animalcules de toute espèce formés, dès le commencement du monde, par le Tout-Puissant, pour être

(1) *La Religion démontrée.*

la semence de toutes les générations futures. Si cette semence ou ces animalcules passent, comme il n'en faut pas douter, avec les aliments ou avec l'air qu'on respire, dans le corps des mâles, et se transmettent ensuite par des couloirs propres à cette fonction, dans le sein des femelles, où ils prennent leur croissance, pourquoi ces animalcules ne seraient-ils pas reçus directement par la femme? pourquoi l'enfant que cette semence produit ne se formerait-il pas dans le sein de la mère, sans avoir passé par le corps de l'homme ; en un mot, pourquoi une femme ne pourrait elle pas devenir enceinte sans le secours d'un mari?...

La lecture de ce passage me fit faire les plus sérieuses réflexions. Si c'est là le mystère de la génération, me dis-je, et l'expérience m'a depuis convaincu qu'il en était ainsi, il est naturel qu'une fille ou veuve devienne enceinte sans mériter le plus petit blâme.

Mais, se demande Johnson, dans quelle partie de l'air flottent ces animalcules? Virgile va le lui enseigner, Virgile « aussi grand physicien qu'excellent poète. »

Je profitai avidement de ce passage admirable des Géorgiques, où Virgile assure, avec les grâces ordinaires de sa poésie, que : « les juments, dès que le printemps arrive, s'enflamment des feux de l'amour, montent sur les plus hauts rochers, s'y arrêtent, se tournent vers le soleil couchant, respirent l'air que le vent leur apporte, et, par un prodige étonnant, le souffle seul du zéphyr suffit pour les rendre mères, sans qu'elles se soient accouplées. Elles courent ensuite, ajoute le poëte, à travers les vallons et les montagnes, ne se tournant jamais vers l'orient, mais toujours vers le nord ou vers le midi (1) ».

Toutefois, avant de faire connaître sa découverte, Johnson veut la confirmer par l'expérience. Lisez ce qu'il raconte :

Après bien des essais, je vins à bout de fabriquer une machine *cylindrico-catoprieto-rotundo-concavo-convexe*, dont je donnerai incessamment la figure au public, avec tous ses développements, pour la satisfaction des curieux. Elle est même déjà dessinée par *Heymann* et je la fais graver par *Vertue*.

Je plaçai cette espèce de trappe vers l'occident ; et lorsque je fus en possession d'une quantité suffisante de ces animalcules, de ces germes originaux d'existence, je les fixai devant moi, non sans bien des peines, pour en démêler les espèces, à l'aide d'un microscope excellent. Je triai ceux

---

(1) *Géorgiques*, liv... III, vers 273 et suiv.

qui me parurent destinés à notre propre reproduction ; je les plaçai, avec le plus grand soin, sous un bocal de fin verre ; et je distinguai, avec mon microscope, que ces animacules étaient de petits êtres humains, de l'un et de l'autre sexe, exacts dans toutes leurs proportions.

Que de réflexions ce spectacle me fit faire ! ce petit atome que je vois à peine, me disais-je, pourra quelque jour devenir un Alexandre, cet autre un Démosthène, celui-ci un grand seigneur, celui-là un danseur de corde. J'ai peut-être ici, ajoutai-je, des héros, des législateurs, des monarques, pour qui le monde ne sera pas assez grand !...

Pour terminer l'expérience et la rendre concluante, il fallait s'assurer que les animalcules achèveraient de croître dans le sein d'une femme sans le secours d'aucun homme. Que faire ? Le sexe est si fragile, si menteur, si bavard ! Bref, Johnson se décide à tout tenter sur une simple servante.

La grande difficulté était d'en trouver une qui eût encore de l'innocence ; et j'eus bien de la peine à faire mon choix. Enfin, je pris ce qui me sembla le moins mauvais, j'enfermai cette fille dans ma maison pendant une année, et bien certain que, pendant ce laps de temps, elle n'avait pas même aperçu d'autre homme que moi, je me déterminai à commencer sur elle mon expérience.

Dans cette vue, je lui persuadai qu'elle était malade ; ce qui me fut d'autant plus facile, que l'isolement où je l'avais réduite lui avait donné une sorte de mélancolie. Alors, mêlant quelques animalcules dans une composition chimique, je la fis prendre à cette fille comme une médecine.

En six mois, ma potion avait fait un effet très-visible. Qu'on s'imagine, s'il se peut, la joie que je ressentis lorsque je reconnus, pour la première fois, les symptômes réels d'une grossesse décidée. Ma satisfaction alla encore en croissant. Un matin que, seul dans mon cabinet, je réfléchissais sur mes heureux travaux, cette fille vint me trouver, les larmes aux yeux, et me pria instamment de lui dire s'il était possible d'enfanter au bout de trois ans ?...

Je compris sur-le-champ le but de cette demande. Cependant, affectant un air d'ignorance, et prenant la gravité de ma profession, je lui enjoignis de s'expliquer plus clairement. Alors elle me bégaya, d'une voix entrecoupée de sanglots, « qu'elle était étonnée de certains symptômes..., que le ciel était témoin de sa sagesse ; qu'elle ne savait ce qui se passait chez elle, mais qu'elle avait tout lieu de se croire vraiment enceinte..., que cependant elle pouvait jurer, sur ce qu'il y avait de plus sacré, qu'elle n'avait pas été... touchée par aucun homme depuis trois ans. » — Ainsi donc, lui dis-je, vous vous êtes rendue coupable d'incontinence, il y a environ trois ans ? — Hélas ! oui, monsieur, me répondit-elle.

Je le nierais inutilement à un homme de votre savoir et de votre pénétration... J'aime mieux vous tout découvrir... Vous saurez donc, monsieur..., qu'il y a effectivement environ trois ans que... A la vérité, je n'ai pas été toujours aussi simple que j'aurais dû l'être... Hélas ! si j'avais été tout-à-fait aussi sage que je le suis depuis ce temps ! Mais, monsieur..., mon dernier maître, monsieur, qui était... un ministre du saint Evangile... Que le bon Dieu lui pardonne... ainsi qu'à moi... Je suis bien sûre de m'en être repentie cent fois... et je pense qu'il a fait de même...

Johnson laisse croire à la pauvre sotte que son état remonte à son ancienne faiblesse, et, au bout de neuf mois, à dater de l'essai fait sur elle, la servante accouche. Le docteur est brave homme ; il élèvera l'enfant comme sien, malgré les caquets du voisinage.

Il faut être juste pour tout le monde ; Johnson avoue que chez les anciens, dans Galien par exemple, dans Hippocrate, dans Diodore de Sicile, dans Tite-Live, on trouve quelque soupçon de la vérité qu'il a démontrée ; mais ce ne sont que des idées informes, qui même lui étaient inconnues avant ses recherches. Donc, à lui seul la gloire, à lui seul la reconnaissance du beau sexe dont il sauvegarde la réputation, à lui la reconnaissance de l'humanité dont il assure la perpétuité en abolissant le mariage et la syphilis, ces deux fléaux !

*English humbug* ! Il y a des gens, autres que le traducteur Moet, qui l'ont pris fort au sérieux.

Quelques mois après la publication de cette fantaisie pseudo-scientifique, parut une production du même genre : *Concubitus sine Lucina* ou le *Plaisir sans peine* (1) « C'est l'ouvrage, écrit l'abbé Raynal, de quelqu'un qui est aussi zélé pour les hommes que le premier écrivain l'était pour les femmes. M. de Buffon et ses molécules étaient l'objet du premier badinage. On se moque, dans celui-ci, de M. de Réaumur et des fours de fumier qu'il a imaginés pour faire éclore des poulets, sans le secours des poules (2) ». Clément (3)

---

(1) D'après Raynal, cette brochure fut attribuée à un Anglais inconnu, Richard Roë, et aurait été non seulement traduite, mais refaite par Meusnier de Querlon.

(2) Allusion à l'*Art de faire éclore et d'élever en toute saison des oiseaux domestiques de toutes espèces, soit par le moyen de la chaleur du fumier soit par le moyen de celle du feu ordinaire,* 1749, 2 vol in 12 ; germe de l'idée des couveuses artificielles, si généalement répandues aujourd'hui.

(3) Les *Cinq années littéraires* (1748-1752) *sur les ouvrages de littérature.*

qui rend compte du même ouvrage, dans sa *Lettre XLIII*, termine son analyse par la réflexion suivante : « Livie, au rapport de Pline, a fait éclore un poulet dans son sein au bout de vingt jours ; et avec la moitié moins de patience, c'est-à-dire en dix jours de temps, une demoiselle qu'il n'est pas permis de nommer, a fait naître quatre chardonnerets de cinq œufs qu'elle avoit tirés d'un nid : ce n'étoit pas au tropique du Cancer qu'elle les avoit placés (passez-moi le jeu de mots en faveur de la sublimité de la métamorphore), c'était précisément sous la ligne équinoctiale. »

**Souvenirs professionnels.** — Nous achèverons cette série par des emprunts aux souvenirs professionnels de deux de nos confrères. Les *Scènes de la vie médicale* (1), de M. le docteur Jules Cyr, nous donnent l'amusant récit des émotions d'un accoucheur à ses débuts. Plus d'un praticien retrouvera là les angoisses de son propre noviciat en tocotechnie. Puisse la déesse Utérina l'avoir servi comme elle a servi M. Jules Cyr !

Le récit de ce *Premier accouchement* est trop long pour être reproduit *in extenso*, malgré l'aimable autorisation de l'éditeur ; nous sommes obligé de le résumer au grand détriment de l'humour et du sel dont il est rempli.

Tout d'abord l'auteur reconnaît qu'il fut reçu docteur, comme la plupart de ses condisciples, sans avoir fait ni même vu faire un seul accouchement ; c'est dire qu'il ne savait pas un traître mot d'obstétrique. A peine installé à Fleuriais, un serrurier vient réclamer ses soins pour sa femme en gésine ; il se rend auprès de la patiente, l'angoisse au cœur et peu rassuré sur l'issue de l'événement, mais sachant se donner l'assurance d'un vieux praticien. Il fait un examen sommaire et, sans avoir pu établir de diagnostic précis, répond aux commères qui lui demandent si ça va être long :

— Je crois que nous avons du temps devant nous ; mais, vous savez, en pareil cas, le plus malin peut s'y tromper... Donc il faut s'attendre à tout et être prêt.

Pas trop mal pour un débutant. Après cette réponse de Normand, qui semble satisfaire l'assistance suspendue à ses lèvres, il prétexte

(1) J. B. Baillière, éditeur.

des visites urgentes et rentre en toute hâte chez lui, où, le forceps en mains, il parcourt fébrilement ses notes de cours et tous les traités d'accouchement de sa bibliothèque ; mais ses idées s'embrouillent de plus en plus : c'est une confusion, un chaos, un désarroi complet dans son modeste bagage de connaissances obstétricales.

Deux heures après cette torture morale, il retourne auprès de la femme, l'examine à nouveau et est incapable de savoir où en est le travail et s'il est plus avancé qu'à sa première visite ; sa main investigatrice tâtonne fébrilement dans les profondeurs du doute quand soudain, sous l'influence de ces recherches aveugles et prolongées, la poche des eaux se rompt et inonde le bras du docteur. Tout victorieux de cet incident, il se hâte d'annoncer que la mère ne va pas tarder à être débarrassée.

Cependant le dénouement se fait attendre plusieurs heures ; le jeune praticien est assailli de questions sur le sexe de l'enfant et de conseils pour activer le travail. Enervé, moitié par agacement, moitié pour faire quelque chose, il rédige une ordonnance et l'envoie chez le pharmacien de la commune voisine, mais la femme se décide à accoucher au moment même où la drogue libératrice arrive.

« En définitive, conclut le spécialiste en herbe, je passai dans le pays pour avoir fait un très heureux début dans la pratique des accouchements... Et voilà comme on écrit l'histoire ! »

Le *Douzième accouchement*, pratiqué par notre spirituel confrère, est un véritable chapitre de roman, qui rappelle les couches de La Vallière, débarrassée par Boucher, masqué (1) ; nous retrouverons plus loin le même fait, dans *Madame Gil Blas*, de Paul Féval. Au contraire, dans l'*Enfant maudit* de Balzac, où il s'agit de la naissance prématurée d'Etienne d'Hérouville, c'est la parturiente qui reste masquée.

---

**Les Tribulations d'un accoucheur**. — Le ton du docteur Pierre narrant « les *Tribulations d'un accoucheur à la campagne* (2) » est

---

(1) V. nos *Accouchements à la cour*, p. 188.
(2) Extrait de la *Gazette médicale de la Picardie*.

moins enjoué. Nous ne nous en étonnons pas ; ayant quelque peu connu les charmes de la profession, nous savons les apprécier.

. . . . . . . . . . . . . . . . . . . . . .

En ai-je fait des accouchements non rémunérés ! Y ai-je assez ruiné mes forces ! Voyez-vous cette chambre mal close, que n'éclaire qu'un quinquet primitif, mêlant sa fumée aux émanations fétides de l'âtre, tandis que les commères pérorent et que leurs hommes fument du mauvais tabac. La délivrance tarde, et pendant ce temps vos compagnons de nuit avalent des petits verres. Il faut bien se soutenir. Dame ! on n'a pas, comme le médecin, l'habitude de ne pas dormir. Ne pas dormir ! Ils se figurent, sans doute, que le sommeil est un besoin factice, et que nous pouvons nous en passer. En attendant, ils cherchent à vous faire boire comme eux, et vous affirment que le docteur un tel n'est pas fier du tout, car il accepte un petit verre chaque fois qu'on l'en prie, « Vous n'avez pas connu M. X..., me disait-on une nuit ; quel médecin c'était, Monsieur ! Malheureusement il ne commençait ses visites qu'à quatre heures du soir et vers huit heures il était gris. Un jour, appelé auprès d'une femme en mal d'enfant, il entre et demande de l'huile pour pratiquer le toucher. On lui en met dans un verre à eau-de-vie ; comme on savait ses goûts, dans un autre on verse du cognac, mais, selon son ordinaire, il n'était pas tout à fait dans son assiette ; il fait une pirouette, et se trompe de petit verre. L'huile y passa sans qu'il s'en aperçut. Il n'en fit pas bien moins l'accouchement. »

On me bûchait un confrère, mais j'avais ri un moment, et je trouvais le temps un peu moins long.

D'autres fois, j'ai assisté à des scènes bizarres, ayant un cachet d'originalité locale, valant toute une étude de mœurs. Voici une scène entre plusieurs : Jean-Pierre et Sidonie s'aimaient d'un amour trop peu platonique ; c'est moi qui fis l'accouchement qui en fut la conséquence ultime, et comme trop souvent, hélas ! *gratis pro Deo*. La mère de Sidonie avait, quand j'arrivai chez elle, un très gros chagrin ; mais n'allez pas croire que ce fût parce que sa fille était dans cette position ; c'était bien là le cadet de ses soucis. N'était-ce pas une preuve que Sidonie était recherchée et en même temps bonne à quelque chose ? Ce qui la tenait au cœur, c'est que *la mère à Jean-Pierre* n'était pas venue grossir l'aréopage des voisines qui devait présider à la naissance du *jeune à Sidonie*. Mais sa place est ici, disait-elle, c'est un affront qu'elle nous fait en restant chez elle dans un moment comme celui-ci. » Elle répétait cela sur tous les tons ; et, au milieu de ses souffrances, Sidonie lui faisait chorus. Mais tout à coup la porte s'ouvre et Jean-Pierre apparaît escorté de sa maman. Entre les deux mères la paix fut bientôt signée ; séance tenante on la scella d'une tasse de café. Pendant ce temps Jean-Pierre s'était jeté dans les bras de Sidonie qui, sous cette douce étreinte, sentit ses forces décupler et ne tarda pas à se débarrasser de son faix. Bientôt tout le monde but à la santé du nouveau-né. Mais, suivant une expression ignoble, que j'ai trop souvent entendu répéter, le pauvre petit *n'était pas pour élever*. Le père l'oublia, la mère ne lui donna pas le sein ; il fut nourri avec des décoctions d'orge, beaucoup de sucre et très peu de lait. Il devint bien vite athrepsique. Réduit à l'état de squelette, entérique autant qu'un enfant le puisse devenir, il n'en vécut pas moins huit longs mois. Il pesait sept livres en naissant et trois au moment de sa mort. Je l'avais surnommé *Misère*. J'étais tellement habitué à voir cette petite momie vivre quand même, que malgré moi j'en étais venu à me persuader que *Misère* résisterait. Il eût résisté, en effet, si presque tous les soins nécessaires ne lui eussent manqué. *Misère* eut, dans le plus court espace de temps possible, des frères et des sœurs, tous de pères différents. Les uns sont morts aussi et les autres ont vécu. Ces derniers ont été *reconnus* en masse par un militaire qui, son congé fini, avait fait la connaissance de Sidonie depuis huit jours et l'épousa légitimement.

Une de mes vaillantes compagnes de ces maudites nuits d'accouchements était une femme qui avait passé quatre-vingts ans, et que l'on appelait la *Mère Marie*. Elle était, disait-elle, sage-femme de mère en fille. C'était elle, ou peu s'en faut, qui depuis plus d'un demi-siècle avait présidé à toutes les naissances de son village comme garde ou comme accoucheuse. Accoucheuse, ce n'était pas bien malin, car voici comment de « mère en fille » on savait procéder : dès que la patiente souffrait, deux personnes la prenaient sous les bras et la faisaient marcher sans trêve ni merci, ne la laissant souffler une minute qu'au moment des douleurs. Quand celles-ci devenaient trop fortes, la femme était mise sur ses genoux par terre et on lui faisait appuyer les coudes sur une chaise. Une fois là, elle n'avait plus le droit de bouger, et c'est dans cette position qu'elle devait accoucher. On ne la touchait pas, à quoi bon ? A chaque poussée, à chaque plainte, on glissait entre les cuisses de la patiente une petite corbeille. La douleur passée, la corbeille était retirée ; on la remettait en position à une douleur nouvelle, et ainsi de suite, jusqu'à ce que la dernière arrivant, l'enfant tombait dans la corbeille. Mais ce procédé que la mère Marie avait employé pendant bien longtemps, elle reconnaissait elle-même qu'il était primitif et barbare. Elle ne répugnait pas à faire reposer ses accouchées, et à les laisser mettre au lit, quand elles avaient trop de fatigue. Elle prétendait que l'usage des *fers* pouvait être utile, que leur application bien faite n'était pas nuisible, « ni même douloureuse » ; elle affirmait que je les mettais fort bien. Ai-je besoin de le dire, nous avions des sympathies l'un pour l'autre. Quoiqu'elle ne sût ni lire ni écrire, elle ne manquait point d'intelligence ; toutefois, je n'ai jamais pu lui faire comprendre qu'une accouchée eut besoin d'ablutions ;

il m'a toujours été impossible de la convertir à ce simple précepte d'hygiène. Le soleil a des taches ; ma Lucine campagnarde n'était pas tout à fait parfaite.

J'ai eu l'occasion de faire un accouchement dans un bateau, et un autre dans une voiture de saltimbanques.

Dans le bateau, c'était par une belle nuit d'octobre. La lune répandait sur le canal de la Somme sa joyeuse clarté blanche. Les peupliers voisins se balançaient mollement sous une légère brise. L'eau venait doucement clapoter sur les rives garnies de roseaux, de menthes et de véroniques. Je vis rarement rien de plus poétique. Le bateau était chargé de galets pris à la pointe du Hourdel et gagnait les fabriques de faïence de Sarreguemines. Il était habité par un ménage patriarcal. Des enfants, nés dans les endroits les plus variés, étaient couchés deux par deux par étages successifs dans un meuble que je comparerais volontiers à une grande commode. Dans une autre pièce que celle où ils se trouvaient, était le lit de l'accouchée. « C'est la plus belle chambre de la maison, » me dit le marinier. On y pénétrait par le plafond, à l'aide d'une échelle presque verticale ; elle était exiguë, mais surtout extrêmement peu élevée, car tout le temps que j'y demeurai, je dus rester assis ou courbé.

L'accouchement lui-même n'offrit rien de particulier.

Il n'en fut pas ainsi de celui que je fis chez les saltimbanques. C'étaient des saltimbanques pauvres, courant de village en village pour gagner péniblement une vie des plus médiocres. Ils avaient pour tout bien une voiture à deux roues accablée de vétusté, qu'au relai on calait tant bien que mal avec de méchants bâtons, et un vieux cheval à longs poils dont l'échine avait depuis lontemps oublié les caresses de l'étrille. Le père était amputé d'une cuisse. Comme sa femme, il avait le teint basané des *gitanos*, quoiqu'il se prétendit Alsacien. Les enfants, il y en avait bien une douzaine, étaient foncés comme eux, à l'exception d'un gros garçon aux cheveux roux. La mère, quand je la vis, était en proie à des accès éclamptiques subintrants et avait perdu connaissance à dix lieues de chez moi. L'amputé n'eut-il pas le toupet de me dire qu'il l'avait amenée de loin dans cet état, attiré par ma réputation ? Il était onze heures du soir quand je pénétrai dans leur misérable intérieur, qui n'avait pas trois mètres carrés de superficie. Dans un coin, sur quelques brins de paille, tous les enfants dormaient enchevêtrés les uns dans les autres, montrant les uns leurs bras et les autres leurs jambes, ceux-ci leur tête et ceux-là leur derrière. A droite, un gros chien grincheux ; à gauche, une table boiteuse ; au milieu, deux escabeaux dont l'un pour l'amputé et l'autre pour moi. Tout près, un méchant grabat sur lequel la patiente se débattait. Le col était dilaté, mais l'utérus était frappé d'inertie ; les battements du cœur fœtal ne s'entendaient plus ; les crises éclamptiques, malgré du chloral et une saignée, continuaient. Je retirai le fœtus à l'aide du forceps. Etait-il mort ? Je crus saisir un battement de cœur, quoique le cordon coupé ne laissât pas couler de sang. « Baptisez-le, Monsieur, me dit le père, qui s'accroupit dans la posture de la prière, pendant que je prononçais les paroles sacramentelles. Mais l'enfant ne revint pas à lui : en vain je fis la respiration artificielle et pratiquai l'insufflation ; rien n'y fit. Cependant un orage qui menaçait depuis longtemps éclata tout à coup ; le vieux cheval qui errait à l'aventure non loin de là se réfugia brusquement contre la voiture ; celle-ci perdit son équilibre et s'abattit sur ses brancarts. La lumière s'éteignit, et nous roulâmes tous les uns sur les autres, enfants, chiens, amputé, éclamptique et accoucheur. C'était une situation infernale. La pluie tombait à torrents ; le tonnerre roulait des coups précipités ; les éclairs sillonnaient la nue. A l'arrière de la voiture, le cheval bondissait et nous secouait comme des noix dans un sac, le chien aboyait, les enfants criaient, l'éclamptique, que je ne pouvais voir qu'à la lueur de l'orage, continuait à se tordre dans des convulsions de plus en plus violentes. L'amputé et moi parvinmes cependant à sortir et nous pûmes remettre la voiture en équilibre. Mais bientôt la pauvre accouchée tomba dans le coma et, peu après, elle râlait son dernier souffle. Quand je pus aller me mettre au lit, vous me croirez bien quand je vous dirai que je dormis peu et que mon court sommeil fut entrecoupé de cauchemars effrayants.

Je ne veux pas laisser mes lecteurs sous l'impression de cette aventure pénible. Voici un joyeux souvenir qui date de mes études :

J'étais de garde à l'hôpital Saint-Antoine. Une nuit, vers une heure, on m'éveille, pour recevoir une accouchée. Elle était venue elle-même, portant dans ses bras un enfant à peu près nu. Je la reçus d'urgence. Le lendemain elle me raconta son histoire. Mais je lui laisse la parole : « Je suis, Monsieur, une personne très gaie. J'aime le bal. Je ne m'en suis jamais privée pendant ma grossesse, qui cependant hier dépassait sept mois. A dix heures, hier, j'étais une des premières à la danse, tout près la place du Trône. Je me démenai de mon mieux. Après quelques contre-danses, je sens des douleurs. Tant pis, dis-je ; si ça doit venir ce soir, quoique je ne sois pas à terme, je ne quitterai le bal que le plus tard possible. Mais les douleurs continuaient. Plus je souffrais, plus je dansais. Dans un *cavalier seul*, que dans nos bals on fait aux dames la politesse de leur abandonner, mordue par une vive tranchée, je faisais en dansant des contorsions épouvantables ; j'eus un succès fou. Puis le *galop* survenant, j'entraînais mon danseur avec une vigueur que je ne me connaissais pas, quand tout à coup mes eaux se rompent. Voilà qu'on s'aperçoit de l'accident ; on l'attribue à toute autre chose qu'à sa cause réelle. Les quolibets pleuvent sur moi, je veux m'enfuir ; on se met à mes trousses ; je descends en courant le boulevard Mazas ; j'avais derrière moi une trentaine d'enragés qui cherchaient à me rattraper.

Au détour de la rue de Charenton, j'escalade la clôture en planches d'un chantier de bois. Heureusement mes traqueurs avaient perdu ma trace. Je m'asseois à terre ; il était temps ; l'enfant est venu cinq minutes après. Je l'ai enveloppé dans mon mouchoir. Tout petit qu'il est, on dirait qu'il veut bien vivre. ». Elle avait raison ; l'enfant vécut et la maman aussi. Dix jours après elle sortait de l'hôpital sans qu'il fût survenu aucune complication sérieuse.

## II. — PHILOSOPHIE OBSTÉTRICALE

**Colloques d'Erasme.** — Nulle part Erasme (1) n'a montré plus de finesse dans l'observation, plus l'indépendance dans le jugement, plus de mordant dans l'ironie que dans ses fameux *Colloques* : il y met en scène des personnages grecs et latins, à qui il attribue ses opinions sur toutes choses, et si nous voulons savoir ce qu'il pense de la prééminence des sexes et de l'éducation des enfants, consultons son colloque de l'*Accouchée* (2) entre Fabulle et Eutrapèle.

### EUTRAPÈLE, FABULLE

*Eutrapèle*, Salut à l'excellente Fabulle.

*Fabulle*. Je vous salue bien, Eutrapèle. Mais qu'y a-t-il donc de nouveau pour que vous veniez par extraordinaire nous rendre visite, vous que personne de la famille n'a vu depuis trois ans ?

*Eutrapèle*. Je vais vous le dire. En passant par hasard devant cette maison, j'ai vu une corneille entourée d'un linge blanc ; je me suis demandé ce que cela signifiait (3).

*Fabulle*. Êtes-vous donc si étranger dans le pays que vous ne sachiez pas que c'est le signe d'un accouchement dans la maison ?

*Eutrapèle*. Comment ! n'est-ce pas un prodige que de voir une corneille blanche ? Plaisanterie à part, je le savais très-bien, mais je ne pouvais

---

(1) 1467-1536.

(2) Puerpera. — Nous empruntons la traduction Victor Davelay, *Librairie des Bibliophiles*, 1877.

(3) Il y a ici un jeu de mots : *Cornix* signifie corneille et marteau de porte.

pas me douter qu'une jeune dame comme vous, qui a tout au plus seize ans, ait apprit si vite l'art très-difficile de faire des enfants, que des femmes ont peine à apprendre avant l'âge de trente ans.

*Fabulle*. Vous justifiez bien votre nom d'Eutrapèle (1).

*Eutrapèle*. Et vous celui de Fabulle... Je suis entré tout de suite pour vous féliciter de votre heureux accouchement.

*Fabulle*. Souhaitez-moi le bonjour, si vous voulez, Eutrapèle ; vous me féliciterez de mon accouchement quand vous verrez mon fruit donner l'exemple d'un homme de bien.

*Eutrapèle*. Vous parlez pieusement et sagement, ma chère Fabulle.

*Fabulle*. Je ne suis la Fabulle de personne, sinon de Pétrone.

*Eutrapèle*. C'est pour Pétrone, il est vrai, que vous enfantez ; mais vous ne vivez pas pour lui seul, j'imagine. Du reste, je vous félicite aussi d'être accouchée d'un garçon.

*Fabulle*. Pourquoi m'estimez-vous plus heureuse d'avoir mis au monde un garçon qu'une fille ?

*Eutrapèle*. Dites-moi plutôt, Fabulle de Pétrone (car je n'ose pas maintenant vous appeler ma chère), pourquoi vous, femmes, vous réjouissez-vous plus de mettre au monde un garçon qu'une fille ?

*Fabulle*. Je ne sais pas ce que pensent les autres. Pous moi, je me réjouis d'avoir mis au monde un garçon, parce que Dieu l'a voulu ; s'il avait mieux aimé une fille, je l'aurais mieux aimé aussi.

*Eutrapèle*. Pensez-vous que Dieu ait le temps de faire le métier de sage-femme ?

*Fabulle*. Qu'a-t-il à faire de mieux, Eutrapèle, que de conserver, en le propageant, ce qu'il a créé ?... Mais, si vous voulez, nous écarterons de ce sujet la personne de Dieu. Dites-moi, pourquoi m'estimez-vous plus heureuse d'avoir fait un petit qu'une petite ?

*Eutrapèle*. C'est une pieuse pensée que de trouver meilleur ce que Dieu vous a donné, lui qui, sans contredit, est ce qu'il y a de meilleur. Mais si Dieu vous donnait une tasse de cristal, ne le remercieriez-vous pas grandement ?

*Fabulle*. Oui.

*Eutrapèle*. Et s'il vous en donnait une de verre, ne le remercieriez-vous pas tout autant ? Mais je crains de vous ennuyer au lieu de vous distraire, en philosophant avec vous de la sorte.

*Fabulle*. Fabulle n'a rien à craindre de la conversation. Voici quatre semaines que je suis au lit, et j'ai assez de forces même pour la lutte.

*Eutrapèle*. Que ne vous envolez-vous hors du nid ?

*Fabulle*. Le roi l'a défendu.

---

(1) Mot grec qui signifie *enjoué*.

*Eutrapèle.* Quel roi ?

*Fabulle.* C'est plutôt un tyran.

*Eutrapèle.* Quel est-il, je vous prie ?

*Fabulle.* Je le désignerai d'un mot : l'usage.

*Eutrapèle.* Ah ! que de choses ce roi-là exige contre l'équité ! Continuons donc à philosopher sur le cristal et le verre.

*Fabulle.* Le mâle, à ce que je présume, vous semble plus robuste que la femelle et d'une nature supérieure.

*Eutrapèle.* C'est mon avis.

*Fabulle.* Oui, c'est le dire des hommes. Les hommes vivent-ils donc plus longtemps que les femmes ? sont-ils exempts de maladies ?

*Eutrapèle.* Non, mais ils l'emportent sur elles par la force.

*Fabulle.* Mais sous ce rapport, les chameaux l'emportent aussi sur eux.

*Eutrapèle.* En outre, le mâle a été créé le premier.

*Fabulle.* Adam a été créé avant le Christ. Du reste, les artisans se surpassent généralement eux-mêmes dans leurs dernières œuvres.

*Eutrapèle.* Mais Dieu a soumis la femme à l'homme.

*Fabulle.* Celui qui commande n'est pas toujours le meilleur. Ensuite, Dieu a soumis l'épouse et non la femme ; mais, tout en soumettant l'épouse, il a laissé à tous deux un pouvoir réciproque l'un sur l'autre, et à voulu que la femme obéit à l'homme, non comme au meilleur, mais comme au plus fort... en quoi donc les hommes nous sont-ils supérieurs ?... Quel est le sexe qui offre le plus d'ivrognerie, de rixes, de combats, de meurtres, de guerres, de rapines et d'adultères ?

*Eutrapèle.* Les hommes seuls font la guerre pour la patrie.

*Fabulle.* Eux seuls aussi fuient souvent lâchement en désertant leur poste. Ce n'est pas toujours pour la patrie, c'est le plus souvent pour un vil salaire que vous abandonnez femme et enfants, et que, pires que des gladiateurs, vous vous réduisez volontairement à la nécessité servile ou de mourir ou de tuer. Vantez-moi tant que vous voudrez la valeur militaire : il n'est pas un de vous, s'il avait jamais éprouvé ce que c'est d'enfanter, qui n'aimât mieux assister à dix batailles que de subir une seule fois ce qu'il nous faut éprouver tant de fois. A la guerre, on n'en vient pas toujours aux mains, et quand cela arrive, le danger n'existe pas dans toutes les parties de l'armée. Ceux qui vous ressemblent sont placés au centre ; l'un est au corps de réserve ; l'autre s'assied tranquillement derrière les premiers rangs ; enfin la reddition et la fuite en sauvent un bon nombre. Pour nous, nous luttons de près avec la mort.

*Eutrapèle.* Ce n'est pas la première fois que j'entends dire cela. Tout ce que l'on dit est-il vrai ?

*Fabulle.* Trop vrai.

*Eutrapèle.* Voulez-vous, Fabulle, que j'engage votre mari à ne plus vous toucher dorénavant ? De cette manière, vous serez à l'abri d'un pareil danger.

*Fabulle.* En vérité, rien ne me serait plus agréable, si vous le pouviez.

*Eutrapèle.* Quelle récompense obtiendra l'orateur, s'il persuade ?

*Fabulle.* Je lui donnerai dix langues de bœuf fumées.

*Eutrapèle.* Je les aimerais mieux que dix langues de rossignol. Je ne repousse pas les conditions, mais je ne voudrais pas ratifier ce contrat sans y joindre une clause.

*Fabulle.* On l'ajoutera, si vous voulez, avec toutes les cautions désirables.

*Eutrapèle.* Si vous y consentez, cela se fera dans un mois d'ici.

*Fabulle.* Pourquoi pas tout de suite, puisque j'y consens ?

*Eutrapèle.* En voici la raison : Je crains que dans un mois vous ne soyez plus consentante. Par conséquent, vous seriez obligée de payer une double récompense, et moi de prendre une double peine en persuadant et en dissuadant.

*Fabulle.* Eh bien ! faisons comme vous voudrez. Mais, en attendant, continuez à me démontrer en quoi le sexe masculin l'emporte sur le féminin.

*Eutrapèle.* Je vois que vous vous êtes préparée à ce duel ; c'est pourquoi je trouve qu'il est plus sage en ce moment de baisser pavillon devant vous. Je reviendrai à la charge une autre fois, armé et pourvu de troupes de réserve : car, quand il s'agit de combattre avec la langue, sept hommes ne valent pas une femme.

*Fabulle.* Il est vrai que la nature nous a donné cette arme ; cependant vous n'êtes pas muets non plus.

*Eutrapèle.* Peut-être. Mais où est le poupon ?

*Fabulle.* Dans la chambre voisine.

*Eutrapèle.* Qu'est-ce qu'il fait là ? Fait-il cuire les légumes ?

*Fabulle.* Farceur ! il est avec sa nourrice.

*Eutrapèle.* De quelle nourrice parlez-vous ? Y a-t-il une autre nourrice que celle qui est la mère ?

*Fabulle.* Pourquoi pas ? c'est l'usage.

*Eutrapèle.* Vous venez de nommer, Fabulle, le plus grand ennemi du bien, l'usage. C'est l'usage de faire le mal, c'est l'usage de jouer aux jeux de hasard, c'est l'usage de fréquenter les mauvais lieux, c'est l'usage de tromper, de s'enivrer, de perdre la raison.

*Fabulle.* Nos amis l'ont voulu : ils ont pensé qu'il fallait ménager la faiblesse de mon âge.

*Eutrapèle.* Mais si la nature vous a donné la force de concevoir, elle vous a donné sans doute celle d'allaiter ?

*Fabulle.* C'est probable.

*Eutrapèle.* Dites-moi, ne sentez-vous pas combien est doux le nom de mère ?

*Fabulle*. Si fait.

*Eutrapèle*. Par conséquent, si cela se pouvait, souffririez-vous qu'une autre femme fût la mère de votre enfant ?

*Fabulle*. Jamais de la vie.

*Eutrapèle*. Pourquoi transportez-vous donc de plein gré plus de la moitié du nom de mère sur une femme étrangère ?

*Fabulle*. Que dites-vous là, Eutrapèle ? Je ne partage pas mon fils ; moi seule je suis sa mère, et je la suis entièrement.

*Eutrapèle*. Ah ! en cela, Fabulle, la nature elle-même proteste contre vous. Pourquoi dit-on que la terre est la mère commune ? Est-ce seulement parce qu'elle engendre ? Non, c'est bien plutôt parce qu'elle nourrit ce qu'elle a engendré. Ce que l'eau engendre est élevé dans l'eau. Aucune espèce d'animal ou de plante ne naît sur la terre sans que cette même terre ne le nourrisse de son suc, et il n'y a point d'animal qui ne nourrisse ses petits. Les chouettes, les lionnes et les vipères élèvent leur portée, et les femmes repoussent le fruit de leurs entrailles. Je vous le demande, quoi de plus cruel que ceux qui exposent leurs enfants pour s'épargner la peine de les élever ?

*Fabulle*. Vous parlez d'une chose abominable.

*Eutrapèle*. Cependant on ne rougit pas d'en faire autant. N'est-ce pas une sorte d'exposition que de livrer un petit enfant, encore tout rouge au sortir du sein de sa mère, qui ne respire que sa mère, qui implore l'assistance de sa mère, d'une voix capable d'attendrir les bêtes féroces, que de le livrer, dis-je, à une femme peut-être malsaine et vicieuse, et qui fait plus de cas d'un peu d'argent que de votre fils tout entier ?

*Fabulle*. On a choisi une femme d'un tempérament sain.

*Eutrapèle*. Les médecins peuvent mieux en juger que vous. Mais, supposez que cette nourrice vous ressemble, ou, si vous voulez, qu'elle vous soit un peu supérieure, pensez-vous qu'il soit indifférent qu'un enfant délicat tette un suc maternel et familier et sente une chaleur connue, ou qu'il soit forcé de contracter de nouvelles habitudes ? Le froment, semé dans un autre champ, dégénère en avoine ou en blé inférieur ; la vigne, transplantée sur un autre coteau, change de qualité ; le jeune plant, arraché de la terre, sa mère, se flétrit et meurt en quelque sorte : c'est pourquoi, autant que possible, on le transporte avec la terre où il est né.

*Fabulle*. On dit, au contraire, que les arbres transplantés et greffés perdent leur nature sauvage et donnent des fruits de meilleure qualité.

*Eutrapèle*. Mais pas aussitôt qu'ils sont nés, ma bonne. Il viendra un jour, s'il plaît à Dieu, que vous éloignerez de la maison votre fils adolescent pour le former dans les lettres et les sciences, ce qui regarde plutôt le père que la mère. Il s'agit maintenant de soigner son âge tendre. Or, si l'alimentation contribue beaucoup à la santé et à la vigueur du corps, il faut bien prendre garde au suc dont on nourrit ce petit corps tendre et délicat. C'est ici le cas de rappeler ces paroles d'Horace : *Un vase conserve longtemps le parfum de la première liqueur qu'il a reçue.*

*Fabulle.* Je ne me soucie pas énormément du corps, pourvu que l'esprit soit tel que nous le désirons.

*Eutrapèle.* Vous pensez pieusement, je l'avoue, mais peu philosophiquement.

*Fabulle.* Comment cela ?

*Eutrapèle.* Pourquoi donc, quand vous hachez des herbes, vous plaignez-vous que le couteau ne coupe pas et le faites-vous aiguiser ? Pourquoi jetez-vous l'aiguille dont la pointe est émoussée, puisqu'elle n'ôte pas l'art de coudre ?

*Fabulle.* L'art n'en subsiste pas moins, mais un outil impropre est un obstacle.

*Eutrapèle.* Pourquoi ceux qui ont besoin d'une bonne vue fuient-ils l'ivraie et les oignons ?

*Fabulle.* Parce que cela gâte la vue.

*Eutrapèle.* N'est-ce pas l'esprit qui voit ?

*Fabulle.* Oui, car les corps inanimés ne voient rien. Mais que fera le charpentier avec une hache ébréchée ?

*Eutrapèle.* Vous reconnaissez donc que le corps est l'instrument de l'âme ?

*Fabulle.* C'est évident.

*Eutrapèle.* Et vous êtes d'avis qu'avec un corps vicié l'âme n'agit point ou agit mal ?

*Fabulle.* Ce que vous dites là est vrai..

*Eutrapèle.* Donc, avec des yeux chassieux, l'âme voit moins ; avec des oreilles pleines de crasse, elle entend moins ; avec un cerveau atteint de la pituite, elle a moins d'odorat ; avec un membre engourdi, elle est moins sensible au toucher ; avec une langue chargée d'humeurs, elle a moins le sens du goût.

*Fabulle.* On ne peut le nier.

*Eutrapèle.* La seule raison, c'est que l'organe est altéré.

*Fabulle.* Je le crois.

*Eutrapèle.* Vous ne nierez pas que ce qui contribue le plus souvent à cette altération, c'est le boire et le manger..

... On a donc tout avantage à soigner comme il faut le corps de l'enfant dès sa naissance.

*Fabulle.* Vous voulez que la mère et la nourrice soient médecins.

*Eutrapèle.* Oui, je le veux pour ce qui concerne le choix et la mesure du boire et du manger, de l'exercice, du sommeil, des bains, des onctions, des frictions et de l'habillement. Combien de gens sont atteints des maladies et des infirmités les plus graves, telles que l'épilepsie, la maigreur, la faiblesse, la surdité, qui ont les reins brisés, les membres

contrefaits, le cerveau ramolli, l'intelligence obtuse, uniquement parce
qu'en nourrice ils ont été mal soignés !...

... Voilà assez de philosophie. Laissons les théologiens se morfondre
sur ces questions ; pour nous, reprenons notre sujet. Si vous voulez être
tout à fait mère, soignez le petit corps de votre enfant, afin qu'il ait des
organes bons et souples, une fois que le petit feu de son intelligence se
sera dégagé des vapeurs qui l'offusquent. Chaque fois que vous entendez
votre enfant crier, soyez sûre qu'il vous demande quelque chose. En
voyant sur votre poitrine ces deux fontaines gonflées de lait qui coulent
d'elles-mêmes, sachez que la nature vous rappelle votre devoir. Autrement, quand votre enfant essayera de parler et qu'avec un doux bégaye-
ment il vous appellera maman, de quel front entendrez-vous cela de lui,
à qui vous aurez refusé votre mamelle et que vous aurez renvoyé à une
mamelle de louage, comme si vous l'exposiez à une chèvre ou une brebis?
Quand il pourra parler, si au lieu de mère il vous appelait demi-mère,
que diriez-vous ? Vous prendriez la verge sans doute. Cependant celle qui
refuse de nourrir son fruit est à peine une demi-mère. Le premier devoir
de la maternité est la nutrition de l'enfant. Il ne se nourrit pas seulement de lait, mais de l'arome du corps maternel : il cherche cette liqueur
familière et connue qu'il a humée dans le sein de sa mère et qui l'a fait
croître. Pour moi, je suis convaincu que la nature du lait gâte le caractère
des enfants, de même que dans les fruits et les plantes le suc de la terre
change la qualité de ce qu'il nourrit. Croyez-vous que ce soit pour rien
que l'on dise communément : *Il a sucé la méchanceté avec le lait de sa
nourrice ?* Ce n'est pas non plus sans raison que les Grecs disent en parlant d'une personne mal nourrie : *A la façon des nourrices*, car elles
mettent un peu du manger dans la bouche de l'enfant et en avalent la
plus grande partie. Ce n'est point être mère que de se séparer de son
enfant aussitôt né ; c'est avorter et non enfanter. C'est à de telles femmes
que s'applique l'étymologie du mot μήτηρ qui, suivant les Grecs, vient
de μὴ τηρεῖν, qui veut dire *ne point garder*. Car donner une nourrice de
louage à un enfant encore chaud du ventre de sa mère, c'est comme si
on l'exposait.

*Fabulle.* Je serais de votre avis si nous n'avions choisi une femme qui
ne laisse rien à désirer.

*Eutrapèle.* Admettons qu'il importe peu quel lait boive l'enfant, quelle
salive mêlée aux aliments il absorbe ; admettons que vous ayez rencontré une nourrice comme on n'en voit pas ; croyez-vous qu'il y en ait
une qui puisse, comme la mère, dévorer tous les ennuis attachés au
soin d'élever : les ordures, l'assiduité, les vagissements, les maladies,
une vigilance de tous les instants ? S'il en est une qui aime autant
qu'une mère, elle soignera l'enfant comme une mère. Il arrivera même
que votre fils vous aimera moins, son amour naturel étant partagé entre

deux mères, et que de votre côté vous n'aurez plus la même tendresse pour votre fils, qui en grandissant sera moins empressé à vous obéir, et que vous lui témoigherez un intérêt moins vif en reconnaissant peut-être sa nourrice dans ses manières. La première condition pour apprendre, c'est une affection réciproque entre le maître et le disciple. Si donc votre fils n'a rien perdu de la tendresse qu'il vous doit, vous lui inculperez plus aisément les préceptes de morale. Pour cela une mère a beaucoup d'influence, car elle manie une matière extrêmement molle et souple.

*Fabulle.* A ce que je vois, être mère n'est pas chose aussi facile qu'on se l'imagine communément.

*Eutrapèle.* Si vous ne m'en croyez pas, écoutez Saint Paul qui, en parlant de la femme, dit hautement :*Elle sera sauvée par la génération des enfants.*

*Fabulle.* Il suffit donc d'accoucher pour être sauvée ?

*Eutrapèle.* Du tout. Il ajoute : *Si les enfants ont persisté dans la foi.* Vous n'avez pas accompli vos devoirs de mère tant que vous n'aurez point façonné, par une bonne éducation, le corps tendre de votre fils et son esprit non moins délicat.

*Fabulle.* Mais il ne dépend pas des mères que leurs enfants persévèrent dans la piété.

*Eutrapèle.* Peut-être ; mais des leçons vigilantes ont tant de force que Saint-Paul croit qu'il faut s'en prendre aux mères si leurs fils s'écartent des bonnes mœurs. Enfin, si vous faites tout ce qui dépend de vous, Dieu joindra son secours à votre diligence.

*Fabulle.* Votre discours m'a persuadée, mon cher Eutrapèle ; tâchez de persuader également mes parents et mon mari.

*Eutrapèle.* Je réponds du succès, pourvu que vous m'aidiez de votre suffrage.

*Fabulle.* Je vous le promets.

*Eutrapèle.* Mais peut-on voir le poupon ?

*Fabulle.* Très-volontiers. Hé ! Syrisca, appelle la nourrice avec l'enfant.

*Eutrapèle.* Cet enfant est fort joli. On dit communément *qu'il faut faire grâce au coup d'essai*; mais du premier coup vous avez atteint la perfection de l'art.

*Fabulle.* Ce n'est pas une sculpture qui a besoin d'art.

*Eutrapèle.* Non, c'est une statuette fondue. Quoi qu'il en soit, elle est admirablement réussie ; je souhaite que vous réussissiez aussi bien dans vos figures de tapisserie.

*Fabulle.* Vous, au contraire, vous peignez mieux que vous n'engendrez.

*Eutrapèle.* C'est ainsi que la nature a voulu perpétuer les ressemblances. Comme elle est attentive à ce que rien ne périsse ! Elle a produit deux personnes en une : le nez et les yeux rappellent le père ; le front et le menton représentent la mère. Pourriez-vous confier à la foi d'autrui un objet si cher ? Celles qui osent le faire me paraissent doublement cruelles. Elles n'agissent pas seulement au préjudice de l'enfant qu'elles éloignent, mais à leur propre détriment ; parce que leur lait, détourné de son cours, se gâte et produit souvent des maladies dangereuses. Il en résulte que, pour ménager la beauté d'une seule personne, elles risquent la vie de deux, et que, pour éviter une vieillesse précoce. elles courent à une mort prématurée. Quel nom a-t-on donné à l'enfant?

*Fabulle.* Corneille.

*Eutrapèle* C'était le nom de son aïeul paternel. Dieu veuille qu'il ressemble aussi, par sa conduite, à cet homme si vertueux.

*Fabulle.* Nous ferons pour cela tout ce qui dépendra de nous. Mais, voyons, mon cher Eutrapèle, je vous prie instamment d'une chose.

*Eutrapèle.* Regardez-moi plutôt comme votre esclave ; commandez et vous serez obéie.

*Fabulle.* Eh bien, je ne vous affranchirai pas que vous n'ayez mis le comble au service que vous me rendez.

*Eutrapèle.* Comment cela ?

*Fabulle.* En m'indiquant d'abord par quels moyens je puis procurer à mon enfant une bonne santé ; puis, quand il sera plus fort, par quelle méthode il faudra former sa jeune âme à la piété.

*Eutrapèle.* Je le ferai volontiers, autant que j'en suis capable, mais à la prochaine entrevue ; maintenant je vais plaider auprès de votre mari et de vos parents.

*Fabulle.* Je souhaite que vous soyez persuasif.

Dans son Dialogue VIII, Erasme instruit la jeunesse sur les souhaits qu'il convient de faire à une femme grosse :

« Dieu vous fasse la grâce d'accoucher heureusement, et de donner un beau garçon à monsieur votre époux : puissiez-vous, par le crédit et l'intercession de la Vierge mère, être heureuse dans ces fâcheux moments qui doivent vous procurer l'honneur de la maternité ! Je souhaite que cette enflure de neuf mois se dissipe, que ce gros ventre tombe ; et cela sans aucun malheur. De quelque sexe, de quelque tournure que soit le fardeau que vous portez, Dieu veuille que vous n'ayiez pas plus de peine à vous décharger que vous en avez eue à le recevoir. Plaise à la bonté divine vous favoriser d'une bonne heure. »

**Michelet et l'amour.** — Les auteurs philosophiques ne nous offrent qu'une maigre récolte. Nous nous souvenons avoir parcouru autrefois un vieux livre, intitulé les *Emblèmes Sacrés*, dans lequel un solitaire, après une peinture de l'enfant enfermé dans le sein de sa mère, « formé tout en rond comme une boule », compare son état à celui de l'âme tenue dans les liens du corps. La suite de la comparaison se devine : l'âme s'élance hors du corps, vers la pure lumière, comme l'enfant sort du ventre maternel pour connaître le jour.

Qu'était-ce au juste que ce bouquin ? Sans doute une traduction des *Emblemata* d'Alciat (1). En somme, nous regrettons peu de ne plus l'avoir sous la main, car il était de fort ennuyeuse lecture.

Par un saut, que nous convenons être un peu brusque, passons au XIXᵉ Siècle (2). Dans son livre sur l'*Amour*, Michelet a parlé de l'accouchement avec ce mélange de mysticisme et de réalisme qui fait une de ses originalités :

Si vous voulez voir sur la terre une image de la peur, regardez cet homme-ci à ce grand moment. Peur naïve, non dissimulée, trop forte pour être contenue, qui s'exprime par les signes qu'on trouverait les plus ridicules, s'ils n'étaient les plus touchants. J'en ai vu, et des plus fiers, arrachant leurs moustaches noires. Défaits, pâles, anéantis, ils faisaient pitié. Il fallait que l'accouchée, du milieu de ses douleurs criât : « Courage donc ! mon ami, n'es-tu qu'une poule mouillée ? »

La femme vit dans l'enfant, mais l'homme vit dans la femme. A cette heure vraiment redoutable, il la serre, la tient des deux mains, comme une chose prête à échapper. Mais ses mains ne tiennent rien... Elle est sous une autre puissance qui la tire bien autrement, l'entraîne de son côté. Elle regarde par moment le monde où elle est encore, l'inquiétude de l'assistance, cet homme éperdu... mais il lui semble déjà qu'elle regarde de l'autre rivage.

La crise dure. Le médecin secoue la tête, va et vient, n'est pas rassuré. L'autre le suit comme son chien. La peur l'a humanisé. Sa lâcheté, ses flatteries, sa vive et subite amitié pour celui que souvent il connaît à peine, mais qui tient sa vie dans les mains, sont les choses les plus curieuses. Lui, si jaloux, il ne l'est plus. Il dévoile sans hésitation à un étranger la chère et respectée personne. Il ne s'informe pas même si elle

---

(1) 1492-1550.
(2) Dans un précédent volume, les *Accoucheurs et sages-femmes célèbres*, nous avons noté l'opinion des philosophes du XVIIIᵉ siècle au sujet des sages-femmes ; si les lecteurs veulent bien s'y reporter, ils remarqueront leur désaccord avec Michelet, lequel fut pourtant un de leurs fervents admirateurs.

pâtit de cette profanation. Il prend un air sévère, la gronde de son hésitation pudique. Au total, il est absurde, imbécile et comme idiot.

Nous n'irons pas plus loin. Dans la suite, Michelet s'épanche en toute une série de sentimentalités poétiques et esthétiques, d'effusions vagues, que les curieux pourront aller chercher dans son livre, si le cœur leur en dit.

---

**Horace Bianchon.** — Puisque nous causons philosophie, on nous permettra, après les divagations d'ailleurs fort éloquentes de Michelet, une échappée philosophique vers un sujet très voisin du nôtre. Au mois de février 1891, un de nos confrères, *balzacien* sans doute, puisqu'il signe Horace Bianchon, a publié, dans le journal le *Temps*, de remarquables *Causeries médicales* qui sont « une sorte d'observation clinique de petit enfant, prise au jour le jour depuis la date de sa naissance. » Horace Bianchon déclare qu'il n'a fait que rédiger un cahier de notes manuscrites découvert dans la bibliothèque d'un de ses amis et intitulé: *Histoire de mon fils.* (1) Peu importe ; le document est des plus intéressants, et il peut être des plus utiles.

On en jugera par les épisodes de la première semaine :

Le petit amas de chairs molles, le petit être aveugle et sourd, à la peau rougeaude qu'est mon fils, n'a pas eu le don de me passionner tout de suite : je n'ai pas eu, comme tant d'autres, le coup de foudre de l'amour paternel.

La mère est trop malade encore, et je pense surtout à elle. Mon fils est gros et fort pourtant. Il pèse exactement 4,265 grammes, plus de huit livres et demie. Mais il n'a presque rien d'humain. Sa tête est grosse et molle, avec des os qui chevauchent encore, des traits mal définis et sans expression ; sa mâchoire inférieure semble être restée un peu en arrière et n'avoir pas encore pris sa place ; sa petite bouche, édentée comme une bouche de vieillard, miaule plutôt qu'elle ne crie.

Pourtant, dès les premiers instants, il a déjà des facultés, ce petit être. Il est déjà analysable, puisqu'il n'est pas insensible à tout et puisqu'il se meut.

Il est sensible au froid, car il pleure d'être tout nu, hors de ce lit si chaud où il vient de vivre neuf mois. Il est sensible encore à tout con-

---

(1) Signalons aussi le travail de M. Bernard Perrez sur les *Trois premières années de l'enfant.*

tact et sa peau frêle trouve rudes mes mains qui le touchent et les linges qui l'enveloppent.

On a beaucoup philosophé sur ce fait que l'enfant ne perçoit d'abord que des sensations pénibles et que seule la douleur l'accueille, comme un symbole de la vie terrestre. Je ne suis pas bien sûr qu'il ne perçoive pas aussi, — bien vaguement sans doute, — quelques impressions agréables, ne serait-ce que celles que lui procurent ses libres mouve- ments.

Car il se meut sans discontinuer, sitôt qu'il ne dort plus, et il remue surtout de ses petites jambes. Mouvements sans motif voulu appréciable, instinctifs et reflexes pour échapper aux sensations qui le gênent, ou bien voulus par la nature pour faciliter la bonne circulation du sang et la nutrition des organes.

La nature n'a pas donné au nouveau-né la faculté d'extérioriser le bien-être ; il le ressent peut-être tout de même. Si elle lui permet d'ex- primer la douleur, c'est que les pleurs sont nécessaires pour que l'on vienne à son secours.

Il faut, le plus possible, faciliter ces mouvements. Il faut que mon fils soit vêtu de telle manière qu'il puisse gigoter à l'aise, étendre et replier ses petits membres. Le maillot, médiocrement hygiénique, est une véri- table cruauté très inutile : ni jour ni nuit il n'aura de maillot.

... Le second jour, mon fils a ressenti la faim. Une douleur encore, mais une joie aussi, dès qu'il l'apaise.

La montée du lait maternel n'est pas encore faite, et on lui a donné quelques cuillerées de lait d'ânesse.

... Passivement d'abord, mon fils avale le lait qu'on lui entonne douce- ment. Puis voilà qu'il avance les lèvres : c'est la première ébauche de succion voulue. Il a compris et dès demain il saura prendre le sein.

... Peu à peu, je suis envahi par la tendresse paternelle.

Je viens de me surprendre à couvrir de baisers la petite chair tendre, hier encore indifférente et presque étrangère à mon cœur. J'ai l'orgueil d'avoir créé ça, l'orgueil que jusqu'ici je ne comprenais pas chez les au- tres et dont je me moquais. J'obéis à la vieille loi, au vieil instinct des bêtes et des hommes : j'aime et j'ai pitié du petit être faible mis par moi dans la vie, qui me continuera et qui sera ma vie future d'ici-bas.

Que va-t-il devenir ? Quelle sera son âme, qui a déjà sa personnalité latente ? Qu'aura-t-il pris de l'hérédité de sa mère et de la mienne ? L'ai- je fait armé pour la lutte, capable de bonheur, de bonté, de vaillance, ou l'ai-je fait impuissant à vaincre, maladif, inintelligent ?...

Si nouveau-né qu'il soit, tout cela est en lui, tout cela dort pour s'éveiller un jour.

Et dès maintenant je vois poindre, comme une aube bien pâle et bien lente à venir, sa personnalité naissante. Seulement, il me faut à présent me méfier de mon orgueil et de ma tendresse de père, et je veux essayer d'observer impartialement.

Mon fils ne paraît pas de tempérament irritable. Il pleure fréquemment, et d'une belle voix, mais seulement quand il a faim, ou quand il s'est sali. Je ne lui ai pas vu de crise de colère, de méchanceté sans motif appréciable. Serait-ce le présage de son caractère à venir, ou plus simplement l'indice qu'il ne souffre pas ?

Au fond, cela revient un peu au même, j'imagine. Les grandes gens dont le caractère est aigri ne sont-ils pas toujours des gens qui souffrent, qui ont l'âme malade, ou l'estomac, tout bonnement ? Un pessimiste est si souvent un gastralgique, ou un nerveux ! Puisse mon fils n'être pas pessimiste, aimer la vie et ne jamais se lamenter pour rien, comme à présent !

Il a grand appétit, il s'ennuie de n'être pas propre. Toutes les deux heures, le jour, on lui donne sa ration et on le met à sec. Cela très régulièrement, car il faut dès les premiers jours *régler* méthodiquement les enfants, pour leur bonheur et celui de leurs parents.

Leur petit cerveau malléable s'adapte à l'habitude qu'on leur donne avec une facilité merveilleuse. Une nourrice anglaise, vieillie dans le métier et passée depuis longtemps à la dignité retraitée de nourrice sèche, avait coutume de dire : « Trois fois suffisent pour donner une habitude, bonne ou mauvaise, à un nouveau-né. » Cette nourrice avait raison.

Voici, du reste, la psychologie en miniature de ce qui doit se passer dans le cerveau de mon enfant.

Il éprouve la sensation de faim : c'est une *souffrance* qui s'accompagne nécessairement du *désir* de l'apaisement. Il s'éveille et il crie : les premiers jours, il crie parce qu'il souffre ; puis, on peut le constater à l'entêtement qu'il y met, il pleure avec *l'espoir* d'être apaisé.

C'est sa *mémoire* qui lui fournit cette espérance. Mémoire bien rudimentaire encore, ni visuelle ni auditive, puisqu'il n'y voit pas et puisqu'il n'entend guère : la mémoire de l'estomac, mais qui se souvient tout de même. Elle sait que, dans une circonstance analogue, deux heures auparavant, la même sensation pénible a été apaisée par le sein maternel, et elle espère être apaisée de même.

Elle est très malléable et très simple, cette mémoire toute neuve, où rien n'est encore imprimé. Elle n'imagine rien autre que ce que sa première *expérience* lui a appris. Elle n'invente pas encore : c'est pour cela que l'enfant nouveau-né subit aisément l'habitude ; c'est pour cela qu'il faut le régler tout de suite, l'accoutumer à s'endormir sans être bercé, à se réveiller le jour toutes les deux heures pour téter, et la nuit deux fois seulement, par exemple à minuit et à quatre heures du matin. Avec un enfant bien portant, c'est on ne peut plus facile, quand on veut s'en donner la peine. Sans cela, la maman s'épuise, et le petit profite moins.

Ces petites associations d'idées se font très promptement. Au bout de cinq ou six jours, un enfant qui a faim cesse de crier sitôt que sa nourrice le couche sur ses genoux, pendant qu'elle dégrafe son corsage : l'enfant se souvient et comprend. Quand il est bien repu, s'il pleure encore, c'est qu'il est sale ; dès qu'il sent qu'on tâte ses langes, il cesse de crier.

... Pendant les premiers jours, l'expression des sentiments est très rudimentaire, si ce n'est pour la souffrance. Sensible à la faim, au sommeil, à la fatigue, au contact, au froid, à l'humidité de ses langes, à la piqûre d'une épingle mal placée, le nouveau-né pleure et se plaint, toujours de la même manière. Il exprime moins bien sa satisfaction, quand il est repu, par exemple, si ce n'est par le rythme reposé, bienheureux, de sa respiration plus grasse, un peu sonore, et comme engorgée par le lait. Il ne sait pas encore rire.

Parfois, dans son sommeil, le coin de sa bouche se tire, d'un côté seulement, comme pour ébaucher un rictus qui n'est pas un rire. Les nourrices et les mamans appellent cela « rire aux anges » ; les médecins appellent cela avoir la colique, souffrir un peu de la digestion, et leur explication, beaucoup moins poétique, est infiniment plus véridique.

Tel est mon fils, pendant sa première semaine : ses sens sont clos encore, mais sa peau et ses organes digestifs sont sensibles. Il se meut sans que sa volonté y prenne part, par sa moelle épinière, non par ordre de son cerveau. Sa mémoire est déjà éveillée : il se souvient et il compare, sa petite personnalité d'enfant calme, bien portant, sans vaines colères, commence à s'éveiller. Il est sans volonté et sans attention. Et tel que, il intéresse déjà passionnément son père, plus tardif pourtant que la mère, à s'émerveiller de l'enfant.

Selon la loi commune, mon fils entend, alors qu'il n'y voit pas encore. L'homme commence par être un *auditif*, bien avant d'être un *visuel* : la nature le veut ainsi, sans qu'on sache au juste pourquoi...

Nous abandonnons ici Horace Bianchon ; ajoutons seulement que l'auteur note les développements progressifs de la sensation et de l'intelligence, durant les jours suivants, et souhaitons que ces observations soient, un de ces jours, publiées en volume.

Cabanis a remonté plus haut et a étudié les *Sensations du fœtus* dans le sein maternel ; de nos jours, M. Féré, dans *Sensation et mouvement*, considère les mouvements du fœtus comme le témoignage de la réaction de l'enfant vis-à-vis de la mère.

En somme, dit cet auteur, le fœtus dans la cavité utérine réagit, on peut dire fatalement, non seulement à toutes les excitations qui peuvent 'atteindre directement, mais à toutes les sensations perçues ou non, à toutes les représentations mentales de sa mère. Quand il vient au monde, il a déjà un avant-goût de la prétendue liberté dont il va jouir.

---

## III. — FANTAISIES OBSTÉTRICALES

### A. — Accouchements fantaisistes

L'auteur des *Quinze joyes du mariage* (1), consacre « la tierce joye » à raconter les tribulations d'un mari dont la femme est en couches et il exerce sa verve satirique sur les visites et caquetages des commères du quinzième siècle; on en trouvera un long extrait dans notre *Histoire de nos accouchements*, p. 492.

**Naissance de Balde.** — Théophile Folengo, dit Merlin Coccaie (2), l'inventeur de la poésie macaronique, raconte ainsi la naissance de Balde, le héros de son principal ouvrage, où, comme dans Rabelais, qui d'ailleurs lui a fait des emprunts, la philosophie se cache sous l'apparence de la bouffonnerie. Nous empruntons la traduction anonyme de 1606 :

Balduine demeure seule à la maison et elle ne peut arrêter la pluie de ses yeux, son mari s'étant en allé ; soustenant avec sa main sa teste toute pensive ; voici arriver, que soudainement ses boyaux commencent à se broüiller en son ventre avec une grande douleur : car un accou-

---

(1) V. chapitre II, vers.

(2) De Mantoue (1491-1544. — *L'opus macaronicum* de Folengo est un mélange de mots latins et de mots italiens avec une terminaison latine, sans compter les mots de patois empruntés au mantouan et à tous les autres dialectes de l'Italie septentrionale. Les éditions du texte original sont assez rares chez nous. Voici, à titre de curiosité, les premiers vers du morceau dont nous citons la traduction : .

*Baldouina casam remanet soletta; nec imbrem*
*Acquetare potest oculorum, abeunte marito.*
*Penserosa manu guanzam sustentat, et ecce,*
*Ecce repentinœ sua brancant viscera doiœ ;*
*Namque novo partu miseram fiolare bisognat.....*

Nous n'allons pas plus loin, car cette langue est peu intelligible pour des Français.

chement la presse, et est contrainte de jetter hors de haults cris; et
Balde, non encore nay, luy tire, et jette de grands espoinçonnémens et
eslancemens. Elle tremble fort, malgré qu'elle en aye; tantost la pauvrette se jette d'un costé, tantost de l'autre, chose qui estoit pitoyable à
veoir. Elle n'a point de sage-femme qui la puisse secourir, comme est la
coutume. Elle appelle pour néant ses servantes, auxquelles elle vouloit
auparavant commander, ainsi que peut une fille de Roi: mais elle les
appelle en vain, et le chat veut bien respondre *gnao*, mais non pas donner de secours. Elle n'est point enfin tourmentée sans raison, pendant
que d'icelle veut naistre toute la force et puissance des Barons. Tout ce
qui doibt estre illustre, ou par lettres et sciences, ou par Mars et par la
guerre, ne sort pas aisément du ventre de la mère: et, outre la coustume,
vient au monde avec pénible tourment. Enfin naist de Balduine la force
de toute proüesse,... Ce Balde naist ainsi sans secours d'aucune sage-
femme, et, au contraire des petits enfans, ne fit aucun cri. Balduine, ja-
çoit qu'elle eust tous les membres lasches, comme sont les cercles d'un
vieil tonneau, se lève, et, se soustenant d'un baston, marche lentement,
et fait chauffer de l'eau: puis lave son enfant, et l'enveloppe de panneaux: se remet au lit, repose, donne la tette à son fils, le baise souvent,
et ne peut saouller son envie, luy lèche les yeux, le front et la bouche.
Cet enfant ne pleure aucunement, mais guigne sa mère d'un regard joyeux:
et pendant qu'il s'efforce de parler, la langue encore débile ne peut satisfaire à la volonté, mais seulement barbotte ces mots, *tatta*, *maman* et *pap-
pa*, combien que desjà il eust grande cognoissance des choses, ayant
un si petit enfançon une estoille à sa naissance fort bénigne.

---

**Accouchements de Gargamelle et de Badebec.** — Notre confrère
Rabelais nous a laissé, à propos de la naissance de ses braves
géants, deux morceaux de littérature obstétricale, où son imagination a plus de part que sa science, considérable pour l'époque. Ce
sont des passages fort connus; mais il y a des classiques qu'il est
défendu de négliger.

### Comment Gargantua nasquit en façon bien estrange

Eulx tenans ces menuz propos de beuverie, Gargamelle commença
se porter mal du bas, d'ond (1) Grandgousier se leva dessus l'herbe, et
la reconfortoit honestement, pensant que ce feut mal d'enfant, et luy

---

(1) Par suite de quoi.

disant qu'elle s'estoit là herbée soulz la saulsaye, et qu'en brief elle feroit.
piedz neufz (1) ; par ce luy convenoit prendre couraige nouveau au nouvel advenement de son poupon, et encores que la douleur luy feust quelque peu en fascherie, toutesfoys que ycelle seroist briesve, et la ioye qui
toust succederoit, luy tolliroit tout cest ennuy : en sorte que seulement
ne luy en resteroit la soubvenance. « Je le prouve, disoit-il. Notre Saul-
veur dist, en l'Evangile *Johannis XVI* : la femme qui est à l'heure de
son enfantement a tristesse ; mais lors qu'elle a enfanté, elle n'a soub-
venir aucun de son angoisse. — Ha ! dist-elle, vous dictes bien ; et aime
beaucoup mieulx ouir tels propos de l'Evangile, et beaucoup mieulx
m'entrouve que d'ouir la vie Saincte Marguerite (2) ou quelque autre ca-
pharderie. — Couraige de brebis (3), disoyt-il, depeschez-vous de cestuy-
cy, et bien tost en faisons un aultre. — Ha, dist-elle, tant vous parlez
à vostre aize, vous aultres hommes. Bien de par Dieu je me parforceray,
puisqu'il vous plaist. Mais pleust à Dieu que vous l'eussiez coupé. —
Quoy ? dist Grandgousier. — Ha, dist-elle, que vous este bonhomme !
vous l'entendez bien. — Mon membre, dist-il ? Sang de les cabres (4), si
bon vous semble, faictes apporter un cousteau. — Ha, dist-elle, ja Dieu
ne plaise. Dieu me le pardoint, ie ne le dis de bon cueur : et pour ma
parolle n'en faictes ne plus ne moins. Mais je aurai prou d'affaires aujourd'huy, sy Dieu ne me ayde, et tout par vostre membre, que vous
feussiez bien ayse.

— Couraige, couraige, dist-il, ne vous souciez au reste, et laissez faire
aux quatre bœufz de devant. Je m'en voys boyre encores quelque
veguade (5). Si ce pendent vous survenoit quelque mal, je me tiendray
près ; huschant en paulme (6), je me rendray à vous.

Peu de temps après elle commença à souspirer, lamenter et crier.
Soubdain vindrent à tas saiges femmes de tous coustez (*fig.* 186, 187). Et
la tastant par le bas, trouvèrent quelques pellauderies (7) assez de maul-
vais goust, et pensoient que ce feust l'enfant, mais c'estoit le fondement
qui lui escappoit, à la mollification du droict intestin (8), (lequel vous

---

(1) Manière de parler qui se dit d'une femme grosse et signifie accoucher, mettre un enfant au monde.
(2) On lisait la vie de Sainte Marguerite aux femmes en couches. Sur
ces superstitions, V. notre *Histoire des accouchements*.
(3) C'est-à-dire : Ayez autant de courage qu'en a une brebis près
d'agneler.
(4) Locution gascone : par le sang des chèvres.
(5) Autre mot de Gascogne : une fois, un coup.
(6) Se rapporte à Gargamelle : « vous sifflant dans vos doigts, si vous
sifflez... »
(7) Lamelles de peau.
(8) Le *rectum*, la dernière portion du gros intestin, qui signifie *droit*
en latin.

appelez le [boyau cullier). par trop avoir mangé des tripes, comme avons déclairé cy dessus.

D'ond une orde (1) vieille de la compaignie, laquelle avoit la réputation d'estre grande médecine, et là estoit venue de Brizepaille, d'auprès Sainct Genou, devant soixante ans, luy feist un restrictif (2) horrible, que tous

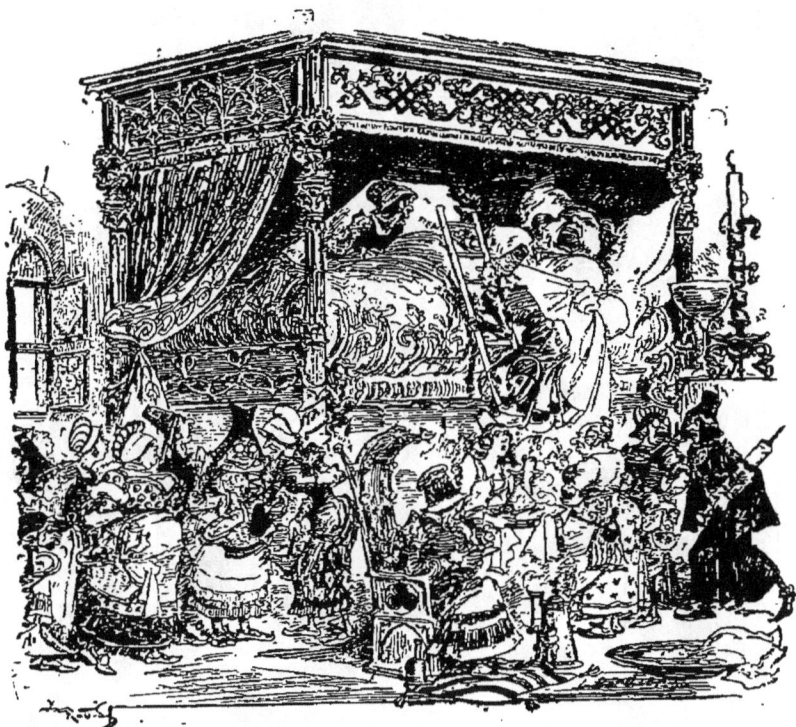

Fig 186. — Illustration de A. Robida.

les larrys (3) tant feurent oppilez et resserrez, que à grand peine, avecque les dentz, vous les eussiez eslargiz, qui est chose bien horrible à penser. Mesmement que le diable à la messe de sainct Martin, escripvant le caquet de deux galoises (4), à belles dentz alongea son parchemin (5).

Par cest inconvénient feurent au dessus relaschez les cotyledons de

(1) Sale, malpropre.
(2) Astringent.
(3) Peaux.
(4) Femmes joyeuses.
(5) Vieux contes du moyen-âge.

la matrice, par lesquelz sursaulta l'enfant, et entra en la vene craise (1),

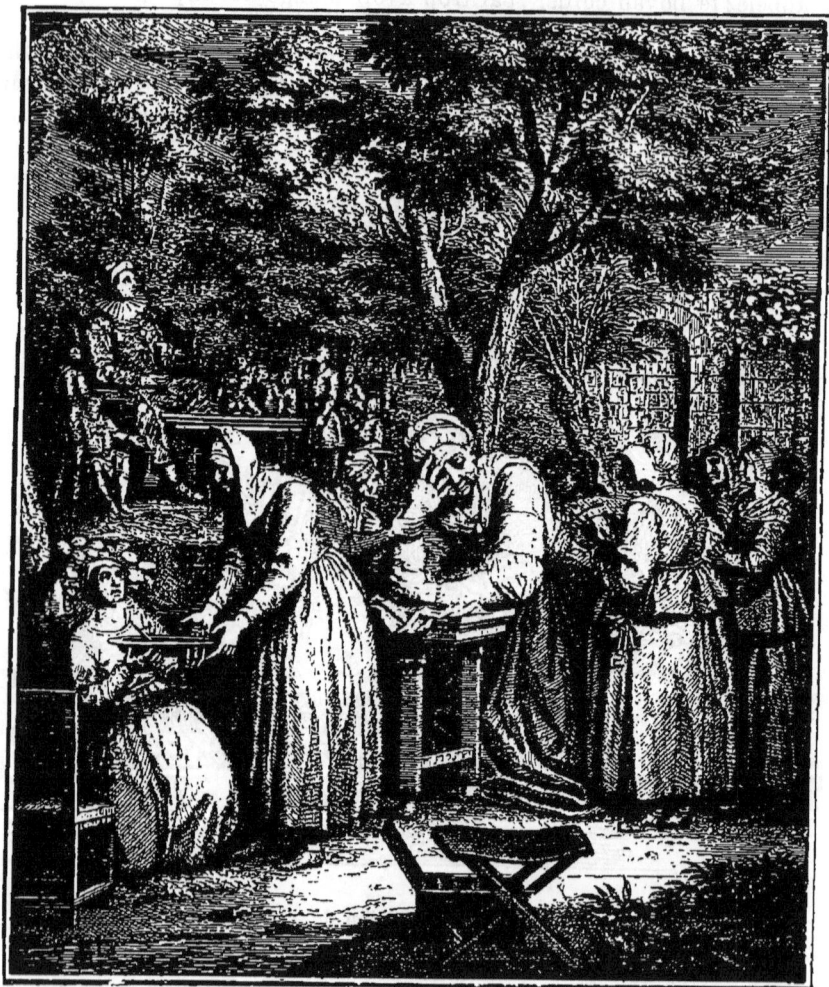

FIG. 187.

et gravant (2) par le diaphragme jusques au dessus des espaules (ou la
dicte vene se part en deux) print son chemin à gauche, et sortit par l'aureille senestre (3) (*fig.* 188).

_____

(1) On désignait autrefois sous ce nom les deux troncs de la veine cave
supérieure et de la veine cave inférieure.
(2) Equivaut à gravissant.
(3) « Toute femme enceinte, avait dit Pline, doit éviter avec soin de

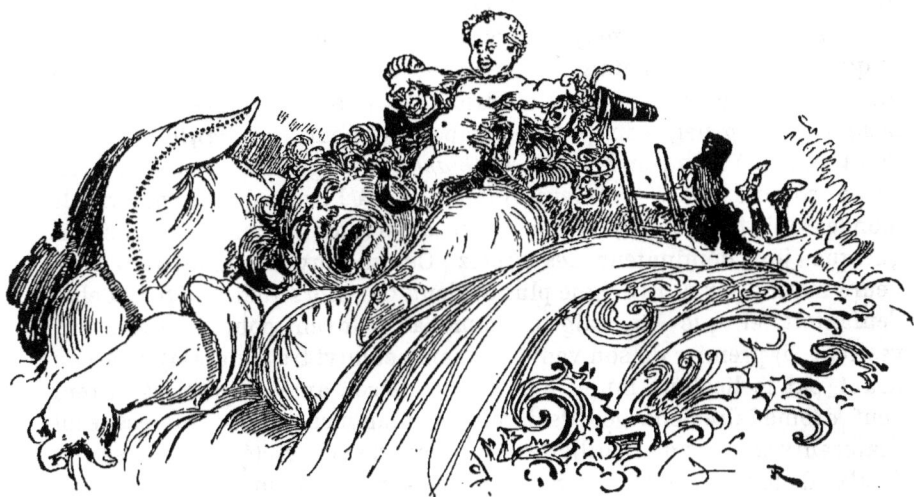

Le fils de Gargantua, Pantagruel, naît de façon moins étrange. L'apparition sur la terre de ce brave géant est pourtant accompagnée de détails curieux :

### De la nativité du très redoubté Pantagruel

Gargantua, en son eage de quatre cens quatre vingtz quarante et quatre ans, engendra son filz Pantagruel de sa femme nommée Badebec, fille du Roy des Amaurotes en Utopie, laquelle mourut du mal d'enfant, car il (1) étoit si merveilleusement grand et si lourd, qu'il ne peut venir à lumière sans ainsi suffocquer sa mère. Mais pour entendre pleinement la cause et raison de son nom qui luy feut baillé en basptesme, vous noterez qu'en icelle année feut seicheresse tant grande en tout le pays de Africque, que passèrent XXXV J. moys, troys sepmaines, quatre jours, treze heures, et quelque peu d'advantaige sans pluye, avec chaleur de soleil si véhémente que toute la terre en estoit aride... Et parce que en ce propre iour nasquit Pantagruel, son père luy imposa tel nom. Car *Panta*, en Grec, vault autant à dire comme *tout*, et *Gruel*, en langue Hagarene (2), vault autant comme altéré : voulent inférer que à l'heure de sa nativité le monde estoit tout altéré ; et voyant en esperit de prophétie qu'il seroit quelque jour dominateur des altérez. Ce que luy fut monstré à celle heure mesme par aultre signe plus évident. Car alors que sa mère Badebec l'enfantoit, et que les saiges femme attendoyent pour le recepvoir, yssirent (3) premier de son ventre soixante et huyt tregeniers (4), chascun tirant par le licol un mulet tout chargé de sel, après lesquelz sortirent neuf dromadaires chargés de jambons et langues de beuf fumées, sept chameaulx chargez d'anguillettes (5), puis XXV charretées de porreaulx, d'aulx, d'oignons, et de cibotz (6) : ce que espouventa bien les dictes saiges femmes, mais les aulcunes d'entre elles disoyent : « Voicy bonne provision, aussy bien ne beuyons nous que lachement, non en lancement (7), Cecy n'est que bon signe, ce sont aguillons de vin ». Et comme elles

---

passer par dessus des œufs de corbeau, sous peine d'*avorter par la bouche* ! Après avoir lu cela, qui donc trouverait étonnant que le rieur Rabelais ait gravement donné des détails techniques d'un accouchement par l'oreille ? » D. F. Brémond, *Rabelais médecin*.

(1) Pantagruel.

(2) Ou Agarene, c'est-à-dire Arabe, les Arabes descendant d'Agar, servante d'Abraham.

(3) Sortirent.

(4) Muletiers.

(5) Petites anguilles salées.

(6) Ciboules.

(7) C'est-à-dire en *landsman*, en Allemand.

caquetoyent de ces menus propos entre elles, voicy sorty Pantagruel, tout velu comme un Ours, dont dict une d'elles en esperit propheticque : « Il est né à tout le poil, il fera choses merveilleuses, et s'il vit il aura de l'eage. »

## Naissance du parasite Montmaur.

— On sait qu'au XVIIe siècle ce fut une mode, parmi les beaux-esprits, de s'acharner sur Pierre de Montmaur, professeur de grec et goinfre de profession; on l'accusait d'être ivrogne, bâtard, faussaire, meurtrier, voire même sodomiste; on le transformait en marmite, en épervier, en perroquet, etc; toutes ces facéties, plus méchantes que spirituelles, ont été réunies par Sallengre en un assez fort volume. Une des plus connues est la *Vie du Parasite Mormon* (1), attribuée à l'abbé la Mothe le Vayer, fils du célèbre philosophe. L'auteur raconte ainsi la naissance du personnage :

Ce parasite embryon affama sa mère de telle sorte qu'il l'a fit enfin mourir. Le soir d'un mardi-gras, après avoir été en festin tout le jour et avoir étonné de sa voracité prodigieuse toute la compagnie, on la vit tomber sur les plats, en disant d'une voix faible et languissante qu'elle mouroit de faim. Elle ne mentoit pas, car ce furent ses dernières paroles, après lesquelles on reconnut qu'elle étoit sans mouvement et sans vie ; heureuse au moins en ce point, d'avoir évité la rencontre du carême, son ennemi, qui arriva devant le point du jour. Les médecins furent incontinent appelez, et il ne faut pas demander si la tristesse fut grande par toute la maison, tant pour la mort de la mère, qu'à cause du péril que couroit l'enfant. On la deshabilloit pour faire l'opération ordinaire en de pareils accidents, quand on fut bien étonné de voir un gros garçon sortir de son ventre par un grand trou qu'il y faisoit à belles dents. — Ah Dieu ! ils en sont déjà au dessert, s'écria-t-il en s'élançant légèrement de sa mère sur la table. — Il n'en dit pas davantage; car il se mit à manger de telle force que, quand il eût eu cent bouches, il n'en eût pas eu assès pour proférer la moindre parole. Il assura pourtant, quelque temps après, qu'il n'avoit mordu sa mère que depuis sa mort et par force, de peur d'étouffer dans un corps où la respiration ne portoit plus d'air : et les dernières paroles qu'elle avoit tenue, par lesquelles elles ne s'étoit plainte que de la faim, aidérent fort à le justifier... On trouva de plus dans la matrice de sa mère les os d'un frère jumeau qu'il y avoit mangé.

---

(1) Anagramme de Montmaur.

**Prodiges qui accompagnèrent la naissance de Martin Scri-
blerus.** — Pope, dans le premier chapitre des *Mémoires* de Martin
Scriblerus, nous a laissé une parodie de tous ces contes incroyables
qu'aimait à débiter la Grèce, *Græcia mendax*, à propos de la naissance de ses grands hommes. C'est de la plaisanterie un peu pédante,
mais spirituelle après tout :

... La naissance de ce grand homme ne manqua pas aussi d'être accompagnée de prodiges. Il m'a dit lui-même plus d'une fois que, la nuit
qui la précéda, Madame Scriblerus songea qu'elle venait d'accoucher
d'une *écritoire* prodigieuse, d'où sortaient plusieurs ruisseaux d'encre,
qui jaillissaient en l'air comme autant de fontaines. Son époux comprit
d'abord l'énigme du songe, et déclara que c'était un présage que l'enfant, qu'elle allait mettre au monde, passerait la plus grande partie de
son temps à écrire. D'ailleurs, un pommier sauvage, après avoir été stérile
jusqu'alors, se trouva chargé de pommes. Notre savant prédit en conséquence que son fils aurait l'esprit perçant. Un nombreux essaim de
guêpes vola autour de son berceau sans le piquer, et n'eut pas cet égard
pour tous les autres qui étaient dans la chambre. Ceci parut un augure
certain des effets de sa satire. Un fumier se trouva, dans l'espace d'une
seule nuit, tout couvert de champignons : quelques Devins conjecturèrent
que ce présage promettait à l'enfant une extrême fertilité d'imagination,
et une courte existence à ses ouvrages ; mais le père ne fut pas de ce sentiment. Ces prodiges, très étonnants sans doute, l'étaient cependant bien
moins encore que celui d'un oiseau monstrueux, qui, vers ce même
temps, tomba à travers l'abat-jour près de l'appartement de Madame.
Cet animal avait le corps d'une grandeur énorme, deux petites ailes dis-
proportionnées, une queue prodigieuse, mais point de tête. Comme il
était blanc, Scriblerus le prit à la première vue pour un cygne, et en
inféra que son fils serait Poëte. Examinant ensuite l'oiseau de plus près,
il s'aperçut que la superficie de son corps était parsemée de quelques
taches noires, en forme de lettres ; et que c'était réellement un Cerf-
volant, dont la corde avait été rompue par la violence du vent. Jamais
le docteur n'avait vu tant d'érudition rassemblée dans un aussi petit
espace.

Le ventre de l'animal était garni d'aphorismes de médecine, et le dos
hérissé de principes de tactique ; sa queue portait le caractère de diverses branches de sciences. Il y avait un nœud pour la logique, un autre
pour la métaphysique, un troisième pour l'art de résoudre les cas de
conscience, un autre de théologie polémique, et enfin un gros nœud de
droit coutumier.

On disait dans la Famille, qu'aussitôt qu'il vint au monde, il contre-
fit la voix de neuf différentes sortes d'animaux : il beugla comme un

veau, bêla comme une brebis, caqueta comme une pie, grogna comme
un porc, hennit comme un poulain, croassa comme un corbeau, miaula
comme un chat, imita le cri des oies qui sauvèrent le Capitole, et se
mit à braire comme un âne. Le lendemain, on le trouva jouant dans
son lit avec deux hiboux, qui avaient passé par la cheminée. Le père
fut extrêmement flatté de tous ces signes, qui marquaient la variété de
l'éloquence de son fils et l'étendue de son savoir, mais le dernier de
tous le charma le plus, à cause de la conformité qu'il avait avec ce qui
arriva à la naissance d'Homère (1).

---

**La venue au monde de Godemiché.** — Vous connaissez le personnage en question? Il est très vieux. Les Grecs l'appelaient *Olisbos*
et lui donnaient Milet pour patrie. Nos grands-mères l'invoquaient
sous le nom de *Gaude mihi* (2), d'où nous avons fait Godemiché.

Un polisson d'abbé Dulaurens (3), quelque chose comme un
Voltaire de mauvais lieu, a raconté la venue au monde de Godemiché (4). Sans tenir compte de ses origines païennes, il le fait
naître au couvent.

Donc, sœur Conception s'est laissée... persuader par un cordelier,
directeur du couvent; mais le drôle n'est pas sans inquiétude sur
les suites de l'opération. Un directeur pouvait fort bien être brûlé
par les bourreaux du Saint Père quand il s'avisait de *diriger le corps*
de ses pénitentes. Vienne un enfant, et tout se dévoilera.

Le cordelier alla consulter une vieille sorcière logée dans une cabane
aux pieds du *Monte Cavallo*. Cette femme avait été protégée de plusieurs
papes à cause qu'elle avait deviné, en jouant les cartes, que le Saint-
Esprit les choisirait. Les cardinaux allaient la consulter chaque fois
qu'il mourait un pape, et la sorcière était fort considérée du Sacré Col-
lège.

Le moine, en l'abordant, lui dit. « La signora Moïsa Merlina Dandora,
j'ai connu en chair et en os une jeune nonne qui avait la peau blanche

---

(1) Allusion à un conte rapporté par le commentateur Eustathe.
(2) On prononçait : *gaude michi* (*fais-moi plaisir*).
(3) Auteur du fameux *Compère Mathieu*, du *Balai*, de la *Chandelle
d'Arras*, etc. C'était un cynique, mais il avait de l'esprit et rimait agréa-
blement. Né en 1719, ses ouvrages le firent condamner à la prison perpé-
tuelle par la chambre ecclésiastique de Mayence; il mourut en 1797.
(4) Dans l'*Arretin moderne*.

comme du pain bénit, la taille droite comme un cierge pascal, le visage vermeil comme le sang de Saint Janvier, des yeux brillánts comme les œufs de Pâques, une fille enfin charmante comme les onze mille vierges. — Vous avez fait sans doute un enfant à cette belle nonne, lui dit la sorcière — Oui, la signora, répondit le moine. — Mon père, il n'y a pas de mal à ça, les abbés font de cette magie-là tous les jours, sans aller au sabbat ; que voulez-vous donc de moi ? — Je voudrais, dit le moine, que la sœur ne devint pas enceinte. — Cela n'est point aisé, cependant je vais consulter mon grimoire. » La sorcière prit un jeu de cartes, c'était son livre de magie, elle fit passer et repasser des carreaux, des trêfles, sans rien découvrir, le valet de pique, accompagné d'un as rouge, parut tout à coup ; à ce spectacle la sorcière s'écria: « Vive le diable, la religieuse accouchera d'un mâle. — Notre Dame de Lorette ! dit le directeur, je suis perdu! — Ne craignez rien, lui dit la signora, ce qu'elle mettra au monde ne sera point un enfant. Une vieille sibille de la marche d'Ancone a prédit dans le chapitre 23 de la bonne foi au diable, que l'an premier de l'ère monastique, une Vierge enfantera Godemiché. Cet enfant, l'image de la virilité, sera le consolateur des filles et l'allègement des misères de la grille.

» Afin que le miracle réussisse, vous ferez manger des mandragores à la nonne. Du temps d'un ancien patriarche, qui n'était point du tout sorcier, et qui fut le père d'un peuple, qui n'était point sorcier, on croyait que les mandragores faisaient des enfants, à cause que leurs racines portaient la figure des choses qui font les enfants. Vous savez qu'en bonne physique la figure ne produit jamais la réalité, en sottise et en sorcellerie la figure détruit la réalité. Vous prendrez donc une livre de mandragores, une once d'étoupes (1) qu'on a brûlées fort inutilement à l'exaltation du dernier pape; vous délayerez ces simples dans une pinte d'eau lustrale et demi-setier de lait d'anesse: du tout vous ferez un boudin blanc que vous ferez manger à la sœur enceinte.

» Après que la nonne aura pris cette potion, vous direz l'oraison des quarante jours, que vous trouverez dans de mauvais livres de prières. Le dernier jour de la quarantaine, vous demanderez à la Sainte Vierge que le sortilège s'accomplisse, à cause que, vers la fin de l'oraison des quarante jours, il y a une pause où la rubrique avertit de demander ce que l'on veut, que la Vierge l'accordera à ceux et celles qui le lui demanderont dévotement. Après l'oraison vous prendrez de l'eau bénite, vous ferez le signe de la croix trois fois, et au lieu de dire *In nomine patri*, etc., vous

(1) On brûle des étoupes à l'exaltation des Papes en leur criant bien fort aux oreilles: *Sancte Pater sic transit gloria mundi.* « Saint Père voilà comme passe la gloire du monde. » Malgré ce feu d'artifice, le Pape est fort attaché au patrimoine, à ses trois couronnes et à ses prérogatives.

direz ces paroles de Despautère (1) : *Corbafus hic aut hæc grossus.* Pendant neuf jours vous direz l'oraison suivante à saint Guinolé : le latin de cette oraison ne vaut pas le diable. Ne vous en étonnez point, on sait par l'histoire de Loudun et la tradition de tous les possédés, que le diable parle latin comme un fiacre. »

L'oraison que la signora Moïsa Martina Dandora donna au directeur était bâtie en ces termes :

Oremus.

*Sanctus Guinolus confessor Ecclesiæ, rogo te per gloriam tuam collatam a sanctissimum papam et per fidem quam provinciam armoricam habet circa tuam reliquiam ut sororem Conceptionem largire digneris a peste a furore Normandorum liberare ac puerum de ejus utero rejicere sicut sacerdos templi tui repulsat scipionem tuam quando mulieres devotæ eunt scabere tuum sanctum instrumentum. Per sanctum dactylum tuum compositum longo cum duobus brevitus. Amen (2).*

Le directeur exécuta toutes les oraisons sans scrupule. Il avait étudié son traité du scandale chez les Jésuites, il était persuadé qu'on pouvait, en conscience, commettre saintement dix crimes pour en cacher un. Il fit un boudin de mandragore et le fit manger à sœur Conception.

Quelques jours après avoir mangé le boudin, la nonne enfla. La mère abbesse, qui connaissait la bonté des verroux et des grilles de son parloir, ne savait à quoi attribuer l'épaississement de sœur Conception. Elle crut quelque temps que c'était un mystère.

Le mystère croissant chaque jour, elle eut des inquiétudes. En fille prudente, elle appela le confesseur extraordinaire pour interroger la nonne, et savoir si le diable ne pouvait point engrosser les filles. Le confesseur, qui était un mathurin, demanda à la nonne si elle n'avait point grelu-

---

(1) Fameux grammairien, auteur d'un rudiment latin, rédigé lui-même en latin.

(2) « Saint Guinolé, confesseur de l'Eglise, je te prie, par la gloire que t'a conféré le saint-Père et par la foi que la province de Bretagne a pour ta relique, que tu daignes délivrer la sœur Conception de la peste, de la fureur des Normands et rejeter de son sein l'enfant qu'elle à conçu, ainsi que le prêtre de ta chapelle repousse ta béquille quand le dévot sexe va gratter ton saint instrument: par ton S. dactyle, composé d'une longue et de deux brèves: Ainsi soit-il ». — On connaît le bizarre saint Guinolé ou Guignolet, dont les reliques et les images font faire des enfants aux femmes. On assure qu'une des dames de Coigny était né après que sa mère, stérile depuis vingt ans, se fut frottée à Laudevenec, en Bretagne, sur le *clou* de saint Guinolé.

chonné avec des farauds. « Non, mon révérend, lui dit la sœur. — Mais n'auriez-vous pas joué au *qui met-on*, il y a sept à huit ans, avec de beaux garçons ? — Hélas mon Père, je n'avais alors que sept ans, est-on si longtemps à faire un enfant ? — Oui, dit le Père mathurin, surtout quand les filles sont difficiles à accoucher ; nous savons par l'Ecriture Sainte que la mère de Saint Christophe a été dix-huit mois à le faire ; peut être que vous avez un Saint Christophe dans le ventre ! en ce cas, je vous plains, ma chère sœur ; car le gros Saint Christophe a occasionné de furieuses douleurs et de terribles coliques à madame sa mère en le mettant au monde : Dame, aussi il était si grand que ça faisait trembler. » Le casuiste ne concevant rien à la grossesse de la sœur Conception, l'attribua au diable, selon l'usage de ce temps-là, de charger cette bête des accidents ou des événements que l'ignorance ne concevait pas. Sans le diable, les directeurs seraient souvent sans bonnes raisons.

---

**Le Cas de M. Guérin** (1). — A ses débuts, Edmont About prit volontiers pour sujet de ses fantaisies quelque paradoxe physiologique ou médical ; à ce goût du spirituel écrivain nous devons le *Nez d'un notaire*, l'*Homme à l'oreille cassée* et le *Cas de M. Guérin*.

Ce dernier ouvrage, le plus médiocre d'ailleurs de tous ceux qu'About a composés, rentre dans notre sujet.

L'auteur imagine un ménage singulier : M. Guérin, chevalier de la légion d'honneur, chef de bureau, capitaine de la garde nationale, est la femme, et la femme, gaillarde moustachue et déterminée, est l'homme. En vertu de son rôle, c'est Guérin qui accouche et, à la femme étonnée, le médecin américain qui a assisté le chef de bureau en travail, tient le discours suivant :

Le cas de M. Guérin n'est pas sans précédents, madame, dans les annales de la science. J'ai eu l'occasion de l'observer trois fois par moi-même, et plusieurs de mes collègues, aujourd'hui vivants, ont été aussi heureux que moi. Si l'on réunissait toutes les observations recueillies sur cette variété de grossesse extra-utérine, on en pourrait remplir un gros volume. On ne le fera jamais, par un motif de discrétion que vous blâmerez peut-être, mais que les familles approuvent généralement. Ce phénomène s'explique tantôt par quelque détail de la vie intime des époux, tantôt par la supériorité trop marquée de la femme sur le mari. Dans

---

(1) Calmann Lévy, éditeur.

quelques circonstances, la cause déterminante échappe tout à fait à nos recherches. Quant à la cause première, vous la saisirez facilement. Suivant une théorie assez accréditée, l'enfant est formé, complet, vivant (d'une vie organique, bien entendu), chez son père. La mère, dans l'hypothèse dont je parle, n'a pas d'autre fonction que de nourrir et de développer cet embryon aux dépens de sa propre substance, et de le conduire lentement à ce point de maturité où commence la vie animale. Vous tomberiez en admiration si je vous expliquais comment ce petit être, détaché de son père par une action spasmodique, prend racine dans le sol maternel. Il y végète durant neuf mois, comme une jeune plante dans un jardin, attirant à lui tous les sucs nutritifs qui peuvent avancer sa croissance. Tel est son appétit de vivre, qu'il s'attache aveuglément où le hasard le jette et qu'il grandit quelquefois bien loin de ce berceau intérieur que la nature lui avait préparé. Vous connaissez le nom de César et les merveilles qu'il a faites dans le monde. Eh bien, madame, la plus curieuse de sa vie est peut-être celle qui commence à la conception et se termine à l'opération césarienne ! Si César et bien d'autres ont pu se développer en dehors de toutes les lois qui président à la gestation, trouverez-vous plus étonnant que, sous l'action directe d'une femme et d'une femme supérieure, un germe avide de grandir et de parvenir à la vie cherche et trouve les éléments de sa croissance dans le corps de son père ? Ce phénomène est rare, fort heureusement, car il ne se produit jamais sans désordres terribles. L'opération que j'ai eu le bonheur de terminer cette nuit est une des plus difficiles de la chirurgie. Dupuytren, notre maître à tous, l'a essayée une seule fois, sur la personne d'un sous-préfet de Saverne, et il n'a sauvé ni le père ni l'enfant.

La fantaisie d'Edmond About semble avoir une prétention scientifique qui nous déroute. Que ne s'est-il contenté de mettre en scène un bon toqué, comme ce lord Dudley, dont un journal raconte ainsi l'étonnante manie : « C'était un des hôtes étrangers les plus marquants des soirées de Compiègne, qu'il étonna plusieurs fois par ses fantaisies abracadabrantes. Déjà très mûr, il se maria à une *professionnal beauty* des plus accomplies de la Grande-Bretagne, à laquelle il ne manquait que les millions pour servir de cadre à sa tournure et à son élégance. Ce mariage accomplit une véritable révolution chez lord Dudley et, tout en lui laissant certains côtés excentriques, le guérit d'une des plus étranges monomanies qui ai jamais hanté cervelle humaine.

« Auparavant, en effet, le lord s'imagina à plusieurs reprises être dans une situation intéressante. Il prenait les précautions nécessaires en pareil cas, se tenait sur une chaise longue, commandait même une layette, puis, un certain temps écoulé, un beau jour il déclarait que ce « serait pour une autre fois », et reprenait son train de vie ordinaire et sans montrer la moindre trace dans son esprit d'une extravagance si curieuse. En se mariant, la paternité pour de bon le sauva de cette maladie qui faisait périodiquement la joie de son entourage. »

Son accoucheur en titre était Campbell (1) qu'il faisait tout exprès traverser la Manche pour le délivrer.

---

**Un accouchement humoristique.** — Vers la fin de son *Tristam Shandy*, l'humoriste Sterne, surnommé par Voltaire le Rabelais de l'Angleterre, se décide à faire naître son héros ; un certain nombre de chapitres coupés par des digressions habituelles à l'auteur, racontent en détail l'accouchement de madame Shandy, mais malheureusement nous sommes obligé de nous restreindre et de faire un choix parmi les nombreux extraits qui nous intéressent.

... Mais mon Dieu ! que font-ils là-haut, frère ? dit mon père...

— Pardi, monsieur, dit Obadiah, c'est que ma maîtresse souffre beaucoup....

— Et pourquoi, dit mon père, Suzon court-elle si vite à travers le jardin ?... on dirait qu'on veut la violer.

— Monsieur c'est qu'elle prend le plus court pour aller chercher la sage-femme : ça est pressé.

— La sage-femme ? Malpeste !... Et bien ! toi, Obadiah, cours vite seller le gros cheval, et ne fais qu'une course pour aller chercher le docteur Slop (2). Fais-lui nos compliments. Dis-lui que ta maîtresse est dans les douleurs et que je le prie de venir avec toi. Vole ; il n'y a point de temps à perdre.

— C'est une chose bien extraordinaire, il le faut avouer, dit mon père à mon oncle Tobie dès qu'Obadiah eut fermé la porte, que ma femme se soit obstinée à confier la vie de mon enfant à une sage-femme ignorante, tandis que nous avons ici près un opérateur aussi célèbre que le docteur Slop. La vie de mon enfant ! C'est bien plus que cela. La sienne même y est

---

(1) V. nos *Accoucheurs et sages-femmes célèbres.*
(2). Le docteur Slop de Sterne serait, paraît-il, le docteur Burton, d'York.

exposée, ainsi que celle de tous les enfants que nous aurions encore pu-
avoir par la suite. Pour moi, cela me démonte; je n'y conçois rien (1).

— Mais peut-être, dit mon oncle Tobie, que ma sœur a agi ainsi par
économie.

— Bon! bon! dit mon père; ne faut-il pas que l'oisiveté du docteur
Slop soit payée comme s'il faisait l'ouvrage? Il n'en aura pas l'honneur et
peut-être faudra-t-il le payer davantage pour le dédommager de cette
perte.

— C'est donc par modestie, reprit mon oncle Tobie dans toute la simplicité de son âme ; ma sœur ne veut apparemment pas qu'un homme
l'approche de si près... (2).

Obadiah ramène le docteur Slop, non sans l'avoir auparavant
fait culbuter dans la boue. Malheureusement, dans sa précipitation,
le docteur a oublié tous ses outils, le tire-tête, le forceps, la serin-
gue à baptême.

Et à propos de ce dernier instrument, tandis qu'Obadiah revole
chez le docteur chercher la trousse obstétricale, nouvelle digression.

Sterne avait trouvé chez son ami John Hall Stevenson, un lettré
bon vivant, quantité de vieux volumes où il prit nombre de remarques et d'exemples, destinés à orner la trame de son livre.
C'est sans aucun doute à un hasard de bibliothèque que nous devons les chapitres LX, LXI, LXII, LXIII, sur l'opération césarienne.

Obadiah revient enfin chargé de tous les instruments du docteur
Slop ; il montre de loin le sac vert où ils sont renfermés et le donne
au praticien. A ce moment, on entend les cris de la patiente, le
docteur se presse de dénouer les cordons du sac ; mais, dans sa
précipitation, il les serre davantage et ne peut y parvenir ; après
de nombreux essais infructueux et les cris redoublant, il se décide
à suivre l'exemple d'Alexandre : il ouvre son couteau et se coupe
le pouce jusqu'à l'os : « Je suis perdu, s'exclame-t-il, je voudrais
que le diable l'eût emporté avec les nœuds. L'animal ! » Suit une
scène à la Paul de Kock.

---

(1) Le mari préfère les médecins, madame Shandy préfère les sages-
femmes. N'y a-t-il pas là comme une trace des hésitations de l'époque ?
C'est à ce moment que les accoucheuses, ayant à leur tête Elisabeth
Nihell, s'élevaient contre l'intrusion des hommes de la profession.
(2) Ch. XXXIII.

— Alerte! alerte! au secours! Ah! ma pauvre maitresse, si le ciel n'a pitié d'elle!...

— Eh bien? dit mon père.

— Qu'est-ce? dit le docteur Slop.

— Elle n'en peut plus... et elle est presque évanouie... Et elle a des tranchées qui la coupent... Et les gouttes sont répandues... Et la bouteille de julep est cassée... Et la nourrice s'est coupé le bras...

— Et moi le pouce! s'écria le docteur.

— Et l'enfant est toujours où il était... Et la sage-femme est tombée en arrière sur le gros chenet... Et elle a la cuisse toute meurtrie.

— J'y regarderai, dit le docteur.

— Pardi! c'est bien à ça qu'il faut regarder! Vous feriez bien mieux de venir voir ce qu'il faut faire à ma maitresse; ça presse davantage. La sage-femme vous dira tout, vous expliquera tout: vous n'avez qu'à monter (1).

La sage-femme avait rompu en visière au docteur Slop : il n'avait pas encore digéré cette insulte.

— Monter! dit-il, il serait au contraire beaucoup plus convenable que la sage-femme descendit ici pour m'expliquer les choses.

Il avait alors son sac vert sur ses genoux. — Heureusement, ajouta-t-il, que l'application que je me propose de faire de mes instruments dépend de la subordination des pouces et des doigts, (et pour le prouver, il tire le forceps de son sac, et prenant les mains de Shandy entre les deux branches, il veut lui démontrer la manière admirable d'employer cet instrument.)

... Sur mon honneur! dit Shandy, vous m'avez éraillé toute la peau des deux mains avec votre forceps : je les ai presque en marmelade.

— C'est votre faute, dit le docteur Slop; si vous aviez joint vos deux poings ensemble, dans la forme d'une tête d'enfant, et que vous eussiez tenu ferme...

— Parbleu ! c'est ce que j'ai fait.

— En ce cas, reprit le docteur, c'est que les pointes de mon forceps ne sont donc point suffisamment armées, ou que la goupille ne le serre pas assez, ou que peut-être la coupure de mon pouce m'a ôté un peu de mon adresse?... Peut-être encore est-il possible...

— Cela est fort bien, dit Shandy, mais il n'en est pas toujours moins heureux pour mon fils que cette expérience n'ait pas été faite sur quelques parties de sa tête.

— Il ne lui en serait point arrivé de mal, répondit le docteur.

_____

(1) Chapitre LXXXII.

— Oh ! point, repliqua Shandy, il n'en aurait eu que la cervelle écrasée, à moins que le crâne n'eût été aussi dur qu'une grenade.

— Bon, reprit le docteur. La tête d'un enfant est naturellement tout aussi douce que la pulpe d'une pomme : c'est pour cela que les sutures... Au surplus, je l'aurais ensuite extrait par les pieds (1).

La sage-femme, qui était descendue, vient interrompre les explications du docteur.

— Ah ! Ah ! ma bonne femme, dit le docteur, vous voilà. Eh bien ! quoi ? auriez-vous assez d'assurance pour prendre sur vous de me dire en quelle posture est l'enfant, et si ce n'est pas plutôt la cuisse que la tête qu'il présente ?

— Oh ! pour cela, répondit la sage-femme, je suis très sûre que c'est la tête.

— Eh bien ! je le disais, nous y voilà, s'écrie le docteur Slop : avec ces dames, tout est positif ; elles ne doutent de rien. Cependant c'est un point fort difficile à savoir, et qu'il est pourtant de la plus grande importance de bien connaître ; car vous concevez, monsieur, que la méprise ici pourrait avoir des conséquences terribles. Si c'est la cuisse, et qu'elle se présente d'un certain sens, il se peut, en la prenant pour la tête, que le forceps, au cas que ce soit un garçon...

Le docteur chuchota fort bas à mon père ce qui pourrait résulter de cette possibilité... On n'a point cela à craindre quand c'est une fille, ni même lorsque c'est un garçon, pourvu que ce soit la tête qui paraisse.

— Oui ; mais votre possibilité à la cuisse, dit mon père, peut bien aussi avoir d'autres effets non moins désagréables à la tête... Vous pouvez tout uniment la trancher elle-même tout entière... (2)

Le Docteur Slop ne se le fait pas dire deux fois, mais au lieu de la tête, c'est le nez qu'il tranche :

— Ah ! que Dieu vous fasse miséricorde ! l'enfant est né...

— Il est né ?

— Eh bien ! le docteur Slop avec ses outils...

— Que dis-tu ?

— Il l'a tout estropié, dit Trim ; et ce qu'il fait à présent avec un morceau de toile et une baleine du corset de Suzanne, est une espèce de pont pour soutenir les débris du nez qu'il lui a coupé.

— Le nez coupé ! O fatalité ! s'écria mon père navré de douleur. Soutenez-moi, frère, et menez-moi tout de suite dans ma chambre (3).

---

(1) Ch. LXXVI.
(2) Ch. LXXVII.
(3) Ch. C IV. Dans ses *Mémoires*, Sterne parle d'un roman de l'évêque

La littérature française n'offre guère d'exemples de ces plaisanteries à la pince-sans-rire familières aux Anglais, surtout de plaisanteries aussi longues, et sur un sujet aussi peu plaisant que
l'accouchement. A peine, çà et là, dans certains écrivains, pourrait-
on relever une ou deux pages de couleur analogue. Ainsi *Feu
Bressier* d'Alphonse Karr contient un passage dont la fin est d'un
macabre assez britannique.

Cornélie, femme d'Arnold Redort, est enceinte. Joie délirante
dans la famille, projets à perte de vue, discussions sur le meilleur
système d'éducation ; on ne tombe d'accord que sur un seul point :
l'enfant s'appellera Aline, si c'est une fille, Théodore, si c'est un
garçon.

... Mais cette joie, ces projets, tout s'évanouit au bout de quatre mois :
Cornélie mit au monde un enfant ébauché, un rudiment d'enfant haut de
4 pouces ; ç'aurait été un garçon. Le père le mit dans un bocal d'esprit
de vin.

Le bocal, longtemps tombe d'un fils, finit par devenir un objet de curiosité, et fut oublié sur le haut d'un bahut dans l'atelier.

Et il arriva de ce chagrin comme de tous les autres, ce qui avait tant
coûté de larmes devint un sujet de plaisanteries. Les amis de Redort et
Arnold Redort, lui-même, se servaient du fœtus suspendu à un fil, dans
son bocal, comme d'un baromètre.

Et Cornélie, un jour, dit sérieusement à son mari, qui allait sortir :
— Prends un parapluie, Théodore monte.

## B. — Etudes psychologiques

Nous citerons sous ce chef quelques écrivains qui, négligeant le
détail médical, ont analysé soit les sensations et les sentiments
d'une jeune mère, soit les impressions du mari pendant la crise.

---

Héliodore où il est question de l'influence exercée par l'imagination de
la mère sur le produit de la conception :

« L'évêque Héliodore fut privé de son bénéfice pour avoir composé
*Théogène et Chariclée*. Le pape fut doublement absurde, et Sa Sainteté
outrepassa les bornes de son infaillibilité. D'abord, il n'y avait rien
d'hétérodoxe dans ce roman. En second lieu, l'épisode d'un enfant blanc,
engendré par les parents noirs au moyen de l'impression que fit sur eux
le portrait d'un Européen, placé au pied du lit nuptial, cet événement,
dis-je, n'est qu'une addition de preuves, si elle en a besoin, à la philosophie de l'Ecriture sur les chèvres bizarrées. Il est certain que les papes,
après tout, sont comme les autres hommes. »

**Balzac.** — Au premier rang, Balzac. Le trente-neuvième chapitre des *Mémoires de deux jeunes mariées* est fait d'une lettre adressée par Renée de l'Estorade à Louise de Macumer. C'est un beau morceau de psychologie.

Négligeons le début qui est d'un sentimentalisme chrétien assez banal.

... Quand la crise est venue, j'ai rassemblé en moi les éléments d'une telle résistance, je me suis attendue à de telles douleurs, que j'ai supporté merveilleusement, dit-on, cette horrible torture. Il y a eu, ma mignonne, une heure environ pendant laquelle je me suis abandonnée à un anéantissement dont les effets ont été ceux d'un rêve. Je me suis sentie être deux : une enveloppe tenaillée, déchirée, torturée, et une âme placide. Dans cet état bizarre, la souffrance a fleuri comme une couronne au-dessus de ma tête. Il m'a semblé qu'une immense rose sortie de mon crâne grandissait et m'enveloppait. La couleur rose de cette fleur sanglante était dans l'air. Je voyais tout rouge. Ainsi parvenue au point où la séparation semble vouloir se faire entre le corps et l'âme, une douleur, qui m'a fait croire à une mort immédiate, a éclaté. J'ai poussé des cris horribles, et j'ai trouvé des forces nouvelles contre de nouvelles douleurs. Cet affreux concert de clameurs a été soudain couvert en moi par le chant délicieux des vagissements argentins de ce petit être. Non, rien ne peut te peindre ce moment; il me semblait que le monde entier criait avec moi, que tout était douleur, ou clameur et tout a été éteint par ce faible cri de l'enfant. On m'a recouchée dans mon grand lit où je suis entrée comme dans un paradis, quoique je fusse d'une excessive faiblesse. Trois ou quatre figures joyeuses, les yeux en larmes, m'ont alors montré l'enfant. Ma chère, j'ai crié d'effroi. — Quel petit singe ! ai-je dit. Etes-vous sûrs que ce soit un enfant ? ai-je demandé. Je me suis remise sur le flanc, assez désolée de ne pas me sentir plus mère que cela. — Ne vous tourmentez pas, ma chère, m'a dit ma mère qui s'est constituée ma garde, vous avez le plus bel enfant du monde. Evitez de vous troubler l'imagination, il vous faut mettre tout votre esprit à devenir bête, à vous faire exactement la vache qui broute pour avoir du lait. Je me suis donc endormie avec la ferme intention de me laisser aller à la nature. Ah ! mon ange, le réveil de toutes ces douleurs, de ces sensations confuses, de ces premières journées où tout est obscur, pénible et indécis, a été divin. Ces ténèbres ont été animées par une sensation dont les délices ont surpassé celles du premier cri de mon enfant. Mon cœur, mon âme mon être, un moi inconnu a été réveillé dans sa coque souffrante et grise jusque-là, comme une fleur s'élance de sa graine au brillant appel du soleil. Le petit monstre a pris mon sein et a tété : voilà le *fiat lux* ! J'ai

soudain été mère. Voilà le bonheur, la joie, une joie ineffable, quoiqu'elle
n'aille pas sans quelques douleurs. Oh ! ma belle jalouse, combien tu
apprécieras un plaisir qui n'est qu'entre nous, l'enfant et Dieu. Ce petit être ne connait absolument que notre sein. Il n'y a pour lui que ce
point brillant dans le monde, il l'aime de toutes ses forces, il ne pense
qu'à cette fontaine de vie, il y vient et s'en va pour dormir, il se réveille
pour y retourner. Ses lèvres ont un amour inexprimable, et, quand elles
s'y collent, elles y font à la fois une douleur et un plaisir, un plaisir qui
va jusqu'à la douleur, ou une douleur qui finit par un plaisir ; je ne
saurais t'expliquer une sensation qui du sein rayonne en moi jusqu'aux
sources de la vie, car il semble que ce soit un centre d'où partent mille
rayons qui réjouissent le cœur et l'âme. Enfanter, ce n'est rien ; mais
nourrir, c'est enfanter à toute heure. Oh ! Louise, il n'y a pas de caresses
d'amant qui puisse valoir celles de ces petites mains roses qui se pro-
mènent si doucement, et cherchent à s'accrocher à la vie. Quels regards
un enfant jette alternativement de notre sein à nos yeux ! Quels rêves
on fait en le voyant suspendu par les lèvres à son trésor ! Il ne tient
pas moins à toutes les forces de l'esprit qu'à toutes celles du corps, il
emploie et le sang et l'intelligence, il satisfait au-delà des désirs. Cette
adorable sensation de son premier cri, qui fut pour moi ce que le premier rayon de soleil a été pour la terre, je l'ai retrouvée en sentant mon
lait lui emplir la bouche ; je l'ai retrouvée en recevant son premier regard, je viens de la retrouver en savourant dans son premier sourire sa
première pensée. Il a ri, ma chère. Ce rire, ce regard, cette morsure, ce
cri, ces quatre jouissances sont infinies : elles vont jusqu'au fond du
cœur, elles y remuent des cordes qu'elles seules peuvent remuer ! Les
mondes doivent se rattacher à Dieu comme un enfant se rattache à toutes les fibres de sa mère : Dieu, c'est un grand cœur de mère. Il n'y a rien
de visible, ni de perceptible dans la conception, ni même dans la grossesse ; mais être nourrice, ma Louise, c'est un bonheur de tous les moments. On voit ce que devient le lait, il se fait chair, il fleurit au bout de
ces doigts mignons qui ressemblent à des fleurs et qui en ont la délicatesse ; il grandit en ongles fins et transparents, il s'effile en cheveux, il
s'agite avec les pieds. Oh ! mais des pieds d'enfant, c'est tout un langage.
L'enfant commence à s'exprimer par là. Nourrir, Louise ! c'est une trans-
formation qu'on suit d'heure en heure et d'un œil hébété. Les cris, vous
ne les entendez point par les oreilles, mais par le cœur ; les sourires des
yeux et des lèvres, ou les agitations des pieds, vous les comprenez
comme si Dieu vous écrivait des caractères en lettres de feu dans l'espace !
Il n'y a plus rien dans le monde qui vous intéresse : le père ?... on le
tuerait s'il s'avisait d'éveiller l'enfant. On est à soi seule le monde pour
cet enfant, comme l'enfant est le monde pour nous ! On est si sûre que
notre vie est partagée, on est si amplement récompensée des peines

qu'on se donne et des souffrances qu'on endure, car il y a des souffrances. Dieu te garde d'avoir une crevasse au sein ! Cette plaie qui se rouvre sous des lèvres de roses, qui se guérit si difficilement et qui cause des tortures à rendre folle, si l'on n'avait pas la joie de voir la bouche barbouillée de lait, est une des plus affreuses punitions de la beauté. Ma Louise, songez-y, elle ne se fait que sur une peau délicate et fine.

Mon jeune singe est, en cinq mois, devenu la plus jolie créature que jamais une mère ait baignée de ses larmes joyeuses, lavée, brossée, peignée, pomponnée ; car Dieu sait avec quelle infatigable ardeur, on pomponne, on habille, on brosse, on lave, on change, on baise ces petites fleurs ! Donc mon singe n'est plus un singe, mais un *baby*, comme dit ma bonne anglaise, un *baby* blanc et rose ; et comme il se sent aimé, il ne crie pas de trop ; mais, à la vérité, je ne le quitte guère, et m'efforce de le pénétrer de mon âme.

---

**G. Droz.** — Dans le livre le plus célèbre qu'ait écrit G. Droz, ce peintre des mièvreries et des élégances parisiennes, *Monsieur*, au chevet de *Madame*, assiste à la naissance de *Bébé* (1) ; il a lui-même la parole ;

... Puis, comme de nouveaux cris se faisaient entendre :
— Allons voir la petite reine.
Et nous rentrâmes dans la chambre à coucher où ma pauvre femme attendait son bébé, au milieu des douleurs. Sa mère était à ses côtés, et, tout en lui disant : « Du courage, ma chérie, il faut payer le bonheur ; du courage, » elle lui souriait ; mais de grosses larmes brillaient dans ses yeux, et elle se retournait de temps en temps pour les essuyer. Sur la commode étaient étalés deux ou trois petits paquets tout blancs entourés de faveur bleue et rose ; c'était la première toilette du bébé toute prête à mettre et sentant bon. Je pris l'un des petits bonnets et j'en coiffai mon poing, qui l'occupa tout entier.
— Viens donc, dit plus bas la malade qui m'avait aperçu, viens me donner une poignée de main.
Alors, elle m'attira à elle et me dit à l'oreille :
— Tu seras donc bien heureux de l'embrasser, le cher petit ?
Sa voix était si faible et si tendre en me disant cela !
— Ne retire pas ta main, cela me donne du courage.

---

(1) Ollendorff, édit.

Je restai ainsi, tandis que le docteur, qui avait endossé ma robe de chambre, cherchait vainement à en boutonner les boutons.

De temps à autre, ma bonne petite femme me serrait la main avec une violence extrême, fermait les yeux comme quelqu'un qui souffre, mais ne poussait pas un cri...

... Vers les onze heures et demie, le docteur, ainsi qu'un capitaine de vaisseau qui consulte la boussole, tira sa grosse montre, marmotta quelques mots et s'approcha du lit.

— Est-ce que tu crois que le moment approche, Jacques ? lui dis-je.

— Je crois que, dans une demi-heure, la petite chérie aura fait son entrée dans le monde ; regarde bien l'heure à la pendule.

— Comment, la petite chérie ? mais, mon bon ami, tu sais bien que ça doit être un garçon ; pas de plaisanterie !

— Est-ce que vous avez quelques indices ? ajouta ma belle-mère.

Jacques éclata de rire...

— Ceci me rappelle, dit-il, qu'à la Maternité il y avait un perroquet ; ce perroquet répétait toujours...

— Mais tais-toi donc. Comment ! tu as le cœur de raconter des histoires, tandis que ma pauvre femme souffre... Du courage, ma chérie.

— Eh bien ! justement, ce perroquet répétait perpétuellement : *Du courage ! ma bonne*. On la fit tuer, la pauvre bête, parce qu'elle avait mangé la pantoufle de sœur Ursule (1).

Bientôt les douleurs devinrent extrêmes, la chère petite qui allait devenir mère poussait de grands cris qui me donnaient le frisson. J'étais si fort irrité de ne pouvoir point soulager ces souffrances, que pour un rien j'aurais souffleté quelqu'un.

Jacques devint sérieux, ôta ma robe de chambre et la lança sur un

---

(1) Des plaisanteries analogues égayent souvent les descriptions des scènes d'accouchement; elles sont exactes et d'une observation fort juste; le médecin s'efforce par son attitude enjouée de cacher ses préoccupations et d'inspirer confiance à tous. Voici encore un exemple de ce genre dans l'*Imprévu*, un roman de Gustave Guiches :

« Des cris annoncèrent le dénouement. Aussitôt je m'approchai de la cloison. Le bouleversement d'une lutte emplissait la chambre. Le lit s'ébranlait sous les secousses d'un corps cabré contre la souffrance, sanglé sous les couvertures et s'efforçant de rompre les liens qui le garrottaient.

— Du courage ! murmurait la voix du docteur. Il n'y a pas mort d'homme, au contraire.

La garde-malade éclata de rire à cette plaisanterie professionnelle. Mais à cet instant, une clameur suprême, une clameur de glorieuse horreur et d'infini soulagement conclut toutes les autres, puis le silence qui survint fut vraiment un silence de mort. »

Le docteur sait cependant que l'enfant est mort — à la suite d'une brutalité de l'amant — et il plaisante, par devoir.

meuble. Je le regardais comme un marin qui regarde le ciel à l'approche de l'orage.

— Allons, chère bonne amie, disait-il à ma femme, du courage, nous sommes là autour de vous, tout va bien ; avant cinq minutes, vous l'entendrez crier.

Mais la pauvre malade poussait des gémissements à fendre l'âme ; elle me serrait le bras, et, par moments, ses ongles m'entraient dans la peau, et je sentais de grosses gouttes de sueur froide qui coulaient sur mon front. Ma belle-mère, hors d'elle-même, se mordait les lèvres, et chaque angoisse de la malade venait se peindre sur son visage. Son bonnet s'était dérangé, et elle était si singulièrement coiffée qu'en toute autre circonstance j'aurais éclaté de rire. A un moment, j'entendis la porte du salon qui s'entr'ouvrait, et j'aperçus, l'une au-dessus de l'autre, les deux têtes de mes tantes ; et plus loin, dans le salon, celle de mon père, qui torturait sa grosse moustache blanche avec une certaine grimace qui lui était familière.

— Fermez la porte ! s'écria le docteur en colère, qu'on me fiche la paix.

Et, avec le plus grand sang-froid du monde, il se retourna vers ma belle-mère et dit :

— Je vous demande mille pardons.

Mais il s'agissait bien alors des brusqueries de mon vieux camarade; la porte se ferma immédiatement.

— Tout est-il prêt pour le recevoir ? ajouta le docteur en grognant.

— Oui, mon bon docteur, répondit ma belle-mère.

Enfin, après une affreuse plainte, il se fit un silence, et le docteur éleva bientôt en l'air un petit être tout rose qui, presque immédiatement, poussa un cri perçant comme une aiguille.

---

**M. Rod et M. G. Guiches.** — Un chapitre d'un livre récent auquel l'Académie vient de décerner, avec justice, une de ses récompenses, le *Sens de la vie*, par M. Edouard Rod, traite des impressions paternelles (1) à la naissance d'un enfant ; mais cela a une tout autre portée que les pages aimables de M. Droz. C'est une peinture nette, une analyse vraie, sans phrases ni sentiments de convention.

... Les douleurs ont commencé vers les cinq heures du matin, coupant le sommeil à cette heure indécise où le crépuscule lance à travers les

---

(1) *Livre Deuxième*, Paternité. Perrin, édit.

stores ses premières lueurs, où l'on n'a pas encore secoué la fatigue de la veille ni la torpeur des rêves de la nuit. Elles ont commencé lentes d'abord, en sourdine, mystérieuses, presque pareilles à d'autres douleurs déjà éprouvées : « Ce n'est pas encore cela... C'est autre chose..., peut-être un plat trop lourd du dîner... » La garde, réveillée, a cité trente-six cas de son expérience pour conclure qu'elle ne savait pas. Le médecin mandé a dit qu'il fallait attendre pour être sûrs et qu'il reviendrait dans deux heures... Oh ! ces deux heures, cette incertitude !... A son retour, il n'a plus cherché à nous donner le change : c'étaient les « petites douleurs » : les « grandes » viendraient après...

Voici les préparatifs qui commencent : la garde tourne dans la maison, remuante, curieuse, vidant les armoires et donnant des ordres à la femme de chambre, tandis que la bonne, notre pauvre vieille Marianne, qui m'a vu naître, épeurée, gémissante, demande à ses souvenirs confus ce qu'il faut faire, ce qu'on faisait autrefois. Désemparé, je passe d'une pièce à l'autre, essayant de lire, ouvrant dix volumes l'un après l'autre, l'esprit tendu vers une pensée unique qui ne se formule pas et fait le vide dans ma tête en tournant sur elle-même... De temps en temps, j'entre dans la chambre, je m'approche d'elle : elle est anéantie, elle a les traits crispés, les yeux tordus, — ses bons yeux aimants qui se lèvent encore vers moi avec une expression d'indicible souffrance. Je lui prends la main, et recommence à ouvrir et fermer les portes, plein de remords, plein d'effroi, désespéré de ne pouvoir rien.

... D'heure en heure, le mal augmente et les cris se rapprochent : toujours plus déchirants, ils viennent rompre la plainte uniforme et dolente, et vibrent en moi, avec tous les reproches secrets qu'ils contiennent ou que je leur prête... De vagues questions, mille fois posées, me hantent : est-ce que la vie, qui vaut si peu, vaut de telles souffrances ? Pourquoi faut-il payer d'un tel prix le misérable droit à l'être qui n'est que le droit au malheur !... Je me prends en haine pour le mal que je lui ai fait, et je hais, oh ! je hais ce fœtus informe qui la torture avec des raffinements de bourreau...

... Le médecin a pris un livre sur ma table et tourne les pages méthodiquement. Toutes les demi-heures, il interrompt sa lecture pour s'approcher de la malade, et nous échangeons quelques paroles. Il me dit chaque fois que « ça va très bien »... Qu'est-ce que ça doit être, grand Dieu ! quand ça va mal ?... D'ailleurs, il est très compatissant, très bon : son commerce quotidien avec la souffrance ne l'a pas endurci. Il trouve les mots qui conviennent, il apaise et rassure par son attitude de tranquille patience. Je lui demande si ce sera bientôt fini. Naturellement, il me répond oui ; mais son air dit plutôt le contraire. Je crois qu'il se moque un peu de moi, dans son for intérieur : « Ah ! les maris, s'est-il écrié en affectant un ton de plaisanterie, on devrait toujours les envoyer à la campagne, ce jour-là...(1) » J'ai la lâcheté de trouver qu'il a raison...

... Cette fois, les cris et les spasmes augmentent d'intensité et se suivent presque sans arrêt ; il m'a demandé si je l'autorisais à employer le chloroforme. — Comment donc ! mais certainement ! Pourquoi n'en a-t-il pas parlé plus tôt ?

... Alors, les cris changent de caractère. Ils perdent leur acuité rauque, irréconciliable, continue ; ils ne sont plus qu'une plainte intermittente, presque résignée, presque douce, une plainte qu'on dirait poussée en rêve, pendant la fièvre. Les crises sont coupées par une application de chloroforme à mesure qu'elles se produisent, et le travail s'accomplit, ralenti peut-être, mais sans souffrance...

... — Cela ne finit pas : je vais prendre les fers...

— L'opération dure-t-elle longtemps ?..

— Quatre ou cinq minutes, à peine...

Je me réfugie dans la chambre la plus écartée de l'appartement. Les cinq minutes passent. D'autres encore. Mon Dieu ! qu'y a-t-il donc ? Suis-je trop loin pour entendre ? Est-ce que les cris se sont tus ?.. Je me rapproche, j'entends un râle abattu, exténué, que coupent les exclamations furieuses du médecin et des bruits de pas et d'efforts. Et cela dure, cela dure, cela dure, et c'est le moment décisif qui se prolonge ainsi... Tout à coup, un cri suprême, d'agonie ou de délivrance, suivi d'un autre, éternuement, gloussement, vagissement de petite bête. Et la garde qui exclame :

— C'est une fille !..

Et le médecin qui s'écrie, après un ouf ! dans la naïve satisfaction de ce qu'il vient de faire :

— Qu'elle est belle !...

La porte s'ouvre et la vieille Marianne apparaît, radieuse, portant l'enfant dont elle s'est emparée :

— Embrassez-la, Monsieur !..

— Ah ! non, par exemple, non, non !... Je n'éprouve pas le moindre sentiment pour ce paquet de chair rouge, qui se violace et qui glousse. Sa vue n'éveille en moi aucune paternité endormie. Je me détourne avec horreur, laissant la pauvre bonne femme stupéfaite, et je m'approche du lit...

C'est elle, que j'embrasse, c'est elle qui garde toute ma tendresse : elle est là, molle, brisée, endolorie, souffrant toujours, demandant si c'est bien fini, tandis qu'il faut la tourmenter encore à cause de l'hémorrhagie possible, des autres dangers. Tout en lui donnant les derniers soins, le médecin nous explique que l'opération a été très difficile : l'en-

---

(1) Aux environs de Paris, on envoie les maris chercher « deux sous de lait dans une assiette plate », pour qu'ils restent longtemps dehors.

fant avait, paraît-il, la tête énorme. Je ne l'écoute guère. Je me répète que cette affreuse journée n'est plus qu'un souvenir ; il me semble que tout est pour le mieux ; je n'ai que des idées très vagues ; je suis très heureux, heureux bêtement, comme peut l'être un homme qui vient d'échapper à un grand danger et regarde de haut la mer qui l'a lâché ou l'abîme qui n'a pas voulu de lui. — Dans son épuisement, dans la somnolence qui la berce, elle éprouve, je crois, une même sensation : je lis dans ses yeux qu'elle jouit immensément, pour la première fois, de vivre, et de ne plus souffrir...

**Un éclat de rire.** — Avec les fantaisies si originales de M^me la comtesse de Martel de Janville, *alias* Gyp la *Vie parisienne* a retrouvé un succès au moins égal à celui que lui avait valu G. Droz. La Paulette d'*Autour du mariage* (1), et surtout Loulou, cette étonnante gamine, sont aujourd'hui des *types*. Ni l'une ni l'autre ne pouvait manquer de dire son mot sur la situation spéciale à leur sexe.

Paulette désire vivement monter à cheval. L'infortuné M. d'Alaly, son époux, essaye de l'en dissuader ; il a entendu médire de l'équitation à un point de vue qui intéresse la perpétuité des races.

MONSIEUR D'ALALY. — C'est que, précisément, ma Paulette, j'aurais voulu... j'aurais désiré vous voir rester quelque temps sans monter à cheval !... je crains que cet exercice... je...

PAULETTE *surprise.* — Ah ça ! qu'est-ce que vous craignez ? Que je me flanque par terre ? Ah ! soyez tranquille, je suis aussi solide que vous...

MONSIEUR D'ALALY. — Ce n'est pas cela..., mais, enfin, ma Paulette chérie, mon plus vif désir serait d'avoir un gros bébé... Est-ce que cela ne vous amuserait pas, dites ?

PAULETTE, *très calme.* — Si, si, beaucoup, mais je ne vois pas...

MONSIEUR D'ALALY. — Eh bien, il paraît que... le mouvement du cheval est très contraire... enfin, on dit que l'abus de cet exercice empêche d'avoir des enfants...

PAULETTE. — Ça, par exemple, c'est une bêtise ! Papa a un jokey qui en a quatorze !

MONSIEUR D'ALALY. . . . . . . . . . . . . . . . . . . . . .

Loulou, âgée de quinze ans, visite Simone, accouchée il y a deux

(1) Calmann Lévy, édit.

mois. Celle-ci vante le charme d'être mère. Loulou a des doutes, car elle est précisément venue chez Simone le jour de la naissance du bébé.

LOULOU. — J'arrive avec Fraülein (1) et j'demande si tu es là... tout l'monde avait l'air effaré... nous montons, on entendait des cris qu'ça faisait frémir... j'demande c'que c'est, et l'valet d'pied m' répond : « C'est madame la marquise... y a sept heures qu'elle crie comme ça !.. » j'dis : — « Elle a donc sa névralgie ? » Y m'fait signe que non... alors, moi j'demande c'qu'on t'a fait pour qu'tu pousses des cris pareils ? car ça r'doublait... Fraülein était verte ! elle répétait : « Was gibt's, Mein Gott !.. Was gibt's ? (2), » mais elle n'bougeait pas !... Tout à coup ton mari entre comme un fou... il était vert aussi !... j'lui r'demande c'qu'y a... y n'me répond rien... et nous restons comme ça !. .

SIMONE, ennuyée. — C'est bon... c'est bon !...

LOULOU. — Et tu criais toujours plus fort !... moi quand j'criais la moitié d'ça, dans l'temps, on m'donnait l'fouet !... enfin l'docteur Chardin arrive !... Ah ! il était pas vert, lui !... il était violet ! d'un beau violet ! y r'ssemblait à une guigne ! et y s'met à crier aussi : « Allons, venez !.. c't' un garçon !... » Alors ton mari m'dit : « C't'un garçon !.. tu diras à mon oncle et à ma tante qu' c'est un garçon !... » Et y gambadait dans l'salon !... moi, j'étais ahurie !... Fraülein riait bêtement !... et toi d'puis qu'tout l'monde criait, tu n'criais plus !... (Simone rit) c't' égal !... cinq minutes avant tu faisais une vie ! aussi j'ai pensé...

SIMONE. — Qu'est-ce que tu as pensé ?

LOULOU. — D'ame ! j'ai pensé : ah ! bien... les enfants !... si c'est pas plus amusant à commencer qu'à finir ?

SIMONE. . . . . . . . . . . . . . . . . . . .

---

**Un centimètre par mois.** — O'Monroy, un littérateur primesautier de l'école de Gyp, a publié, dans L'*Etre ou ne pas l'être* (3) ? une nouvelle intitulée : *Un centimètre par mois.* C'est une plaisanterie peu vraisemblable mais qui pourrait être vraie, étant donnée la dose de naïveté des villageois et leur confiance aveugle en ce qu'ils appellent « des savants », catégorie où le docteur de l'endroit tient le premier rang.

---

(1) *Mademoiselle.* C'est la gouvernante allemande de Loulou.
(2) *Qu'est-ce ? Mon Dieu !... Qu'est-ce ? »*
(3) Dentu, édit.

Il s'agit, en effet d'un docteur, du nom de Tressergues, qui depuis trente ans exerce à Bailleau-sur-Galardon. Ce patricien est célibataire et jouit d'une excellente santé, ce qui explique, sans l'excuser, pourquoi il engrosse sa chambrière Catherine : la pauvre s'est abandonnée à lui avec la conviction que les médecins savent éviter les enfants... Ah ! si elle avait su ! Mais il était trop tard pour se repentir ; le ventre s'arrondissait à vue d'œil ; il fallait sauver coûte que coûte la situation... intéressante.

Le docteur imagine de marier sa victime, après l'avoir dotée, à un lourdaud du voisinage qui accepte et devient père au bout de cinq mois. Pierre, c'est le nom du mari, vient annoncer la nouvelle au docteur et lui fait part de ses soupçons. Mais Tressergues ne perd pas le nord, et, après un instant de recueillement, tressaille comme frappé d'une idée subite :

— Cinq mois ! dit-il, ce doit être de ta part un vice de conformation... Je vais mesurer ton nez.

Le docteur prend un centimètre l'appuie délicatement depuis l'origine de l'appendice jusqu'à son extrémité et s'écrie triomphalement:

— Là, j'en étais sur ! Tu n'as que cinq centimètres.

— Eh bien ?

— Eh bien ! il te manque quatre centimètres pour avoir la longueur normale qui est de neuf centimètres. Il faut un centimètre par mois. C'est ainsi que certains enfants naissent à huit et même à sept mois avec des pères plus ou moins mal conformés. Comme tu n'as que cinq centimètres — ce qui est tout à fait extraordinaire — ton garçon est né à cinq mois, au lieu d'apparaître à neuf — ce qui se fût produit inévitablement si tu étais comme tout le monde. Donc, je le répète : vice de conformation.

Pierre, ne demandait pas mieux que de croire à l'innocence de Catherine, il se laisse convaincre par le raisonnement du « savant » et prend congé de lui, en le priant d'être le parrain de l'enfant.

— Avec plaisir, mon brave Pierre, répond le docteur, tu peux compter sur moi... Quant aux autres, tu peux te rassurer... je m'arrangerai pour qu'ils viennent à neuf mois.

---

**Les psychologues R. Bazin, A. Hermant, P. Bourget P. Hervieu.** — M. René Bazin est un écrivain délicat, un observateur judicieux qui provoque l'intérêt et l'émotion par des moyens simples et de bon aloi. Dans *Madame Corentine* (1), entre autres épisodes, il met en scène une femme de marin, en mal d'enfant, qui apprend la mort de son mari au moment de la naissance de son enfant et au lieu de s'étendre avec complaissance sur les détails de l'accouchement, il s'applique surtout à faire ressortir le côté philosophique de la situation :

... Le lendemain, à l'aube, l'enfant venait de naître. Marie-Anne était accouchée presque sans se plaindre, sans une larme. Etendue sur le lit au fond de la chambre, les rideaux à demi tirés, elle avait l'air d'une morte. Quand Corentine lui avait dit, tout bas, presque joyeusement : « C'est un garçon ! » Elle n'avait rien répondu. Le fils d'un père mort, un pauvre petit qui vient tandis que la vague roule encore le cadavre de l'homme, est-ce une joie ? Et vieillir auprès de ce témoin grandissant de son malheur, est-ce un avenir ? O enfants de marins, combien d'entré vous sont nés ainsi de mère désolées ! Combien dont la venue en ce monde n'a été saluée que par des larmes ! Il a dû vous rester quelque chose de cette tristesse prise au sang de vos mères. Et l'on vous reconnaît peut-être, parmi la race songeuse et déjà sombre d'elle-même.

*Serge* (2), de M. Albert Hermant, est un roman psychologique plein d'observation et de charme : « Il est peu d'œuvres, dit Philippe Gille, qui s'adressent aussi directement aux côtés élevés de l'esprit que cette exquise idylle, étude dont le thème pourrait paraître fourni par la *Nouvelle Héloïse*. Il y a dans *Serge*, comme dans le livre de Rousseau, un mari confiant, deux amants qui se défendent de leur passion, et la maternité qui vient la combatre et y apporter le dernier apaisement ; mais les héros de M. Abel Hermant sont tout de pureté, et Serge n'a pas, comme Saint-Preux, avili celle qu'il aime en s'avilissant lui-même.

» Aline apprend à Serge qu'elle sera mère dans quelques mois. Serge se révolte, réfléchit, s'apaise et l'honnèteté, qui est la sagesse, lui fait envisager sa situation près de ce mari qu'il aime et de cette femme qu'il adorait. Je copie la dernière page du livre qui dira mieux que je ne saurais faire le beau mouvement d'âme de ce pauvre garçon. »

(1) Charpentier, édit.
(2) Ollendorff, édit.

Il s'endormit le soir de très bonne heure, avec une impatience du lendemain. Il s'en fut, courageux et alerte, attendre Aline devant l'abbaye. La chance le favorisait : elle descendit la première et ils purent demeurer seuls quelques instants.

Elle paraissait toute changée. Jusque-là, par une délicatesse, elle avait dissimulé sa taille épaissie. Elle l'accusait aujourd'hui avec une sorte d'autorité. Mais son état de grossesse n'était pas encore assez avancé pour que la vue de son joli corps fût déplaisant. Elle avait l'air seulement de courber les reins davantage et de se renverser en arrière avec souplesse. La fleur de son teint n'était point gâtée. Elle portait un grand chapeau de paille lourde, dont les bords en avant et en arrière ployaient et balançaient à chacun de ses pas ; et ses larges yeux qui étaient à l'ombre, pouvaient rester ouverts et fixes malgré la clarté vive du matin. Ils avaient perdu leur mystère, mais non leur candeur, et si Aline appesantie, ne ressemblait plus aux vierges grêles des très anciens peintres, du moins elle ressemblait à celle que Rubens a osé peindre, avec les marques de sa maternité prochaine.

Le romancier fait ici allusion à la Vierge de la cathédrale d'Anvers, que nous avons reproduite plus haut (*fig.* 12).

Le maître incontesté des psychologues modernes, Paul Bourget donne un nouvel exemple de la puissance de la maternité dans une de ses nouvelles, la *Confession* (1), où il a magistralement décrit les combats intellectuels d'une jeune institutrice, Juliette Beyle, qui, séduite par le jeune baron de Querne, un des familiers de la maison, est abandonnée, en état de grossesse, après une liaison de deux mois. Cet égoïsme monstrueux lui avait fait prendre en horreur non seulement le père mais aussi l'enfant, dont elle avait résolu de se débarrasser. Parvenue au terme de sa grossesse, elle alla s'agenouiller au confessional et avoua au prêtre qu'elle était à la veille de commettre un crime, en le suppliant de lui donner, à l'avance, l'absolution. A l'égarement de la jeune femme, le prêtre, l'abbé Renaud, comprit de quel crime il s'agissait et la remit au lendemain. Il lui promit l'absolution, mais à une condition : « Avant de le tuer, dit-il en fermant la grille du confessionnal, vous lui donnerez le sein. » Dès sa sortie de l'église, les douleurs commencent ; elle s'empresse de retourner à l'auberge de Clermont où elle s'était réfugiée, sous un faux nom, depuis quelques semaines.

_____

(1) Lemerre. édit.

... Les douleurs la déchiraient, maintenant, si cruelles que, pour ne pas crier, elle mordait son oreiller, persuadée qu'elle allait mourir et le souhaitant presque; malgré ses tortures, sa tête continuait de travailler, et, avec l'agilité de la fièvre, ses idées allaient et venaient dans son cerveau... Enfin sa souffrance devint si forte que tout se confondit dans sa pauvre tête, et l'enfant naquit...

... Elle se trouvait sans force. Quelque chose s'était soulevé en elle, qui lui donnait un immense découragement. Elle avait une fatigue démesurée qui laissait de nouveau toutes les idées tristes refluer sur son cerveau.

Combien de temps demeura-t-elle ainsi? Elle n'aurait pu le dire. Le silence s'est fait dans l'hôtel. Un vagissement la réveilla de la sorte de léthargie désespérée où elle était plongée.

Elle se dit : « Il faut agir ». Elle prit l'enfant avec un frémissement, ses doigts tremblants errèrent sur ce pauvre corps. Elle voulut le voir. Elle alluma péniblement sa bougie et regarda... C'était une fille. L'innocente créature remuait ses petites jambes, plissait ses paupières, tordait ses petites lèvres. Juliette se souvint de ce qu'avait ordonné le prêtre. Elle appliqua contre son sein cette bouche qui commença de téter avidement et, à mesure qu'elle sentait les gouttes de lait s'en aller d'elle à cette pression, les larmes montaient aux yeux de la mère, qui prit l'enfant avec passion, et, l'embrassant parmi ses sanglots, se mit à répéter comme folle :

— Ah! ma fille! ma fille!...

*Peints par eux-mêmes* (1), de M. Paul Hervieu, est une étude réaliste, quelque peu exagérée, — nous l'espérons du moins pour notre société, — des mœurs et turpitudes mondaines. Sous forme épistolaire, l'auteur analyse « l'état d'âme » d'une jolie collection de désœuvrés des deux sexes qui, pour plus grande sureté, font leur paradis en ce monde. Ils se trouvent réunis en villégiature au château de Pontarmé, dans le fin fond de l'Indre et Loire ; parmi eux se trouve la charmante mais frivole Mme Françoise de Trémeur, qui vit aux côtés de son mari, le jour, et à l'état de séparation de corps, la nuit; elle reçoit les consolations empressées d'un certain M. Le Hinglé, un cercleux, personnage peu intéressant d'ailleurs, un inutile, comme il y en a tant.

Après une liaison de plusieurs mois, sans nuages, le ciel s'obscurcit tout à coup ; Françoise s'aperçoit qu'elle a « un retard » : « J'ai

(1) Lemerre, édit.

patienté, écrit-elle à son Glé-Glé, jusqu'à maintenant pour t'avouer une épouvante qui grandit d'heure en heure, à propos de ce qui aurait dû être, et qui n'est pas ! » Le Glé-Glé répond qu'il a la conviction absolue que Françoise est dans l'erreur ; ses mesures ont été bien prises et il la rassure par ces paroles : « N'aie pas peur, mon petit chou ché·i qui a osé se croire un terrible petit chou. Moi, je n'ai peur de rien. » Précautions oratoires superflues. La grossesse est certaine. « Je suis enceinte, écrit la désespérée ; et c'est terrible. Il me semble toujours que ça doit déjà se voir. »

On examine à froid la situation et comment faire pour se tirer de là. La fuite ? le suicide ? l'avortement ? « Parmi les moyens de salut, dit Françoise, je n'en reconnais qu'un seul ; et celui-là je suis prête à le tenter, sans mesurer combien il peut être coupable, ou dangereux par plusieurs espèces de danger. » Le complice, lui, voit deux moyens de salut : « Cet événement, qu'il nous est interdit d'attendre tel quel, il dépend d'une résolution de nous, que tu l'*empêches* ou que tu le *justifies* », c'est-à-dire l'avortement ou la cohabitation avec le mari, pour lui faire endosser le billet de complaisance ; mais l'égoïsme et la jalousie l'emportent et l'amant penche visiblement pour le premier moyen : « si incertain et si périlleux qu'il soit d'y réussir, » il s'engage à aider de son mieux sa maîtresse à « bien faire le mal. »

Un soir, il y a fête au château, les invités jouent une pièce de leur commensal ; Mad. de Trémeur, chargée du principal rôle, tombe en syncope sur la scène, accident fréquent dans les premiers mois de la grossesse. Cet événement hâte le retour à Paris. La jeune femme, qui s'était décidée pour l'avortement, se hâte d'aller trouver le médecin de la famille et n'hésite pas à lui demander ses services. Tout d'abord, le praticien se révolte, donne le conseil de s'arranger pour obtenir « un paraphe » de son mari, mais suggestionné par l'habile mise en scène de la jolie criminelle, il finit par céder et rédige une consultation qui produit les meilleurs effets... dans le roman. Car dans la pratique, les médicaments dits abortifs, que l'on ordonne le plus souvent pour se débarrasser d'une cliente importune, ne méritent pas la réputation que le public et l'auteur leur accordent et n'agissent que sur l'imagination ; il faut y joindre des manœuvres, que les praticiens dignes de ce nom repoussent toujours.

Quoi qu'il en soit, il faut lire cette consultation mouvementée, écrite, comme le reste de l'œuvre, du style pénétrant d'un analyste sans pitié, avec le pessimisme d'un médecin, qui voit partout des malades, où d'un justicier, convaincu de la culpabilité de tous les prévenus.

---

### C. — Accouchements romanesques

Il y en a de deux sortes : ceux où le romancier cherche le comique, sans souci de la vérité, et ceux où, avec la même indifférence, il cherche à frapper l'imagination.

Citons d'abord quelques exemples appartenant au premier genre.

**Du beurre !** — Le littérateur aventurier Grégoire de Challes ou de Chasles, un ancêtre du réalisme, dans son *Histoire de du Puis et de Madame de Londé* (1), a placé la scène suivante, qui pourrait bien être un souvenir :

Nous revenions quatre de souper dans la rue de la Mortellerie ; il étoit près d'une heure après minuit. Nous étions à pié ; le tems se mit tout d'un coup à la pluye d'une si grande force qu'il sembloit que ce fût un nouveau Déluge. Nous ne scavions où nous mettre à couvert à l'heure qu'il étoit, et il faisoit si obscur qu'à peine on pouvoit distinguer les rues !

J'apperçûs de la lumière chez la Cadret, où il n'y avoit que quinze jours que Célénie (2) étoit accouchée ; l'enfant étoit encore chez elle : elle nous mit dans la même chambre ; nous y allumâmes du feu pour nous sécher et y passer la nuit et le mauvais temps.

La chambre où nous étions n'étoit séparée que par une cloison d'une autre chambre où cette femme travailloit à soulager une fille qui rendoit, avec douleur, le fruit de ce qu'elle avoit reçu, avec plaisir, neuf mois auparavant. Ces avantures ne sont pas rares chez des sages-femmes ; et celle-ci fut risible pour tout le monde. Cette fille étoit toute jeune et souffroit fort impatiemment les douleurs qu'elle ressentoit. Elle crioit à pleine tête, et parmi des paroles mal articulées, je distinguai trois ou quatre fois celle-ci : *du beurre ! du beurre !* Nous venions de faire la débauche et avions besoin de quelque chose pour appaiser les fumées du vin. A cette parole de *beurre* tant de fois répétée, je courus à la porte de la chambre

---

(1) Une des nouvelles contenues dans le recueil des *Illustres Françoises*, 1713

(2) C'est le nom de la maitresse de *du Puis*, celui qui conte l'anecdote.

où étoit cette fille, je l'entrouvris : « N'usez pas tout le beurre, dis-je à la Cadret, gardez-nous en pour nous faire une soupe à l'oignon. » Mon compliment que j'avois fait d'un air fort naïf, opéra ce que je n'attendois pas. La Cadret se mit à rire de toute sa force ; j'en fis autant, non parce que je la voïois rire, qu'à cause que je voïois en même temps : la pauvre créature couchée sur le dos devant le feu, les deux genoux levez et écartez dans un état tout grotesque. La diablesse s'en mit à rire aussi, et de si bon cœur que l'effort qu'elle fit, fit sortir l'enfant dans l'instant même. On nous donna du beurre pour faire notre soupe à l'oignon, et parce que j'avois plus servi à l'accouchement, je fus Parain de l'enfant.

---

**La fille de la sage-femme.** — Le comte de Caylus aimait à se distraire de ses travaux d'archéologue par la composition de petits tableaux populaires, souvent un peu crus d'expression, mais toujours spirituels et amusants. Dans la série des *Bals de Bois*, nous lisons, à la première aventure, comment madame l'Engelé, sage-femme de son état, accoucha en public sa propre fille Louison, enceinte de Jacquet, le porteur d'eau.

... Comme madame l'Engelé était une commère de la joie, vous imaginez bien qu'elle ne manqua pas la circonstance des bals de bois, pour y faire de nouvelles connaissances dans le beau monde qui y affluait ; et comme elle avait ouï dire, dans le cimetière Saint-Jean, que ce seraient des bals parés avec illuminations, et qu'on était en deuil, elle mit sa belle robe de serge noire, sur laquelle elle avait fait peindre, d'une manière bien entendue, un grand nombre de lampions ; car pour ces occasions, il faut donner un peu dans une magnificence qui puisse faire de l'honneur au goût de la porteuse.

M. Hurel, qui était la coqueluche du faubourg Saint-Marceau, et qui reconnaissait les visages, à ce qu'il prétendait, à la marche des personnes, fut assez embarrassé de reconnaître celui de madame l'Engelé, parce qu'il ne l'avait jamais vue marcher ; mais, comme marchand d'oignons se connaît en ciboules, et que, par cette raison, il avait bien de la finesse pour ouvrir une connaissance, et qu'il était retors, il entama ainsi la conversation, sans faire semblant de rien, comme pour tâter le terrain : « Madame, il y a bien du temps que je suis mécontent de mon marchand de chandelles ; si vous vouliez me dire franchement votre nom, j'en prendrais chez vous, dès ce soir, pour la semaine ». Madame l'Engelé, qui n'était pas femme à se laisser tondre, parce qu'elle se sentait bien de ce qu'elle était, lui fit voir bien vite qu'elle avait la réplique à la main, en lui donnant un soufflet comme par plaisanterie. « Apprenez, impudent, lui dit-elle fort sec, à ne point vous méprendre, et à ne pas déshonorer une sage-femme, en la prenant pour une vendeuse de bougie grasse ». Dans le moment qu'elle eut lâché ce mot de sage-femme, qui était dans cet endroit-là comme Mars en carême, on entendit, dans un coin du bal quelques plaintes qui disaient: « Ah! bon Dieu! je vais accoucher; que dira ma pauvre mère? » Et tout aussitôt d'ouïr les salutations du nouveau venu, qui disait, à sa façon, bonjour à la compagnie.

Madame l'Engelé, qui croyait bien que c'était quelque marquise qui était venue là pour mettre bas son enfant, comme elle l'avait fait sans que son mari en eût connaissance, se dépêcha bien promptement d'aller manigancer ça, et de prouver ainsi à M. Hurel qu'elle ne vendait pas de chandelles. Mais est-ce que ne v'là pas qu'au lieu d'une marquise, elle reconnaît, je ne sais comment, que c'était sa fille Louison qui était comme ça en travail? Ça lui donna d'abord bonne opinion de sa façon de se déguiser, parce que, comme elle n'était pas mariée, il était drôle de faire croire à un public, en accouchant, qu'elle était femme; mais comme madame l'Engelé savait bien reprendre ses enfants à propos, elle crut, après quelques paroles de plaisanterie, qu'elle était dans l'obligation de demander à sa fille pourquoi elle faisait ça. Dame, à ce coup, Louison, qui ne se déferrait pas si facilement que la cavale de notre curé, lui dit bel et bien qu'elle gardait toujours le plaisir pour le dernier, et qu'elle avait mieux aimé accoucher devant, pour se marier par après, que de se marier d'abord, pour accoucher par ensuite. Madame sa mère, sentant bien, dans le fond d'elle-même, qu'il n'y a pas trop de réponse à ça, lui demanda, par manière de conversation, de quelles œuvres elle était devenue dans ce bel état-là. Mais çà lui fit bien de la honte, quand Louison répondit tout net que c'était de Jacquet, le porteur d'eau. — De Jacquet, cria madame l'Engelé, d'un porteur d'eau! ah! qu'elle défaillance pour une femme comme moi! — Eh! ma mère, dit la souffrante, en vérité de Dieu, ce n'est pas ma faute; il me déclara qu'il voulait que nous fussions aussi amis que ses deux séaux, et puis je ne sais pas de quelle tournure il s'y prit; mais si j'avais su ce qu'il faisait, voyez donc, est-ce que je l'aurais souffert? A présent, que j'ai quelque doutance de ses manœuvres, qu'il y revienne, il verra.

— Hélas! la pauvre innocente, dit madame l'Engelé, je vois bien que ce n'est pas de sa faute, j'y aurais été prise tout comme elle; et ça ne serait pas arrivé, si je lui avais donné plus de connaissance des manières du monde.

Et là-dessus on emporte Louison: mais comme madame l'Engelé avait voulu faire contre fortune bon cœur, elle tomba tout aussitôt éblouie sur le ventre, pour ne pas dire sur le nez, sans connaissance; et, sauf votre respect, ses cotillons se levèrent, de façon qu'on vit son derrière, sur lequel elle avait oublié de mettre un masque.

**Paul de Kock**. — Paul de Kock use de procédés analogues.

Ainsi au début de l'*Homme de la nature et l'Homme civilisé*, il imagine les deux femmes de deux voisins accouchant en même temps : on se fera connaître par un pétard la naissance d'une fille, par trois pétards celle d'un garçon. Rien n'est plus naturel, n'est-ce pas ?

Dans *Jean* (1), du même, l'accouchement a un rôle plus considérable. Le début tout entier y est consacré. C'est un tableau de genre qui, pour être d'un auteur honni de nos jours, n'en est pas plus mauvais.

Un incident comique à relever : aux premières douleurs, une voisine prie M. Durand, le mari, d'aller au plus vite chercher la garde et le médecin ; après plusieurs aventures qui le retardent, il arrive rue des Nonaindières, où demeure la garde, Mme Moka ; mais croyant être poursuivi par un malfaiteur, il prend peur et se jette sur une porte dont il secoue le marteau à réveiller tout le quartier. Plusieurs fenêtres s'ouvrent.

— Que voulez-vous ?..
— La garde !.. la garde !
— Mais où cela la garde ?
— La garde ! la garde !.. Chez moi, la garde... herboriste... rue Saint-Paul...

Puis il rentre au logis, haletant.

— L'accoucheur va-t-il venir, mon ami ?
— Oui, madame, oui... tout le monde va venir... Ouf ! je n'en puis plus !
— Mais qu'avez-vous donc, monsieur ? dit Catherine ; vous avez l'air tout s'en dessus dessous.
— Parbleu, on le serait à moins... J'ai été attaqué par un voleur... par deux ou trois voleurs... On m'a poursuivi assez longtemps... Si je n'avais pas eu autant de force... pour courir, c'était fait de moi !
— Ah ! mon Dieu !... mon pauvre ami !
— Vous pouvez vous flatter, madame, que cet enfant-là m'aura donné assez de peine...
— Ah ! mon Dieu ! voilà que ça revient ! s'écrie madame Durand dont les douleurs recommencent.
— Qui est-ce qui revient ? dit vivement l'herboriste en regardant derrière lui.

(1) Rouff, édit.

— Pardi ! monsieur, c'est madame qui souffre, dit Catherine, et c't'accoucheur qui ne vient pas !

Dans ce moment, on entend frapper avec violence à la porte de l'allée. La domestique descend en courant, et, sans se donner le temps de prendre de la lumière, elle court ouvrir la porte, puis remonte aussitôt, en criant aux personnes qui sont dans la rue : — Entrez... entrez vite... suivez-moi... Oh ! il est ben temps que vous arriviez...

Et la pauvre Catherine est déjà retournée près de sa maîtresse, à qui la douleur arrache des cris violents. — N'ayez plus d'inquiétude, madame, lui dit-elle : v'là not'monde arrivé.

En effet, dans ce moment les pas de plusieurs personnes se faisaient entendre dans l'escalier : bientôt on ouvre brusquement la porte ; et un caporal, accompagné de quatre fusiliers, entre dans la chambre en criant d'une voix terrible : — Où sont les voleurs ?

Au même instant la crise s'opère : madame Durand met au monde un petit garçon que madame Ledoux reçoit dans ses bras en s'écriant : — Il sera aussi fort que mon quatorzième ! M. Durand retombe sur sa chaise, examinant les soldats d'un air surpris, et balbutiant :

— Messieurs, c'est un garçon !

— C'est un garçon !... répète Catherine.

Alors le caporal se retournant vers ses hommes, qui se regardent tous avec étonnement, en répétant : — Ah ! c'est un garçon...

Après le premier moment donné au trouble, à la joie, aux exclamations que causait la vue du nouveau personnage qui venait d'entrer dans le monde en présence d'un caporal et de quatre fusiliers, on commença à se regarder, à se questionner, chacun trouvant fort singulier ce qu'il voyait, et le caporal fut le premier à s'écrier :

— Ah ça ! mon brave homme, c'est donc pour qu'elle soit témoin de la naissance de votr'fils que vous avez été chercher la garde ?

— Mais, mon ami, à quoi avez-vous donc pensé ? dit madame Durand.

— C't' idée de faire venir un régiment pour voir madame accoucher ! murmure Catherine.

— Par exemple ! s'écrie madame Ledoux, j'en ai fait quatorze, et j'en ai reçu plus de cent dans mes bras ; mais voilà la première fois que je vois un accouchement aussi militaire !

M. Durand, qui a eu le temps de se remettre de sa frayeur et de sa surprise, dit enfin.

— Je n'ai point été vous requérir, messieurs, et je ne comprends pas pourquoi vous êtes venus.

— Nous sommes venus à la requête de deux jeunes hommes de la rue des Nonaindières, qui sont accourus au *posse*, en nous engageant d'aller bien vite chez l'*herborisse* de la rue Saint-Paul, qui venait de réveiller tout le quartier en criant à la garde : voilà, mon bourgeois...

Naturellement, quand tout est fini, arrivent le médecin et la garde, la vraie. Une amusante caricature que cette garde ! Et qui traite la conjugaison des verbes avec un sans-gêne ! Voulez-vous un exemple de la langue que lui prête Paul de Kock ?

... Le plus tôt qu'on *vusse* est le mieux; au moins ensuite si nous *vouliâmes* être tranquilles, je ne vois rien qui nous en *empêchasse*... Il me *falûme* toujours bien peu de chose pour que *j'attendasse* le dîner... Quand je *garda* la femme du sénateur, je ne *prime* souvent rien dans la nuit.

Les gardes de nos jours sont moins mal éduquées.

---

**Auguste Ricard.** — Dès 1830, un rival de Paul de Kock, aujourd'hui bien oublié, Auguste Ricard, avait écrit un roman sous le titre de la *Sage-femme*. C'est une suite de scènes vulgaires plutôt que réalistes, encadrées dans une intrigue assez invraisemblable. En somme, il y a de la verve, sinon de l'esprit.

L'héroïne du livre, Mme Vve Renaud, dit maman Forceps, est une brave femme qui n'a qu'un tort, celui d'exécrer les médecins. Ecoutez-la :

... Un médecin ! un médecin ! et chez moi encore ! des pédans qui parlent grec et latin, et ne savent pas soigner une fièvre de lait ! Des charlatans qui ont tout dit quand ils crient d'un air doctoral : « La diète à monsieur, des ventouses à madame » ! des accapareurs avides, qui chassent du lit de toutes les dames en couches le corps ancien et respectable des sages-femmes...

Les scènes professionnelles ne manquent pas dans l'ouvrage. Ne pouvant tout citer, nous nous contenterons de faire quelques emprunts au dernier chapitre. Les accouchements y pleuvent.

Mme Forceps commence sa journée en délivrant deux sœurs qu'elle a chez elle, Louison et Madeleine.

— Chaud! chaud! crie la grande, la magnanime Forceps qui a l'ardeur de vingt ans à l'heure du combat ; et elle aide Louison à se placer sur le lit de misère.

— N'ayez pas peur, petite, ça ne sera rien que ça ; six minutes de douleurs, et puis un velours délicieux, foi de femme, un bien-être charmant quand ça est passé. Soutenons ces reins-la, mordienne! et puis après nous épouserons Claude.

— Oui, joliment, puisque je vas cesser d'être fille.

— C'est égal... ne te retiens pas, ma toute belle.

— Ouf! aye! Claude verra bien que...

— Eh! non; tu lui diras que tu es venue au monde comme ça. D'ailleurs, c'est pas ta faute ; c'est celle du punch.

— Oh! ma bonne petite sainte Vierge, queu colique !

— Ne retiens pas, ne retiens pas.

— Ahi ! ahi! ahi !

— Ça y est; l'affaire est dans le sac ; c'est-à-dire, non, elle n'y est plus. Mais qu'as-tu donc, toi Madeleine?

Couchée dans un lit placé dans la même chambre, Madeleine, effrayée des cris de sa sœur, a reçu un choc qui a mis aussi son enfant dans la grande route de la vie.

— Encore une qui accouche, dit Mme Forceps. Chaud! chaud! à ton tour, toi. Allons, allons, sur le lit de misère, et que dans un quart-d'heure tout soit fini.

Louison pleurait en *si*, Madeleine gémit en *fa* ; mais madame Forceps ne craint pas le bruit, et comme sa prudence ne la quitte jamais, elle fait un signe à Marie, son aide-de-camp, pour que celle-ci emporte l'enfant de Louison qui, comme le disait spirituellement quelqu'un de ma connaissance, était mort quelque temps avant d'avoir reçu l'existence. Louison veut absolument qu'on lui rende son *fieu* ; mais la sage-femme fait la sourde oreille et passe à Madeleine.

— Ça fait mal, pas vrai ? — Ah! oui.

— À la bonne heure ; mais ça ne te regarde pas. — Ciel ! mon Dieu ! Oh! la, la, la. — C'est bon, c'est bon ! allons, tout à l'heure l'autre retenait et voilà celle-là qui pousse !... attends donc la douleur. Ces filles de campagne ça ne sait pas faire d'enfants !

Un cri aigu part. Et de deux ! dit madame Forceps. Puis plus bas elle ajoute : tiens, encore un enfant mort. C'est quelques vampires qui leur auront fait ce cadeau-là. Et des vampires, ça ne peut pas donner la vie.

Marie reçoit des ordres sur ce qu'il faut donner à boire aux deux accouchées ; et la maîtresse de la maison emmenant Lisette dont le secours peut être utile à Belle-Vue, (1) part en répétant son refrain : Chaud ! chaud !

Survient une série d'aventures, fort peu vraisemblables, au cours desquelles Mme Forceps pratique trois autres accouchements dans

---

(1) Elle va y accoucher Laure, la maîtresse de son fils Jules.

sa soirée. Elle en aura fait cinq, au total, dans la même journée et aura bien gagné le doigt de Beaune qu'elle boit à son repas du soir.

---

**Les mémoires d'une sage-femme.** — Malgré son titre, l'ouvrage que nous allons présenter au lecteur est un roman, et un mauvais roman (1). En effet, les *Mémoires authentiques d'une sage-femme,* par Mme Alexandrine Jullemier, contiennent peut-être quelque vérité : mais c'est la vérité à la mode de Gascogne, corrigée et développée.

Quelques mots sur la signatrice de l'ouvrage ; par sa profession elle nous intéresse spécialement.

Mme Jullemier naquit en 1807. « Elle était, dit M. Georges d'Heylli, fort liée avec le fameux docteur Giraudeau (de St Gervais) qui lui fournissait sa meilleure clientèle. On lui attribua même alors la thèse soutenue par le docteur sur les maladies secrètes, et qui fut pour lui un triomphe et la source de sa fortune. Mais, s'étant peu après, à propos de faits qu'elle raconte dans ses *Mémoires,* brouillé avec Giraudeau, elle crut devoir se venger de ses procédés. Elle entreprit alors, avec l'aide d'un célèbre compilateur de l'époque, Touchard-Lafosse, la rédaction de ses soi-disant *Mémoires,* qui ne sont en somme qu'une longue diatribe dirigée, surtout dans le premier volume, contre le dit docteur (1835 et années suivantes), qu'elle y nomme du nom très transparent de Giraud..., en le faisant figurer dans une série d'histoires la plupart du temps exagérées ou même inventées pour les besoins de la cause (2). »

Si le livre publié sous le nom de Mme Jullemier ne contenait vraiment que le narré de ses querelles avec Giraudeau, nous n'aurions pas à nous en occuper ; mais le rédacteur a fait alterner les diatribes contre le médecin, lesquelles sont intitulées *Scènes d'intérieur,* avec vingt-trois récits d'accouchements désignés chacun par la rubrique *Assistance,* avec un numéro.

Que faut-il croire des intrigues et des histoires intimes que raconte

---

(1) Signalons aussi *Mademoiselle Beaubaiser, sage-femme,* d'Alexis Bouvier, roman rempli de vilenies et de gredineries à la Ponson du Terrail et qui n'a rien d'obstétrical que le titre.

(2) *Dictionnaire des pseudonymes,* art. *Champin (Docteur).* Madame Jullemier avait écrit sous ce nom dans quelques journaux de médecine.

le rédacteur du livre ? Fort peu de chose, pensons-nous. Ces narrations apocryphes sont-elles au moins intéressantes ? Hélas, non ! Et quelle langue ! M. Georges d'Heylli dit avoir vu des lettres de Mme Jullemier vivement et spirituellement écrites ; alors, pourquoi avoir passé la plume à un Touchard-Lafosse ?

Bien que le livre soit assez rare (1), nous ne donnerons aucun des racontars insipides dont sont farcis ces deux volumes.

## D. — Les romans d'aventures

Nous ne croyons pas que les grands romans d'aventure, autrefois en faveur, contiennent beaucoup des scènes que nous cherchons. Sur ce point, Alexandre Dumas père est particulièrement discret. Dans son *Joseph Balsamo*, nous avons Andrée de Taverny qui accouche dans un fauteuil, avant terme; la patiente crispe les mains, arrache les franges du siège, ses lèvres se décolorent : mais nulle insistance sur le fait physiologique.

Paul Féval, qui pourtant devait finir en saint homme, a montré plus d'audace dans *Madame Gil Blas*. Il le fallait bien : l'état de sage-femme étant une des incarnations de son héroïne (2). Sa première aventure professionnelle ressemble à celle de Boucher et du docteur Cyr (3) : on bande les yeux de M<sup>me</sup> Gil Blas pour faire un accouchement ; il y a de quoi satisfaire les amateurs de mystérieux ; d'ailleurs la scène est vivement enlevée et ne manque pas de pittoresque.

**Sans Mère.** — Il est curieux d'observer comme de nos jours, chez les successeurs bien dégénérés des grands conteurs d'autrefois, l'influence du naturalisme a amené l'emploi du détail physiolo-

---

(1) Du moins celle de 1835. La seconde édition, privée des attaques personnelles et des allusions transparentes qui avaient donné un peu d'attrait à la première, est tout à fait sans intérêt.

(2) Il faut remarquer que les sages-femmes de Paul Féval (car Mme Gil Blas n'est pas la seule du roman) sont des personnages sympathiques.

(3) V. page 221.

gique. Nous en donnerons comme preuve quelques lignes d'un roman publié à la fin de 1888 par le *Petit Journal*. Au début de *Sans mère*, par M. P. d'Aigremont, deux femmes accouchent ; on peut constater que la description est certainement inspirée de Zola ; c'est bien atténué, sans doute, mais le souvenir est visible :

... Dans l'après-midi, Adèle se trouva subitement très fatiguée, *les maux de reins* de la veille avaient augmenté, de profondes douleurs la prenaient, la brisaient, l'anéantissaient, pour la laisser un quart d'heure après, avec de *longs moments de répit* durant lesquels elle était *très calme*, très apaisée, envahie par un *grand sentiment de bien-être*.

Les maux de reins, les moments de répit, tout y est. Nous trouvons, plus loin, le vagissement du nouveau-né, avec la comparaison familière à Zola :

... Vers le milieu de la soirée une belle petite fille fit son entrée en ce monde.
Elle poussa aussitôt un tout petit vagissement qui ressemblait au *miaulement plaintif* d'un petit chat, et tandis que Suzanne l'emportait, folle de joie, le docteur laissait la mère pour s'occuper de l'enfant...

Il serait aisé de continuer cette petite étude comparative.

<hr />

**Ary Ecilaw.** — On a mené grand tapage autour d'*Une Altesse Impériale* (1), roman dont l'auteur, qui, paraît-il, est une femme de famille souveraine, se cache sous le pseudonyme d'Ary Ecilaw. Nous avouons ne goûter que fort peu ce livre qui, comme *Roland* et le *Roi de Thessalie* du même écrivain, nous offre une suite de ragots, plus ou moins authentiques, sur les cours étrangères ; pourtant, à cause du succès qu'il a obtenu, nous citerons la scène où l'on constate la grossesse de Vera Dimitrewna, fiancée d'Ivan Petrowitch, un héritier impérial.
Durant les cérémonies du mariage, la fiancée a pâli subitement ; elle a chancelé et a râlé ces mots : « J'étouffe, j'étouffe ! »

<hr />

(1) Ollendorff, édit. — Nous n'hésitons pas à ranger cet ouvrage parmi les productions purement romanesques ; il en a le ton, l'allure, et aussi l'invraisemblance. Roman *à clef*, dit-on ; mais combien de vérités trouverait-on dans l'armoire qu'ouvre cette clef?

... Ce fut dans la sacristie, vaste et aérée, qu'on porta la malade. Le médecin de la cour, appelé à la hâte, essayait de la ranimer. On avait coupé le corsage de la robe, et le docteur, après avoir mis la main sur le cœur, devint subitement très sérieux.

— Qu'a-t-elle ? demanda le grand-duc.

— Rien... rien qu'un évanouissement.

Mais il y avait quelque chose de si étrange dans la voix, dans le regard du médecin, qu'Ivan Pétrowitch tressaillit.

— Que me cachez-vous, docteur? — dit-il. — Vous autres courtisans, vous êtes tous les mêmes! Vous n'osez jamais dire la vérité à un prince! Si elle est en danger, je veux le savoir... Tenez! dans l'église il doit y avoir des médecins qui ne sont pas attachés à notre maison. Qu'on les appelle! D'eux seuls j'apprendrai la vérité.

Gariatinski, — cria-t-il à son aide de camp favori, — j'ai vu le docteur Dimitri Constantinowitch Smolensk, qui a reçu une carte pour l'église comme correspondant du journal de ''''. C'est un radical enragé qu'on n'a pu encore chasser de Slava, parce qu'il n'y a aucune preuve absolue contre lui. Faites-le venir à l'instant. Lui, osera me dire la vérité !

— Au nom du ciel! — cria le médecin de la cour, — arrêtez, monseigneur !

Mais l'aide de camp, qui s'était élancé aux premiers mots du grand-duc, revenait déjà en hâte, accompagné d'un jeune homme brun à tournure fière et distinguée, que la comtesse Protassow, épouvantée, amenait auprès de la grande-duchesse, toujours évanouie. Mais le médecin de la famille impériale, s'interposant, ne voulut à aucun prix laisser le nouveau venu approcher la grande-duchesse. Ivan Pétrowitch resta interdit. Alors, le vénérable docteur qui dès leur berceau avait soigné tous les enfants de la famille régnante, voyant que l'Altesse Impériale allait insister, se vit obligé de la prendre à part pour lui avouer l'effroyable vérité.

La jeune mariée était enceinte !...

... Quand le grand-duc redevint maître de lui, il dit d'une voix brève au vieux médecin :

— Docteur, si jamais vous répétez ce que vous savez à qui que ce soit, — à qui que ce soit ! vous m'entendez, fût-ce même à l'Empereur ! — je vous ferai envoyer dans les mines de la Sibérie et vous n'en reviendrez jamais.

La pâleur cadavérique d'Ivan Pétrowitch fit courir un frisson d'épouvante dans les veines du docteur ; son visage avait une expression si terrible, si cruelle !


C'est là, a dit un critique influent, une scène d'une *rare puissance*. Allons, Paul Féval faisait mieux.

### E. — **Accouchements réalistes et naturalistes.**

Réalisme, naturalisme : les deux termes sont-ils synonymes ? Hippocrate dit oui et Galien dit non. Au fond, peu importe. Donc, qu'ils soient réalistes ou naturalistes, nous reproduisons ici les récits de certains romanciers qui paraissent avoir voulu chercher le vrai. Les psychologues dont nous avons déjà parlé pourraient figurer avec honneur dans cette section.

**Extrait d'un réaliste oublié.** — Un *Drame au village* (1), écrit en collaboration avec E. Rosetti, par Ch. Bataille, littérateur de talent aujourd'hui presque oublié, contient dans un tableau d'accouchement quelques détails réalistes assez bien venus :

... Une scène très agitée se passait dans la chambre de l'accouchée. Mesdames Touron et Ricoin-Thomas, assistées de Madame Corton, s'étaient réunies dans un coin obscur pour tenir conseil. Ces trois dames énuméraient à voix basse les divers accidents qui peuvent survenir dans la situation où se trouvait Clémentine. Mais, si ces expertes femelles connaissaient le mal, elle connaissaient aussi le remède et proposaient tour à tour des médicaments particuliers et mystérieux, employés d'une façon également mystérieuse et particulière.

La sage-femme s'approchait de l'assemblée délibérante. Tout en faisant les préparatifs, elle écoutait les divers avis et jetait de temps en temps un aperçu lumineux au milieu des conseils obscurs des bonnes dames. C'est ainsi qu'elle démontra à madame Ricoin-Thomas que l'administration d'un bouillon de langue de veau à l'enfant nouveau-né, pour qu'il ne soit bègue ou muet, est un usage en dehors de toute logique médicale ; et à madame Touron qu'il est également en dehors de toute logique médicale de suspendre un œil de poupée bleu ou noir, au cou du même baby, selon que l'on veut qu'il ait des yeux de l'une ou de l'autre de ces nuances.

Madame Corton quittait de temps en temps ce grave conciliabule pour aller visiter des cafetières extraordinairement petites, et contenant un liquide dont tout le monde, excepté la brave maîtresse de café elle-même, ignorait la nature. Elle rapprochait ou éloignait les bouilloires, selon qu'elles ne chauffaient pas assez ou chauffaient trop, à sa convenance, et, cette œuvre secrète accomplie, rejoignait ses deux compagnes.

(1) Calmann Lévy, édit.

Pour le docteur Quérard, malgré leurs rumeurs, il ne voyait même pas les commères. Pâle et défait, brisé par l'émotion à un tel point qu'il ne tenait debout qu'en se cramponnant au dossier du lit, il restait à côté de Clémentine, pour qu'elle pût, au moment fatal, puiser du courage dans ses yeux.

Mais c'était lui dont la faiblesse avait besoin de soutien, et non elle.

La jeune mère étendait languissamment sa tête sur l'oreiller, moins blanc que son front, les splendides tresses blondes n'étaient point dénouées ; elle avait prié le matin même son mari de lui apporter le peigne et un miroir, et elle s'était peignée comme à l'ordinaire. Ses mains transparentes comme l'ivoire, pendaient aux deux côtés du lit. On eût dit une femme endormie, sans l'horrible expression de douleur qui contractait ses traits ; mais cette douleur était ferme et vaillante.

« Tu enfanteras dans la douleur, » a dit le Seigneur.

Et cette femme qui n'avait qu'une passion, la passion du devoir, se soumettait sans plainte, sans cri, sans murmure, à la loi terrible.

Un tressaillement soudain plissa ses joues ; un cri réprimé aussitôt lui monta aux lèvres.

— Criez, ma bonne dame, criez ! lui dit la sage-femme, cela vous soulagera.

Mais Clémentine, portant son mouchoir à sa bouche, étouffa la plainte sous sa calme volonté. La sage-femme éleva un enfant dans ses bras ; madame Corton s'en alla agiter le rideau gauche. Dans son héroïsme maternel, Clémentine avait trop présumé de ses forces : elle venait de s'évanouir.

Madame Corton profita de l'instant où la sage-femme et Antoine, hors de lui, prodiguaient les premiers secours à la nouvelle mère, pour faire boire à l'enfant le contenu de l'une des cafetières et renverser l'autre dans les cendres.

Mesdames Touron et Ricoine Thomas, à l'affût de toutes les recettes, s'empressèrent autour d'elle en lui demandant son secret. Elle leur expliqua comme quoi il fallait donner du vin chaud aux petits garçons, pour qu'ils devinssent forts et courageux, et du sirop de gomme, chaud également, aux petites filles, pour qu'elles eussent un jour l'élégance et la douceur qui caractérisent le sexe faible.

Ces dames se rendirent à ses raisons ingénieuses et ne surent trop louer la prévoyance de madame Corton, qui se rengorgeait orgueilleusement.

Clémentine rouvrit les yeux, et sa première parole fut pour demander son enfant. On le lui apporta bien et dûment emmaillotté, car, après la médication de madame Corton, les trois bonnes femmes n'avaient pas perdu leur temps.

**Fragments de Germinie Lacerteux.** — (1) Lorsqu'ils publiè-
rent leur *Germinie Lacerteux*, MM. de Goncourt eurent une timidité
qui ferait sourire aujourd'hui. En effet, dans le deuxième volume
de leur *Journal*, nous trouvons, à la date du 23 octobre 1864, le passage suivant :

Je retire ceci, comme trop vrai, de mon manuscrit de *Germinie Lacerteux*, lors de ses couches à la Bourbe :

Auprès de la cheminée, deux jeunes élèves sages-femmes causaient à
demi-voix. Germinie écouta, et avec l'acuité des sens des malades, entendit tout. L'une des élèves disait à l'autre :

— Cette malheureuse naine ! Sais-tu de qui elle était grosse ? de l'hercule
de la baraque, où on la montrait !

—Juge... Nous étions là toutes dans l'amphithéâtre... Il y avait un monde
fou... des étudiants en masse... On avait bouché le jour des fenêtres...
C'était éclairé par un réflecteur pour mieux voir... Des matelas avaient
été posés en largeur sur la table de l'amphithéâtre... On faisait une
grande place sur laquelle le réflecteur donnait... Auprès, une table et
tous les instruments de chirurgie... Et puis à côté, de grandes terrines
avec des éponges grosses comme la tête...

M. Dubois est entré, suivi de tout son état-major. Il était tout chose,
M. Dubois... Alors, voici un paquet qu'on apporte comme un paquet de
linge, et qu'on pose sur les matelas : c'était la naine... Ah ! l'affreuse créature.. Figure-toi une vilaine tête d'homme brun sur un énorme corps
tout blanc : ça avait l'air de ces grosses araignées, tu sais d'automne...
M. Dubois l'a un peu exhortée... Elle n'avait pas l'air de comprendre...
Et puis, il a tiré de sa poche deux ou trois morceaux de sucre, qu'il a
posés, a côté d'elle sur le matelas.

Alors on a jeté une serviette sur sa tête pour qu'elle ne se voie pas,
pendant que deux internes lui tenaient les bras, et lui parlaient... M. Dubois a pris un scapel, il lui a fait, comme ça, une raie sur tout le ventre,
du nombril en bas... la peau tendue s'est divisée... On a vu les aponé-
vroses bleues comme chez les lapins qu'on dépiaute. Il a donné un second
coup qui a coupé les chairs... le ventre est devenu tout rouge... un troisième... A ce moment, ma chère, ont disparu les mains à M. Dubois...
Il farfouillait là-dedans... Il a retiré l'enfant... Alors... Ah ! tiens, ça
c'était plus horrible que tout... J'ai fermé les yeux... on lui a mis les
grosses éponges... elles entraient toutes, toutes... On ne les voyait plus !..
Et puis quand on les retirait, c'était comme un poisson qu'on vide...
un trou ma chère. Enfin on l'a recousue, on a noué tout cela avec du fil

1) Charpentier, édit.

et des épingles... Ça ne fait rien ie t'assure que je vivrais cent ans, je n'oublierai pas ce que c'est qu'une opération césarienne. — Et comment va-t-elle, cette pauvre diablesse, ce soir ? demanda l'autre. — Pas mal... Mais tu verras, elle n'aura pas plus de chance que les autres... Dans deux ou trois jours, le tétanos va la prendre... On lui desserrera les dents, pour commencer, avec une lame de couteau... et puis il faudra les lui casser, pour la faire boire.

Après cette opération césarienne avant la lettre, relevons les incidents obstétricaux du roman.

Le jour des Rois, Mlle de Varandeuil, chez qui Germinie était placée en qualité de bonne à tout faire, recevait à sa table tous les enfants de sa famille. Au milieu du dîner, les premières douleurs se font sentir :

Il fallait servir... Au dessert, pour donner des assiettes elle s'appuyait aux meubles, se retenant au dossier des chaises, cachant sa torture avec l'horrible sourire crispé des gens dont les entrailles se tordent.

— Ah ça, tu es malade ? lui dit sa maîtresse, en la regardant.

— Oui, mademoiselle, un peu... c'est peut-être le charbon, la cuisine...

— Allons, va coucher... on n'a plus besoin de toi, tu desserviras demain·

Germinie descend chez une voisine et la prie d'aller chercher un fiacre pour la conduire chez une sage-femme, rue de la Huchette ; mais dans l'escalier elle rencontre Jupillon, l'amant qu'elle entretenait.

— Tiens ! fit-il, où vas-tu ? tu sors ?

— Je vais accoucher... Ça m'a pris dans la journée... Il y avait un grand dîner... Ah ! ça été dur... Pourquoi viens-tu ? Je t'avais dit de ne jamais venir, je ne veux pas !

— C'est que... je vais te dire... dans ce moment-ci j'ai absolument besoin de quarante francs. Mais là, vrai, absolument besoin.

— Quarante francs ! Mais je n'ai que juste pour la sage-femme...

— C'est embêtant... voilà ! Que veux-tu ? Et il lui donna le bras pour l'aider à descendre. — Cristi ! je vais avoir du mal à les avoir tout de même.

Il avait ouvert la portière de la voiture : — Où faut-il qu'il te mène ?

— A la Bourbe... lui dit Germinie. Et elle lui glissa les quarante francs dans la main.

— Laisse donc, fit Jupillon.

— Ah ! va... là ou autre part ! Et puis j'ai encore sept francs. »
Le fiacre partit.

Jupillon resta un moment immobile sur le trottoir, regardant les deux napoléons dans sa main. Puis il se mit à courir après le fiacre, et, l'arrêtant, il dit à Germinie par la portière :

— Au moins, je vais te conduire ?

— Non, je souffre trop. J'aime mieux être seule, lui répondit Germinie, en se tortillant sur les coussins du fiacre.

Suivant quelques détails sur la Bourbe, actuellement la Maternité, et sur l'épidémie de fièvre puerpuérale qui y régnait alors, mais à laquelle Germinie a la chance d'échapper, en vertu du proverbe : « Il n'y a que les bons qui s'en vont ».

**Le romancier tocologue.** — On sait que M. Zola se proclame volontiers disciple de Claude Bernard. Dans *Pot-Bouille* (1), l'accouchement de l'Adèle chère à Trublot et celui de Louise, dans le livre si bizarrement intitulé la *Joie de vivre*, sont une mise en œuvre ingénieuse et patiente des documents qu'un traité spécial a pu fournir au romancier. Adèle accouche sans peine ; le travail de Louise est des plus laborieux ; de là, variété dans le récit. Toutefois au retour de certaines expressions, de certaines comparaisons, nous soupçonnons M. Zola d'être en obstétrique l'homme *unius libri*. A son cours d'obstétrique humaine, M. Zola, dans la *Terre*, a joint un cours d'obstétrique vétérinaire, et il nous fait assister à la délivrance parallèle de la paysanne Lise et de sa vache Coliche.

Nous ne reproduirons que les couches d'Adèle, qui sont les plus simples :

... Elle s'endormait lorsque de légères douleurs lui firent rouvrir les yeux. C'étaient, à fleur de peau, des pincements ; elle crut d'abord qu'une mouche lui piquait le ventre, autour du nombril ; puis, ces piqûres cessèrent, elle ne s'en inquiéta pas, accoutumée aux choses étranges et inexplicables qui se passaient en elle. Mais, brusquement, au bout d'une demi-heure à peine d'un mauvais sommeil, une tranchée sourde l'éveilla de nouveau. Cette fois elle se mit en colère. Est-ce qu'elle allait avoir

(1) Charpentier, édit.

19

des coliques, maintenant? Elle serait fraîche, le lendemain, s'il lui fallait courir à son pot toute la nuit! Cette idée d'un embarras d'entrailles l'avait préoccupée dans la soirée; elle sentait une pesanteur, elle attendait une débâcle. Pourtant, elle voulut résister, se frotta le ventre, crut avoir calmé la douleur. Un quart d'heure s'écoula, et la douleur revint, plus violente.

— Cré nom d'un chien ! dit-elle à demi-voix, en se décidant cette fois à se lever.

Dans l'obscurité, elle tira son pot, s'accroupit, s'épuisa en efforts inutiles. La chambre était glacée, elle grelottait. Au bout de dix minutes, comme les coliques se calmaient, elle se recoucha. Mais, dix minutes plus tard, les coliques recommençaient. Elle se releva, essaya encore inutilement, et rentra toute froide dans son lit, où elle goûta un autre moment de repos. Puis, ça la tordit avec une telle force, qu'elle étouffa une première plainte. Était-ce bête à la fin! avait-elle envie, ou n'avait-elle pas envie? Maintenant, les douleurs persistaient, presque continues, avec des secousses plus rudes, comme si une main brutale, dans le ventre, la serrait quelque part. Et elle comprit, elle eut un grand frisson, en bégayant sous la couverture :

— Mon Dieu ! mon Dieu ! c'est donc ça !

Une angoisse l'envahissait, un besoin de marcher, de promener son mal. Elle ne put rester au lit davantage, ralluma la bougie, se mit à tourner autour de sa chambre. Sa langue se desséchait, une soif ardente la tourmentait, tandis que des plaques rouges lui brûlaient les joues.

...Pourtant, le travail de préparation s'avançait, la pesanteur descendait dans ses fesses et dans ses cuisses. Même lorsque son ventre la laissait un peu respirer, elle souffrait là, sans arrêt, d'une souffrance fixe et têtue. Et, pour se soulager, elle s'était empoigné les fesses à pleines mains, elle se les soutenait, pendant qu'elle continuait à marcher en se dandinant, les jambes nues, couvertes jusqu'aux genoux de ses gros bas.

Quatre heures venaient de sonner, lorsque, tout d'un coup, elle crut que son ventre crevait. Au milieu d'une douleur, il y eut une rupture, des eaux ruisselèrent, ses bas furent trempés. Elle resta un moment immobile, terrifiée et stupéfaite, avec l'idée qu'elle se vidait par là. Peut-être bien qu'elle n'avait jamais été enceinte, et, dans la crainte d'une autre maladie, elle se regardait, elle voulait voir si tout le sang de son corps ne fuyait point. Mais elle éprouvait un soulagement, elle s'assit quelques minutes sur une malle. La chambre salie l'inquiétait, la bougie allait s'éteindre. Puis, comme elle ne pouvait plus marcher et qu'elle sentait la fin venir, elle eut encore la force d'étaler sur le lit une vieille toile cirée ronde, que Madame Josserand lui avait donnée, pour mettre devant sa table de toilette. Elle était à peine recouchée, que le travail d'expulsion commença.

Alors, pendant près d'une heure et demie, se déclarèrent des douleurs dont la violence augmentait sans cesse. Les contractions intérieures avaient cessé, c'était elle maintenant qui poussait de tous les muscles de son ventre et de ses reins, dans un besoin de se délivrer du poids intolérable qui pesait sur sa chair. Deux fois encore, des envies illusoires la firent se lever, cherchant le pot d'une main égarée, tâtonnante de fièvre ; et, la seconde fois, elle faillit rester par terre. A chaque nouvel effort, un tremblement la secouait, sa face devenait brûlante, son cou se baignait de sueur, tandis qu'elle mordait les draps, pour étouffer sa plainte, le han ! terrible et involontaire du bûcheron qui fend un chêne. Quand l'effort était donné, elle balbutiait, comme si elle eût parlé à quelqu'un.

— C'est pas possible... il sortira pas... il est trop gros...

La gorge renversée, les jambes élargies, elle se cramponnait des deux mains au lit de fer, qu'elle ébranlait de ses secousses. C'étaient heureusement des couches superbes, une présentation franche du crâne. Par moments, la tête qui sortait, semblait vouloir rentrer, repoussée par l'élasticité des tissus, tendus à se rompre ; et des crampes atroces l'étreignaient à chaque reprise du travail, les grandes douleurs la bouclaient d'une ceinture de fer. Enfin les os crièrent, tout lui parut se casser, elle eut la sensation épouvantée que son derrière et son devant éclataient, n'étaient plus qu'un trou par lequel coulait sa vie ; et l'enfant roula sur le lit, entre ses cuisses, au milieu d'une mare d'excréments et de glaires sanguinolentes.

Puis Adèle procède à sa propre délivrance :

...Elle tira sur le boyau, d'abord doucement, puis très fort. Ça se détachait, tout un paquet finit par tomber, et elle s'en débarrassa en le jetant dans le pot. Cette fois, grâce à Dieu ! c'était bien fini, elle ne souffrait plus. Du sang tiède coulait seulement le long de ses jambes.

Il est assez curieux de connaître comment le chef du naturalisme justifie l'introduction dans ses récits de scènes qui, il faut l'avouer, sont bien un peu répugnantes ; mais on ne saurait nier qu'elles soient de main de maître ; voici sa profession de foi esthétique, faite à un rédacteur du *Figaro* : « J'ai souvent déclaré que je ne comprenais pas en art, la honte qui s'attache à l'acte de la génération. Aussi ai-je le parti pris d'en parler librement, simplement, comme du grand acte qui fait la vie ; et je défie qu'on trouve dans mes livres une excitation au libertinage ! C'est comme pour l'accouchement que vous me reprochez ; j'estime qu'il y a là un drame aussi saisissant que celui de la mort.

» Nous avons cent morts célèbres en littérature. Je m'étais promis de tenter trois accouchements : les couches criminelles et clandestines d'Adèle, dans *Pot-Bouille*; les couches tragiques de Louise, dans la *Joie de vivre*; et je viens, dans la *Terre*, de donner les couches gaies de Lise, la naissance au milieu des éclats de rire. Ceux qui m'ont accusé de salir la maternité n'ont rien compris à mes inventions. Oui, le paysan, si sa femme et sa vache sont grosses en même temps, s'inquiétera plus peut-être de la vache. Allez-y voir ! Quant à l'acte de la génération, j'ai au contraire cherché à le relever en le traitant d'une façon simple et biblique. Comme tout ce qui est vrai, j'ai voulu, je le répète, le faire entrer dans la littérature. »

Soit, mais un peu plus de psychologie et moins de physiologie serait mieux notre affaire.

---

**Miarka, la fille à l'ourse** (1). — Au début de ce roman, M. Jean Richepin, décrit, avec son style clair et vibrant, une scène d'accouchement dans une roulotte. C'est un véritable cauchemar, un épisode d'un réalisme effrayant, qui semble imaginé par Edgar Poë et auprès duquel les récits de Zola pâlissent. La patiente est la femme d'un bohémien, nommé Fiarko, mort la veille, et dont le cadavre roide et froid gît à côté de son épouse en mal d'enfant; au retour de chaque douleur, les secousses tumultueuses imprimées à la voiture délabrée, font rouler et enchevêtrer les corps du mort et de la vivante, qui semblent étroitement unis comme pour la danse macabre.

... La femme avait attiré jusqu'à elle la tête échevelée de son Tiarko, et y collait éperdument ses lèvres sèches, et y plantait ses dents par morsures convulsives, étouffant ses sanglots, ses hoquets et ses hurlements contre cette chair molle et livide.

... Brusquement, brutalement, comme un coup de foudre sec dans le ciel déchiré, un cri éclata, suivi aussitôt d'un ouragan de plaintes incessantes, heurtées, tantôt sourdes et rauques, tantôt aiguës. Pouzzli (2) réveillée y mêla ses grognements farouches, en cherchant à fuir la voiture,

---

(1) Charpentier, édit.
(2) L'ourse qui allaite un petit sous la voiture.

qui semblait prête à s'effondrer sur elle, malgré les cales et le trépied, tant les secousses avaient repris violentes et folles. La bâche, bossuée par une gesticulation frénétique, tirée par de soudaines empoignades aux courroies intérieures, arrachée de ses boutonnières, claquait à la façon d'une voile que le vent fouette, et la bagnole bousculée de soubressauts tanguait et roulait à la fois ainsi qu'une barque dans un ressac.

L'accouchement se prolonge et impatiente la belle-mère, la Vougne, une vieille bohémienne, dont le « mauvais regard, racontait-on, empêchait les femmes d'enfanter et les mâles d'avoir bonne semence » ; cette matrone improvisée refuse l'aide d'un médecin, que le maire de l'endroit lui propose, et veut se charger seule de la besogne. Mais elle ignore, qu'il s'agit d'une présentation vicieuse du placenta, l'une des complications les plus graves des accouchements, et qu'il faut une main habile et alerte pour extraire rapidement l'enfant par les pieds, après avoir perforé et traversé d'un coup le délivre, sans quoi la patiente succombe en perdant tout son sang ; c'est du reste ce qui arrive ici.

... Elle avait de quoi souffrir et crier, en effet. La Vougne était en train de la martyriser. L'enfant se présentait la tête embéguinée dans le placenta retenu. Or, la vieille, sans pitié pour la mère, et toute à son désir du petit être en qui allait revivre son Tiarko, la vieille s'acharnait à déchirer le délivre le plus hâtivement possible. Elle y travaillait des dix doigts, par tiraillements cruels, et lacérait la chair à coups d'ongles ; puis, comme cela ne se faisait pas encore assez vite à son gré, elle y planta férocement sa défense de ragot, et en arracha le dernier lambeau saignant ainsi qu'avec un couteau ébréché.

Subitement, les cris s'éteignirent en de confuses et faibles lamentations, et l'on entendit le prime vagissement de l'enfant, ce vagissement inarticulé, chevrotant et douloureux, pareil au miaulis d'un chat qui s'étrangle. La mère, elle, l'entendit à peine, tombée en syncope, le cœur défaillant, les artères vides... La misérable avait perdu connaissance, et s'en allait de lente hémorrhagie, dans un flot rouge.

Et maintenant que la mère est morte, qui donc va nourrir la petite ? Pouzzli, l'ourse ! La Vougne lui enlève son ourson, le tue et met l'enfant à la tétine du fauve.

C'est comme on le voit de la littérature obstétricale au premier chef et fort juste au point de vue technique ; nous n'avons qu'une erreur importante à relever : dans les cas de « *placenta prævia* » l'hémorrhagie est non pas *lente* mais foudroyante.

**Servante et maîtresse.** — *Une Vie* (1), le beau livre de Guy de Maupassant, contient deux scènes d'accouchement ; la première, celle d'une servante, comme l'Adèle de *Pot-Bouille*, sans étalage de détails techniques, est frappante par le choix exact du détail :

... La petite servante, livide, les yeux hagards, était assise par terre, les jambes allongées, le dos appuyé contre le bois du lit.

Jeanne s'élança : « Qu'est-ce que tu as, qu'est-ce que tu as ? »

L'autre ne dit pas un mot, ne fit pas un geste ; elle fixait sur sa maîtresse un regard fou, et haletait, comme déchirée par une effroyable douleur. Puis soudain, tendant tout son corps, elle glissa sur le dos, étouffant entre ses dents serrées un cri de détresse.

Alors sous sa robe collée à ses cuisses ouvertes quelque chose remua. Et de là partit aussitôt un bruit singulier, un clapotement, un souffle de gorge étranglée qui suffoque ; puis soudain ce fut un long miaulement de chat, une plainte frêle et déjà douloureuse, le premier appel de souffrance de l'enfant entrant dans la vie.

Après Rosalie, c'est au tour de sa maîtresse, de Jeanne ; la scène est plus longue ; à l'observation matérielle se joint heureusement l'observation psychologique :

Un mardi soir, comme ils étaient assis sous le platane, autour d'une table de bois qui portait deux petits verres et un carafon d'eau de vie, Jeanne soudain poussa une sorte de cri, et, devenant très pâle, porta les deux mains à son flanc. Une douleur rapide, l'avait brusquement parcourue, puis s'était éteinte aussitôt.

Mais, au bout de dix minutes, une autre douleur la traversa, qui fut plus longue, bien que moins vive. Elle eut grand'peine à rentrer, presque portée par son père et son mari. Le court trajet du platane à sa chambre lui parut interminable ; et elle geignait involontairement, demandant à s'asseoir, à s'arrêter, accablée par une sensation intolérable de pesanteur dans le ventre.

Elle n'était pas à terme, l'enfantement n'étant prévu que pour septembre ; mais, comme on craignait un accident, une carriole fut attelée, et le père Simon partit au galop pour chercher le médecin.

Il arriva vers minuit, et, du premier coup d'œil, reconnut les symptômes d'un accouchement prématuré.

Dans le lit, les souffrances s'étaient un peu apaisées, mais une angoisse

(1) Ollendorff, édit.

affreuse étreignait Jeanne, une défaillance désespérée de tout son être, quelque chose comme le pressentiment, le toucher mystérieux de la mort. Il est de ces moments où elle nous effleure de si près que son souffle nous glace le cœur.

La chambre était pleine de monde. Petite mère suffoquait, affaissée dans un fauteuil. Le baron, dont les mains tremblaient, courait de tous côtés, apportait des objets, consultait le médecin, perdait la tête. Julien marchait de long en large, la mine affairée, mais l'esprit calme ; et la veuve Dentu se tenait debout aux pieds du lit avec un visage de femme d'expérience que rien n'étonne. Garde-malade, sage-femme, et veilleuse des morts, recevant ceux qui viennent, recueillant leur premier cri, lavant de la première eau leur chair nouvelle, la roulant dans le premier linge, puis écoutant avec la même quiétude la dernière parole, le dernier râle, le dernier frisson de ceux qui partent, faisant aussi leur dernière toilette, épongeant avec du vinaigre leur corps usé, l'enveloppant du dernier drap, elle s'était fait une indifférence inébranlable à tous les accidents de la naissance ou de la mort.

La cuisinière Ludivine et tante Lison restaient cachées discrètement contre la porte du vestibule.

Et la malade, de temps en temps, poussait une faible plainte.

... Pendant deux heures, on put croire que l'événement se ferait long-temps attendre ; mais, vers le point du jour, les douleurs reprirent tout à coup avec violence, et devinrent bientôt épouvantables.

Et Jeanne, dont les cris involontaires jaillissaient entre ses dents serrées, pensait sans cesse à Rosalie qui n'avait point souffert, qui n'avait presque pas gémi, dont l'enfant, l'enfant bâtard, était sorti sans peine et sans tortures.

Dans son âme misérable et troublée, elle faisait entre elles une compa-raison incessante ; et elle maudissait Dieu, qu'elle avait cru juste autre-fois ; elle s'indignait des préférences coupables du destin, et des criminels mensonges de ceux qui prêchent la droiture et le bien.

... Parfois la crise devenait tellement violente que toute idée s'éteignait en elle. Elle n'avait plus de force, de vie, de connaissance que pour souffrir.

... Dans les minutes d'apaisement, elle ne pouvait détacher son œil de Julien ; et une autre douleur, une douleur de l'âme l'étreignait en se rap-pelant ce jour où sa bonne était tombée aux pieds de ce même lit avec son enfant entre les jambes, le frère du petit être qui lui déchirait si cruellement les entrailles. Elle retrouve, avec une mémoire sans ombres, les gestes, les regards, les paroles de son mari devant cette fille étendue ; et maintenant elle lisait en lui, comme si ses pensées eussent été écrites dans ses mouvements : elle lisait le même ennui, la même indifférence pour elle que pour l'autre, le même insouci d'homme égoïste, que la paternité irrite.

Mais une convulsion effroyable la saisit, un spasme si cruel qu'elle se dit : « Je vais mourir. Je meurs ! » Alors une révolte furieuse, un besoin de maudire emplit son âme, et une haine exaspérée contre cet homme qui l'avait perdue et contre l'enfant inconnu qui la tuait.

Elle se tendit dans un effort suprême pour rejeter d'elle ce fardeau. Il lui sembla soudain que tout son ventre se vidait brusquement ; et sa souffrance s'apaisa...

La garde et le médecin étaient penchés sur elle, la maniaient. Ils enlevèrent quelque chose ; et bientôt ce bruit étouffé, qu'elle avait entendu déjà, la fit tressaillir ; puis ce petit cri douloureux, ce miaulement frêle d'enfant nouveau-né lui entra dans l'âme, dans le cœur, dans tout son pauvre corps épuisé, et elle voulut d'un geste inconscient tendre les bras.

Ce fut en elle une traversée de joie, un élan vers un bonheur nouveau, qui venait d'éclore. Elle se trouvait, en une seconde, délivrée, apaisée, heureuse, heureuse comme elle ne l'avait jamais été. Son cœur et sa chair se ranimaient, elle se sentait mère !

Elle voulut connaître son enfant ! Il n'avait pas de cheveux, pas d'ongles, étant venu trop tôt ; mais lorsqu'elle vit remuer cette larve, qu'elle la vit ouvrir la bouche, pousser ses vagissements, qu'elle toucha cet avorton fripé, grimaçant, vivant, elle fut inondée d'une joie irrésistible.

---

**La bossue.** — En 1889 a paru un recueil de nouvelles par M. Frantz Jourdain ; la première, qui a donné son titre au livre entier, *A la côte*, peut nous intéresser.

« C'est, dit Philippe Gille ; le récit de la vie d'un homme qui, pour faire une fin, après avoir traîné son célibat dans nos cercles, s'y être ruiné de moralité et d'argent, se décide à faire un beau mariage ; mariage de raison du côté de la femme, mariage d'inclination du côté de la dot, comme on dit. La pauvre fille millionnaire qu'il épouse est bossue ; la pauvrette croit aux mensonges du fiancé, qui ne rêve que d'hériter d'elle ; bienheureuse encore cette vie si courte du mariage, puisque la petite bossue meurt en couches avec tous ses rêves, se croyant aimée, se croyant mère. »

Pour s'assurer l'héritage, il serait utile au mari, Léon Le Bessac, d'avoir un enfant. Dans un caboulot du boulevard Rochechouart, il va trouver un de ses anciens camarades, Frédéric, un médecin sombré dans la crapule, et lui demande si une bossue peut avoir des enfants.

— Pourquoi n'aurait-elle pas un enfant comme une autre ? Rien ne lui interdit cette fantaisie ; pour pondre le gosse, ce serait peut-être moins commode, par exemple. Cela dépend du sujet naturellement ; mais, en général, elle aurait bien des chances pour crever en accouchant, ton Triboulet femelle.

— Ah !... Tu... tu crois ?

— Regarde le bassin d'une bossue et tu verras s'il est possible à un fœtus de pousser à l'aise là-dedans. Fréquemmeut, l'enfant ne vient que par morceaux ; quant à la mère, quatre-vingt-dix fois sur cent elle y reste.

Malgré tout, Le Bessac épouse Mlle Hortense Didron, la bossue, et finit par s'attacher à cette pauvre créature. La grossesse survient et le médecin, qu'on a mandé, arrive à Chemazé, le bourg qu'habitent les époux Le Bessac.

Après de longues souffrances, l'accouchement ne pouvant se terminer naturellement, l'enfant est sacrifié par une opération et la mère meurt deux jours après.

Le récit de M. Frantz Jourdain manque un peu de précision. Mais, en somme, la mort de la mère et de l'enfant font supposer que « la bossue » avait un rétrécissement du bassin. C'est ce qu'avait laissé entendre Frédéric, au *Rat Pelé*.

**L'honneur.** — *L'Honneur* (1), de M. Henry Fèvre, est un roman trop vrai pour ne pas être triste, œuvre philosophique d'ailleurs et, ce qui ne gâte rien, écrite en fort bonne langue. L'auteur, dans ces quelques lignes d'avant-propos, nous expose son but :

Ce roman, écrit après et d'après une pièce, celle du même titre, représentée par M. Antoine au Théâtre-Libre (2), a été publié dans le but et avec l'élan de combattre le préjugé social admis sur ce qui constitue l'honneur féminin, préjugé complice, auteur essentiel, inspirateur responsable de bien des tentations criminelles et des aberrations morales analogues à celles des personnages de ce livre.

Donc Mlle Cécile Lepape, ayant cédé aux obsessions d'un voisin

(1) Kolb, édit.
(2) V. plus loin, à *Théâtre*.

marié, se trouve dans une situation embarrassée. Ses parents la croient malade ; on consulte le docteur Graffe ; fort embarrassé aussi, le pauvre docteur ! Il ne sait comment annoncer la terrible nouvelle à Lepape, un de ces pères prud'hommesques, d'une pudicité outrée en ce qui concerne leur progéniture. Le docteur balbutie, parle du « vœu de la nature », de « l'appétit sexuel », puis il se décide à brûler ses vaisseaux ; il dit à M. Lepape qu'il avait eu tort de ne pas marier Cécile, quand il lui répétait sur tous les tons, depuis deux ans, à propos des filles : « Mariez-la jeune. mariez-la vite. Un sang riche, un sang violent même et un caractère faible ».

— Maintenant, ajouta le docteur, il était peut-être trop tard.
— Eh ! bien, elle restera fille, fit Lepape étourdiment.
— Fille-mère alors. lâcha désespérément le docteur.

Cette fois M. Lepape comprit ; il devint livide, éclata, s'emporta contre le pauvre docteur qui n'en pouvait mais et finit par le chasser de chez lui. Il annonce à sa femme attérée que Cécile est enceinte.

— Tous les symptômes...
Madame Lepape eut dans les jambes, dans le corps, dans la tête la sensation de tomber de haut, d'un sixième étage pour le moins. Allons donc ! Sa Cécile, une enfant qu'elle avait surveillée, Dieu merci, à qui elle avait inculqué des principes.
— Elle a de la religion, elle a de l'honneur, elle a tout.
— Tous les symptômes, ricana encore Lepape... Appelle Cécile !... Ah ! jour de Dieu, je lui renfoncerai ça dans le ventre.

Cependant, Cécile avoue, il faut se rendre à l'évidence. Rien n'est perdu, si le docteur Graffe se prête aux petites combinaisons de la maman Lepape ; la grossesse de Cécile fondrait comme une boule de neige au soleil ; mais le docteur ne l'entend pas de cette oreille, et malgré les larmes de madame Lepape, il prend son chapeau et la quitte sous prétexte d'une visite urgente.
Sur le refus de cet « imbécile de docteur », madame Lepape gronde en elle-même qu'elle « ira plutôt décrocher ça de ses mains dans le ventre de sa fille. » Dès lors, la malheureuse Cécile est soumise assidument à une effroyable gymnastique : sa mère la force à courir, à sauter à la corde, à dégringoler les escaliers, à serrer sa taille ;

elle la force aussi à se suspendre à une sorte de trapèze dans le jardin (1).

... Un moment, quoique subjuguée par sa mère, n'osant ni la regarder en face, ni lui parler que d'une voix lointaine, à mots peureux, Cécile eut le courage de protester.
— Mais tu me fais mal !
— C'est ce qu'il faut.
Cécile ouvrit des yeux épouvantés. Bien sûr, sa mère voulait la tuer Elle se révolta.
— Je ne veux pas qu'on me fasse souffrir.
— Tu veux garder ton déshonneur, alors ?
Et comme Cécile conservait le silence, commençant à entrevoir un but sournois dans ces tortures.
— Suis mes conseils, précisa la mère, tu n'auras pas à t'en repentir. Tout ce qui peut arriver vaudra toujours mieux que ce qui arrivera si tu attends ta honte à te croiser les bras.

Cécile boit de l'absinthe, prend un bain brûlant et entre temps reprend la corde et saute de plus en plus haut.

... Cécile sauta si bien qu'à un moment, en retombant, elle cria de souffrance, avec la sensation d'un de ses organes déchirés à l'intérieur. Elle était toute pâle, dut s'étendre par terre. Madame Lepape eut une lueur d'espérance, un rictus de bonheur. Cécile gémissait à ses pieds. Elle la tâta, l'ausculta, l'inspecta. Rien. Tout de même la fausse couche se déclarerait peut-être. Elle la porta dans son lit, la guetta. Mais peu à peu Cécile se remit. C'était manqué. Ces tortures restaient inutiles, la grossesse indéracinable.
— Nous recommencerons, dit madame Lepape.
Du choc Cécile s'était cru tuée. Dès lors elle résolut de résister. Madame Lepape avait eu beau lui préciser la conséquence espérée de ces manœuvres ; son enfant s'en irait, elle serait sauvée. Elle avait tellement peur de sa mère, pas bien sûre qu'elle ne voulait pas la massacrer en détail, tellement horreur aussi du mal physique ; l'échéance de l'enfant lui semblait si reculée, quasi-impossible...

Tout reste inutile et rien ne sauvera l'*honneur* de Cécile Lepape.

---

(1) Elle ignorait le procédé abortif rapporté par Matteo Bandello (dans la 25e *Nouvelle*, IIIe partie) sans quoi elle se fût empressée de la mettre à l'essai : « Pandore, grosse des œuvres de Partenopeo et abandonnée par lui, fit sauter sur ses reins sa servante Finea. » (Trad. A. Bonneau).

qu'une indigne comédie par laquelle on surprendra un cousin naïf, lequel prendra « la vache et le veau (1). »

**Mœurs et coutumes.** — Le *Temps* a publié, en mai 1889, la traduction d'une « Esquisse provinciale » de feu Tchédrine (Mikaël Soltykoff, la *Famille Zatraperny* d'où l'on peut extraire quelques détails curieux sur les mœurs obstétricales des campagnes russes. Le héros de la nouvelle, tout comme Tristram Shandy, raconte lui-même sa naissance :

Je vins au monde sans plus de façons qu'on n'y en mettait en ce temps-là à Pochékhonié. Alors nos dames (les représentantes des classes dirigeantes, comme on dirait aujourd'hui) ne jugeaient pas indispensable de se transporter pour leurs couches soit dans la capitale, soit même dans les chefs-lieux de gouvernement; elles se contentaient des moyens qu'elles avaient sous la main , ainsi vinrent au monde mes frères et sœurs, et je fis comme eux.

Trois semaines avant le terme, ma mère envoya chercher la sage-femme voisine, Ouliana Ivanovna. Celle-ci apporta avec elle, selon sa coutume, un pot d'onguent de garance et un morceau de savon consacré, c'est-à-dire ayant touché la châsse du saint de l'endroit. C'était là tout son bagage, si l'on ne tient pas compte de son zèle, de son expérience et de sa « légèreté de main ». Dans les cas difficiles, on ouvrait le tabernacle et on faisait le tour de la maison avec une icone.

---

(1) *Autour du Clocher*, du même auteur, contient une scène d'accouchement d'un naturalisme intense, à faire rougir Zola. Il s'agit d'une paysanne qui s'est livrée pour quelques louis à un propriétaire du pays et qui en a été engrossée, au su du mari et de tout le village. Voici ce passage épisodique.
« Le jeudi suivant, sa femme, la Catherine, vulgairement la catin, mit bas son gosse dans la chambre à four où elle s'était blottie, le mari la chassant de la maison. Comme il l'entendait geindre, il s'était sauvé vers les vignes, traînant son fils aîné pour qu'il n'allât pas panser sa vache de mère, ni quérir le docteur. Elle n'avait qu'à crever seule. Tout le village éparpillé dans les champs par un beau soleil, elle rampa jusqu'à la porte en face. Personne. Tordue et sanguinolente, elle poussa dehors son marmot miaulant entre ses cuisses, avachie et évanouie. Reprenant la tête, elle coupa le cordon avec un fer de pioche, débarbouilla à peu près le bébé, et s'affaissa sur sa paillasse. Une voisine, qui rentrait du lavoir, la trouva somnolente, rouie comme du chanvre ».
M. Henry Fèvre eut pour collaborateur de ce roman, Louis Desprez, qui est mort à la suite d'une maladie contractée à Sainte-Pélagie, où il purgeait sa peine d'un mois de prison, encourue par la publication d'*Autour du clocher*. La presse a protesté unanimement contre cette peine odieuse, et nous rappelerons l'article de M. Emile Zola dans le *Figaro*. Le passage cité plus haut n'était pas compris dans l'accusation.

On obtenait le concours d'Ouliana à des conditions peu onéreuses : pendant son séjour à la maison (lequel durait parfois deux ou trois mois), elle mangeait à la table des maîtres ; on dressait son lit dans la chambre de l'accouchée, où elle fournissait un aliment de plus aux punaises innombrables qui infestaient notre demeure ; à son départ, elle recevait dix roubles, et en hiver on lui expédiait une charretée de provisions de qualité douteuse. On lui donnait en outre comme servante, pour six mois ou un an, une « fille » qu'elle devait nourrir et habiller à ses dépens.

Mais, aussitôt qu'on n'avait plus besoin de ses services, on commençait à trouver qu'elle coûtait gros et qu'on avait été d'une libéralité excessive ; on ne la traitait plus que de « souillon » et de « panier percé »... jusqu'à de nouvelles couches, époque à laquelle elle redevenait la « chère Ouliana Ivanovna ».

— C'est à cette souillon que tu envoies tout cela ? s'écriait ma mère indignée, en voyant la femme de charge préparer une paire ou deux de dindons pour la sage-femme. Laisse donc !... là goulue !... Est-ce que de vieux poulets ne seront pas assez bons pour elle ?...

Quelle brave femme c'était pourtant qu'Ouliana Ivanovna ! Toujours gaie, souriante, accorte, aimant à causer... Je ne fis sa connaissance qu'à l'âge de six ans, car mes parents s'étaient brouillés avec elle après ma naissance (on pensait ne plus avoir besoin de ses services). Elle m'accueillit avec tant de bonté, me caressa si doucement les cheveux en m'appelant « petit sage », que j'en fus tout attendri et ravi. Dans notre famille, nous n'étions pas habitués à être traités de la sorte.

Du reste, Ouliana produisit une impression tout aussi favorable sur les huit « filles » qui, à l'occasion du même nombre de naissances dans notre famille, lui avaient été données comme servantes par ma mère. Toutes parlaient d'Ouliana Ivanovna avec transport. La soupe aux choux qu'elle leur donnait était à la viande, le gruau était préparé avec du beurre au lieu d'huile de lin. Elle n'appelait ces filles que par les diminutifs de leurs noms, n'employant jamais de désignations humiliantes ; enfin, en aucune occasion elle ne s'était plainte d'elles à ma mère.

Ouliana Ivanovna habitait seule, au bout de la ville, une maisonnette qui lui appartenait, et y vivait de ce que lui rapportait sa profession. Elle avait été mariée ; mais, au moment où je fis sa connaissance, son mari avait disparu depuis une dizaine d'années. J'ai toujours pensé qu'il était déporté : c'est peut-être pour cette raison qu'elle offrait, à chaque fête, des pains blancs aux prisonniers.

Vers le moment où le surnom de « souillon » paraissait définitivement acquis à Ouliana Ivanovna, ma mère, qui n'avait pas eu d'enfant depuis cinq ans, devint grosse pour la neuvième fois. Comme elle était déjà d'un certain âge, elle résolut d'aller faire ses couches à Moscou. Bon gré, mal gré, il fallut bien prier Ouliana Ivanovna d'escorter « la barynia »

En arrivant à Moscou, on envoya chercher un savant accoucheur; mais, lorsque celui-ci se présenta, armé de pinces, de couteaux et de ciseaux, la bonne Ouliana, oubliant les vilains procédés dont on avait usé envers elle, ne voulut même pas l'admettre dans la chambre de la malade ; et, pour la neuvième fois, recourant à son éternel savon, elle aida ma mère à se délivrer et la remit sur pied.

Mais cette fois-ci, ses services furent payés plus cher : au lieu de dix roubles, on lui en donna vingt-cinq, et deux charretées de provisions. Elle eut aussi, comme d'habitude, une « fille » à son service...

Le docteur Paul Vigné d'Octon, l'auteur de l'*Éternelle blessée*, roman psycho-pathologique qui fit un certain bruit à son apparition, a décrit dans *Terre de mort* — c'est le nom qu'il donne au Soudan et au Dahomey — la naissance de Ty, l'Inespéré, fils du roi Yalam-Bokar. Ce souverain noir avait fait mander le docteur, alors médecin de marine, pour assister aux troisièmes couches de sa jeune femme, dont les précédentes n'avaient pas été heureuses et s'étaient terminées par la naissance d'un enfant mort.

... Sur un *tara* garni d'étoffes rouges, était étendue la malade, une jeune et frêle djalonkaise, dont la souffrance dilatait les prunelles. Trois vieilles femmes accroupies l'entouraient ; elles étaient à demi-nues, et la clarté des torches caressait leurs ventres ridés et leurs mamelles flasques.

En un coin de la case s'étalaient les sexes d'Oghé, la déesse qui préside aux mystères de l'enfantement, et de Nianghi, le dieu de la fécondité. Autour d'eux de nombreuses têtes de coq à la crête sanglante montraient qu'on n'avait rien négligé pour les rendre propices.

Dans l'intervalle des douleurs, les trois mégères chantaient sur un rythme plaintif :

« Paix, paix à toi, belle Elinkine, fille de Dialao. La lune est maintenant haut dans le ciel. Moins belle que toi, elle se mire dans le fleuve. Quand elle touchera les palmiers de Bambayah, tu seras délivrée, belle Elinkine, fille de Dialao. Paix, paix à toi.

« Paix, paix à toi, belle Elinkine, fille de Dialao. Par ordre de Fal-Sidibé, fils de Ya-Mourgoudou, le sang des coqs a coulé devant Nianghi et Oghé. Ils ont chassé de toi l'Esprit qui tue les germes, et quand le coq noir du village chantera, tu seras délivrée, belle Elinkine, fille de Dialao. Paix, paix à toi.

« Paix, paix à toi, belle Elinkine, fille de Dialao. A cette heure, dans le bois sacré, à l'ombre du bentanier, les féticheurs demandent aux Esprits ta délivrance et les Simos ont ouvert les flancs d'un caïman femelle. Quand ils jetteront son foie sanglant dans le fleuve, tu seras délivrée, douce Elinkine, fille de Dialao. Paix, paix à toi ».

Elles se turent en me voyant et, se redressant sur leurs genoux, rapprochèrent leur coudes, pour m'interdire l'accès du *tara*. Je m'avançai résolument en les écartant de la main, et tandis que j'examinais la malade, elles suivaient d'un œil farouche mes moindres mouvements. Après m'être assuré que la présentation était normale et le travail fort avancé, je résolus de m'abstenir autant qu'il me serait possible, afin de mieux étudier sur le vif ces mœurs curieuses du Soudan.

Je dis aux trois mégères que mon travail était fini, qu'elles pouvaient en agir à leur guise, et pour bien les convaincre, je m'assis d'un air indifférent en un coin de la case sur un mortier à kous-kous renversé. Elles entourèrent aussitôt le *tara* dans la même posture accroupie.

A ce moment, une contraction douloureuse tira les traits de la patiente; un léger cri aussitôt étouffé s'exhala de sa gorge, précurseur d'un accès d'expulsion.

Elle s'assit, s'empara d'une gourde au long col, y appliqua ses lèvres et se mit à souffler.

Les matrones avaient repris leur chant :

« Sors, sors, *mouna* (enfantelet), sans torturer plus longtemps les entrailles de ta mère. Viens, quitte la nuit de son ventre pour voir la belle lumière du jour et le visage de son glorieux père.

« Sors, sors, mouna, de la nuit de son ventre.

« Sors, sors, mouna ; pourquoi tourner et retourner dans son sein, et l'obliger à geindre ; depuis hier, tout est prêt pour te recevoir, le pagne fin et l'eau claire du fleuve.

« Sors, sors, mouna, de la nuit de son ventre.

« Sors, sors, mouna, un heureux sort t'est réservé dans la puissante tribu Moriah ; viens, fais cesser les douleurs de ta mère, l'angoisse de ton père et les lamentations de ses esclaves.

« Sors, sors, mouna, de la nuit de son ventre.

« Sors, sors, mouna, mais qu'avant Nianghi fixe ton sexe et fasse des toi un mâle vigoureux. Tu règneras en pays Moriah, tu commanderas aux guerriers et tes cases regorgeront de femmes et d'esclaves.

« Sors, sors, mouna, de la nuit de son ventre.

« Sors, sors, mouna. Si, plus puissante, Oghé a fixé tes destins, tu grandiras dans la case royale parée des pagnes les plus fins, des bijoux les plus rares, et le chef d'une tribu voisine viendra te chercher pour compagne.

« Sors, sors, mouna, de la nuit de son ventre ».

Tout en chantant elles massaient, de leurs mains étendues, la tête, la poitrine et les reins de la parturiente.

Une détente survint. Elinkine cessa de souffler dans la gourde au col effilé et se laissa tomber sur le *tara*. Des gouttelettes de sueur baignaient son front cuivré, et de plus en plus élargies, ses prunelles imploraient les divinités monstrueuses dont les obscènes attributs brillaient dans l'ombre.

Le travail d'expulsion reprit plus térébrant, plus douloureux, et la malade se tordit en hurlant.

Selon les rites, les trois vieilles couvrirent sa voix, maintenant elles vociféraient en cadence, tantôt des encouragements à la mère, tantôt de terribles objurgations à l'enfant.

Que Niago-le-Python te change en caïman, que Batalla, le dieu des Visions, te donne une tête de singe, et que Fatar, l'Esprit du Fleuve, te punisse d'être plus lent que les tortues.

« Paix, paix, belle Elinkine, Nianghi élargira tes flancs. »

Et ce chantant, l'une des femmes s'agenouilla au sommet du *tara*, prit en les siens les deux bras d'Elinkine, qu'elle écartait et rapprochait du tronc alternativement, tandis que ses compagnes d'un geste lent et doux lui frictionnaient le ventre.

Soudain, tendue et ballonnante, la poche des eaux se rompit.

« Paix, paix, belle Elinkine, Elegbar élargira tes flancs »,
poursuivaient les matrones pendant que la patiente, un instant soulagée, geignait plus doucement.

Un hurlement plus strident, comme un râle de fauve égorgé, annonça la suprême douleur libératrice, et l'enfant tant désiré sortit. Je n'eus pas le temps d'approcher ; en un clin d'œil le cordon fut coupé au ras de l'abdomen sans ligature et le nouveau-né plongé dans une calebasse emplie d'eau claire.

De grêles vagissements remplirent le profond silence qui régnait maintenant dans la case. Par la porte entr'ouverte entraient les premières lueurs du jour. J'examinai l'enfant, il était sain et viable ; aussi, dès que l'une des matrones sortit pour prévenir le roi, je m'esquivai prudemment afin de n'être pas aperçu de ses sujets.

# CHAPITRE II

## POÉSIE

**Parnasse obstétrical.** — Nous lisons dans un supplément littéraire du *Figaro* (1) un fort curieux article qu'a inspiré à M. Maurice de Fleury le volume de feu le D$^r$ Chereau, le *Parnasse médical français* ; c'est une collection des poètes médecins. Nous emprunterons à M. Maurice de Fleury quelques notes prises durant son excursion dans ce recoin peu connu de la littérature.

« Tout un volume là-dessus ! Ils sont donc bien nombreux, les médecins-poètes ? Nombreux ne suffit pas ; c'est innombrables qu'il faut dire. Il n'y a dans ce livre que les poètes imprimés, et ils sont déjà des centaines.

« Aussi, première conclusion à tirer de cette lecture : sur mille médecins, il y en a en moyenne 900 qui, à une heure ou l'autre de leur existence assombrie par le continuel spectacle des maladies et de la mort, se croient appelés aux faveurs de la Muse.

« Deuxième conclusion : Tous ces poèmes se ressemblent — d'abord, par le choix du sujet : malicieuses épigrammes, vers badins faits pour le boudoir, poèmes descriptifs du genre didactique, toasts pour banquets de sociétés savantes, chansons à boire, louanges de Vénus, avec allusions prévues au dieu Mercure et à Ricord ; — ensuite, par l'effroyable médiocrité du vers, infailliblement inspiré de Boileau, impitoyablement classique et enfantin (2).

« Et tout cela fleure la pharmacie, vous infiltre dans la narine un relent de cérat ancien, un parfum d'herboristerie, qui est le fumet de ce genre. »

---

(1) A la date du 31 octobre 1891.
(2) Il y a des exceptions bien entendu : Marchal de Calvi, Th. Blan, Corlieu, Dechambre, Camuset surtout, et M. Maurice de Fleury s'empresse de les citer.

De toutes les parties de la science médicale, l'obstétrique est peut-être celle qui prête le moins à un développement métrique en français. Pour une œuvre dogmatique sur un tel sujet, le latin semble valoir mieux ; il tolère des images et des descriptions insupportables au goût français. Aussi bien, le seul poème didactique concernant la naissance des enfants, auquel on doive attribuer une valeur littéraire, est dû à un médecin humaniste du XVIIᵉ siècle. En 1655, Claude Quillet (1), qui devait finir sous la robe ecclésiastique, publia un poème latin qui eut un succès durable : *Callipædia seu de pulchræ prolis habendæ ratione poema didacticon*. Cette œuvre, pour l'harmonie et le bonheur des peintures, est presque égale à la *Syphilis* (2) de Fracastor et à la *Pædotrophia* (3) de Scévole de Sainte-Marthe. Quant aux doctrines de Quillet, mieux vaut n'en point parler.

Nous citerons du poème le passage où il est traité de la manière dont l'enfant doit se présenter en naissant pour ne pas être contrefait :

> *Immo et maturi quum jam jam tempora partús*
> *Instabunt, lucisque puer majoris egenus*
> *Gestiet oethereas tandem se prodere in auras ;*
> *Tunc quoque provideas, ne proruat impete pravo,*
> *Difficilique ortu corpus distorqueat infans.*
> *Cerea, si nescis, hoc tempore, membra miselli*
> *In quamcunque (nefas !) formam ducuntur inepte ;*
> *Et soepe illepidam sortitur Agrippa figuram.*
> *Atque ideo extentis pedibus si prodeat, aut si*
> *Hanc illamve manum muliebria ad ostia tendat,*
> *Vel clune obverso natales tentet acerbos ;*
> *Mox fida obstetrix, habilis molimine dextroe*
> *Corrigat errantem motum, in meliusque reducat :*
> *Dum capite educto primum, reliquoque sequente*
> *Corpore, se facili promat conamine natus.*
> *Unicus hic etenim cunctis nascentibus aptus*
> *Est modus, ut primo in cœlum se vertice prodant...*

Dans ce morceau, l'élégance et l'ingéniosité des images sont à peu près intraduisibles. En voici une médiocre paraphrase versifiée par Lancelin de Laval 1774) :

---

(1) 1602-1661.
(2) 1530.
(3) *Seu de puerorum educatione*, 1580.

Mais de l'accouchement lorsque le terme approche,
Et que, pour respirer cherchant un plus grand jour,
L'enfant veut s'échapper de son obscur séjour,
Ayez soin que, gardant la posture ordinaire,
Il ne se tourne point d'une façon contraire :
Par un enfantement rude et laborieux,
Il peut faire à son corps prendre un pli tortueux ;
Ses membres, tels alors qu'une cire molasse,
De toute expression gardent d'abord la trace,
Et, lorsqu'ils sont pressés par d'inhabiles doigts,
D'une forme imparfaite ils subissent les lois.
Aussi lorsque l'enfant, témoignant son envie
De franchir tout à coup les portes de la vie,
Présente ou les deux mains ou les pieds ou le dos,
Que la matrone alors le saisisse à propos,
Et, par le prompt effort d'une main ferme et sûre,
Le retourne et lui donne une heureuse posture.
Il convient qu'avec art réglant ses mouvements,
Elle sache si bien employer les moments,
Que la tête venant à passer la première,
Tout le reste du corps suive et marche derrière,
En sorte que l'enfant et sain et vigoureux,
Sorte de sa prison sans accidents fâcheux.
C'est là pour un mortel le seul moyen de naître,
Car il faut qu'avant tout, se hâtant de paraître,
La tête voie enfin la lumière du jour,
Et qu'ensuite le corps se présente à son tour...

Lancelin-Delille est loin, comme on voit, de Quillet-Virgile (1). Nous avons dit ailleurs (2) ce que fut ce Sacombe, dont la vie ne fut guère plus estimable que les vers. Comme littérateur, Sacombe est au-dessous même du traducteur de Quillet. Sa *Luciniade* est un ramassis de vers, le plus souvent plats jusqu'à la nausée : heureux quand ils sont assez grotesques pour être amusants. Puisse le lecteur nous pardonner les trop nombreux morceaux que nous lui aurons servis ! Le pire auteur n'est pas impeccablement détestable, et l'on peut encore extraire de la *Luciniade* certains

---

(1) Nous n'avons pu nous procurer la *Philopédie* ou Avis aux époux sur l'art d'avoir des enfants sans passions. par A.-G... de B. S. O., Paris, 1809.
(2) V. Nos *Accoucheurs célèbres*.

passages de facture convenable. Ainsi en voici un qui décrit les organes de la femme, la conception et les enveloppes de l'œuf :

Ma main va soulever le voile impénétrable
Qui dérobe à tes yeux un chef-d'œuvre admirable.
   Au pied d'un joli mont, à Vénus consacré,
Dans un vallon charmant, au sein d'un bois sacré,
Est un temple fameux, dont la simple structure,
Semble indiquer l'asile où se plaît la Nature.
Là, sur leur trône assis, l'Amour et le Désir,
Du doigt, en souriant, appellent le Plaisir.
Un fleuve, sous leurs pieds, guidé par deux Naïades,
Ou s'élance en torrent, ou retombe en cascades,
Dans un bassin vermeil, de fleurs environné.
Plus loin, on voit l'hymen de myrte couronné,
Caché dans le parvis d'où le Dieu du Mystère,
Par un sentier étroit, conduit au sanctuaire.
De son auguste enceinte, ouverte aux deux côtés,
L'œil ne peut se lasser d'admirer les beautés.
   C'est dans ce sanctuaire, asile impénétrable,
D'un tissu merveilleux, d'une forme admirable,
De l'Amour, de l'Hymen mystérieux réduit,
Qu'au sein des Voluptés le monde est reproduit.
Dans ce temple sacré, si fécond en miracles,
Viens, et de la Nature entends les saints oracles.
   En ce rapide instant, où d'amour enivrés,
Aux doux plaisirs des sens deux êtres sont livrés,
Le mâle, dans l'accès du délire extatique,
Darde au sein maternel la liqueur prolifique ;
Le viscère en frémit. Par ce frémissement,
L'œuf tombe et l'embryon reçoit le mouvement.
La semence du mâle, agente et créatrice,
Se condense et se moule au fond de la matrice.
C'est là l'arrière-faix ; heureux médiateur,
Il reçoit et transmet le suc réparateur
Qui jusqu'à l'embryon par le cordon circule.
L'*amnios* est de l'œuf la tendre pellicule ;
L'autre plus dure a pris le nom de *chorion*;
Double sac qui contient les eaux et l'embryon.
   La matrice n'est donc qu'un vase, une enveloppe ;
Le *placenta*, la couche où l'œuf se développe ;
Le cordon est le tronc plus ou moins étendu,
Et l'embryon, le fruit aux rameaux suspendu.

Ailleurs, il donne, en ces termes, quelques conseils hygiéniques à la nouvelle accouchée :

> Après la délivrance, il faut que l'accouchée
> En un plan incliné sur le dos soit couchée ;
> Respectez son état, et par de vains propos,
> Gardez-vous de troubler son paisible repos.
> D'un funeste accident la nouvelle imprévue,
> Un objet qui soudain frappe à regret sa vue,
> Sur ses sens agités font une impression
> Qui du sang et du lait trouble l'excrétion,
> La supprime, et dès lors, l'art, au sein des orages,
> Ne peut d'un mal rapide arrêter les ravages.
> L'appartement doit être et vaste et bien aéré,
> Mais par un demi-jour avec art éclairé ;
> Qu'il soit propre et surtout défendez qu'on l'arrose.
> Proscrivez toute odeur. Le parfum d'une rose,
> Par un coup électrique affectant l'odorat,
> Peut saisir l'accouchée et nuire à son état.
> Le chiendent, le tilleul, le thé, la camomille,
> L'eau miellée est pour elle une boisson utile ;
> La canne et le persil, de nos jours tant prescrits,
> Sont les seules boissons qu'à bon droit je proscris.
> Les feuilles de bourrache, un seul grain d'émétique,
> Vous offrent au besoin un diaphorétique.
> Si la mère nourrit, par un régime sain,
> Réparez sans délai les pertes de son sein.
> Le potage, un œuf frais, la chair blanche et rôtie,
> Telle est la nourriture à la couche assortie.
> Si les vices du lait ou son tempérament
> Ne lui permettent point d'allaiter son enfant,
> J'interdis sans pitié tout aliment solide ;
> La tisane, un bouillon, ou tout autre liquide,
> Ragoûts fastidieux, trop insipides mets,
> Sont les seuls néanmoins qu'à bon droit je permets.

Comme tout poéme didactique qui se respecte, la *Luciniade* a ses épisodes... des épisodes où *coccyx* rime avec *pubis* ! Du septième chant, nous détacherons l'étonnant passage qui suit.

Sachez d'abord qu' « au sein d'un rude hiver, » on vient chercher l'accoucheur. On lui ceint les yeux d'un bandeau, et bientôt le voilà en face de la patiente à assister. La description de l'opération est un morceau de choix :

Cependant sur son lit la jeune femme enceinte,
Des douleurs du *travail* plus vivement atteinte,
Dans l'espoir consolant d'en abréger le cours,
De l'art en gémissant implorait le secours.
　L'enfant dans le vagin présentait le bras gauche,
Qui des eaux en glissant avait rompu la poche.
Je vais saisir les pieds, et sans beaucoup d'efforts,
Ces deux extrémités se font jour au dehors.
Bientôt sur chaque flanc mes deux mains parallèles,
Durant chaque douleur, et toujours avec elles,
Font du tronc de l'enfant la simple extraction,
La matrice à ce point acquiert plus d'action.
Aux épaules alors, sans compas et sans mètre,
Je fais du grand détroit franchir le diamètre
Appelé *transversal.* Elles glissent; alors
Mes deux mains à ce point saisissant tout le corps,
Lui font décrire ainsi, dans le bassin conique,
Une ligne spirale à la fois et sphérique,
Egale au quart de cercle : une épaule au *pubis,*
Et l'autre parallèle au *sacrum,* au *coccyx.*
Vers la fosse iliaque alors tournant la face,
La tête en se moulant et s'allonge et s'efface;
Quand son grand diamètre au plus grand des détroits,
Avec les *humérus* forme quatre angles droits,
Dans le bassin la tête une fois engagée,
Descendant en spirale est bientôt dégagée.
Cependant la matrice entre en contraction,
Et de l'arrière-faix je fais l'extraction.
Du fruit de ses amours Julie est délivrée,
Mais loin de son amant, au désespoir livrée,
Afin de se soustraire à l'horreur de son sort,
Comme un bienfait des cieux elle implorait la mort.

L'accoucheur découvre bientôt qu'il est dans un couvent; force discours sont échangés, dans lesquels l'homme de l'art défend l'humanité, et grâce à lui Julie épousera celui qui l'a rendue mère :

Julie à mon logis soudain est transportée.
Là, cette aimable enfant fut bientôt à portée
De recevoir son père et de l'entretenir,
De lui demander grâce, enfin de l'obtenir.
Le ciel en l'accablant du poids de sa vengeance,
Avait rendu son cœur plus propre à l'indulgence.

Son fils, par la débauche à sa perte entraîné,
Paya cher, dans Paris, le droit de premier-né.
Le Marquis d'H''', amant, époux et père,
Rendit grâces au ciel de cette nuit prospère,
Où d'amants, tout-à-coup transformés en époux,
Ils s'étaient enchaînés par les nœuds les plus doux.
Et moi, depuis ce jour, compté dans la famille,
Chéri du gendre, aimé du père et de la fille,
De leur bonheur commun sensible spectateur,
Je jouis de le voir et d'en être l'auteur.

Nous en finirons avec Sacombe par l'épisode de l'abbé qui accouche. Oh! ce n'est pas un cas analogue à celui de l'inexplicable M. Guérin, imaginé par Edmond About; il s'agit d'une sorte de papesse Jeanne de Carnaval. La narration d'ailleurs manque un peu de netteté. La voici, vaille que vaille :

Dans ces jours, par Bacchus consacrés aux plaisirs,
Je voguais, en automne, au gré de mes désirs,
Sur ce canal qui, fier des trésors des deux mondes,
Aux Nymphes de Garonne offre en tribut ses ondes,
Et baigne avec respect le buste de Riquet.
Deux moines, trois soldats, un jeune freluquet,
Sept femmes, un abbé, vingt marmots de tout âge,
D'hommes et d'animaux le bizarre assemblage,
Offrait à mes regards, dans ce vieux coche d'eau,
De l'arche de Noë le fidèle tableau.
Les moines marmottaient tout bas leurs patenôtres,
Nos trois soldats juraient au nez des bons apôtres ;
De son côté, le jeune et galant freluquet,
Des femmes stimulait, aiguisait le caquet :
Enfin, de vingt marmots, les pleurs, les cris de joie
Mêlés aux cris aigus des canards et d'une oie,
Causaient un tel vacarme, un tel bourdonnement,
Que sur nous le tonnerre eût grondé vainement.
Cependant en un coin l'abbé morne et tranquille,
Sous son vaste manteau paraissait immobile.
Par fois il souriait, mais d'un air affecté.
— De quelque noir chagrin vous semblez agité,
Lui dis-je ? A la douleur votre âme est-elle en proie ?
— Ah ! je prends peu de part à la commune joie ;
J'éprouve en ce moment les plus vives douleurs.
Dans ses yeux, à ces mots, je vois couler des pleurs.

Dieux ! je meurs, disait-il tout bas à sa compagne ;
Sortons, viens respirer l'air pur de la campagne.
— Disposez, dis-je alors, de mes faibles secours,
J'ai de l'art de guérir suivi les premiers cours.
— Ayez pitié, Monsieur, de ma triste infortune,
Je suis... Mais écartez cette foule importune ;
Moines, femmes, soldats, chacun prend son parti,
On se foule, on se presse, on sort, on est sorti.
Resté seul, sur le dos Monsieur l'Abbé se couche,
Et soudain, le dirai-je ? ô surprise ! il accouche
D'un fils qui de sa mère avait les doux attraits,
Heureux fruit de l'amour, il en eût tous les traits (1).

Dans sa *Némésis médicale*, François Fabre. qui n'est pas des plus aimables pour les sages-femmes de notre époque, dépeint leurs travers, non sans quelque vérité ; on trouvera ce long extrait à la page 670 de notre *Histoire des accouchements chez tous les peuples*.

Sous le titre bizarre d'*Obstétrical-Schéma*, le Dr Félix Martin nous a donné une pièce de vers où le détail technique s'accommode assez spirituellement du mètre et de la rime :

C'est pour vous seuls, Amis, que j'accorde ma lyre,
Soyez donc indulgents et vous gardez de rire,
Si le vers est sans force ou le trait maladroit,
D'un élève-accoucheur c'est le premier exploit.
Aux sœurs de la Clinique aujourd'hui se présente
Une enfant dont la taille est fort intéressante.
Joséphine est son nom ; elle est brune, a l'œil noir,
Elle se dit lingère ; en effet, on peut voir
Son doigt déchiqueté par l'aiguille assidue.
Ceci dit en passant, car la fille perdue,
Aussi bien que l'épouse honnête, en ce moment,
A droit à nos égards, à notre dévoûment.
Mais revenons bien vite au but de cette étude,
Et consignons ici l'examen d'habitude,

(1) Sacombe trouve un émule dans le Dr Silberling, de Strasbourg, à qui il dédie sa *Luciniade* ; celui-ci est l'auteur d'un poème latin en dix chants : Γενέθλια. De même le Dr Ludovic Majoni, professeur à l'Institut obstétrical de Vercelli, composa sous le titre d'*Ostétriceïde* un poème sur les préceptes de l'art obstétrical.

Dans l'ordre qu'a prescrit le Maître incontesté.
Joséphine a vingt ans, robuste est sa santé,
Aucun antécédent morbide ou de famille
A noter. A treize ans elle fut grande fille,
Et, sur le mois lunaire alors réglant leur cours,
Ses époques depuis durent quatre ou cinq jours.
Mais au mois d'août dernier, la date fatidique
Revint sans maux de reins, sans la moindre colique.
Rien n'apparut, malgré le banal purgatif
Et le safran célèbre autant qu'inoffensif.
C'en était fait. Bientôt la jeune Lyonnaise
Voir son être envahi par un vague malaise,
Qui l'exalte ou l'énerve et le jour et la nuit ;
Sa gaieté l'abandonne et le sommeil la fuit.
Son visage pâlit comme aux longs jours de fièvres,
Elle a l'angoisse au cœur et l'amertume aux lèvres.
A l'étroit désormais de leur frêle prison,
Ses seins sont tourmentés par une âpre cuisson
Et des picotements, dont la brise, ni l'onde
Ne peuvent tempérer la torture profonde.
Une atroce migraine et des rages de dents
Viennent mettre le comble à tous ces accidents.
Elle étouffe parfois et ses jambes chancellent,
Ou d'algides sueurs à ses tempes ruissellent.
Défaillante, éperdue et maudissant son sort,
La pauvre va chercher le repos dans la mort.
Mais voici que soudain. transfigurant son être,
Un long tressaillement de l'enfant qui veut naître
Révèle à ses regards des horizons nouveaux.
Le devoir et l'amour vont alléger ses maux,
Et, malgré la douleur, les veilles, la misère,
Elle vivra, pour lui..... désormais elle est mère !
  Si mon âme naïve, Amis, s'est un instant
Attardée à noter ce passage émouvant,
Ne me gourmandez pas ; dans le siècle où nous sommes,
Où la Loi même absout l'égoïsme des hommes,
On aime à saluer ces dévoûments sans fin
Chez la femme, jouet que leur livre la faim.
Je me garde d'ailleurs d'insister davantage,
Car, docile à ma voix, dénouant son corsage,
Voici que rougissante et le front dans la main,
La pauvre enfant s'étend sur le lit d'examen.

Désireux d'abréger ce moment difficile,
J'aurai soin d'écarter tout propos inutile.
   Notre brune, je l'ai prédit à mes débuts,
D'une santé parfaite a tous les attributs,
Sous l'oreille mignonne, au lobule écarlate,
Nul abcès scrofuleux n'a laissé de stigmate,
Et du sternum mobile au ressort vertébral,
On chercherait en vain un contour anormal ;
Un lacis de carmin court sous ses conjonctives
Et sur des dents de lait roses sont ses gencives.
Le pouls est athlétique et le cœur haut placé
Égrène sans faux pas son tic-tac cadencé.
Large, mais dépourvu d'emblème lymphatique,
Son cou marmoréen a la courbure antique
Et son poumon sonore, au murmure soyeux,
Modèle avec ampleur un rhythme harmonieux ;
Sur les seins, assombris par un pigment barbare,
Qu'on croirait détachés d'un buste de Carrare,
Au pied d'un mamelon rose, superbe et dur,
Un long delta veineux trace un réseau d'azur.
— J'embellis à dessein, car plus tard à ce signe
Vous saurez reconnaître une nourrice insigne.
Mais glissons d'un étage et d'un doigt indiscret,
Essayons à ces flancs d'arracher leur secret :
Sous un plan musculaire, élastique et solide,
L'utérus agrandi dessine un ovoïde
Parfait, mais quelque peu penché du côté droit.
J'estime sa courbure à vingt travers de doigt
Dont le tiers environ au-dessus de l'omphale.
Prise au point culminant, la ceinture est égale
Juste à nonante-trois — si le mètre vaut cent. —
Ce pourtour, peu commun, n'a rien de menaçant,
Quoi qu'en dise Ducasse, et n'autorise guère
A s'écrier ici : Grossesse gémellaire !
Si pressant par degrés, des deux mains, en tout sens,
Nous déprimons un brin les tissus sous-jacents,
Nous trouvons au pubis une masse arrondie,
A droite, une petite et mobile partie,
Et le long du flanc gauche un plan fort résistant.
Ceci vous semble net, mais gardez-vous pourtant
De conclure trop tôt, la prudence l'exige,
Car souvent il en cuit de jouer au prodige.

Vous le savez d'ailleurs, le moment est prochain
Qui nous va révéler un signe plus certain.
Notons, chemin faisant, par la mère indiquée,
Des premiers mouvements la date remarquée.
Ce fut vers fin décembre, et depuis ce moment
Ils ont leur maximum à droite constamment.
Pour confirmer l'arrêt que ce symptôme éveille,
Si du tube sacré (1) nous armons notre oreille,
Nous constatons sans peine au bas de l'ombilic,
Sur la gauche et tout près, le maximum du tic
Tac fœtal ; excusez ce rejet téméraire
Que la rime à défaut de la raison suggère,
Et dites avec moi : Première du sommet.
Je puis bien ajouter, sans trahir mon secret
Qui doit faire les frais d'une thèse nouvelle,
Que ce pouls bien frappé, lent et fort me révèle,
J'en ferais la gageure, un bel et gros garçon ;
Bien qu'entre nous l'émoi soit fort peu de saison,
L'examen terminal me semble bien critique
Car je suis accoucheur et non peintre érotique,
Si donc, on y consent, et ce n'est pas douteux,
Délaissant le croquis de l'appareil honteux,
Qu'on pourrait esquisser pourtant à sa louange,
Je dirai simplement qu'ici-bas rien d'étrange
N'a frappé mes regards ni mon doigt bien graissé ;
Le col, à gauche et bas, très mou, presque effacé,
Nous permet d'effleurer la bosse occipitale
Et reçoit sans effort la pulpe digitale.
Pour assister sans faute au début du travail,
Nous devons donc garder Joséphine au bercail ;
Et j'espère bientôt, si je suis de semaine,
Vous montrer, grâce aux soins de notre sœur cheftaine
Et selon le cliché par la ville usité,
Que la mère et l'enfant sont en bonne santé.

Nous terminerons cette anthologie d'espèce un peu spéciale par quelques fleurs empruntées au parterre d'accoucheurs, instruits dans la langue des Dieux ; il ne s'agit plus maintenant de détails professionnels ; c'est la muse praticienne qui se joue autour du sujet familier.

---

(1) Le stéthoscope.

Pièce extraite de Sue (1), l'auteur de l'*Essai sur les accouchements* (2) :

> Une maison connue étoit toute en rumeur,
> Voisins, gardes, servants invoquoient saints et saintes ;
> La dame du logis sentoit de la douleur
> Pour accoucher. Falloit entendre ses complaintes !
> Falloit voir les soins de l'époux,
> Mais très époux et portant mine
> D'un être débonnaire et doux !
> Aux moindres cris il conjuroit Lucine
> De regarder en pitié
> Sa moitié.
> La maligne femelle
> Crioit encore de plus belle.
> L'accoucheur actif travailloit,
> Et l'époux bénin sanglottoit.
> Assez souvent on compte sans son hôte ;
> Vous allez voir : « Mon cher petit mari,
> Dit la femme souffrante au bonhomme attendri,
> Ah ! ne pleure pas tant, va ; ce n'est pas ta faute. (3) »

Le Docteur A. Bertherand, médecin militaire, qui, heureusement
pour lui, s'est fait connaître par d'autres travaux, a formulé les
*Commandements de Lucine*, genre de parodie dont on a quelque peu
abusé :

> Ton fils toi-même nourriras,
> Afin qu'il vive longuement !
> Autour de lui ménageras,
> D'air frais et pur un bon courant !
> Avec grand soin éviteras
> Tout bruit dans son appartement !
> De flanelle le couvriras
> Et le tiendras bien chaudement !
> Dans le maillot lui serreras
> Son petit corps modérément !
> Dix fois par jour le laveras,
> Afin qu'il vienne proprement !

---

(1) 1739-1816.
(2) 1779.
(3) De nombreuses variantes ont été faites sur ce sujet.

S'il s'échauffe, toi, tu boiras
Deux ou trois tasses de chiendent !
S'il a le flux lui pousseras
D'amidon, vite, un lavement !
Poudre de riz tu lui mettras
Pour le garder du frottement !
Force éponges prépareras
Pour tous les cas... et accidents !

Du *Parnasse hippocratique* :

### EXCUSE INGÉNIEUSE

Madame Hortense étant au bal,
Tomba, l'autre jour, en faiblesse :
Le grave Artoux dit que son mal
Etait un signe de grossesse.
Quelqu'un reprit : « Y pensez-vous ?
Depuis deux ans est mort l'époux
De cette veuve si gentille ».
« Excusez, dit monsieur Artoux,
Je croyais madame encor fille. »

Dans le recueil précité, nous trouvons, mise en vers, une vieille plaisanterie qui fit notre joie au collége :

### CONVERSATION ENTRE JUMEAUX

Deux jumeaux non éclos, s'ennuyant dans leur ventre,
Causaient. — Chut, dit l'un, voilà papa qui rentre,
Range-toi, fais-lui place, il a l'air très pressé.
— Non, je vais au-devant, afin d'être embrassé...
Ah ! mais qu'a donc papa ?... Cette ardeur insolite...
— Nigaud ! tu ne vois pas que c'est une visite !

Dérobons encore un quatrain à ce même *Parnasse* :

### LE GALANT ACCOUCHEUR

— Souffrez, ma belle enfant que je vous débarrasse
D'un bébé rose aujourd'hui trop gênant ;
Dans quelque temps d'ici je prendrais bien sa place,
Ne fût-ce que pour un instant.

Le docteur Pajot a rajeuni ingénieusement l'idée :

### DÉCLARATION D'UN ACCOUCHEUR LE JOUR DE NOEL

C'est ce soir que Jésus abandonne le lieu
    Que depuis neuf mois il habite.
D'un homme, vous aussi, vous pouvez faire un Dieu
En me donnant, chez vous, l'appartement qu'il quitte.

Une réflexion mélancolique du Docteur Verrier, dans la *Gazette Obstétricale*

### ENTRE ACCOUCHEURS UN JOUR DE TERME.

On plaint la femme enceinte et jamais nous, hélas !
C'est une injuste erreur qu'il faut je crois combattre.
Car, dans les douze mois, pour un terme qu'elle a,
Chaque pauvre accoucheur en a ma foi bien quatre.

---

**Contes.** — Voici d'abord une anecdote de Thomas Morus (1), qui fait allusion à l'influence de l'imagination de la mère sur le produit de la conception ; il s'agit de la femme d'un certain Sabinus qui, frappée de la crainte du retour de son mari, au moment où elles s'abandonnait à son amant, eut un fils qui ressemblait au père légal.

### Ad Sabinum

Quos ante coniunx (2) quattuor
Natos, Sabine, protulit,
Multum ecce dissimiles tibi,
Tuos nec ipse deputas.
Sed quem tibi puellulum
Enixa iam nuperrime est,
Solum tibi simillimum
Pro quattuor complecteris.
Adulterinos quattuor
Vocas, repellis, abdicas,

Hunc unicum ceu γνήσιον
Qui sit tibi hoeres destinas.
Hunc ergo in ulnis

### A SABINUS

Les quatre enfants qu'auparavant
Ta femme, Sabinus, t'a donnés,
Ne te ressemblent pas du tout,
Et tu ne les crois point de toi.
Mais ce dernier enfantelet
Dont elle est récemment accouchée,
Celui-là seul, qui te ressemble fort,
Tu l'embrasses pour tous les quatre.
Les quatre autres, tu les appelles
Adultérins, tu les repousses, les
               [renies ;
Celui-là seul, comme *légitime*,
Tu veux en faire ton héritier.
Celui-là donc, entre tes bras,

---

(1) 1480-1535.
(2) Nous respectons les nombreux archaïsmes de cette pièce.

Exosculandum ab omnibus,
Ut filium fert simia,
Totam per urbem bajulas.
Atqui graves tradunt Sophi,
Quibus labor studiumque est
Secreta quidquid efficit
Natura perscrutarier,
Ergo graves tradunt Sophi,
Quod cumque matres interim
Imaginantur fortiter,
Dum liberis dantur opera,
Ejus latenter et notas
Certas et indelebiles,
Modoque inexplicabili
In semen ipsum congeri,
Quibus receptis intime
Simulque concrescentibus
A mente matris insitam
Natus refert imaginem.
Quum tot abesses millibus,
Dum gignit uxor quattuor,
Quod esset admodum tui
Secura, dissimiles parit.
Sed unus omnium hic puer
Tui refert imaginem
Quod mater, hunc dum concipit,
Sollicita de te plurimum,
Te tota cogit averat,
Dum pertimescit anxia
Ne tu, Sabine, incommodus,
Velutque lupus in fabulam,
Supervenires interim.

Le présentant aux baisers de tous,
Comme la guenon porte son enfant,
Tu le portes par toute la ville.
Pourtant les graves Philosophes,
Dont le travail et l'étude consistent
A scruter tout ce que peut faire
La Nature pleine de secrets,
Les graves Philosophes enseignent
Que tout ce dont les mères,
Se frappent l'imagination
Pendant qu'on leur fait des enfants,
Il s'en amasse occultement
Des marques certaines et indélébiles
D'une façon inexplicable,
Dans la semence elle-même ;
Ces marques intimement reçues
Et qui croissent avec le fruit,
L'enfant en porte l'empreinte,
Gravée par l'âme de la mère.
Comme tu étais à bien des lieues,
Quand ton épouse conçut les quatre,
Etant contre toi tout à fait sûre
Elle les fit à ta dissemblance,
Mais de tous tes enfants celui-là seul
Est ton portrait, parce que
Sa mère, quand elle le conçut,
Très inquiète sur ton compte,
Etait toute en idée avec toi,
Car, anxieuse, elle craignait,
Sabinus, que, fort importun,
Et comme le loup de la fable,
Tu survinsses pendant l'affaire (1).

Vient ensuite la *Belette* (2) de François de Clary, Albigeois ; c'est un conte mythologique dont le sujet a été puisé dans le neuvième livre des *Métamorphoses* d'Ovide.

Jupiter, comme chacun sait, a engrossé Alcmène, laquelle doit enfanter Hercule (fig. 189). Ecoutons maintenant notre Albigeois :

---

(1) Traduction de M. Alcide Bonneau.
(2) Nous conservons l'orthographe du conteur. La pièce est de 1592.

Jà (1) la belle mère des mois (2)
Avoit ceint le ciel par dix fois,
Quand Alcmène, en groisse (3) avancée,
De mál d'enfant fut si pressée,

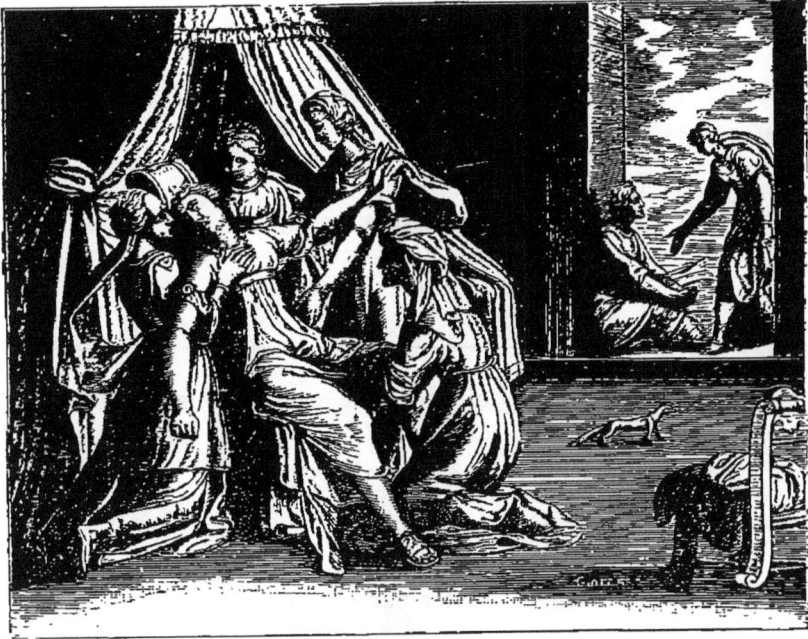

Fig. 189. — Accouchement d'Alcmène.

Qu'ayant travaillé (4)par sept jours,
Mourante, appelloit le secours
De Junon, pour venir soudaine
La délivrer de si grand'peine.
Elle y accourust promptement,
Non pour ayder l'enfantement,
Mais, se mettant dessus la porte,
Pressoit ses doitz en telle sorte

(1) Déjà.
(2) La lune.
(3) Grossesse.
(4) Ayant été en travail.

Quelle alloit à l'heure estouffant
Ensemble la mère et l'enfant (1).
Lors Galanthis, jeune pucelle,
Entre les chambrières plus belle,
Passa souvent et repassa,
Si bien qu'enfin elle advisa
Junon qui, de longtemps saisie
D'une secrette jalousie,
Gardoit Alcmène d'enfanter,
Et, pour de ce travail l'oster,
Vint destourner d'une finesse (2)
Les charmes (3) de ceste déesse,
Qui, voyant d'un habile trait
Tout son enchantement desfait,
Et la pauvre Alcmène, accouchée,
D'un si grand fardeau despechée,

---

(1) François de Clary traduit bien platement les jolis vers d'Ovide :

.................... *Subsedit in illa*
*Ante fores ara, dextroque a poplite loevum*
*Pressa genu, digitisque inter se pectine junctis,*
*Sustinuit partus.......................*

(2) C'est-à-dire par une ruse. Cette finesse, à laquelle François de Clary fait seulement allusion, est contée par Ovide :

..... *Divam residentem vidit in aula,*
*Brachiaque in genibus digitis connexa tenentem,*
*Et : « Quoecumque es, ait, dominoe gratare ; levata est*
*Argolis Alcmene, potiturque puerpera voto. »*
*Exsiluit, junctusque manus pavefacta remisit*
*Diva potens uteri....*

« Galanthis vit la déesse assise dans la cour, les bras serrant les genoux et les doigts entrelacés ; elle lui dit : « Qui que tu sois, félicite ma maîtresse ; Alcmène d'Argos est soulagée, elle a l'enfant qu'elle souhaitait. » La déesse qui préside aux enfantements saute sur ses pieds et, ouvrant les bras, dénoue les mains qu'elle tenait jointes. »

(3) Ce sont certaines formules d'enchantement marmottées par Junon. Ovide :

..... *Tacita quoque carmina voce*
*Dixit et inceptos tenuerunt carmina partus.*

« A voix basse elle murmura même des paroles magiques, et ces paroles arrêtèrent l'enfantement commencé. »

Sentist incontinent son cueur
Allumé de telle fureur
Que, prenant au poil la chambrière,
La terrassa par la poussière.
Et, pour de ce tour se venger,
La fit en bellette changer,
Qui, au mensonge de sa bouche,
Ayant mis sa maistresse en couche,
Enfante par la bouche aussi (1).
Mais Jupiter, voyant ainsi
Galanthis mal récompensée,
Sur elle a tout soudain versée,
Avec sa première beauté (2),
Une plus grande agilité:
Et le plus beau et le plus rare,
Qu'en son sein la nature avare,
Sans y avoir jamais touché,
Tenoit auparavant caché (3).

En somme, les octosyllabes de notre Albigeois ne sont pas autrement désagréables; pourtant, de ce poème, comme des rondeaux de Benserade (4), on peut dire : que ne sont-ils de La Fon-

---

(1) A moins de savoir Chompré par cœur, il est impossible de comprendre ce passage si l'on ne se reporte aux vers d'Ovide, cités dans notre avant-dernière note. Le grammairien grec Antonius Liberalis rapporte une autre croyance, digne celle-là de l'Agnès de Molière : certains s'imaginaient que la belette mettait ses petits au jour par l'oreille.

(2) Il serait bien possible que le mot *belette* ou, comme l'écrit Clary, *bellette*, fut simplement le diminutif du latin *bella, belle,* la *belle petite bête* ; ce petit carnassier par sa taille effilée, son œil vif et fin, son joli pelage, mériterait assez l'épithète.

(3) Ces quatre derniers vers sont assez obscurs ; en résumé c'est une allusion à tout ce que la crédulité populaire attribuait de forces mystérieuses à la belette.

(4) Voici justement le rondeau que Benserade (1612-1691), consacre à la métamorphose de Galanthis :

Quand elle est pleine une fois de son fiel,
Junon fait rage en terre comme au ciel,
Elle ne peut souffrir qu'Alcmène accouche,
Mais Galanthis fut une fine mouche,
Qui l'abusa d'un mensonge formel.
Elle en conceut un déplaisir mortel,
Et sur le champ luy fit un tour cruel,
Sensiblement la vengeance nous touche,
Quand elle est pleine.

taine (1). On connaît, en effet, les délicieuses imitations d'Ovide

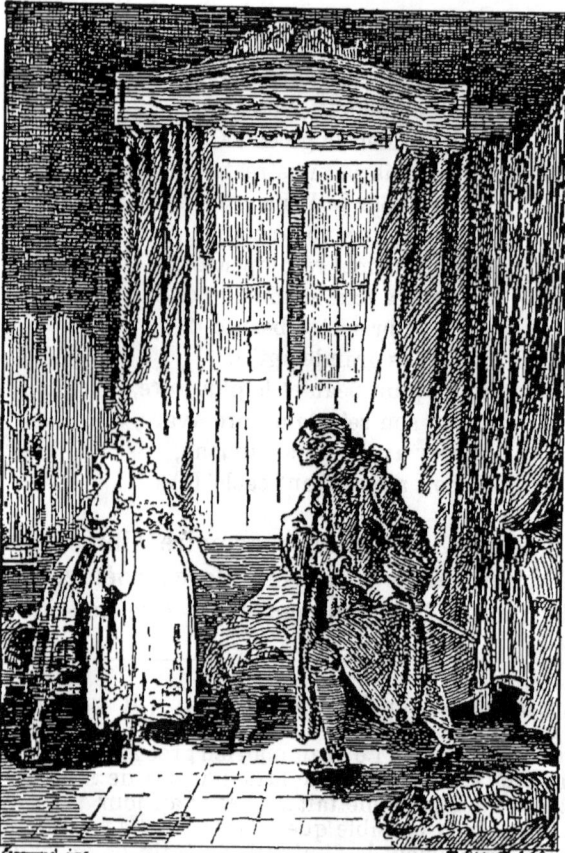

Fig. 190 (2).

écrites par l'auteur des *Contes*. Il est malheureux pour nous que,

Ce que la fille eut de plus criminel,
Ce fut la bouche, et son jaloux mortel
Aussi la change en belette farouche,
Qui fait, dit-on, ses petits par la bouche ;
A nulle beste il n'advient rien de tel,
     Quand elle est pleine.

(1) 1621-1695.
(2) Gravée par Martial, d'après Fragonard. « Puis, outré de colère, il prit une arme à côté de son lit, voulut tuer la pauvre Champenoise, qui prétendoit ne l'avoir mérité. »

dans cette collection de petits chefs d'œuvre, rien ne se rapporte à
notre sujet; nous aurions sans nul doute quelques vers charmants
à rappeler (1). Il y a bien la vieille historiette du *Faiseur d'oreilles*
fig.190) (2) et celle du *Raccommodeur de moules* (3); mais La Fontaine
ne va pas jusqu'aux conséquences finales de la naïveté d'Alix et de
la vengeance que sire Guillaume tire du traitre André ! Cependant
les *Fables* (4) comprennent un véritable conte, emprunté à l'Italien
Lorenzo Bevilacqua, dit Astemio ou Abstemius (5), que nous s m-
mes en droit de rapporter ici :

### LES FEMMES ET LE SECRET.

Rien ne pèse tant qu'un secret :
Le porter loin est difficile aux dames ;
Et je sais même sur ce fait
Bon nombre d'hommes qui sont femmes.

Pour éprouver la sienne, un mari s'écria,
La nuit, étant près d'elle : O dieux ! qu'est-ce cela ?
Je n'en puis plus ! on me déchire !
Quoi ! j'accouche d'un œuf ! — D'un œuf ? — Oui, le voilà
Frais et nouveau pondu : gardez bien de le dire,
On m'appelerait poule. Enfin n'en parlez pas.
La femme, neuve sur ce cas,
Ainsi que sur mainte autre affaire,
Crût la chose, et promit ses grands dieux de se taire.
Mais ce serment s'évanouit
Avec les ombres de la nuit.
L'épouse, indiscrète et peu fine,
Sort du lit quand le jour fut à peine levé,
Et de courir chez sa voisine :
— Ma commère, dit-elle, un cas est arrivé ;
N'en dites rien surtout, car vous me feriez battre :
Mon mari vient de pondre un œuf gros comme quatre.

---

(1) Notons que La Fontaine est l'auteur d'un admirable poème médical : le *Quinquina* (1682), que nous avons reproduit en entier dans notre
*Médecine littéraire et anecdotique*.
(2) Imité d'un conte de Pogge *Le Frère mineur qui fit le nez d'un
enfant*; on le trouvera dans nos *Anecdotes sur les accouchements*.
(3) II, 1.
(4) VIII, 6
(5) Première moitié du XVIe siècle.

Au nom de Dieu, gardez-vous bien
D'aller publier ce mystère.
— Vous moquez-vous ? dit l'autre : ah ! vous ne savez guère
Quelle je suis. Allez, ne craignez rien.
La femme du pondeur (1) s'en retourne chez elle.
L'autre grille déjà de conter la nouvelle :
Elle va la répandre en plus de dix endroits ;
Au lieu d'un œuf elle en dit trois.
Ce n'est pas encor tout, car une autre commère
En dit quatre, et raconte à l'oreille le fait :
Précaution peu nécessaire,
Car ce n'était plus un secret.
Comme le nombre d'œufs, grâce à la renommée,
De bouche en bouche allait croissant,
Avant la fin de la journée
Ils se montaient à plus d'un cent.

Avant de quitter le « bon » La Fontaine, citons encore de lui ces quelques vers :

Sœur Jeanne, ayant fait un poupon,
Jeûnait, vivait en sainte fille,
Toujours était en oraison :
Et toujours ses sœurs à la grille.
Un jour donc l'abbesse leur dit :
« Vivez comme sœur Jeanne vit ;
Fuyez le monde et sa sequelle. »
Toutes reprirent à l'instant :
« Nous serons aussi sages qu'elle
Quand nous en aurons fait autant. »

Faire des contes après La Fontaine aurait dû paraître décourageant. Dieu sait cependant combien de volumes enfanta l'imitation de l'inimitable Champenois. Et souvent quels sujets ! Ainsi choisir pour héroïne d'un conte *badin* une sage-femme qui trompe son mari tout en restant vertueuse ! Il n'y avait que le XVIII<sup>e</sup> siècle pour une idée aussi baroque. Lisez ce qui suit ; ce sont des vers de Félix Nogaret, un assez pauvre rimeur, à tout prendre :

---

(1) Mot de la création de notre poète, si bien adapté à cette historiette qu'on ne pourrait peut-être l'adapter ailleurs. (Note de Walckenaer).

LA SAGE-FEMME.

Tous les états sont respectables,
Et ce n'est point un déshonneur,
En travaillant pour nos semblables,
De concourir à leur bonheur.
Ainsi pensait la charmante Dorine.
Consacrée aux travaux où préside Lucine,
De ses concitoyens elle a bien mérité.
Elle eut par ses attraits quelque célébrité ;
Mais cette dame, aussi sage que belle,
A ses devoirs fit vœu d'être fidèle ;
Et ses amants, trop sûrs de ne rien obtenir,
La respectaient, n'osaient rien entreprendre.
L'impatient, le beau Léandre
Fut le seul qui n'y put tenir.
Par un trait de folie, espérant de lui plaire,
Il était amoureux, il devint téméraire.
Léandre, d'une Agnès de moyenne vertu
Prit le costume, il en avait la mine,
Puis vers le soir, chez la belle Dorine,
Il va se rendre en voile rabattu.
Et là, d'un air contrit, en ces mots il s'exprime :
« Des pièges de l'amour innocente victime,
« Si je viens implorer le secours de votre art,
« Madame, ah ! qu'il en coûte à ma délicatesse !
« Je suis fille d'honneur, un moment de faiblesse
« M'a mise en cet état ; c'est mon premier écart.
« Mille raisons, chez vous, m'amènent en cachette ;
« En succombant sous le poids de l'ennui,
« La plus malheureuse aujourd'hui
« S'abandonne à la plus discrette.
« Sur vos bontés et sur votre savoir,
« Entièrement je me repose ;
« Et comme à tout il faut prévoir,
« Si de mes jours le ciel dispose,
« Cet écrin sera vôtre et cette bourse aussi. »
En l'écoutant parler ainsi,
Voilà, pensait Dorine, une fille bien née ;
Elle plaint son malheur, sans en être étonnée :
Et pour lui prouver mieux son parfait dévouement,
Dorine affable, indulgente et polie,
Donne un baiser qu'elle croit innocent.

De part et d'autre en un moment
La confiance est établie,
Au point qu'un même lit va servir pour les deux.
Dorine cependant s'excusant de son mieux,
Dit à la fausse Agnès : Je cède à votre instance,
En comptant sur votre bonté.
Mon alcôve, par l'élégance
Vous plaira moins que par la propreté.
Mon mari qui sait vivre et connaît la décence,
Reposera dans la chambre à côté.
Herlande, ce mari dont rien n'ai dit encore,
Etait fameux dans l'art de Terpsychore.
Quand fille ou femme, par hasard,
Dans sa maison venait en contrebande
Se délivrer d'un fruit légitime ou bâtard,
Dans les moments de crise la plus grande,
Parmi les cris aigus, le virtuose Herlande
Prenait son instrument, le faisait résonner
Pour s'étourdir, peut-être aussi pour détourner
L'attention du voisinage.
De tout cela Léandre était instruit ;
Il se conduit en conséquence ;
Il aurait tout gâté par trop de pétulance ;
Il voit couler le reste de la nuit
Sans s'expliquer, sans se faire connaître ;
Du sang qui bout, de son cœur palpitant,
Avec grand peine il se rendit le maître ;
Il répétait à chaque instant :
Que l'aurore tarde à paraître !
En attendant, l'amour s'accommodait
Des petites faveurs que l'amitié permet.
Ça fait toujours plaisir ; on voudrait davantage ;
Le plaisir n'est parfait qu'autant qu'on le partage.
Mais quand la nuit fit place au jour,
Quand Agnès fit place à Léandre,
Alors prenant un langage plus tendre,
L'amitié fit place à l'amour.
Dorine, au premier mot, jette un cri de surprise ;
Herlande, qui le prend pour un cri de douleur,
Court à son instrument, en joue avec fureur.
De son époux remarquant la méprise,
Dorine lui cria : Finis, c'est un garçon.
Tant mieux, répondit l'amphion

Appuyant sur la chanterelle.
Sa femme recommence à crier de plus belle.
    Le mari redouble d'efforts,
Touche la double corde, il triple les accords,
Et par un *crescendo* faisait plus de bruit qu'elle.
    Voyant que par aucun moyen,
    Elle ne peut se faire entendre,
Lasse de tant crier, et de crier pour rien,
    Dorine enfin prit le parti d'attendre.
    Dans cette scène, acteur muet,
Léandre heureux rendit grâce à l'archet ;
Mais il laissa Dorine inconsolable ;
Je ne vois pas qu'elle soit bien coupable ;
Son cœur, au doux péché, n'avait point consenti,
Ou bien peu. Mais elle est d'une morale austère.
    Dès que Léandre fut parti,
    Dans les transports de sa colère,
    Elle disait à travers la cloison,
A son époux, en lui chantant sa gamme :
Le nigaud, qui s'amuse à jouer du violon,
    Tandis que l'on baise sa femme.
    Et si Dorine, en son dépit,
    Pour un malheur de cette espèce,
    Se fut tuée... On aurait dit :
    C'est la seule depuis Lucrèce.


Avant Nogaret, Grécourt (1), poète licencieux quoique écclésias-
tique, véritable épicurien en rabat, s'était essayé avec succès dans
le genre anecdotique ; voici un échantillon de son talent égrillard :

### LE PAIN A LA MAIN

    Pierre, parmi les domestiques,
    La grosse Jacquine conquit,
    Et de leurs secrètes pratiques
    Un beau petit poupon naquit.
    On ne chassa que le complice ;
    La fille de pitié toucha ;
    Bien plus, elle devint nourrice
    D'un fils dont madame accoucha.

---

(1) 1683-1743

Quelle prompte métamorphose!
Jacquine eut son appartement,
Un bel habit couleur de rose,
Et le complet ajustement.
Un jour, en pompeux équipage,
Promenant son cher nourrisson,
Pierre se trouve en son passage.
Elle descend, et sans façon
Dans ses bras tendrement le serre :
« J'aurais le cœur bien inhumain,
« Si j'oubliais que c'est toi, Pierre,
« Qui m'a mis le pain à la main. »

Vers la fin du XVIIIe siècle, un cabotin assez connu, Plancher-Valcour (1), s'étant cru poète, voulut, lui aussi, faire concurrence à La Fontaine. Venu tout exprès de province à Paris, il publia un recueil, un peu déshabillé, qu'il avait bravement intitulé le *Petit-Neveu de Boccace* ou *Contes et Nouvelles en vers* (2). « Ce sont, dit Ch. Monselet (3), des badinages couleur de rose, qui ne peuvent être lus que dans une société légère, après un diner aux bougies, et lorsque les valets sont congédiés. » Monselet n'est-il pas bien indulgent ? Que le lecteur en juge :

### DÉSIR DE FEMME GROSSE

Désir de femme est un feu qui dévore,
Désir de femme grosse est cent fois pis encore ;
En cet état on se croit tout permis.
Depuis un mois étaient unis
Palémon et la jeune Flore.
Un mois ! l'espace est court ; et déjà les vapeurs
Jouaient leur jeu. — Mon ami, je me meurs !
Vite un flacon... Attends, il me prend une envie.
— Ah ! parle, dans l'instant tu seras obéis,
Tous tes désirs pour moi seront des lois....
— Je viens de voir à la jeune Euphémie
Un déshabillé... mais d'un choix !

(1) 1751-1815.
(2) 1777
(3) Les *Oubliés et les dédaignés*.

D'un goût divin ! — Hé quoi ! c'est là la source
Du trouble qui t'agite ? Avant que le soleil
Ait demain terminé sa course,
Je t'en ferai préparer un pareil...
Le lendemain Flore est parée
De ce déshabillé qui fait tous ses plaisirs.
Est-elle satisfaite ? Oh ! non ; quelques soupirs,
Malgré l'habit de goût dont elle est décorée,
Dénotent de nouveaux désirs.
— J'ai vu, dit-elle, au doigt d'Annette
Un diamant qui jette mille feux...
Le lendemain, Flore sur sa toilette
Trouve ce bijoux précieux.
Puisse-t-elle être satisfaite !
Le lendemain Flore avait des vapeurs,
Est-ce la fleur d'orange ou bien l'eau de mélisse
Qui lui convient ? non, c'est une pelisse
Qui de l'Iris imite les couleurs ;
Elle en a vu le matin à Clarisse...
C'est là la moindre des faveurs.
Le lendemain, Flore, à la promenade,
Sent en passant le fumet d'un ragoût
Qui, par l'odeur, laisse à juger du goût.
Si Flore n'en a pas, elle en sera malade,
Son fruit sera marqué. Partant, prompte ambassade
Est envoyée et dans l'instant,
Flore reçoit ce mets tentant.
La belle se porte à merveille
Ce jour là ; mais le lendemain
Il lui fallut quelques bouteilles
D'un vin mousseux qu'un sien voisin
Avait en cave. Aussitôt l'on députe
Vers le bonhomme, et ce nectar divin
Fut apporté dans la minute.
Le lendemain Flore a les yeux battus ;
Quel nouveau désir a la belle ?
Est-ce encore le nectar que nous offre Bacchus ?
Quelque pompon, quelque dentelle ?
Non, c'est quelque chose de plus.
— Mon Dieu, qu'Alain me plaît ! dit-elle,
C'est un si bon enfant ! si gracieux ! si doux !
Je voudrais seule avoir sa compagnie,

Une heure au plus... — Tout beau, lui dit son vieil époux,
De vos désirs à la fin je m'ennuie ;
Quand à l'inanimé, je ferai tout pour vous ;
Mais pour Alain, halte-là, je vous prie.

Cela n'est pas bien méchant, et le degré de parenté entre Boccace
et lui était plus éloigné que ne le croyait le bon Plancher.

Le morceau suivant, également sur une envie de grossesse, est
un conte auquel l'auteur, Vaugours (frère Jean), a donné l'allure
mélancolique de l'élégie. Cette forme, classée parmi les distinguées,
jure d'une manière assez amusante avec le fumet scatologique de
la mésaventure dont gémit un époux infortuné.

### LES LAMENTATIONS D'UN MARI

Qu'on en dise ce qu'on voudra,
O sexe qui fait nos délices !
Jamais plus on ne me prendra
A satisfaire tes caprices.

Mon bon vouloir reçut un prix
Qui ne m'en laisse pas l'envie.
Malheur enseigne : où l'on fut pris
On ne doit aller de sa vie.

Vous contemplez en moi l'époux
D'une jeune et belle personne.
Là n'est pas le mal, entre nous,
Mais dans les tours de la friponne.

Elle m'éveilla ce matin,
A l'aube, et, d'une voix câline
Non sans embarras, m'entretint
Du secret désir qui la mine.

Je me dis : J'ai mal entendu,
Mon esprit dort ; seul, mon corps veille.
Mais je demeurai confondu
Quand, s'approchant de mon oreille,

Ma femme en rougissant reprit :
Tu ferais ce que je demande,
Si tu savais, mon bon chéri,
Combien mon envie en est grande.

Voulait-elle pas, goût sans nom,
Fantaisie incompréhensible !
Manger un peu de... ma foi non !
Vous dire quoi m'est impossible.

Vainement, pour l'en détourner,
Je fus éloquent, pathétique ;
Elle en voulut pour déjeuner,
Malgré toute ma réthorique.

Je consentis, pour en finir,
Et surtout pour n'être pas cause
Que mon héritier à venir
Eût une marque de la chose.

Déguisant mal un haut le cœur,
J'en mis sur une assiette plate :
Je vous laisse à penser l'odeur
De cette chère délicate !

Puis, résigné, mais non content,
Je lui portai la friandise,
Rien que par le fumet comptant
La guérir de sa gourmandise.

Vain espoir ! pas le moindre émoi
En elle ne se manifeste.
— Fais-tu la dinette avec moi !
Ah ! mais, pour le coup, je proteste.

Hélas, à peine eus-je lâché
Un refus qui partait de l'âme,
Que j'eus lieu d'en être fâché,
Tant il horripila ma femme.

Les larmes se mirent du jeu,
Les nerfs aussi, — l'arme suprême !
Je ne pus la calmer un peu
Qu'en m'engageant à mordre à même.

Promettre est un, tenir fait deux,
Pour la peur je n'en fus pas quitte :
A m'exécuter de mon mieux
Je dus m'apprêter au plus vite.

Bien que tout mon cœur protestât,
J'écornai le plat détestable ;
A ma grimace épouvantable
Ma femme de rire éclata.

Et puis, sans apparente cause,
Le calme ayant pris le dessus :
— Jette le reste, il n'en faut plus,
Dit-elle, et parlons d'autre chose !

Qu'on en dise ce qu'on voudra,
O sexe qui fait nos délices !
Jamais plus on ne me prendra
A satisfaire tes caprices.

Autre de Plancher-Valcour, déjà cité :

### LA PONDEUSE.

Un savetier que Blaise l'on appelle,
Voyant sa femme en humeur d'accoucher,
Lui dit : « M'amour, attends, je vais chercher
Tout de ce pas la voisine Catelle,
Et ne pouvant, sans par trop de chagrin,
Te voir souffrir la douleur d'être mère,
Pendant ce temps, au cabaret voisin
Je vais aller, avec Luc mon compère,
A ta santé boire un verre de vin.
Sus, prends courage et sois prête à bien faire. »

Chez la voisine en hâte il va d'abord ;
Puis avec Luc il entre à la *Croix-d'Or*.
« Chopine à douze. » On s'assied, puis l'on cause,
On boit un coup ; le vin semble fort bon :
On en boit deux ; encor meilleur. « Garçon ?
Donne-nous pinte : apporte quelque chose
Pour déjeuner, du fromage, du pain ».
On boit, on mange, on parle du parrain,
Et des bonbons, et puis de la commère,
Et de l'enfant dont Blaise sera père :
On lui choisit d'avance un bon métier,
Qui puisse un jour rendre sa vie heureuse :
Si c'est un fils, il sera savetier ;
Pour une fille, on la fait ravaudeuse :

On s'applaudit, on trinque là-dessus,
Luc boit et chante, et Blaise fait chorus.

Arrive alors la voisine Colette
Qui dit à Blaise : « Enfin l'affaire est faite,
C'est un garçon. — Un garçon ! bon, tant mieux.
Buvons un coup pour l'heureuse aventure ;
Mon petit Blaise apprendra sous mes yeux
Comme un juré (1) traite une remonture.
Mes compliments à ma femme, à l'instant
Je vais la voir et baiser notre enfant. »

Colette sort, on fait venir chopine,
On verse, on trinque, on boit sur nouveaux frais ;
Quand au bouchon entre une autre voisine,
Pour annoncer à Blaise tout exprès
L'accouchement... « On le sait, ma commère,
Interrompit Blaise, en vidant son verre ;
Colette a dit que c'était un garçon,
Très-bien vivant. — Oui, mais c'est un second.
— Quoi ? deux enfants ! — Oui dà, garçon et fille,
Et la petite est, ma foi, bien gentille,
Bien éveillée, et vous ressemble un peu.
— Par saint Crépin, le tour est bon, parbleu,
J'en suis charmé, nous vivrons en famille,
Souhait de prince, accroissement de bien,
Blaisotte un jour sera notre soutien,
Et sous les yeux de mère industrieuse,
Elle apprendra l'art d'être ravaudeuse.
Mes compliments à ma femme, à l'instant
Je vais baiser et l'un et l'autre enfant.
En attendant, prospérité pareille
Mérite bien qu'on boive une bouteille ;
Or sus, vidons un troisième flacon.
*Sangaride, ce jour est un grand jour...* (2), Garçon ?
Bouteille à quinze. — Oui, messieurs, tout à l'heure. »

Le bouchon part, on la trouve meilleure.
A la santé de Blaisotte et Blaisot,
De la maman, puis encor du fillot.

---

(1) C'est-à-dire un maître (savetier .
(2) Air d'opéra célèbre au siècle dernier.

Plus que jamais la gaîté se déploie,
Le savetier ne se sent pas de joie,
Il vit, il chante, et boit comme un perdu ;
Quand un voisin, qui n'était attendu,
Entre, et lui dit : « Compère, votre femme
Vient d'accoucher d'un troisième poupon.
— Quoi ? d'un troisième enfant ! — Oui, sur mon âme
Et ce troisième est un bon gros garçon.
— Oui, mais c'est trop. Tudieu ! quelle commère !
Compère, adieu : je décampe soudain,
Car, par ma foi, si je la laisse faire,
Elle en fera, parbleu, jusqu'à demain. »

Un des fondateurs des *Dîners du Vaudeville* et du *Caveau moderne*, Capelle (1), celui-là même qui a formé le recueil d'airs connu sous le nom de *Clef du Caveau*, a, comme tout bon ami de la « vieille gaîté française », essayé du conte léger. Dans celui que nous allons citer, le mot final est assez comique :

### LA GROSSESSE DE DAME RAYMONDE

Et de l'hymen et de ses lois
Ayant passé la fantaisie,
Raymonde (sujette autrefois
Aux attaques d'hydropisie)
Après avoir compté neuf mois,
D'un fruit nouveau se crut saisie.
A ce fait, qu'on juge évident,
Divers symptômes s'accordant,
On se consulte, et l'on réclame
Les soins d'un accoucheur prudent,
Lequel, examinant la dame,
Dit au mari : — C'est différent,
Mon cher voisin ; cette grossesse
Est la même, j'en suis garant,
Que celle... — Hélas ! l'affaire presse...
Ma pauvre femme !. . — Il faut agir...
— Se pourrait-il !.., — Point de faiblesse.
— Hélas ! si l'enfant doit périr,
Dit Raymond, plus époux que père,
Au nom du ciel sauvez la mère !...
— Pour elle, mon ami, j'espère

(1) 1772 — 1851.

Que j'en sortirai triomphant ;
Mais dans une couche pareille,
Quand on veut conserver l'enfant,
Il faut le tirer en bouteille.

Achevons cette courte série de contes par trois pièces anonymes,
du moins pour nous. Malgré le tour marotique des deux premières,
nous les croyons modernes aussi bien que la dernière ; toutes trois,
d'ailleurs, sont des variations sur des thèmes anciens, la mise en
rimes d'anecdotes fort connues.

### NAÏVETÉ

Fillette assez jolie et qui passait quinze ans
(Age où l'on dit qu'on ne voit plus d'enfants),
Prit pour mari, l'autre semaine,
Un jeune gars de longue haleine.
A sa conjointe, en deux heures de lit,
De son amour quatre serments il fit ;
Après quoi vint, fort à propos, Morphée,
Qui, près du vainqueur, endormit
L'épouse bien et dûment paraphée.
Au matin, trois autres serments
Semblaient, je crois, devoir suffire
Pour satisfaire nos amants,
D'autant plus, (puisqu'il faut tout dire),
Que, dans le compte fait, j'en omets quantité
Où manquait *in fine* quelque formalité.
Eh ! bien, qui l'aurait cru ? Le long de la journée,
La jeune mariée accuse l'hyménée,
Soupire, gémit, fond en pleurs.
Accourent père, mère et sœurs,
Qui vous la trouvent tout en larmes.
Chacun demande en désarroi
Ce qui peut causer ces alarmes :
« Qu'est-ce donc ?.... Lui, paraît content d'elle et de soi...
Dis-nous le, ma mignonne ? — Hélas, répond Agathe,
J'aime bien l'époux de mon choix ;
Mais, franchement, je suis trop délicate
Pour avoir dans neuf mois, sept enfants à la fois ! (1) »

---

(1) Sans compter les coups doubles qu'Hégésippe Moreau prévoit dans
ces vers de l'*Amant timide* :
Qu'avons nous fait là, grands dieux ?
— Oh ! rien qu'un enfant, Madame,
Oh ! rien qu'un enfant ou deux.

### L'ABRICOT CONFIT

Dans un village de Bourgogne,
Grégoire, un jour, fameux buveur,
Au gosier sec, à rouge trogne,
Chez un sieur cousin, accoucheur,
Etait de fête. Or, saurez que le sire
Tant s'en donna qu'on fut réduit
A le porter à quatre dans un lit,
Où le sommeil vint à bout de détruire
De son cerveau les bachiques vapeurs :
Si qu'à la fin Sire Grégoire,
Pressé par un désir de boire,
Sortit du lit pour figurer ailleurs.
Par hasard sur la cheminée,
Il avise un bocal : « Oh ! dit-il, qu'est-ceci ? »
Il le débouche et flaire . — Oh ! Oh ! parbleu, voici
Du brandevin : buvons... » Et de sa destinée
Il s'applaudit en buvant à longs traits.
Tout allait bien jusque là. — Mais
Grégoire enfin sent quelque chose
Autre que la liqueur ; lors, il fait un repos,
Puis au grand jour le bocal il expose :
« Corbleu, dit-il, ce sont des abricots !
Tubleu, c'est du bonbon ! avalons ». Il avale.
Or, vous saurez que l'abricot divin
Dont notre buveur se régale,
N'était qu'un embryon dans de l'esprit-de-vin.


### L'INFAILLIBILITÉ DE L'UROLOGIE

Un écolier d'assez joli minois
Etait au lit pour maladie.
Pour sa garde on avait fait choix
De dame Alix, fort étourdie,
Veuve depuis deux ans, grosse depuis six mois.
Chaque matin, au jeune prosélyte
Son professeur allait rendre visite.
Le médecin auquel on eut recours,
Fut ce docteur, fameux dans l'art où l'on devine.
Sans s'amuser en vains discours :
« Du malade, dit-il, que l'on garde l'urine,
Et demain nous verrons. » Ainsi dit, ainsi fait.
Le lendemain Alix, d'un naturel distrait

Met en oubli les ordres de la veille,
Et, par esprit de propreté,
Son premier soin, sitôt qu'elle s'éveille,
Fut de jeter cette eau, de rincer la bouteille.
Entraînant sur ses pas la vie et la santé,
Arrive le docteur ; d'un air de gravité,
Il demande l'urine. Alix est bien surprise
Et reconnaît, mais trop tard, sa sottise.
Que faire hélas ! pour la cacher ?
— Voyons l'urine ? Alix, allez donc la chercher.
Elle y court en tremblant ; enfin payant d'audace,
Elle apporte de la sienne à sa place.
Le docteur examine, y regarde à deux fois,
Et d'un ton d'assurance, il prononce et s'étonne ;
« Mon art, dit-il, m'apprend que la personne
Doit accoucher dans quelques mois. »
A ces mots, l'écolier, pour qui tout est mystère,
Tourne les yeux vers son régent :
« Je vous le disais bien, mon père,
Que vous me feriez un enfant ! »
Dans tous les points, cette histoire est étrange,
Je plains fort l'écolier, je hais le professeur ;
Mais c'est en vain qu'on cherche à tromper un docteur,
Ces messieurs, comme on voit, ne prennent pas le change.

**Les accouchements dans la fable.** — Quelques apologues ont pour fond une histoire d'accouchement plus ou moins fantaisiste. Nous avons déjà signalé les *Femmes et le secret*, qui sont un conte plutôt qu'une fable ; on en peut dire autant de ce petit récit de Phèdre(1), qui vaut surtout par son élégante concision :

## MULIER PARTURIENS

*Nemo libenter recolit, qui lœsit, locum.*
*Instante partu, mulier, actis mensibus,*
*Humo jacebat, flebiles gemitus ciens.*
*Vir est hortatus, corpus lecto reciperet,*
*Onus naturæ melius quo deponeret :*
*« Minime, inquit, illo posse confido loco*
*Malum finiri, quo conceptum est initio. »*

(1) Contemporain d'Auguste et de Tibère.

### La femme en mal d'enfant.

« Nul ne retourne volontiers dans un lieu qui lui a été funeste. Après neuf mois, une femme, sur le temps d'accoucher, était étendue à terre, poussant des cris lamentables. Son mari lui conseillait de se mettre sur le lit pour se délivrer plus facilement du fardeau de la nature : « Je n'espère guère, dit-elle, que mon mal puisse finir là où il a pris naissance. »

Tout le monde connait la *Montagne qui accouche* :

*Parturiunt montes : nascitur ridiculus mus,*

a dit Horace (1), que Boileau (2), sans être parvenu à rendre l'effet comique des deux derniers pieds du vers latin, traduit ainsi :

La montagne en travail enfante une souris.

L'idée a été paraphrasée par Phèdre :

### MONS PARTURIENS

*Mons parturibat gemitus immanes ciens,*
*Eratque in terris maxima exspectatio :*
*At ille murem peperit. Hoc scriptum est tibi*
*Qui, magna quum minaris, extricas nihil.*

Traduction française passable :

### LA MONTAGNE QUI ACCOUCHE.

Une énorme montagne était en mal d'enfant.
Aux cris qu'elle poussait déjà le continent
Tremblant, épouvanté, croyait voir apparaître
Quelque étonnant prodige ; ô surprise ! on vit naître
Une souris. — Ami, ces vers s'adressent bien
A toi qui promets tant et ne fais jamais rien.

La Fontaine (3) a repris ce même sujet, l'appliquant aux poètes qui débutent avec emphase pour finir le plus platement du monde; c'était d'ailleurs l'idée d'Horace :

---

(1) Dans l'*Epitre aux Pisons*, parue peu de temps avant la mort du poëte (8 av. J. C.)
(2). *Art poétique* (1664).
(3) Fables, V, 10.

> Une montagne en mal d'enfant
> Jetait une clameur si haute,
> Que chacun, au bruit accourant,
> Crut qu'elle accoucherait, sans faute,
> D'une cité plus grosse que Paris :
> Elle accoucha d'une souris.
>
> Quand je songe à cette fable,
> Dont le récit est menteur
> Et le sens est véritable,
> Je me figure un auteur
> Qui dit : Je chanterai la guerre
> Que firent les Titans au maître du tonnerre.
> C'est promettre beaucoup : mais qu'en sort-il souvent ?
> Du vent.

Notons que les allusions à la montagne accouchant d'une souris sont fréquentes chez nos anciens écrivains. Ainsi Joachim du Bellay (1), dans l'*Olive* :

> Tel était de son temps le premier estimé
> Duquel si on eust leu quelque ouvrage imprimé,
> Il eust renouvelé peut-être la risée
> De la montagne enceinte...

Au chapitre premier des *Baliverneries* de Noël du Fail (2) : « Tu me fais ici ouvrir la bouche en attendant quelque grand cas : sera-ce point la souris d'Horace ? »

Il serait facile de multiplier les exemples (3).

L'auteur anonyme de l'*Épistre du Chevalier transfiguré* (1515) s'est emparé de l'idée, qu'il accommode à une sauce mythologique assez bizarre ; seulement, chez lui, la souris est remplacée par une *raigne* (4), une grenouille :

---

(1) 1524 — 1560.
(2) XVIᵉ siècle ; les *Baliverneries* sont de 1548.
(3) Voir les indications données sur ce sujet par M. Robert, bibliothécaire de Sainte-Geneviève, dans son édition des *Fables*, Paris, 1825, chez Gabin, I, p. 326.
(4) Ou *raine*, terme vieilli dans lequel on retrouve le latin *rana* ; on emploie encore couramment le diminutif *rainette* pour désigner la grenouille dite d'*arbre*.

A ce propos Orace très notable
Tout exemple redige en une fable
Que les montaignes faignirent estre grosses
Car ilz amplirent leurs cavernes et fosses
De vent subtil, et si très fort s'enflèrent,
Que peu après leurs croustes ne crevèrent,
Tant que faict les Dieux s'en esbahirent.
Mesmes chaos et l'enfer mot ne dirent,
Tremblans de paour, et l'ancien vieillart
Demogorgon (1) ne peult, par aulcun art
Ny par antique et vieille expérience,
De cest object sçavoir l'intelligence ;
Mais en doubtant pensa par conjecture
Le plaisir estre seullement de Nature
Que Typheus Ethna eust engrossée :
Dont chascun Dieu eust diverse pensée ;
Mesmes Opis, et Théthis, et Neptune,
Et l'Océan, attendant la fortune
Quand la naissance de ce monstre seroit,
Qui peult estre tous les dévoreroit.

. . . . . . . . . . .

Mais en la fin ne fut pas si grand chose
Qui se trouva dedans le mont enclose ;
Car tant gémit et cria la montaigne
Qu'elle enfanta une petite raigne.

---

**Guitares sentimentales** (2). — Notre bourgeoisie ne peuple

(1) L'intelligence créatrice, Dieu, Jupiter.
(2) Nous passons sous silence les odes, stances, idylles, devises, etc.,
composées à l'occasion des naissances princières ; elles rempliraient
plusieurs volumes et sont dénuées d'intérêt ; nous n'en avons que trop
reproduit dans nos *Accouchements à la Cour* et dans nos *Curiosités historiques sur les accouchements.* — Que dire des nombreuses banalités
bourgeoises qui nous ont passé sous les yeux ! Nous les avons toutes
mises au panier, à l'exception d'une pièce d'un M. Pavillon « de l'Académie française » qui sera le prototype du genre :

A MADAME *** SUR LA GROSSESSE DE SA FILLE.

Quoi ! vous êtes Grand'Mère, Aminte ? C'en est fait,
　　Autant que je m'y puis connoître.
Il est assez plaisant de travailler pour l'être,
　　Mais fâcheux de l'être en effet.

guère, si l'on en en croit la statistique; par contre, elle continue
volontiers, dans le style dont elle parle de la maternité, les traditions
sentimentales de la fin du dix-huitième siècle. Un sonnet où M. G.
Audigier développe ce thème louable, la sainteté de l'enfantement,
est fait pour lui plaire :

### LA MÈRE

Femme aux regards si doux, toi qui t'appelles mère,
Comme le Créateur des amoureux printemps
S'appelle le bon Dieu, sans nulle crainte, attends
La féconde douleur de ta grossesse amère ;

A chaque battement, sens, ton cœur t'énumère
Les bonheurs de créer ; — il est venu le temps
Où la source de vie, en tes reins palpitants,
Rendra par son espoir ta souffrance chimère ;

C'est un triste présent que font les Destinées,
     Qu'elles ne donnent pas pour rien :
Il vous en a coûté vos plus belles années
     Et le plus clair de votre bien.

Cet enfant, qui s'en va croître votre famille,
Un jour vous vengera selon votre souhait ;
Et vous lui verrez faire alors à votre fille,
     Le même affront qu'elle vous fait.

Puisse-t-il toujours suivre, en marchant sur vos traces,
Du véritable honneur les sentiers peu battus,
Et sans jamais avoir de part à vos disgrâces
     N'hériter que de vos vertus !

Que cet heureux enfant, bientôt suivi d'un autre,
Transmette à ses neveux la gloire de son nom.
     Et qu'aux honneurs de sa maison
Il joigne, s'il se peut, tout l'esprit de la vôtre !

Nous préférons ces quelques vers de l'élégiaque Hégesippe Moreau, sur
la *Naissance d'un portier* :

Je méditais une ode, ou pis peut-être,
Quand tout à coup grand bruit dans le quartier :
« A l'entresol un garçon vient de naître ;
« Notre portière accouche d'un portier !... »

Ornant de fleurs ses langes un peu sales,
Je l'ai vu beau, beau comme un fils de roi,
Pleurer au bruit des cloches baptismales :
Dors, mon enfant, rien n'a sonné pour toi.

Ton être est dédoublé ; — faible jusqu'à mourir
Ton corps pleure le sang, et ton lait va nourrir
L'enfant pour réparer toutes les funérailles.

Ange au front pâli, toi, qui berces doucement,
Béni soit le cruel effort de tes entrailles
Et le labeur sacré de ton enfantement !

Hélas ! en dépit de M. Audigier, la venue de Bébé, de ce trésor, dont la maman ne discourra que les yeux humides de tendresse, n'est plus, de nos jours, qu'un désagréable accident de ménage.

Est-il nécessaire de dire que les monologuistes ont pincé de cette corde ? Nous gageons que plus d'une belle madame qui, inquiète au bout d'une lunaison, a aigrement repris monsieur sur son manque de précautions, s'est pâmée en entendant Mlle Reichemberg réciter la poésie de M. Adenis(1), dont voici quelques strophes :

 . . . . . . . . . . .
 ... Sur notre humble séjour,
 Tout droit du bleu pays des anges,
 Il est arrivé l'autre jour.

 Comment ?... il s'est penché sans doute
 Pour voir... la curiosité !..
 Le bon Dieu, que pas un n'écoute,
 Regardant d'un autre côté,

 . . . . . . . . . . .

 Il est tombé : voilà la chose ;
 Il est tombé du Paradis,
 Par bonheur sur du satin rose...
 Il en est tombé, je vous dis,

 Des milliers déjà .... Quoi qu'on fasse,
 Sans profiter de la leçon,
 Des milliers d'autres, pile ou face,
 Tomberont de même façon.

 . . . . . . . . . . .

 Ne regardez pas sur la terre,
 O petits anges curieux !
 Le jeu n'en vaut pas... le mystère.
 Restez là-haut : cela vaut mieux.

(1) On trouvera la pièce complète chez Ollendorff, éditeur.

Dits par Mlle Reichemberg, ces vers peuvent être charmants ; à la lecture, c'est un régal tant soit peu fade.

La *délicieuse ingénue* de la Comédie-Française a sans doute une disposition particulière pour débiter les poésies de *nativité*, car M. Fernand Beissier, dont la spécialité littéraire paraît être le monologue *pour jeunes filles du monde*, lui a confié le soin de faire valoir une autre œuvre de son répertoire, *Sous les choux* (1).

> Dans le grand jardin de chez nous,
> S'il est un coin que je préfère,
> C'est un petit coin solitaire,
> Où l'on ne plante que des choux.
>
> . . . . . . . . . .
>
> Et bien simple en est la raison :
> C'est qu'un beau matin de Dimanche,
> Alors que Mai verdit la branche,
> Sous l'un d'eux, je naquis, dit-on.
>
> — Je sais que de moi l'on peut rire.
> Je sais aussi que des jaloux,
> Qui ne sont pas nés sous des choux,
> Tentent quelquefois d'en médire ;
>
> Que d'autres encor dédaigneux,
> Disent être nés sous des roses ;
> Comme si quelques fleurs écloses
> Valaient un chou majestueux.
>
> Mais peu m'importe ! — Je préfère
> Mon premier nid si doux, si beau ;
> Et qui peut servir de berceau
> A quelque nouveau petit frère.
>
> . . . . . . . . . .

C'est égal, même avec sa mièvrerie un peu bébête, ce monologue nous semblerait singulier dans la bouche d'une jeune fille, fût-elle du monde... où l'on s'ennuie.

Grâce à M. Manuel, inspecteur général de l'Université, nous avons l'accouchement patriotique :

---

(1) Librairie théâtrale.

### LE DERNIER DÉLAI (1)

Les délais sont passés, voici le dernier jour !
Le livre des adieux se ferme sans retour.
Sur la feuille d'exil que le vainqueur va clore,
L'âme des indécis s'attarde et rêve encore ;
Et ceux qui sont restés auront pu, jusqu'au soir,
A l'heure qui s'enfuit disputer leur devoir.
Hâtez-vous ! la valise attend, — ou la besace !

Dans un humble logis d'un village d'Alsace,
Morne, le front penché sur la couche et pleurant,
Une femme est assise au chevet d'un mourant.
Le mari, dévoré par une lente fièvre,
Voudrait parler: elle est suspendue à sa lèvre,
Et suit avec effroi, la main pressant la main,
Les battements du cœur qui cesseront demain.
Pauvre homme ! son histoire est simple: il fallait vivre !
Emigrer, quand le pain coûte cinq sous la livre,
Et qu'un enfant va naître, et qu'on est sans métier !
Car que peut faire ailleurs un garde-forestier ?
Puis, on aime ces bois qu'on arpente à toute heure,
Où l'arbre est un ami, la hutte une demeure ;
On plonge au tiroir vide un regard attristé ;
On voit le vieux fusil qui repose à côté :
On reste ! — après la paix n'a-t-on pas une année?

Mais, un soir de septembre, ayant fait sa tournée,
Un frisson le saisit. Il gagna la maison,
Prit le lit: or, le mal était sans guérison.
Il avait oublié qu'il ne faut pas attendre,
Et que la mort nous guette et cherche à nous surprendre,
Sans laisser à ceux-ci l'heure du repentir,
A ceux-là le délai qui permet de partir !

Il ouvre deux grands yeux, s'agite, se soulève,
Comme s'il eût voulu chasser quelque affreux rêve ;
Il fixe sur sa femme un regard douloureux
Dont le rapide échange a des secrets pour eux ;

---

(1) Il s'agit du dernier délai accordé aux Alsaciens-Lorrains, après la
guerre de 1870-71, pour opter entre la France et la Prusse.

Et, d'un suprême effort, il s'explique à voix basse :
— « Tu vois, femme, j'ai trop ajourné : le temps passe !
Dieu me pardonne-t-il de n'avoir pas opté ?
J'ai péché par faiblesse, et non par lâcheté.
Toi, ne perds pas un jour après mes funérailles,
Car je veux que l'enfant, libre dans tes entrailles,
Naisse au pays français, loin des yeux ennemis !
Songe bien que j'y compte, et que tu l'as promis.
Tu peux seule apaiser le remords que j'emporte ;
Je n'ai pas accompli mon devoir : sois plus forte ! »

O noble femme ! elle est, depuis l'aube, en chemin ;
Pâle, pressant le pas, un paquet dans la main,
Elle va devant elle, énergique et souffrante ;
Quoi qu'elle puisse voir, à tout indifférente,
L'esprit, de loin, tourné vers un but inconnu !

Ni la pente escarpée au flanc du granit nu,
Ni le soleil dardant sur chaque grain de pierre
Un rayon dont la flamme aveugle la paupière,
Ni les ravins qu'il faut franchir, ni les sentiers
Qu'à peine braveraient les gardes-forestiers,
Ni le pâtis glissant, ni le roc, ni la ronce,
Ni l'horreur des grands pins où la route s'enfonce,
Ni le sol incertain des bois marécageux,
Ni le terme fuyant, ni le soir orageux,
Rien ne l'arrête ! Elle a son espoir et sa tâche.
Elle sent qu'il est temps ; elle va sans relâche,
Tremblante d'être vue ; elle a soif, elle a faim...
Partout la solitude et les Vosges sans fin !

Au sortir des forêts est un premier village.
Deux bûcherons, guidant un rustique attelage,
Suivaient un chemin creux. Elle timidement :
— « Mes amis, est-ce encore un village allemand ?... »
— « Oui, dit un des vieillards, d'une voix sourde et triste.
Vous paraissez souffrir : que le ciel vous assiste ! »
— « Et la France, est-ce loin ?... »
                                   — « Il vous faut bien marcher
Trois heures pour le moins ; le mieux est de coucher,
Cette nuit, au hameau ; l'auberge est un bon gîte :
Nous y passons... »
                        Mais elle, aux premiers mots, les quitte
Et, d'un pas plus rapide, elle part en avant.

Le crépuscule est terne et livide ; le vent
Soulève la poussière et présage la pluie.
Elle sent son fardeau qui lui pèse. Elle essuie,
De ses doigts enfiévrés, l'eau qui perle à son front.

Ah ! l'on vous redira, dans les temps qui viendront,
Héroïques récits de ces obscurs courages,
Et comment la Patrie, à ses lointains mirages,
Sous le regard jaloux des reîtres triomphants,
Par delà la frontière attirait ses enfants !
Trois heures ! longue étape !... y peut-elle suffire ?
L'orage est déchaîné, le chemin devient pire ;
Elle gravit la côte immense et la descend.
Une bourgade encore est sur l'autre versant :
Elle y va, haletant, pas à pas, jusqu'au faîte.
Mais la ligne des bois, où son regard s'arrête,
De ses brumeux remparts cerne tout l'horizon !

Cette fois, elle tombe enfin sur le gazon,
A bout de force, en pleurs, sombre et découragée !
Aux paysans distraits qui l'ont interrogée !
Elle ne dit qu'un mot : « La France !... est-ce bien loin ?.. »
— Par la traverse, une heure ! »... Elle ne reste point
Assise, elle reprend sa course, et, résolue,
Comme une bête fauve, elle échappe à leur vue.
Dès qu'elle voit dans l'ombre un passant, elle y court :
« Pour arriver en France, est-ce là le plus court ?... »
Elle écoute, et repart, et tandis qu'on s'étonne,
Elle n'a qu'un refrain farouche et monotone :
« La frontière ?... »

        Là-bas enfin, près du coteau,
Des masures, un pont, une borne, un poteau :
C'est la France !... Vas-tu mourir, ô digne femme ?
Est-ce un effort stérile ? — « Allons, ferme, mon âme !
C'est le terme ! » dit-elle... Elle se traîne encor ;
Elle a passé la borne, elle a touché le port ;
Une maison est proche : elle frappe à la porte,
Et tombe, inerte et froide.

        On s'empresse, on l'emporte.
On la sauve !
      Elle reste ainsi jusqu'au matin.
Et comme elle entr'ouvrait ses yeux voilés, soudain

Un faible cri d'enfant arrive à son oreille.
Elle écoute, et tressaille, et revit, et s'éveille !
Une voix dit : « Un fils ! »

                        — « O Dieu, tu m'exauçais !
Sois loué ! c'est un fils ! dit-elle... Il est Français ! »

Le patriotisme est un sentiment dont nous n'aimons pas beaucoup les manifestations de cabinet. Mais, en fait, une émotion sincère se dégage de ces vers. M. Manuel a été, combien de fois ! candidat toujours malheureux à l'Académie : plus d'un élu n'a, dans son bagage, rien qui vaille cette pièce.

---

**Ironies.** — Ce qui suit n'est plus pour les cœurs sensibles.
Charles Cros, savant original et poète curieux, mort malheureusement trop tôt, nous a laissé ce dizain railleur où les détails réalistes jurent étrangement avec un rhythme tout parnassien.

### LA CHAMBRE D'ACCOUCHÉE

Dans les douces tiédeurs des chambres d'accouchées,
Quand à peine, à travers les fenêtres bouchées,
Entre un filet de jour, j'aime, humble visiteur,
Le bruit de l'eau qu'on verse en un irrigateur,

Et les cuvettes à l'odeur de cataplasme ;
Puis la garde-malade avec son accès d'asthme.
Les couches, où s'étend l'or des déjections,

Qui sèchent en fumant devant les clairs tisons,
Me rappellent ma mère au jour de mon enfance ;
Et je bénis ma mère, et le ciel, et la France !

Saviez-vous qu'il y eut une conclusion philosophique à tirer du spectacle de ces bocaux où, conserves de chair mort-née, marinent les avortons dont la vie n'a pas voulu ?
Un pince-sans-rire, dont le *Chat noir* regrettera longtemps la fin prématurée, Mac Nab, va vous la donner dans les *Fœtus* (1) :

---

(1) La pièce se trouve dans les *Poèmes mobiles* de Mac Nab, Vannier, édit.

On en voit de petits, de grands,
De semblables, de différents,
Au fond des bocaux transparents.

Les uns ont des figures douces,
Venus au monde sans secousses,
Sur leur ventre ils joignent les pouces.

D'autres ont un rire béat,
Depuis le jour où du méat
Ils ont reçu leur exéat.

. . . . . . . . .

Privés d'amour, privés de gloire,
Les fœtus sont comme Grégoire,
Et passent tout leur temps à boire.

Gentils fœtus, ah ! que vous êtes
Heureux d'avoir rangé vos têtes
Loin de nos humaines tempêtes !

Heureux, sans vice ni vertu,
D'indifférence revêtu,
Votre cœur n'a jamais battu,

Et, vous seuls, vous savez peut-être
Si c'est le suprême bien-être
Que d'être mort avant de naître !

La répugnante affaire de l'avorteuse de Batignolles (1) a donné, au collaborateur du *Figaro* (2), qui a pris pour masque le pseudonyme de Lucius, l'idée d'une plaisanterie où certain ragoût de fantaisie cadavéreuse n'est pas sans originalité ; c'est un dialogue :

## LA FAISEUSE D'ANGES

(UNE OFFICINE AUX BATIGNOLLES)

### Scène Première

LA FAISEUSE. — UNE FEMME

LA FAISEUSE

Le v'là, le petit trouble-fête !...
C'est-y de l'ouvrage bien *faite* ?

---

(1) Cour d'Assises de la Seine, session spéciale de novembre-décembre 1891.
(2) *Supplément littéraire* du 21 novembre 91, dans la série de caprices rimés que le *Figaro* a intitulée son *Théâtre des Marionnettes*.

LA FEMME

Merci ! tenez, prenez l'argent.
Au revoir !

LA FAISEUSE

En vous obligeant !

(*La femme sort.*)

**Scène II**

L'ANGE

Maman !

LA FAISEUSE, *sursautant.*

De quoi ? le v'là qui chante ?...

L'ANGE

Maman ! maman ! maman ! Méchante !

LA FAISEUSE

Eh, eh, eh ! qu'est-ce qui lui prend ?

L'ANGE, *d'une voix faible comme un murmure.*

Maman ! attends que je sois grand !
Regarde comme tu me laisses
En proie à toutes les faiblesses !
Vois mon être à peine formé !
Reviens ! j'ai le droit d'être aimé !

LA FAISEUSE

Mon lapin, faut fermer ta boîte !...
Oh là là ! j'en suis toute moite !

L'ANGE

Ah, si mes pieds pouvaient courir !
Ai-je donc vécu, pour mourir ?

LA FAISEUSE

Tais-toi ! — que le diable t'emporte !
J'en ai jamais vu de c'te sorte !
On n'est pas sujette à l'effroi,
Mais celui-ci....

L'ANGE

Maman ! j'ai froid !

LA FAISEUSE

Attends, mon quiqui... (*Elle sort*).

### Scène III

LA FAISEUSE. *Elle revient avec un récipient plein d'alcool.*

Voyons, entre !

(*Elle plonge l'ange dans le bocal. L'âme de l'ange s'envole*).

As-tu chaud à ton petit ventre ?
Tu ne dis plus mot : tu consens !

(*Au moment de fermer le bocal, elle se ravise*).

Tiens tu m'a tourné *les sangs*
Avec ton gazouillis ! Ecoute :
Tu peux bien me payer la goutte !
A ta santé, mon chérubin !

(*Elle jette l'ange dans un coin, et approche l'alcool de ses lèvres. On sonne*).

Du monde ?... Au diable la boutique !
Ce que ça donne, la pratique !

(*Allant ouvrir*)

On y va !... — Mince de turbin !

Voici la complainte, avec allusions politiques, que Gilbert Martin
a faite sur le même sujet :

L'AFFAIRE DES AVORTEMENTS

C'est une affaire lamentable,
Le grand scandale du moment :
Une mégère épouvantable
Se livrait à l'avortement.

Elle avait pour trafic immonde,
Par des moyens très raffinés,
D'expédier dans l'autre monde
Les enfants pas encore nés.

C'était son unique besogne,
Son métier et son gagne-pain.
Sans peur, ni pitié, ni vergogne,
Au fruit elle ôtait le pépin.

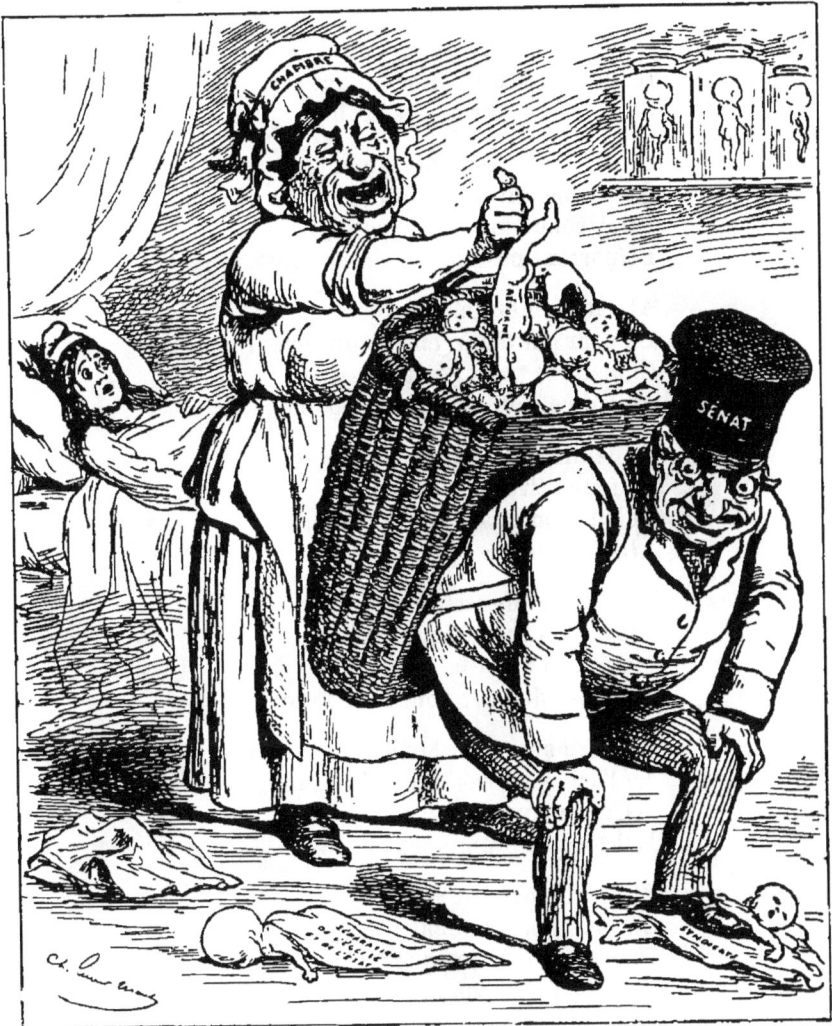

Fig. 191.

Et même, à ce tripatouillage
Apportant un complaisant soin,
Elle écrasait le coquillage
Par goût autant que par besoin.

Chaque jour, sous ses doigts atroces
Croissait le sombre défilé.
On l'appelle « la Mort-aux-Gosses, »
Un nom qu'elle n'a pas volé.

Mais pour cet effroyable office
Qu'elle exerçait comme un défi,
Il lui fallait un bon complice ;
Seule elle n'aurait pas suffi.

Donc, elle s'adjoignit un mâle
Qui se pendit à ses jupons,
Un Ugène blond, visqueux, pâle
Et portant casquette à trois ponts.

Ah ! mes enfants, à quel curage
Ils sont parvenus entre eux deux !
Chacun se partageait l'ouvrage ;
Aussi, ce qu'ils ont cassé d'œufs !...

La femme amenait en compote
Le fœtus tiré par un bout,
Et lui, l'empilant dans sa hotte,
Allait le jeter à l'égout.

Le pauvre innocent petit être,
Saisi dans son obscur séjour,
Mettait le nez à la fenêtre,
Mais pas du tout pour voir le jour.

Si, par hasard, la Mort-aux-gosses
Ne l'achevait pas d'un seul coup,
L'Ugène, avec des yeux féroces,
Lui tordait proprement le cou.

Et puis, plus rien au fond du bouge
Où tous deux riaient bien gavés ;
Plus rien que quelque tache rouge
Sur les draps pas même lavés ;

Plus rien qu'un peu de pourriture,
Qu'un souffle emporté par le vent,
Au lieu de ce que la nature
Avait fait pour être vivant.

Ah ! c'est une œuvre condamnée
Que celle de l'avortement !

23

Et cependant toute l'année
Elle s'exerce ouvertement.

Depuis janvier jusqu'en décembre,
Pour ce hâtif assassinat
La mort-aux Gosses c'est la Chambre,
Et l'Ugène c'est le Sénat.

Quelles funèbres hécatombes
De projets toujours avortés !
Que d'égouts en guise de tombes
Où les fœtus furent jetés !

La République saine et forte
A conçu dans ses flancs féconds
Des réformes de toute sorte .
Et des progrès à pleins fourgons.

Mais avant que la délivrance
S'accomplisse sans médecin,
Le fœtus, trompeuse espérance,
Est écrabouillé dans son sein.

Par des manœuvres abortives
La Chambre arrache l'embryon,
Dont les chairs saignantes et vives
Vont grossir la collection.

Le Sénat qui, près de la porte,
Guette et frémit comme un vautour,
Prend le petit être et l'emporte
Dans son égout du Luxembourg.

Et sur la couche de torture
Où le crime s'est accompli,
La mère sans enfant murmure,
Les yeux caves, le teint pâli :

« Encore un, ô triste ironie !
C'est le centième pour le moins !
Et cette action impunie
A tous les Francais pour témoins ! »

M. Jean Ajalbert, autrefois ultra-décadent, symboliste, instru-
mentiste, que sais-je ? se contente aujourd'hui d'être un écrivain

de grand talent. De lui, le sonnet suivant, d'allure bien moderne, tant soit peu cynique, tant soit peu précieuse :

### ENSEIGNE DE SAGE-FEMME

Des nouveau-nés sortent d'entre les choux
Sur une plaque en tôle vernissée,
Qu'on aperçoit à bien des murs vissée
Solidement, — angoisse des époux !

Fières, jadis, de votre ventre plat,
Vierges, au bras d'amoureux platoniques,
Vous avez ri, contemplant, ironiques,
La sage-femme à robe chocolat.

Le temps a fui des amours primitives
Où vous fermiez, comme des sensitives
Ferment leurs fleurs, vos lèvres à l'amant.

Fini de rire : et les enseignes peintes,
Portant les mots *Maison d'accouchement*,
Dansent aux yeux des fillettes enceintes.

Que penserait l'honnête M. G. Audigier, l'apôtre poétique de la maternité (1), du petit poème que nous allons citer ? Probablement qu'il est fort beau, mais que son auteur, s'il est habile homme, est bien abominable. Cet auteur est encore M. Ajalbert.

### GROSSESSES

Elles passent, dans les midis tièdes d'automne,
Les petites ouvrières, vierges jadis,
Ventres gonflés, sous leurs tabliers de cretonne,
Cheveux au vent, les yeux cernés, pieds alourdis,
Elles passent dans les midis tièdes d'automne.

C'est la grossesse lente et douloureuse aux flancs,
Qui déforme ces corps aux lignes délicates,
Mettant un masque au front des filles de seize ans,
Et fait pleurer leurs yeux, clairs comme des agates,
C'est la grossesse lente et douloureuse aux flancs.

---

(1) V. p. 342.

Oh ! ces ventres, porteurs d'une existence sourde,
Qui va, durant neuf mois, s'accusant chaque jour,
Quel crime ont-ils commis pour la peine si lourde
De grossir et durcir comme peau de tambour,
Oh ! ces ventres porteurs d'une existence sourde !

Dans ces ventres, flétris par la maternité,
Lentement germera l'être né de la faute,
Fin de toute jeunesse et de toute beauté !
Qu'il meurt de large orgueil et d'espérance haute
Dans ces ventres, flétris par la maternité.

Vous qui renouvelez le monde, à chaque automne,
Femmes qui faites des enfants, vous enterrez
Vive, votre jeunesse, et personne n'entonne,
Jamais, en votre honneur, mères, des chants sacrés,
Vous qui renouvelez le monde, à chaque automne.

C'est que nous aimons trop l'éphémère beauté,
Le juvénile éclat des lèvres amoureuses,
Pour goûter un restant de fade volupté
Dans le lit ravagé des mères douloureuses,
C'est que nous aimons trop l'éphémère beauté.

Vous êtes à jamais les tristes filles-mères ;
Vous traînerez ce nom partout comme un boulet,
Sans que nul compatisse à vos larmes amères ;
Pour n'avoir pas suivi la route qu'il fallait,
Vous êtes à jamais les tristes filles-mères.

Nous voulons celles qui n'ont pas su les douleurs
Terribles d'enfanter dans le sang et l'ordure,
Et dont les yeux n'ont pas été noyés de pleurs,
Celles dont longtemps la beauté stérile dure,
Nous voulons celles qui n'ont pas su les douleurs.

Comme nous la chantons, la vivante statue,
Le marbre qu'ont poli des légions d'amants,
Et combien de désespérés sa froideur tue,
Combien se sont brûlés aux feux des diamants,
Comme nous la chantons la vivante statue.

Noyez dans le plaisir votre fécondité,
Femmes, vous passerez superbes, dans le monde ;
Gardez vos seins aigus de l'enfant allaité,
Qui les déforme plus que la débauche immonde ;
Noyez dans le plaisir votre fécondité.

Vous nous commanderez de vos œillades sûres,
Nous, maîtres, devenus esclaves de vos yeux,
Et pour cicatriser les plus graves blessures,
Vos baisers seront des baumes délicieux,
Vous nous commanderez de vos œillades sûres.

Nous reviendrons toujours aux pointes de vos seins
Qu'un enfant n'aura pas fatigués de ses lèvres,
Et les choisissant pour les rigides coussins
Nécessaires à nos fronts lourds, chargés de fièvres,
Nous reviendrons toujours aux pointes de vos seins.

Suivent deux pièces de la même école réaliste : le *Noyau*, de Léon
Durocher, et *Cordon s'il vous plait*, de Henri Second.

### LE NOYAU

Neuf mois après avoir dévoré des cerises,
Jeanne sentit qu'un mal nouveau l'élargissait :
Sa taille s'appliquant à rompre tout lacet
Semblait nécessiter d'incessantes reprises.

Les commères au nez rendu creux par les prises,
En regardant un peu plus bas que son corset,
Clignaient de l'œil. Certain Petit-Pierre passait
Pour avoir avec elle abusé des merises.

Le docteur consulté répondit : « Ce n'est rien !
Cela se guérira sans remède — Très bien ! »
Fit le père enchanté de sa fille. Mais elle

Insista. Le docteur lui dit dans le tuyau
De l'oreille : « Il est dangereux, mademoiselle,
Quand on mange le fruit, d'avaler le noyau. »

### CORDON S'IL VOUS PLAIT

Le frêle enfant, qui vient au monde
Plus nu que les petits oiseaux,
Tête encor ni brune ni blonde,
Qu'on attend avec des ciseaux,

Miaulant à nous fendre l'âme,
Comme si le chat l'étranglait,
Semble dire à la sage-femme
— Cordon, s'il vous plaît !

Après la poésie de cénacle, voici de la poésie de café-concert :
un monologue de MM. René Esse et Gerny, créé par Sulbac,
les *Jumeaux-Réclame* (1) : il s'agit d'une dame, dans une position
intéressante, qui reçoit sur... le bas du dos une enseigne de char-
cutier ; ce choc produit une frayeur telle que :

Trois mois après, sans trop de maux,
La dam' met au mond' deux jumeaux.
Mais pour les parents quel déboire !
La sag' femm', d'un air désolé,
Dit soudain au mari qui rentre :
« Lisez donc c' qu'ils ont sur le ventre :
— Grand arrivag' de p' tit salé. (2) »

*Ejusdem farinæ*, une chansonnette-monologue de Villemer et Delormel, les *Trois jumeaux* (3) : c'est l'histoire bien connue, et déjà
donnée plus haut, de ce mari trop sensible qui va au cabaret, pour
ne pas entendre les cris de sa femme en mal d'enfant :

L'autr'jour j'dis comm'ça à ma femme
Qu'était sur le point d'accoucher :
De t'voir souffrir, tiens, ça m'fend l'âme,
J'peux pas plus longtemps l'supporter.
Bonsoir, j'te laisse avec ta mère,
J'vas aller boire un coup d'picton,
Tu m'fras savoir après l'affaire
Si c'est une fille ou un garçon.

A peine installé, le concierge arrive et lui annonce la naissance
d'un garçon :

. . . . . . . . . . . . . . .
Un garçon ! que j'mécrie : Ah ! chouette !...
Nous allons boire un autr'litron.

---

1) Emile Benoît, édit.
(2) Sur ce terme, V. notre *Vocabulaire analogique.*
(3) G. Ondet, édit..

En train de trinquer, un cousin vient lui apprendre qu'il est père d'une grosse fille :

> — Un'fill', que j'dis... non, y a d'l'erreur.
> Tout à l'heure c'était un mâle..
> Il me répond... Mais y en a deux..

Ils se mettent à boire tous les trois à la santé de l'épouse, quand soudain accourt la tante Thérèse

> Qui m'cri' — Vous avez deux garçons !
> Ça, j'vous l'assur', qu'ell' me replique,
> Je m'trouvais là quand il est v'nu..
> J'dois même' vous dir' c'est véridique..
> Qu'un quatrième !.. est attendu..
> — Un quatrième !.. nom d'un tonnerre !
> Je cours près d'elle, adieu, cousin !
> Elle est capable, si j'la laiss' faire,
> De m'en fabriquer jusqu'à d'main.

*Moi aussi*, chansonnette de Chatau et Delormel, déjà nommé, est la paraphrase du dialogue entre une cameriste et sa maitresse, que nous avons cité page 92 et qui sert de légende à la figure 81.

Dans la variante dont nous parlons, pendant que Madame est à Trouville, monsieur offre un souper à sa bonne, en cabinet particulier :

> Au dessert, grisé de Champagne,
> Monsieur était un peu parti,
> Il battait, je crois, la campagne...
> Moi aussi !

> Six mois après cette aventure,
> Madame s'aperçut soudain
> Que j'allais, la chose était sûre,
> Devenir mère un beau matin.

> « Vous devez rougir sous le blâme,
> Me dit-elle, d'en être là. »
> « Vous l'êtes bien, fis-je, Madame,
> Et je ne vous dis rien pour ça. »

REFRAIN

« Mais moi, me dit-elle, impudente,
C'est de monsieur, de mon mari... »
« Je lui réplique, rougissante :
Moi aussi ! » (1)

**Joies de la paternité.** — Les *Quinze joyes de mariage* furent écrites par Antoine de La Sale entre 1448 et 1456 (2); cette énumération piquante des peines et embarras de l'homme marié inspira nombre de versificateurs. Ceux-ci, pas plus que La Sale, n'oubliérent les tracas domestiques d'un mari que sa femme va rendre père; dans le *Sermon des maulx de mariage*, écrit par un anonyme vers 1480, nous lisons :

. . . . . . . . . . . . . . . . . . . . . . .

Et si, après des couchées maintes,
Madame devient ensaincte,
Il fault que le povre chetifz
Fournisse à tous ses appetiz ;
Adonc tout tant qu'il a gaigné
Ne luy sera pas espargné.
Mais, s'il y a riens (3) qui l'agouste (4)
Il fault qu'elle en ayt, quoy qu'il couste,
Et, s'il s'en prent à murmurer,
On luy dict : « Il fault endurer ;
Femme grosse a loy de tout dire. »
Et fault, s'elle estoit cent foys pire,
Qu'il avalle tout sans mascher,
Sinon qu'il s'en voyse (5) cacher.
Quant ce vient à crier les aulx (6)
Les jeux ne luy sont guères beaulx :

---

(1) Signalons encore : *Ça pousse* de Blondelet ; *Comme ça pousse, cousin*, de Lecocq, etc.

(2) La première édition connue fut imprimée à Lyon entre 1480 et 1490.

(3) N'a pas ici le sens négatif et signifie *quelque chose*.

(4) *Qui lui plaise.*

(5) *Aille.*

(6) *A pousser des cris comme un marchand d'ails ou d'aulx.* Dans cette ancienne locution, il y avait sans doute un jeu de mots entre *ail*, légume, et *aye*, exclamation de douleur.

Car, s'il advient qu'en plain minuyct
Le mal luy prengne, toute nuyct
Vous le verrez par la cité
Courir comme ung homme cité (1).
Dieu sçait en quel peine et esme. (2)
Pour trouver une sage-femme,
Et, tant qu'elle ayt rendu le gaige (3).
Il faict veuz et pellerinaige,
Et n'y a sainctz en la Kyrielle,
Ne saincte, qui n'ayt sa chandelle.
Est-il revenu de la ville ?
L'ung dict : « Ça le fil, ça l'esguille ! »
L'autre : « Les forces (4) pour le tondre ! »
Brief, il a tout à respondre.
C'est bien fait, elle est accouchée.
Il n'a pas là œuvre laissée ;
Car convient qu'il cherche et fournisse
Garde, compère et nourrisse,
Et face tendre proprement
Toute la chambre entièrement
Pour le moins de serges vermeilles ;
Et puis qui luy rompt les oreilles,
C'est, et n'eust-il que trois naveaulx
Vaillant, il luy (5) fault des carreaulx
De veloux et menue verdure,
Tant que c'est une grant ordure.
Et s'il n'a de ce parement
Plaisir que de jour seullement :
Car, tandis qu'elle est en gésine,
Il fault qu'il coudre en la cuysine,
Afin qu'elle ayt la main levée
De luy (6) tant qu'el soit relevée ;
Et, quant il luy aura cousté
Or et argent, tout bien compté
Le long de la doulce gésine,
Il surviendra une voysine .

---

(1) Cité (*en justice*).
(2) *Emoi*.
(3) *Et jusqu'à ce qu'elle ait rendu le gage d'amour, l'enfant.*
(4) *Ciseaux*.
(5) Construction pêu claire : (*Ce*) *qui lui rompt., c'est... (qu') il lui fault.*
(6) *Afin qu'elle soit débarrassée de lui* (terme de procédure).

« Comment voulez-vous relever
Sans pantoufles neufves avoir ? »
D'en avoir soubdain elle presse,
Ou el n'yra point à la messe. (1)

Les *Secrets et Loix de mariage, composez par le Secrétaire des Dames*,
sont des premières années du XVIᵉ siècle. L'auteur a fait connaître
son nom par un acrostiche : Jehan Divri. Ce Divri ou Divry ou Di-
very, en latin Diurius, natif (2) d'Hiencourt, au diocèse de Beauvais,
était un bachelier en médecine ; il aurait même exercé cet art dans
la ville de Mantes. A ce titre, il aurait eu le droit de figurer dans
le *Parnasse médical*; mais nous n'avons pas voulu séparer de pièces
analogues les fragments des *Secrets et Loix* que nous allons citer :

Quand le terme voit approcher,
Dieu scet comment il se soucye ;
Rien ne luy ose reprocher,
Tant a de paour de la fascher
Qu'il ne luy trouble la vessie :
Car elle est jà toute transsie
Du mal qu'elle sent en ses flans ;
On se brusle à manger chaulx flans.

Il faut cercher une nourrice,
A trois sepmaines près du terme,
Qui l'enfant alaicte et nourrisse,
Et me fault jà qu'il se marrisse :
On parlera à luy bien ferme :
« C'est vous qui avez si bon germe, »
Ce luy dira nostre espousée.
Commencement n'est pas fusée (3).

Quant ce vient à crier les aulx (4),
Dieu sçait comme il est empesché :
Il court sans soulliers ne houseaulx
Et tracasse par les ruisseaulx,

(1) Pour les relevailles.
(2) Vécut dans les dernières années du XVᵉ siècle et les premières
du XVIᵉ.
(3) C'est-à-dire : quand on commence à mettre le fil sur un fuseau, on
est encore loin de l'avoir garni.
(4) V. page 350, note 5.

Puis ça, puis là, par le marché ;
Tant a de peur d'estre tensé
Qu'il ne luy chault que mal y ait ;
Or n'a pas toujours son souhait.

. . . . . . . . . . .

Aussi tost que l'enfant est né,
Madame du guet, qui est là,
Regarde que Dieu a donné
Affin qu'il soit déterminé
D'avoir des parrains ça et là.
« Or ça », dit-elle, « véez là ;
Une fille avez pour enfant. »
Par grand secheresse tout fend.

Adonc luy fault-il des parrains
Pour la fille sur fons tenir.
Et, combien qu'il ait mal aux rains,
Si fault-il qu'il envoye à Reins
Ou à Rouen pour en fournir,
Car sa femme veult maintenir
Qu'elle n'est pas née de Paris ;
A folles femmes sotz maris.

Or bien, madame est accouchée,
Ainsi que dient les voisins,
En son lit cottye et cachée,
Et fait autant de l'empeschée
Comme une poulle à trois poussins ;
L'une luy chauffe des coussins,
L'autre luy fait ung bon chaudeau ;
On se noye bien en ung seau d'eau.

« Ty ty, ta ta, avant, après,
« C'est fait, c'est mon, il fault le baing. »
Se les engins (1) ne sont retraictz,
Adonc les feront si estroitz
Qu'on n'y bouteroit pas le poing,
Car on a fait venir de loing
De l'eau de tan pour les retraire ;
Chascun mal guerist par contraire.

. . . . . . . . . . .

(1) Il s'agit évidemment ici des *muliebria pudenda.*

Huit jours après vont les voisines
Visiter dame la gesante,
Commères, affines (1), cousines,
Aussi rondes que limosines, (2)
Avec dame Beloth, leur tante;
Margot est là dessoubz sa tente (3)
Qui fait merveille d'escouter :
Toujours ne fait pas bon jouster. (4)
. . . . . . . . . . . .

A quinze jours d'illec viendront
Tous ensemble faire ung banquet,
Et, combien que vivre cousteront,
De vin très bien s'accoustreront
Qui ne sçavent où le blanc est (5).
Et puis Dieu sçait le beau caquet
Qu'on fait de l'incarnation :
Chacun prise sa nation.

Enfin la messe de relevailles est dite et le mari est rentré en possession de sa moitié :

Cette nuit comme auparavant
Le mary couche avec sa femme,
Et lors s'i fourre si avant
Que, ainçois qu'il soit soleil levant,
Empli a le tonneau de basme (6).
Puis tost après dira la dame :
« Vous avez jà rempli le ventre. »
Dessus bon parchemin bonne encre.

Quand ce propos luy est compté,
Que faict-il ? Lors grate sa teste ;
Lors, quant il a bien escouté,
Il se repent d'avoir monté

---

(1) *Alliées.*
(2) Grossier manteau de roulier.
(3) *Rideaux.*
(4) Ce sont les *Caquets de l'accouchée.* V. p. 214.
(5) Qui ne s'inquiètent pas de l'argent dépensé.
(6) *Balsamum, baume.* On devine quel est ce baume.

Ainsi souvent dessus la beste :
« Dieu, dist-il, ait part à la feste
« Que tant souvent ma femme porte ! »
Au pouvre homme sa vache advorte.

. . . . . . . . . . .

Elle en a ung, elle en a deux
Tous les ans, ou encore plus.
Se le povre homme est marmiteux,
Point n'a affaire à gens piteux ;
Tous plaisirs sont de lui forclus ;
Mieulz luy vaulsist estre reclus
Qu'estre tenu ainsi de près :
On faulche deux fois l'an bon près (1).

On nomme *Ténèbres* l'office de Matines et de Laudes de l'après-
dîner des trois derniers jours de la semaine sainte, à la fin duquel
on éteint toutes les lumières. Durant cet office, on chante les leçons
de Jérémie, ce prophète rabat-joie dont le nom a enrichi notre langue d'un substantif à signification lugubre. C'est sur ce modèle fu-
nèbre que s'est réglé l'auteur des *Ténèbres de mariage* (2).

Cy ensuivent en brief languaige
Les Ténèbres de Mariaige.
Lesquelles furent, sans mentir,
Composées par un vrai martir,
Lequel fut dix ans au servage
Comme appartient en mariage.

---

(1) Le bachelier en médecine, Jehan Divry, fut un versificateur assez
fécond. On cite de lui les *Triumphes de France, translatez de Latin en
Francois selon le texte de Curre Mamertin* (un certain Charles de Curres,
natif de Mamers) 1508 ; — *Les faics et gestes de trez révérend père en
Dieu monsieur le Legat* (Georges d'Amboise) *translatez de Latin en
François selon le texte de Faust Andrelin* ; etc. L'abbé Goujet cite,
d'après Van der Linden, un ouvrage de Divry concernant sa profession
de médecin, mais n'en donne pas le titre.

(2) La pièce entière est divisée en neuf leçons. La première édition est
un petit in-8⁰ de huit feuilles en caractères gothiques. Autre édition
sans date, de 1530 environ ; autre datée de 1546. Cette fantaisie misogyne fait également partie de plusieurs recueils.

Nous donnerons ici la quatrième et la cinquième leçon :

## LA QUARTE LEÇON

### *Douleur*

Quand la femme enceinte sera,
Cent fois le jour on pensera
Comme on luy fera du civé ;
Elle plaindra, elle faschera,
De rechiner ne cessera.
Le bon homme est bien arrivé !

Quand vient à l'enfant recevoir,
Il faut la sage-femme avoir
Et des commères un grand tas ;
L'une viendra au cas pourvoir ;
L'autre n'y viendra que pour veoir
Comme on entretient tels estats.

Vous ne veistes onc tel caquet
« Çà, ces drappeaulx ! çà, ce paquet,
Çà, ce baing, ce chremeau (1), ce laict ! »
Et voilà le pauvre Jacquet
Qu'il (2) luy servira de lacquet
De chamberière et de varlet.

Si d'enfans avez à foyson,
Il les faut nourrir, c'est raison ;
Vous y songerez en dormant.
On crie, on brait par la maison ;
Il n'est prière n'oraison
Qui vous sceut oster ce tourment.

Il faut des bonnets et chapeaulx,
Des robbes, chemises, drapeaulx,
Ou à crier sont tous esmeus,
Poyres, pommes et gros naveaux.
Quand vous engendrez tels oyseaux,
Allez chanter *gaudeamus*.

---

(1) Petit bonnet de linge fin dont, après l'onction, on coiffe l'enfant baptisé.
(2) *Qui...*

LA CINQUIÈME LEÇON

*Courroux*

Quand la Bourgeoyse si a geü (1)
Le bon homme est si tres esmeu.
Car il faut la garde payer ;
Le mesnage sera vendu,
Et puis le pouvre morfondu
Courra partout comme ung panier.

Aussitôst qu'il s'en va coucher,
Sa femme le viendra prescher
En faisant semblant de gémir :
« Il vous faut de l'argent chercher
Pour parpayer nostre espicier. »
Il n'a garde de s'endormir.

Puis le bonhomme est en dangier
D'estre cité du boulengier,
Et puis du tavernier, aussi
Sages-femmes. Pour abregier,
Le mary ne faict que songier,
Tant est irrité de soucy.

S'il faut que le mary soit riche,
Il faut avoir une nourrice
Et un bers pour l'enfant bercer ;
Et si de nuit sa femme cliche, (2)
Ou dedans le lict elle pisse,
Le mary n'osera gronder.

S'il faut qu'el ait mal aux mamelles,
Il usera bien deux semelles,
De courir fera ses efforts,
Pour lui cercher des attivelles (3)
Medecins et herbes nouvelles,
Pour garder l'enfant d'aller hors.

Joly mal an, joly mal an,
En mariage souvent a l'en.

(1) *Été en gésine* (du verbe *gésir*)
(2) Le sens malpropre de ce mot s'explique par le vers suivant ;
dans certains pays, *avoir la cliche* est une locution restée populaire.
(3) ?

« Une nombreuse famille est une bénédiction du ciel, » pro-
noncent gravement les riches béats et les célibataires railleurs.
D'après ce qui précède, on peut juger que les bons bourgeois, nos
ancêtres, n'en jugeaient pas absolument ainsi.

> Que tant souvent ma femme porte (1),

est une exclamation qui a sa mélancolie : *Sunt lacrymæ prolis nimiæ.*
Voulez-vous voir le même sentiment mis par André Gill (2) dans
la bouche d'un affreux pochard contemporain (3)? Joseph

> . . . . . . el'machinisse,
> Un homme d'théât', un artisse,

regagne le logis en festonnant le long des quais ; il avise la lune :

> . . . . . . . . . . .
> Un peu plus longue, un peu moins calme,
> On dirait la gueule à ma femme;
> C'est tout craché... sauf el'bandeau
>
> Qu'a s'coll' chaqu'fois su' l'coin de la hure
> Après qu'nous nous somm's expliqués.
> C'est pas que j'aim' y taper dans le nez;
> J'haï ça; c'est cont' ma nature.
>
> Mais pourquoi qu'a m'fait des cheveux gris?
> Faudrait qu' j'y fout' l'argent de mes semaines.
> J'ai beau y coller des châtai'nes,
> A r'pique au tas tous les sam'dis.
>
> Qu'a pleur', qu'a rigol', c'est tout comme;
> Sûr, j'y foutrai pas un radis.
> « T'as qu'à turbiner, comm' j'y dis,
> J'travaill' ben, moi qui suis un homme. »
>
> « J'trouv' pas d'ouvrag' » qu'all' me répond,
> Et puis tous les ans c'est un gosse;
> Qué pondeuse! En v'là d'un négoce!
> C'est épatant! A pond! a pond! (4).

Nous sommes bien loin du brave savetier Blaise chanté par
Plancher Valcour (5).

---

(1) Vers de J. Divry. V. plus haut, p. 165.
(2) 1840.
(3) *La Muse à Bibi.*
(4) V. plus loin notre Vocabulaire analogique.
(5) V. le conte de la *Pondeuse* p. 333.

Une plaisanterie de Xanrof :

### PATERNITÉ (1)

*Un petit employé avait douze cents francs,*
*Vingt ans, et le plus grand amour pour sa cousine.*
*Il l'épousa. — Chacun devine*
*Combien leurs ébats étaient francs. —*
*Bref, ils firent si bien les choses*
*Qu'au bout d'un an à peine il leur*
*— Vous voyez d'ici leur bonheur —*
*Arriva deux gros bébés roses.*
*L'an suivant, ça recommença*
*Deux toujours ! Monsieur dit : C'est assez comme ça.*
*Paf ! autant la saison suivante :*
*— Fécondité désespérante,*
*Tous les ans, très étrange cas,*
*Quoi qu'ils fissent, ne fissent pas,*
*Le pauvre homme était deux fois père. —*
*Si bien qu'à la douzième paire,*
*De rage, il mit fin à ses jours.*

Belle Philis, on désespère
Alors qu'on est père toujours.

On comprendra aisément que pour ces honnêtes gens, que le siècle dernier appelait des « greluchons » et que l'administration actuelle catalogue officiellement sous le vocable de « souteneurs, » la paternité ait bien des ennuis. Jean Richepin a mis en scène (2) l'un d'eux exhalant ses doléances :

### DAB (3)

Paraît que j'suis Dab ! ça m'esbloque (4) ;
Un p'tit salé (5), à moi l'salaud !
Ma rouchi ' (6) doit batt' la berloque.
Un gluant (7), ça ne f'rait pas mon blot (8).

---

(1) Flammarion, édit.
(2) *Chanson des Gueux*, Charpentier, édit.
(3) *Père.*
(4) *Etonner, épater.*
(5) V. notre Vocabulaire analogique.
(6) *Femme*, (terme de mépris, parfois injure amicale).
(7) *Bébé.* V. notre Vocabulaire.
(8) *Cela ne ferait pas mon affaire.*

Que qu' j'y foutrai dans la trompette
A c' lancier-là (1), s'il vient vivant,
A moins qu'il sorte un jour que je pète
Et qu'il veuill' tortofer (2) du vent ?

Et puis, quoi, Titine a trop de masse
Pour s'coller au pucier (3). Mais non !
Pendant qu'elle y f'rait sa grimace,
Quoi donc que j' bouff' rais, nom de nom ?

Moi, j'ai besoin qu' ma Louis' (4) turbine.
Sans ça j' tire encore un congé
A la Maz (5) ! Gare à la surbine (6) !
J' deviens grinch' (7) quand j'ai pas mangé.

Singulier monde ! c'est quand la *marmite* est pleine que M. Alphonse se serre le ventre.

**Naissances prématurées.** — Les naissances prématurées laissent toujours à supposer « qu'un pain a été pris sur la fournée. » Quand ce n'est pas le fait du boulanger légitime, la situation est assurément comique ; aussi les rimeurs ont-ils plus d'une fois essayé d'en amuser leurs lecteurs. Nous commencerons nos citations par un extrait de la *Luciniade* de Sacombe ; le morceau est assez long, pitoyablement écrit, mais il est d'un confrère. Honneur au confrère !

Un franc Parisien de Paris, c'est-à-dire,
(Et qu'on ne pense point que je veuille médire)
Un de ces boutiquiers engraissés, parvenus,
Qui, couchés au grand livre, ont de bons revenus.
*Item*, quelques maisons à cinq ou six étages,
Dont le produit total ajoute à leurs potages,
Perdrix aux choux, pâtés, tourtes et godiveaux,
Qui d'excellents vins vieux meublent cave et caveaux :

(1) *Individu.*
(2) *Manger.*
(3) *Lit.*
(4) *Fille publique* ; c'est une abréviation de Louis XV, « parce que souvent, suivant J. Richepin, dans les maisons de prostitution, les filles se poudrent la tête et se posent des mouches à la mode du siècle dernier. »
(5) *Mazas.*
(6) *Surveillance.*
(7) *Voleur.*

Bref, un Parisien fit un jour la folie
De prendre à soixante ans femme jeune et jolie.
Sans doute sur les yeux de ce bon vieux badeau (1),
A l'autel d'hyménée amour mit son bandeau.
Après six mois échus d'une union si belle,
L'époux à mon logis accourt : « Mon Isabelle,
Dit-il, ressent les maux, non de l'enfantement,
Car nous comptons six mois depuis le sacrement,
Mais les maux précurseurs de quelque fausse-couche. »
J'accours ; en souriant Isabelle se couche,
Et tout examen fait, je demeure interdit :
Le vieillard veut savoir ce que mon doigt m'a dit.
Il fallait bien répondre, et sûr de l'aventure :
« Consolez-vous, papa, comptez sur la nature,
Lui-dis-je ; elle a plus fait que vous n'imaginez.
— Quoi ! va-t-elle accoucher ? — Monsieur, vous devinez.
— Ah ! malheureux enfant ! — L'enfant quoique précoce,
Est viable à cinq mois. — Ah ! le ciel vous exauce ! »
Comme il disait ces mots, un poupon gros et gras,
En criant, vieux niais, se glisse entre deux draps.
Je le donne au vieillard, qui jaloux d'être père,
Pleurait ainsi qu'un veau, tant la nature opère.
Cependant ces cinq mois lui pesaient sur le cœur,
Et cet anachronisme aigrissait son humeur.
Lorsqu'Alphonse Le Roi (2), docteur en médecine,
Prouva devant Thémis, en dépit de Lucine,
Qu'un enfant est viable à cinq mois comme à neuf.
Tout autre aurait douté d'un système aussi neuf,
Mais un époux croit tout, tout lui paraît possible,
Surtout lorsqu'il est vieux, amoureux et sensible.
On adopte aisément une erreur qu'on chérit.
Pour consoler les sots, Dieu fit les gens d'esprit.

Dans les chansons de Gaultier Garguille (3), il est fréquemment
question des *hydropisies de neuf mois* (4), des causes, symptômes

---

(1) Orthographe sans doute inventée par Sacombe afin de rimer plus
richement à l'œil avec *bandeau*.
(2) V. nos *Accoucheurs célèbres*.
(3) 1574-1634.
(4) Cette expression pour désigner la grossesse était familière aux bouf-
fons de l'époque. Sous le nom de Bruscambille, contemporain de Gaultier Garguille, on imprima, en 1619, un livre de *Prédictions grotesques*

et incidents de ce mal si commun à toutes les époques. Un pot-pourri, appartenant au répertoire de l'illustre farceur, débute ainsi :

> Un gros mignon (1) espousa une fille
> Qui accoucha dès la nuit ensuivant.
> Comment, dit-il, suis-je bien si habile,
> Du premier coup avoir fait un enfant?
> Comment cela ? toutes les nuits autant,
> Au bout de l'an j'en aurais à foison.
> Adieu vous dy, femmes qui portez tant,
> Vous rempliriez d'enfans une maison.

Gaultier Garguille est d'habitude moins honnête dans ses termes. Sur le même sujet, l'épigramme de Jean-Baptiste Rousseau (2) est nette et concise :

> Jean s'est lié par conjugal serment,
> A son Alix si long-temps recherchée;
> Mais quatre mois après le Sacrement,
> D'un fruit de neuf elle s'est dépêchée.
> Jean se lamente, Alix est bien fâchée ;
> Mais le Public varie à leur égard :
> L'un dit qu'Alix est trop tôt accouchée;
> L'autre, que Jean s'est marié trop tard.

Dans un recueil faussement attribué au cardinal de Rohan (3), cette épigramme est délayée :

> Pour son épouse en mal d'enfant,
> Après six mois de mariage,
> Chez l'accoucheur court maître Jean ;
> « En tracassant dans son ménage

---

et récréatives où nous lisons : « Et quand aux *cathères et hydropisies de neuf mois* qui pourroient arriver, les vertugadins serviront de remèdes; et en tous cas, quand cela se viendroit à descouvrir, un peu de savon du vieux temps et d'oubliance pourront oster les taches de l'honneur. »

(1) Garçon.
(2) 1570-1741.
(3) *Contes et poésies du C. Collier* (Cardinal Collier), commandant des croisades du Bas-Rhin, Saverne. 1792, 2 v. in-18 avec figures. Le Cardinal de Rohan, prétendu auteur de ces contes gaillards, avait reçu le nom de cardinal Collier après l'affaire connue sous ce nom. Plusieurs de ces contes se retrouvent dans un petit volume de 80 pages, intitulé *Etrennes aux Emigrés*, 1793, in-12. Barbier, dans ses *Anonymes et Pseudonymes*, attribue ces *Epreuves* à un certain Jacquemart, libraire à Paris, né à Sedan en 1725, mort en 1799.

Sans doute elle aura fait effort,
Dit l'époux en pleurant bien fort.
La pauvre femme ! elle aime trop l'ouvrage :
Elle n'aura qu'un enfant mort ! »
L'accoucheur le suit, il arrive,
S'assure de l'état des lieux
Bientôt une douleur active
Heureusement fait paraître à leurs yeux
Un gros poupon qui fait des cris de diable.
« Quel bruit ! dit maître Jean, cela n'est pas croyable :
Il est venu trop tôt pour le moins de trois mois.
— Ah ! répond l'accoucheur, l'enfant est bien à terme.
— Eh ! non, comptez, dit l'époux aux abois,
C'est à Noël pour la première fois,
Je le soutiendrai fort et ferme,
Que notre hymen s'est terminé.
— Peut-être avant aviez-vous badiné ?
— Badiné! Non jamais, je n'eus, à ma future,
Connaissant sa vertu, fait une telle injure :
Cet enfant vient trop tôt ! » L'accoucheur lui repart :
— Soit ; c'est peut-être un jeu de la nature :
Mais aussi votre noce est venue un peu tard.

Dans une petite pièce dont nous ne connaissons pas l'auteur, le trait final est analogue ; seulement le cas est beaucoup moins immoral. L'époux n'a pas à récriminer ; la noce officielle a réellement été trop tardive, voilà tout :

Hugot et Rose, à l'enfant de Cypris,
Tendres amants aux bois sacrifièrent ;
S'aimèrent tant qu'enfin ils s'épousèrent.
Trois mois après, Rose accouche d'un fils :
— Voilà, mon cher ! une couche précoce,
Lui dit Damon. — Non pas, repart Hugot ;
L'enfant n'est pas venu trop tôt,
Mais on a fait trop tard la noce.

Un impromptu de l'abbé Grécourt, déjà nommé, assez piquant sous la forme négligée :

Jean, quatre mois après sa noce,
Se trouva père; il s'en fâcha.
Au beau-père il le reprocha,

> Lequel lui dit : « D'un fruit précoce
> Ma femme ainsi me régala.
> J'eusse fait du bruit plus que trente ;
> Par un contrat de mille écus de rente,
> Mon beau-père me consola.
> Ce même contrat, le voilà ;
> Il doit rester dans la famille.
> A votre gendre, il conviendra,
> Si vous mariez votre fille. »

De Baraton (1) ; la plaisanterie est médiocre, sinon mauvaise :

> Après quatre mois et demi
> Depuis le jour de l'hyménée.
> Jean voyant sa femme accouchée,
> Etait fort courroucé ; mais Girard son ami,
> Pour l'apaiser lui dit : — Supputons, et j'espère
> Te montrer ton erreur. Souviens-t'en pour toujours ;
> Quatre mois et demi de jours,
> Et tout autant de nuits, font neuf mois, mon compère,
> Pourquoi donc te mettre en colère ?
> — J'ai tort, répondit Jean, mais, notre ami Girard,
> J'ignorais qu'il fallut compter les nuits à part.

Enfin un quatrain anonyme assez lestement tourné :

> Admirons le bonheur de Colas de Nanterre :
> Sa fortune en tout lieu malgré lui le poursuit.
> A peine a-t-il le temps de cultiver la terre,
> Qu'elle s'ouvre elle-même et lui donne du fruit.

---

**La muse historique de Loret.** — Le Bas-Normand Jean Loret, né au commencement du XVII<sup>e</sup> siècle, mort en 1665, fut le créateur de la Gazette rimée. Chaque semaine il adressait à Mme de Longueville, sous forme de lettre, un journal en vers, comprenant la politique, le théâtre, la littérature, les divertissements de la cour, les commérages de la rue ; chacune est décorée en guise de titre d'une épithète plus ou moins bizarre, comme *longuette, ambu-*

---

(1) 1656 (?). -- 1725.

*latoire, assaisonnée, goguenarde, piteuse,* etc. « Cependant la gazette
de Loret, écrit M. Hatin (1), était trop du goût de cette époque
remuante et frondeuse pour qu'elle restât longtemps le privilège
du cercle un peu restreint de l'hôtel de Longueville. Il ne fut bientôt plus question dans toutes les ruelles que des caquets du poète
gazetier et les traits les plus saillants volaient de bouche en bouche par tous les coins de la ville. » Aussi, malgré la négligence
et la trivialité de ses vers, Loret se décida à les faire imprimer (2).
Nous y avons trouvé quelques *faits divers* intéressant notre sujet :

#### ACCOUCHEMENT DE LA MARÉCHALE DE LA MOTHE (3).

> La maréchale de la Mote,
> Dont le propre nom est Charlote,
> Après maint douloureux ahan,
> Et crié bien des fois : « Han ! han »
> Accoucha lundy d'une fille ;
> Mais, fût-elle aimable et gentille,
> Abondante en rares trézors,
> Charmante d'esprit et de corps,
> Plus belle et plus charmante encore,
> Que le soleil ny que l'aurore,
> On aimerait mieux un garçon,
> En dût-on payer la façon. (4)

#### HISTOIRE DE VOLEURS (5)

> Quelques ennemis ou canailles
> Ont volé la dame Navailles,
> Mais de si courtoize façon,
> Qu'ils ne l'ont point mize à rançon.
> D'autant qu'elle leur dit sans feinte
> Qu'elle étoit de six mois enceinte.
> Mais, voyant qu'elle avoit peu d'or,
> Ces messieurs luy prirent encor
> Les deux chevaux de sa litière,
> Et ce fut devers la frontière.

(1) *Histoire du Journal en France,* Jannet 1853.
(2) Paris, 1650-1665 ; réimpression en 1857.
(3) La femme du maréchal Philippe de La Mothe-Houdancourt.
(4) Lettre quarantième, du 8 octobre 1651.
(5) Lettre cinquantième, du 17 déc. 1651.

### CAS DE FÉCONDITÉ EXTRAORDINAIRE (1)

Il faut encor que je vous die
Que, dans la Basse-Normandie,
Une dame assez de renom,
Qui dame de Saint-Pierre a nom,
De six enfans est accouchée :
C'étoit une belle nichée ;
Mais ce qu'on trouve de plus beau
En cet événement nouveau
(Et dont la famille est ravie),
C'est qu'ils sont tous six pleins de vie,
Et que chacun d'eux, ce dit-on,
Prend de très bon cœur le téton.


### FEMME GROSSE EN VOYAGE (2)

La belle dame de Mercœur,
Dont les vertus charment maint cœur,
Et que quantité de personnes
Ont toujours mize au rang des bonnes,
A réjouy toute la Cour
Par son agréable retour,
Etant venue en une chaize,
Depuis Lyon, bien à son aize :
Car, comme elle est à cette fois
Grosse environ depuis cinq mois,
On peut croire avec certitude
Qu'un carosse eût été trop rude.


### PRÉCOCITÉ (3)

Vendredi, pour me divertir,
Un quidam me vint avertir
Qu'une mignonne très-jeunette,
Non pas blondine, mais brunette,
De Paris, et non des fauxbours,
N'ayant que douze ans et trois jours,

---

(1) Lettre vingtième, du 7 juin 1653.
(2) Lettre neuvième, du 28 fév. 1634.
(3) Lettre quarante-cinquième, du 14 Nov. 1654.

Dizoit l'autre jour à sa mère:
« Maman, je sens douleur amère. »
La mère, voyant sa pâleur,
S'enquit où régnoit sa douleur.
« C'est au ventre, répondit-elle,
Aux flancs, au cœur, à la cervelle :
Hélas ! j'en sens presque partout.»
On la tâta de bout-en-bout,
Et l'on vid sans aucune feinte
Que la fillette étoit enceinte,
Dont la mère presque enragea.
Là-dessus on l'intérogea,
Et l'on sceut de cette badine,
Par mainte réponse enfantine,
Qu'elle et certain petit garçon
D'assez agréable façon,
Nommé Pierrot, fils de Nicole,
Son cher camarade d'école,
En secret tous deux se baizoient,
En ainsi tendre et si bas âge :
Car Pierrot, par le témoignage
De tous ses parens amassez,
N'a pas encor treize ans passez.
Enfin l'une et l'autre famille,
Tant du garçon que de la fille,
Les fiancèrent promptement,
En atendant l'enfantement,
Sans dire si, ny mais, ni voire.
Voilà pas une rare histoire ?

## ACCOUCHEMENT D'UN HERMITE (1)

Le Lundy de l'autre semaine,
Un coche ou bâteau de la Seine,
Qui s'en alloit, contre-mont l'eau,
A Melun, ou vers Montereau,
Voguoit, paiziblement, sur l'onde,
Et contenoit beaucoup de monde ;
On y voyoit des villageois,
Des procureurs et des bourgeois,

(1) Lettre huitième, 24 fév. 1657. Il y a un accouchement d'abbé dans Sacombe, v. p. 311, qui est imité ou mieux copié de ce récit.

Des mignonnes assez propretes
Des demoizelles, des soubrètes,
Des trompetes, des violons,
Des gris, des blancs, des bruns, des blons ;
Outre ces personnes susdites.
S'y voyoient aussi deux hermites
Dont l'un avoit bien quarante-ans,
L'autre n'étoit qu'en son printemps.
Enfin, sans feinte et sans chicane,
Les gens de cette caravane,
Tant assis, couchez, que debout,
Etoient près de cinquante en tout.
Pour dompter, en quelque manière,
L'ennuy qu'on prend sur la rivière,
Les uns, d'entr'eux, dormoient, tout net,
D'autres jouoient au lansquenet,
Les uns, versez en amourettes,
Deux élûs et trois avocats
S'entretenoient de divers cas,
Les uns, d'humeur un peu gaillarde,
Chantoient Dupont et la Guimbarde,
Plusieurs se tiroient des cirons,
Et cinq ou six bons biberons
Mangeans un coc-d'inde à la daube,
Buvoient du vin de Bar-sur-Aube ;
Bref, tous ces honnetes gens-là
Faizoient, qui-cecy, qui-cela,
Quand, des deux, le plus jeune hermite
Paroissant la face interdite,
Après quelques tristes clameurs,
S'écria tout-à-coup : « Je meurs,
Hé Dieu ! je n'en puis plus, oufe, oufe,
J'évanouis, je pâme, j'étoufe,
Hâ je soufre pis que la mort !
Aye, tôt, qu'on me méte à bord,
Je vais mourir, si l'on difere. »
Aussi-tôt, tant luy, que son frère,
Furent, dans un petit bâteau,
Conduits de l'autre-part de l'eau.
Mais dès qu'ils furent sur la rive,
Une douleur encor plus vive
Le jeune hermite tourmentant,
Tout criant et tout lamentant,

Sans chirurgien, ny femme-sage,
Il acoucha sur le rivage,
Qui fut à ceux du grand bâteau,
Un spectacle et cas bien nouveau.
Après cet accident étrange
On le mena dans une grange,
Où son angoisse termina :
Mais il faut dire on la mena,
Car c'étoit une jeune fille
De je ne çay quelle famille.

---

**Varia**. — Nous rangeons sous ce titre un certain nombre de morceaux, sans souci d'une classification d'ailleurs à peu près impossible.

*Le Plaisant Jardin des receptes où sont plantez divers arbrisseaux et odorantes fleurs du creu de philosophie naturelle, cultivez par Médecins trez experts, ensemble la Médecine de maistre Grimache contenant plusieurs receptes* (1)... Ouf ! Oh ! mon Dieu, le titre est court pour l'époque... Entre les recettes de maître Grimache, sans doute un gradué de quelque joyeuse faculté de farceurs, nous trouvons la suivante :

POUR FAIRE VENIR LE LAICT AUX NOURRICES

Si nourrices n'ont point de laict
Es mammelles, croyez d'un cas
Qu'il leur faut quelque gros varlet
Pour leur battre souvent leur bas ;
Et je vous donne cent ducats
Si, dedans la fin de six mois,
N'en voyez sortir les esclats ;
Je l'ay esprouvé' autres fois !

---

(1) Paris, vers 1540 chez P. Sergent ; autre édition à Lyon, 1546, chez Jean de Tournes; troisième, avec sous-titre un peu différent. à Paris, 1626, chez Jean Martin. La *Médecine de maistre Grimache* fait partie de plusieurs autres recueils et a été réimprimée dans les *Joyeusetés* de Techener.

Mellin de Sainct-Gelays (1), dont les poésies faisaient les délices des belles dames contemporaines de François 1er, n'a pas hésité à s'emparer d'un sujet fort délicat ; cela pourrait, en latin, s'intituler honnêtement : *Flatus, non partus* :

> Anne sentant au ventre une tranchée,
> Et le voyant desja gros et tendu,
> Mande quérir la matrone couchée
> Pour secourir à son fruit attendu.
> Lors sur un lit, le jarret estendu,
> Entre les bras d'une qui luy recite,
> La passion de Sainte Marguerite,
> Présent des siens un troupeau bien épais,
> La pauvre femme, à peine non petite,
> Jetta un cry et puis fit quatre pets (2).

Pour en finir avec une littérature aussi incongrue, débarrassons-nous de certains versiculets, datés de 1652 ; ils sont d'ailleurs relevés à la fin par une facétie d'artilleur assez comique :

> Un mari pleuroit pour sa femme,
> Voyant qu'en travail elle étoit,
> Et que si fort elle pétoit
> Qu'elle alloit presque rendre l'âme.

(1) 1491-1558.
(2) Un livre publié en 1657 contient la même plaisanterie en hendéca-syllabes latins. Ces hendécasyllabes sont-ils antérieurs ou postérieurs à l'épigramme de Sainct Gelays, nous ne savons trop. Quoi qu'il en soit, voici le texte avec la traduction :

> *Venter quum tumuisset Acciellæ*
> *Septem mensibus et novem diebus,*
> *Cœpissetque lien parum dolere,*
> *Acciri jubet illico obstetricem,*
> *Queri fasciolas, et apparari*
> *Sperato puerum editura partu ;*
> *Mox inter medias manus ministræ*
> *Laxo poplite, cruribus levatis,*
> *Lucinam geminans quater pepedit.*

TRADUCTION :

Comme depuis sept mois et neuf jours son ventre était gonflé, Acciella, se sentant quelque douleur à la rate, fait appeler aussitôt la sage-femme, et apprêter le maillot pour l'enfant qu'elle espère ; puis dans les mains mêmes de celle qui est venue l'assister, Acciella, les genoux fléchis, les jambes levées, laisse échapper quatre vents : Double accouchement gémellaire ! »

Comme elle jettoit les hauts cris,
Un galant avec un souris
Dit, pour réjouir l'accouchée :
Vous êtes, madame Nanon,
Bien avant dedans la tranchée,
Puisque vous tirez le canon.

Les *Juvenilia* du grave Théodore de Bèze (1) sont un recueil d'é-
pigrammes fort peu calvinistes, comme sujets et comme style ;
en voici une dont tout le sel d'ailleurs est dans une équivoque gra-
veleuse sur le sens du verbe latin *ferre,* porter :

| *In Gelliam* | Contre Gellia |
|---|---|
| *Mœchos dicere quos solemus, illos* | Ceux que nous appelons d'habitude « [adultères » |
| *Mavult Gellia filios vocare :* | Gellia préfère les appeler « ses fils », |
| *Nec id judicio meo imperite.* | Et j'estime qu'elle a raison. |
| *Nam si dicere filios suerunt* | Car, si les mères ont coutume d'ap- [peler |
| *Matres, quos aliquot tulere menses :* | « Leurs fils » ceux qu'elles ont porté [quelques mois, |
| *Quos decem minimum tulit per* [*annos,* | Ceux qu'elle a porté dix ans pour [le moins, |
| *Quidni Gellia filios vocabit ?* | Gellia ne peut-elle les appeler « ses [fils ? » |

Voici la traduction d'Etienne Tabourot, *sieur des Accords* (2), dans
son recueil intitulé *les Touches* :

Candide appelle « ses enfants »
Ceux auxquels elle s'abandonne,
Dont il ne faut pas qu'on s'étonne,
Car si ceux qu'on porte le temps
De neuf mois, ainsi l'on surnomme,
Elle peut bien dire à un homme
« Mon fils... » l'ayant porté dix ans.

(1) 1519-1605.
(2) 1549-1590.

L'épigramme ancienne, que nous allons citer, repose sur le même jeu de mots :

A UNE BRÉHAIGNE (1)

Que te sert tant de fois par vœux solliciter
Sainte Anne, qui préside aux couches de Lucine ?
Que te sert tant de fois les temples visiter,
Embrassant leurs pilliers pour te mettre en gésine ?

Tu ne dois, ce me semble, à ces vœux t'arrêter,
Si le bruit est certain qui court parmi la ville :
Chacun dit qu'il n'est point de femme plus fertile,
Et qu'à tous les moments tu ne fais que porter.

Pour les couches d'Anne Tiercelin, Ronsard (2) composa une ode païenne qui a les qualités ordinaires du chef de la Pléiade, l'harmonie du rythme et la richesse de l'expression :

A LUCINE

O déesse puissante
De (3) pouvoir secourir
La vierge languissante
Déjà preste à mourir,
Quand la douleur amère
D'un enfant la rend mère !
    Si, douce et secourable,
Heureusement tu veux
D'aureille favorable
Ouïr mes humbles vœux.
J'esleveray d'yvoire
Une image à ta gloire ;

(1) C'est-à-dire *stérile*. C'est un animalisme appliqué à la femme, car il ne s'est guère dit que des bêtes domestiques. Ce mot, d'origine obscure, tombe en désuétude.
(2) 1524 — 1585.
(3) *Puissante de* est un latinisme équivalant à *capable de*.

Et moy, la teste ornée
De beaux lis fleurissans,
Iray trois fois l'année
La parfumer d'encens,
Accordant sur ma lyre
L'honneur de ton Osire (1).
    Descens, déesse humaine,
Du ciel, et, te hâtant,
La santé douce améne
A celle qui l'attend,
Et d'une main maistresse
Repousse sa détresse...
    Ainsi tousjours t'honore
Le Nil impétueux,
Qui Neptune colore
Par sept huis fluctueux :
Ainsi tousjours ta pompe
Danse au bruit de la trompe.
    Toy, déesse Lucine,
Requise par trois fois,
De la vierge en gésine
Tu escoutes la vois,
Et desserres la porte
Au doux fruict qu'elle porte.
    Tu as de la nature
La clef dedans tes mains ;
Tu donnes l'ouverture
De la vie aux humains,
Et des siècles avares
Les fautes tu répares.

On a longtemps cru à la vertu médicinale de certains minéraux (2).
Ainsi le poëme orphique sur les *Pierres* attribue au jais la propriété
de nettoyer le ventre de la femme. La croyance à l'efficacité de la
*pierre d'aigle* ou *aétite*, dans les accouchements, fut plus répandue et
plus durable. Le traité sur les *Pierres précieuses*, de Rémy Belleau (3),
parle de cette superstition ; le morceau est fort médiocre d'ailleurs :

---

(1) Osiris. Dieu égyptien entré dans la mythologie helléno-romaine lors
de l'invasion des dogmes orientaux.
(2) V. Notre *Histoire des accouchements*.
(3) 1528-1577.

### LA PIERRE D'AIGLE

Cette pierre retient enclose
Une pierre dont elle est grosse,
Que l'on sent bouger au dedans :
Comme une femme en sa grossesse
Sent remuer la petitesse
Du fruit qu'elle porte en ses flancs.

Elle rend son porteur aimable,
Sobre, vaillant, courtois, affable !
Et fait aisé l'accouchement
De la femme, quand assaillie
Du travail d'enfant on luy lie
Sur le bras gauche estroitement.

Si Vauquelin de la Fresnaye (1) avait du talent, il n'en a pas fait
preuve dans ce quatrain :

La femme d'Arat est féconde
Autant qu'autre qui soit au monde ;
Car elle a trois fois accouché
Sans que son homme y ait touché.

Cette idée d'une fécondité ayant pour auteur un autre que le
mari a été retournée de vingt manières différentes :

Certain mari, d'impuissance accusé,
De ce reproche avait l'âme touchée :
(Un galant homme à moins se croit lésé.)
Un jour, voyant son épouse accouchée,
Il va pourtant conter en triomphant
Cette nouvelle : « Eh bien ! on me diffame ;
On veut, dit-il, que je sois impuissant ;
Or, me voici bien lavé de ce blâme,
Ma femme vient de me faire un enfant.
— Eh mais ! monsieur, dit un plaisant,
On n'a jamais douté de votre femme (2). »

(1) 1535-1607.
(2) Nous ne connaissons pas l'auteur de cette épigramme. Sur le mot
final, voyez l'anecdote du Mᶦˢ de Langey, page 246 de notre *Génération
humaine*.

Et encore :

> « Mon Dieu ! mon Dieu ! je ne me sens pas d'aise, »
> Disait Annette à Dumont son parrain ;
>     « Maman doit accoucher demain.
>     — Accoucher !... — Oui, ne vous déplaise.
>     — Mais ceci demande examen,
> S'écrie alors le vieux parrain, bon drille...
> Votre père est absent depuis quatre ans je crois.
> — Oh ! cela n'y fait rien, répond la jeune fille,
>     Il nous écrit deux fois par mois. » (1)

Ou bien :

>     Après cinq ans de ménage,
> Jean, désolé de n'avoir point d'enfants,
> Pria les saints, fit maint pélerinage,
> Tant et si bien qu'il voyagea trois ans.
> Mais, s'il courut, le dévot personnage,
>     Pas, du moins, ne perdit son temps,
>     Car, de retour en son ménage,
> Il trouva que sa femme avait eu trois enfants. (2)

Une épigramme d'Ogier de Gombauld (3), un des assidus de l'hôtel de Rambouillet, repose sur un assez piètre jeu de mots, souvent exploité d'ailleurs ; mais, au moins, les quatre vers de Gombauld sont remarquables par la précision et la netteté :

> Filles d'Alix, si dans vos âmes,
>     La sagesse a peu de crédit,
> Ce n'est pas faute, à ce qu'on dit,
> De fréquenter les sages-femmes.

Un peu plus serré, ce dizain de G. Colletet (4) serait excellent :

### LE CONTRE-COUP DE LA MÉDECINE

> Un vieux homme, affligé du mal d'hydropisie,
> Chez un frais médecin cherchait sa guérison.
> Sa femme, jeune et belle, en était si saisie
> Qu'elle l'accompagna jusqu'en cette maison.

---

(1) L'auteur nous est inconnu.
(2) Id.
(3) 1570-1666.
(4) 1598-1666.

O différent effet de leur double visite !
Le médecin travaille avec tant de conduite
Qu'à la fin, par son art, le malade est guéri ;
Son ventre se désenfle et n'est plus aquatique.
Mais la femme, remplie au déçu du mari,
Quittant le médecin, s'en retourne hydropique (1).

Le chevalier de Cailly, dit d'Aceilly (2) se fit au XVIIe siècle une réputation par ses épigrammes ; elles sont ordinairement spirituelles et fines. Malheureusement, les deux que nous avons à offrir au lecteur ne sont point parmi ses meilleures :

### LA FILLE EN COUCHES

Lise est en couche ; en faut-il rire,
Et si fort y trouver à dire ?
Cesse-t-on pour si peu d'être fille de bien ?
L'enfant que Lise a fait n'est pas plus grand que rien.

### SUR IRIS QUI SE PLAIGNAIT DES DOULEURS DE L'ENFANTEMENT

Iris se plaignait du tourment
Qu'elle avait enduré dans son accouchement,
Et contre l'hymen faisait rage.
L'hymen n'avait pas tort pourtant ;
Cette belle savait qu'avant son mariage,
Elle avait bien souffert autant.

Dans ce huitain signé de Conson (3) l'idée est analogue :

### LA NOUVELLE ACCOUCHÉE

Après dix mois de mariage,
Lise vient de faire un garçon,

---

(1) Autre *Contre-coup* dans les six vers que voici, modernes sans doute :

Lorsque sur le dos simplement.
On tombe une fois seulement,
Le soir que d'un bal tard on rentre,
C'est par trop de fatalité
(Je vous le dis en vérité)
De se faire une bosse au ventre !

Le mot est drôle ; mais il n'est pas mis en valeur. Cela voulait un simple distique.
(2) 1604-1673.
(3) Inconnu aux bibliographes que nous avons consultés.

Et par ses cris et son tapage,
Elle en instruit tout le canton.
« Ah ! dit alors, tout étonnée,
La naïve et simple Myrthé,
Madame Lise, en vérité,
Ne cria pas tant l'autre année. »

M. de Benserade (1), poète attaché à la cour, était aux beaux temps de Louis XIV, le faiseur à la mode pour les madrigaux. Les recueils de l'époque en sont inondés ; nous avons relevé celui-ci dont le trait final ne manque pas d'originalité :

Vous verrez dans cinq mois finir votre langueur :
Mais Dieux ! quand finira celle que dans mon cœur
Ont causé vos beaux yeux et votre tyrannie ?
Je seray dignement d'amour récompensé
    Quand ma peine sera finie
    Par où la vôtre a commencé.

Etienne Pavillon (2) composa le suivant pour une mère dont la fille venait d'accoucher :

Vous voilà donc grand'mère, Aminte ; c'en est fait,
    Autant que je m'y puis connoître :
Il est assez plaisant de travailler pour l'être,
    Mais fâcheux de l'être en effet.
C'est un triste présent que font les destinées,
    Qu'elles ne donnent pas pour rien.
Il vous en a coûté vos plus belles années,
    Et le plus clair de votre bien.
Cet enfant qui fera croître votre famille,
    Un jour vous vengera selon votre souhait ;
Et vous lui verrez faire alors à votre fille,
    Le même tort qu'elle vous fait.

Quelques autres échantillons de ce genre heureusement démodé :

A UNE JOLIE FEMME QUI, AYANT TROIS FILLES, DÉSIRAIT UN GARÇON

    Console-toi, mère charmante,
    D'avoir, malgré ta vive attente,
    A trois filles donné le jour.

---

(1) V. page 322, note 4.
(2) 1632-1705.

Ce ne sont pas là des disgrâces :
Avant de nous donner l'Amour,
Vénus enfanta les trois Grâces (1).

Vénus, l'Amour, les Grâces, la ménagerie de Cythère est au complet.

De l'abbé de L'Attaignant (2) :

A UNE PRINCESSE QUI AVAIT ACCOUCHÉ D'UNE FILLE

Princesse, enfin vous voilà mère,
Et cet heureux préliminaire
En annonce un plus cher encore :
Cet enfant si cher à nos vœux,
Ainsi le Soleil, dans ces lieux,
Ne se lève qu'après l'Aurore.

On ne reconnaît guère ici l'auteur de la fameuse chanson : *J'ai du bon tabac*.

Un dernier madrigal, celui de Desmahis (3), maniéré, affecté, mais non sans élégance, comme tout ce qui est sorti de sa plume :

Les accouchements du cerveau
Maigrissent pour plus d'une année ;
Mais vous, en une matinée,
Vous prenez congé du fardeau,
Et la quinzaine terminée,
Votre teint n'en est que plus beau ;
L'amour rallume son flambeau,
Et le présente à l'hyménée.

Nous retrouvons, chez un anonyme, cette comparaison entre l'enfantement de la femme et celui du poète, cette fois avec une intention satirique :

A UNE DAME QUI VENAIT D'ACCOUCHER DE SON HUITIÈME ENFANT

Chacun de vos enfants, Lucile,
Jusqu'ici fut par moi fêté.
Votre énorme fécondité
A la fin me rendra stérile.

---

(1) L'auteur nous est inconnu.
(2) 1697-1779.
3) 1722-1761

Vainement vous me recherchez ;
Mon faible talent se refuse.
Oui, par ma foi, vous accouchez
Plus facilement que ma muse.

B. de La Monnoye fit l'épitaphe d'une jeune dame morte en couches :

Ci-gît, morte au Printems de sa verte jeunesse,
  Glycère, nouvelle Psyché,
Dont les divins appas inspiraient la tendresse,
Et qu'on ne vit jamais sans en être touché.
Vénus, pour s'affranchir de la douleur cruelle
De se voir préférer cette aimable immortelle,
.Dans un accouchement lui fit perdre le jour.
  Mais la jeune et belle Glycère,
Triomphant de Vénus, en mourant devint mère
  D'un enfant plus beau que l'Amour.

La simplicité et la gaîté de Vergier (1) ont valu à ses contes, malgré leur style négligé et leur versification prosaïque, d'être supportables après ceux de La Fontaine. Ce que nous en pouvons donner est assez peu de chose :

LES DEUX VEAUX

Une huguenote était au mal d'enfant ;
Femme papiste à son aide accourut ;
Mainte oraison conseilla qu'on lui lut,
Quoi ne souffrit le mari protestant.
Mais Dieu permit qu'elle accoucha d'un veau.
— O grand miracle ! ô prodige nouveau !
Contre le prêche invincible argument !
Dit un papiste, à qui fut répondu :
« Par icelui Calvin n'est confondu,
Car votre mère en a bien fait autant (2). »

Chez Baraton, nous trouvons une bonne catholique qui, elle, ne doute pas de la puissance diabolique des saints du paradis.

---

(1) Né en 1655, assassiné en 1720 par des voleurs de la bande de Cartouche.
(2) Le mot *veau* était autrefois pris souvent dans l'acception de *nigaud, niais*.

### UNE DÉVOTION PRUDENTE

Un mari goguenard voulant railler sa femme,
Disoit en compagnie : « Il n'est rien si plaisant
　　　Que ma femme en travail d'enfant,
On ne peut pas nombrer les saints qu'elle réclame ;
　Jamais je n'en ay vu tant ensemble invoquer.
— Mon époux, dit la Dame, il vaudrait mieux vous taire,
　　　C'est fort mal fait de s'en moquer :
　　　Nous en aurons encore affaire. »

Deux autres épigrammes du fécond Baraton :

### LE MÉDECIN DE CHAUDRAY

Alidor depuis peu, par l'hymen étoit joint
　　　Avec une fille charmante,
　　　Mais d'une santé languissante,
Et qui de jour en jour perdoit son embonpoint.
Après avoir en vain, aux dépens de sa bourse,
　　　De maint remède fait l'essay,
Il voulut la mener, pour dernière ressource,
　　　Voir le médecin de Chaudray.
On sçait que sans latin, sans grec, et sans science,
　　　Avec la seule expérience,
　　　Sur les maux souvent il dit vray.
Lors que ce médecin l'eut bien examinée :
« Vous avez, luy dit-il, été mal accouchée.
— Ha, reprit Alidor, monsieur, vous vous trompez,
　　　Son mal vient de quelque autre cause ;
Depuis trois mois au plus, nous sommes mariez.
C'est, dit le médecin, tout ce que vous voudrez,
　　　Je ne puis vous dire autre chose. »

### A UNE DAME QUI AVAIT UN VILAIN MARI ET BEAUCOUP D'ENFANTS

　　　Que je vous plains, charmante blonde,
　　　D'avoir des enfants si souvent !
Vous souffrez de grands maux en les mettant au monde,
Mais avec un époux si laid, si dégoutant,
Vous souffrez encor plus, Iris, en les faisant.

Le marquis de Villette (1) fut célèbre par son opulence, ses habitudes antiphysiques et l'hospitalité fastueuse qu'il offrit à Voltaire mourant. Il a quelque peu rimaillé ; le lecteur pourra juger de ses talents par ce *fruit* de sa Muse :

### UN MARI QUI COMMET UNE ERREUR ET NE SE TROMPE PAS

> Jadis vivait à Carcassonne
> Un gros richard nommé Lucas ;
> Ami de l'espèce qui sonne,
> Il empilait force ducats.
> Un jour, sa femme, assez jolie,
> Lui mit au monde un beau garçon.
> Dans l'église, en cérémonie,
> Un prêtre asperge le poupon ;
> Puis sur le livre de la vie,
> Où tous les noms sont consignés,
> Le pasteur dans la sacristie,
> Dit à Lucas : « Monsieur, signez. »
> Et Lucas, selon sa manie,
> Toujours l'esprit à son métier,
> Très nettement sur le papier,
> Signa : « Lucas et Compagnie. »

Pons de Verdun a raconté une étourderie analogue :

> Pour annoncer à maint client
> La perte ou le gain d'une affaire,
> Gripard trouvait expédient
> D'avoir sa formule ordinaire :
> « Ah ! combien je suis satisfait !
> Mon maître clerc et moi, nous avons si bien fait
> Que vous gagnez en plein. » Et dans le cas contraire :
> « Hélas ! combien j'ai de regret !
> Mon maître clerc et moi, nous avons eu beau faire,
> Vous perdez, sauf appel ! » Un jour, dame Gripard
> D'un sixième poussin augmenta sa nichée ;
> Et monsieur, de fourrer dans ses billets de part
> Cette heureuse formule à sa plume attachée :
> « Ah combien je suis satisfait !
> Mon maître clerc et moi, nous avons si bien fait,
> Qu'hier d'un gros garçon ma femme est accouchée ! »

(1) 1736-1793.

Félix Nogaret (1) ne nous laisse pas ignorer qu'il va nous régaler d'un mot déjà vieux. Que ses vers lui soient pardonnés en faveur de cette franchise.

### CONFIDENCE RASSURANTE

> D'un mot qui fait toujours sourire,
> (Quoique très souvent répété),
> Je m'empare, et vais le redire,
> En dépit de sa vétusté,
> Comme en dépit de la satire.

> Une fille... Que dis-je ? elle ne l'était plus,
> Une prêtresse de Vénus,
> Réussit, par astuce, à devenir la femme
> De l'un de ces bénêts que ne chagrine pas
> L'ornement dont Pâris autrefois dans Pergame
> Embellit le bandeau du grand roi Ménélas.
> Le jour baisse, on se couche ; arrive le tracas.
> Mon tendre époux commence, et puis fait une pause.
> — Mamour ! souffrez, dit-il, une réflexion.
> Je frémis de penser que je deviens la cause
> Du mal qui vous fera dans neuf mois un poupon.
> — Là, là, lui répond son Hélène,
> Qui perd la tête à ce jeu-ci ;
> Mon cher, n'ayez point de souci :
> J'accouche sans beaucoup de peine.

Le mot est délayé ; Lebrun (2) a fait mieux :

> Blaise aimait certaine Donzelle ;
> Il l'épousa ; dès la première nuit
> En la caressant, il lui dit :
> « J'ai peur que nos plaisirs dans quelque temps, ma belle,
> Ne te causent bien du tourment.
> — Ne crains rien, lui répond la naïve femelle,
> Blaise, j'accouche heureusement. » .

Qui connaît Pothier de Bièle ? Les quelques curieux qui ont parcouru le *Petit almanach de nos grands hommes*, de Rivarol et

---

(1) V. p. 325.
(2) 1729-1807.

Champcenetz (1). « M. Pothier de Bièle, disent ces mauvaises lan-gues, est le plus rapide peut-être de tous les conquérants en littéra-ture. Ses états s'étendent depuis les *Etrennes d'Appollon* jusqu'à l'*Almanach des muses,* et de l'*Almanach des grâces* jusqu'aux *Etrennes lyriques.* M. Pothier de Bièle ne se perd point dans ses vastes domaines et l'ordre y est à côté de l'abondance. » Des do-maines de M. Pothier de Bièle, détachons ce lambeau :

> Après dix mois, parti pour long voyage
> Le gros Colas revint dans sa maison.
> Qu'arriva-t-il ? A peine en son ménage,
> Voici Cataud mettre au monde un garçon.
> « Ouais ! dit Colas, d'où vient donc ce poupon ?
> Pas ce n'est moi qui l'ai fait, sur mon âme ! »
> L'autre, dolente : « Hélas ! quelle raison !
> N'est-ce pas vous dès que suis votre femme (2) ? »

Un autre grand homme à la mode de Rivarol (3), M. le chevalier de Cubières de Palmezeaux, s'avisa un jour d'insérer dans l'Alma-nach des muses de 1778 une diatribe en vers contre l'opération cé-sarienne :

#### LETTRE A M*** CÉLÈBRE CHIRURGIEN

> Barbare, qu'as-tu fait ? Thémire ne vit plus ;
> Et cet unique objet de mes pleurs superflus,
> Celle à qui mille fois j'aurois donné ma vie,
> Thémire par tes coups vient de m'être ravie ;
> J'ai vu couler son sang sous ton affreux couteau ;
> Toi, son Libérateur ? tu n'es que son Bourreau !
> Réponds-moi, malheureux ; au sein de cette femme,
> Par quel titre, à quel droit, plonger ta main infame ?

---

(1) Publié en 1788.
(2) *Is pater est quem nuptiæ demonstrant.*
(3) « L'extrême activité de M. le chevalier de Cubières, et son admirable régularité dans les almanachs, devraient faire rougir plus d'un homme de lettres. Nous avons en ce moment onze recueils de vers sous les yeux, auxquels tout manquerait plutôt que M. le chevalier de Cubières ; et ce n'est pas un seul morceau à chacun qu'il distribue mesquinement ; ce sont des douzaines de pièces à la fois jetées avec magnificence dans les almanachs riches ou pauvres, sans distinction. Il en est de ces recueils indigens pour qui M. le chevalier de Cubières est une vraie Providence. » *Petit almanach de nos grands hommes.* — Cubières, né en 1752, mourut en 1820.

L'injuste ciel, cessant de veiller sur ses jours,
T'avoit-il ordonné d'en abréger le cours ?
Tu demeures muet, et ne sais que répondre !
Ne pense pas qu'ici je cherche à te confondre :
J'aime mieux te punir. Avec quelle fureur
Je te vais enfoncer un poignard dans le cœur ?
Qu'il me tarde de voir ma main de sang trempée,
Y plonger lentement, y retourner l'épée !
Et comme avec plaisir et sans aucun remord,
Je l'en retirerai pour l'y plonger encor !
Ne crois pas échapper à ma juste colère :
Les Enfers ni les Cieux ne sauroient t'y soustraire,
Sur ta trace rapide un Dieu me conduira,
Et crois que par ma main ce Dieu te punira.
  Prêt à te voir frapper du fer de la vengeance,
Croyant qu'à ton forfait on doit quelque indulgence,
Et par de vains détours cherchant à m'abuser,
Tu me diras peut-être, afin de t'excuser,
Qu'inquiet le premier sur le sort de Thémire,
De ton Art bienfaisant que j'abhorre et j'admire,
Je courus implorer le funeste secours,
Espérant y trouver un utile recours.
Mais réponds : en ces tems de trouble et de délire,
Sur mes traits, dans mes yeux, ne devois-tu pas lire
Que ces mêmes secours que je te demandois,
Quoiqu'espérant tout d'eux, je les appréhendois ?
Toi-même, devois-tu, sûr de ton ignorance,
Sans avoir du succès la plus foible assurance,
Porter sur mon amante une indiscrète main,
Et profaner cet Art, honneur du genre humain,
Consacré dans nos murs par les plus grands miracles,
Cet art, qui surmontant d'invincibles obstacles,
Et du sort rigoureux, suspendant les décrets,
Força souvent la mort à changer ses arrêts ?
Et ne me vante pas cette illustre Romaine,
Epouse condamnable et noble Citoyenne,
Qui superbe du sort qu'un oracle incertain
Annonçoit à l'enfant que renfermoit son sein,
Par une cruauté, que rien ne justifie,
Et qu'admira pourtant sa féroce Patrie,
Se fit ouvrir le flanc : heureuse dans ses maux,
De pouvoir, en mourant, faire naître un héros.
Ne crois pas t'excuser en citant cet exemple :
Moins époux que bourreau, qu'un autre le contemple ;

Il me remplit d'horreur. Ces farouches vertus
Ne peuvent habiter qu'en des cœurs corrompus.
Fuis donc, si tu chéris encore la lumière ;
Va cacher ton forfait dans un autre hémisphère :
Fuis, et l'astre du jour eût-il conduit tes pas
Des rives de la Seine aux plus lointains climats,
Au moindre souvenir de mes peines mortelles,
Crains de m'y voir voler : la vengeance a des ailes.
Le ciel, puisque tu vis, doit punir lentement :
La foudre est sans éclair dans la main d'un amant.
    Que dis-je ? infortuné !... le désespoir m'égare :
Est-ce à moi qu'il convient de t'appeler barbare ?
C'est moi qui te donnai le conseil criminel
De mettre le couteau dans le sein maternel ;
C'est moi qui, dans ta main, à regret homicide,
Plaçai cet instrument, dont le tranchant perfide,
Ne servant qu'à demi mes plaisirs les plus doux,
Me fit devenir père et cesser d'être époux.
    Va, nous fûmes tous deux imprudens et coupables :
Tous deux avons trempé nos mains impitoyables
Dans le sang de Thémire ; et nous avons tous deux,
Par un zèle, barbare à la fois et pieux,
Pour conserver le fils, assassiné la mère ;
Mais nous avons commis un crime involontaire,
Et la nature, ami, plus coupable que nous,
A seule fait périr Thémire par nos coups.
Mère inhumaine et tendre ! ô bizarre nature !
Les plaisirs que l'on goûte et les maux qu'on endure,
Tout émane de toi, de tes décrets puissans.
Devois-tu donc forcer tes malheureux enfans
A bénir tes bienfaits, ensuite à les maudire ?
Devois-tu commander l'amour et l'interdire ?
En faire tour à tour un danger, un devoir,
Et placer le désir où manquoit le pouvoir ?
Faire enfanter la mère au milieu des supplices,
Et concevoir l'époux au milieu des délices ?
De l'homme, ton ouvrage, est-ce donc prendre soin,
Que de lui transformer un tourment en besoin,
Que de lui présenter de douces espérances,
Pour les faire éclipser dans le sein des souffrances ?
    Quatorze fois à peine il a vu le printems
Peupler la terre et l'eau de nouveaux habitans,
Qu'un désir inquiet de répandre son être,
De créer à son tour et de se voir renaître,

Dans ses veines commence à brûler, à courir ;
Il voudroit l'étouffer : tout semble le nourrir.
Des baisers du zéphir il voit naître la rose,
Il apperçoit plus loin la source qui l'arrose,
Recevant dans son sein mille petits vaisseaux,
Mariant avec eux et confondant ses eaux.
Tout lui donne d'aimer la leçon et l'exemple :
L'univers de l'amour lui semble être le temple.
A son tour il adore un objet enchanteur,
Qui l'enivre à longs traits des délices du cœur :
Crédule, il se promet, au sein de sa maîtresse,
Un bonheur sans nuage, une éternelle ivresse.
Le voilà père enfin. Plus charmé que surpris,
Il espère se voir renaître dans son fils.
Il tend déjà les bras à ce précieux gage :
Une invincible main lui barre le passage,
Le repousse, le plonge impitoyablement
Des portes de la vie au gouffre du néant.
S'il veut sauver son fils, la nature jalouse
D'un succès imprévu, lui ravit son épouse ;
Et s'il la laisse agir en ces momens affreux,
La cruelle bientôt les immole tous deux.
Mortel infortuné, qu'injustement j'accuse,
Reviens, je te condamne à la fois et t'excuse.
C'est toi qui m'as ravi le cœur que j'adorois ;
Mais cet enfant qui comble à présent mes souhaits,
Ce fils de qui la main sensible à ma misère,
Peut essuyer un jour les larmes de son père,
Sans toi, sans tes secours bienfaisans et cruels,
Eût trouvé le tombeau dans les flancs maternels.
Sans toi je n'aurois point joui du bien suprême
De me voir respirer dans un autre moi-même :
Oui, je te dois mon fils : mon fils te doit le jour ;
Mais tu lui dois aussi la lumière à ton tour.
Il tend vers moi les bras : sa prière ingénue
Me demande ta grâce, et tu l'as obtenue.
Un jour peut-être, un jour, quand de son foible corps,
Le tems aura durci, raffermi les ressorts,
Tu lui diras comment sa mère infortunée
Vit, malgré tous nos soins, trancher sa destinée,
Par quels coups cette fleur mourut presqu'en naissant.
Interdit et surpris de ce récit touchant,
Il ne l'entendra point sans se plaindre peut-être,
D'avoir coûté la vie à ceux qui l'ont fait naître.

Mène-le sur ma tombe alors : car la douleur,
Avant ce terme, aura terminé mon malheur ;
Mène-le sur ma tombe, où son malheureux père,
Dormant en ce moment à côté de sa mère,
Ne verra plus du jour le céleste flambeau ;
Qu'il mouille de ses pleurs cet auguste tombeau,
Et qu'il y puise bien cette leçon terrible,
Qu'on ne peut être heureux à la fois et sensible.

Nous plaignons de tout cœur l'infortunée Thémire ; mais, entre
nous, les vers de Dorat-Cubières sont bien ennuyeux. D'ailleurs
toute cette rhétorique, toutes ces exclamations, ces interroga-
tions, ne sont rien si on les compare aux invectives répétées que
Sacombe adresse aux *Césariens* dans sa *Luciniade*. Cette gloire
suspecte du Parnasse médical s'intitulait lui même le fondateur
de l'école *Anti-césarienne*. Pourquoi pas *pompéienne*?

Du Vaudevilliste Piis (1) :

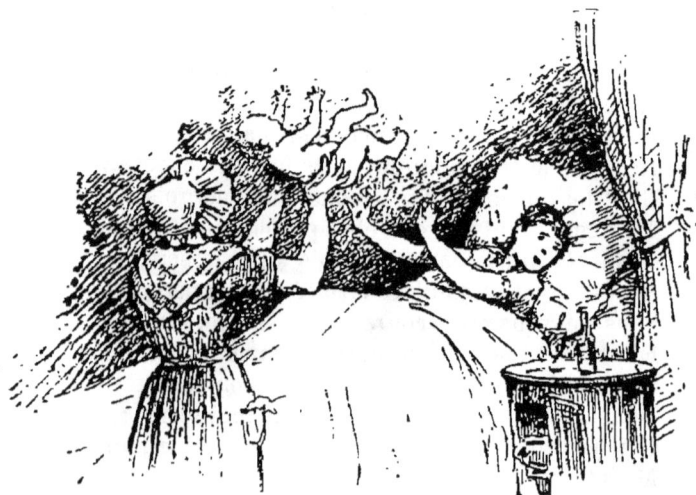

FIG. 192

LA CHOSE IMPOSSIBLE

— Belle Philis, couchez-vous à mon gré ;
Je ne suis pas pour rien prêtresse de Lucine,
Et de vos maux je vous délivrerai.
— Ah ! ah ! quel douleur ! cet enfant m'assassine ;

(1) 1755-1832.

Puisse-t-il se montrer tel qu'il est désiré !
— Je vous entends ; vous voulez un gros drille...
— Vous l'avez dit. Sans doute qu'il sera,
Ainsi que mon époux, l'honneur de sa famille.
— Allons, madame, allons ; l'enfant vient ; le voilà.
— Hé bien ? — Hélas... — Quoi donc ? — C'est une fille !
— Je n'en veux point ; remettez-là.

La même naïveté bouffonne a été plus lestement contée par un anonyme :

Après dix mois de mariage
Plus simple que le premier jour,
Lise venait de mettre au jour
De son hymen le premier gage.
— Quel est, dit-elle, cet enfant ?
— C'est, dit la garde, une fillette.
— Ah ! Dieu, reprit-elle à l'instant
Je n'en veux point, qu'on la remette.

Une polissonnerie de Capelle (1) :

Hyacinthe, jeune bergère,
Avec le séducteur Melcourt.
Se laissa choir sur la fougère,
Et... son tablier devint court.
Lors, se livrant la pauvre fille
A ses regrets, à sa douleur,
Elle voulut à sa famille
Cacher l'effet de son malheur.
Il existait dans le village
Un médecin prudent et sage,
Connu par ses savants exploits ;
Elle fut le voir.... « C'est dommage,
Lui dit le docteur, je le vois,
Mais, mon enfant, prenez courage...
— Monsieur !... — La nature a ses lois...
De combien êtes-vous enceinte ?
— Hélas ! dit la pauvre Hyacinthe,
Je ne le suis que d'une fois ! »

Un ancien employé de l'administration des domaines, Van den

_____

(1) V. page 335, note (1.

Zande (1), était bibliophile, et un bibliophile se double volontiers d'un écrivain. « Van den Zande, dit Ch. Monselet (2), avait la conscience chargée d'un assez grand nombre de vers ; c'étaient pour la plupart des contes égrillards, comme on n'en fait plus à présent ; cela donne la date et la mesure de son esprit. » Il en avait publié un recueil intitulé : *Fanfreluches poétiques* (3).

Nous y trouvons la pièce suivante :

> Des mères de famille étant à discourir
> Sur la douleur extrême
> Que chaque enfantement leur avait fait souffrir,
> Une duchesse dit : « Je ne suis pas de même
> Et vous jure, le fait dût-il vous sembler neuf,
> Qu'accoucher m'est plus facile
> Qu'avaler un jaune d'œuf.
> — Il faut, répondit Verville,
> Pour que la chose ainsi soit,
> Que Madame ait le gosier bien étroit. »

Nous avons gardé pour la fin un certain nombre de petites pièces dont nous n'avons pu découvrir les auteurs ; quelques-unes ne sont pas entre les plus mauvaises de notre collection :

### PHILOSOPHIE FÉMININE

> Jeune tendron, pour la première fois,
> Goûtait des fruits amers de l'hyménée.
> La pauvre enfant se crut presqu'aux abois
> Quand vint au jour sa trop chère lignée.
> Son bon mari, qui la voyait souffrir :
> — Ma chère amie, lui dit-il, je te jure
> Que désormais j'aimerais mieux mourir,
> Que de te faire endurer la torture.
> La dame alors regardant son époux,
> Lui répondit : « Hé ! pourquoi pleurez-vous ?
> Quoi, ce rien là, Monsieur, vous effarouche ?
> Je n'ai besoin de si grande pitié,
> Car on m'a dit qu'à la seconde couche,
> Le mal n'était si grand de la moitié. »

(1) Mort dans un âge avancé en 1853.
(2) *Petits mémoires littéraires*. IV.
(3) Paris, Didot, 1845.

### IL N'EST RIEN QUE DE CRIER A TEMPS

Cydalise, beauté connue
Pour n'être rien moins qu'ingénue,
Comme vil séducteur poursuivait Dorylas :
— Mademoiselle, on ne peut pas,
Dit le juge commis pour vider la querelle,
Enlever l'honneur d'une belle
Quand elle défend ses appas.
D'un amant en ce cas on doit fuir les amorces :
Le fîtes-vous ? parlez. — Hélas !
Je criai de toutes mes forces.
— C'est vrai, dit un témoin posté là tout exprès,
Oui... mais ce fut neuf mois après.

### JOCRISSIADE

Un grand bénêt de fils, apprenant de son père,
Que sa mère venoit fraîchement d'accoucher,
Lui demande si c'est d'une sœur ou d'un frère :
— Je ne sais, dit le père. Alors ce grand nigaud,
S'avisant de rire très haut :
« A ce compte, dit-il, pauvre homme que vous êtes,
Vous ne savez ce que vous faites. »

### LA FILLE PRUDENTE

Certaine nymphe d'Opéra.
Par ses talents bien digne de l'estime
Dont Paris jadis l'honora,
N'avait reçu pour légitime
Qu'un cœur sensible avec quelques appas,
Une humeur douce et complaisante,
De la vertu, mais chancelante :
Pourtant, ne vous étonnez pas
Si, dans un lieu trop sujet aux faux pas,
Le pied souvent glissait à la bergère.
Il lui glissa de manière, un beau jour,
Qu'après neuf mois elle fut mère.
Ce coup affreux la désespère.
Un peu coquette et faite au tour,
Pour conserver taille fine et légère,
Au plus beau fruit du tendre amour

Ce sont les fleurs qu'elle préfère.
« Oui, je l'étranglerais, dit-elle avec colère,
Si je savais celui qui m'a joué ce tour. »
Elle était juste, elle était bonne,
Craignait de se tromper, et n'étrangla personne.

### L'HEUREUSE ERREUR

D'un tendre amour la coupable Georgette
Portait un gage dans son sein ;
Le cas pressant, au plus tôt la pauvrette
Epousa le vieux Thomassin.
Ce prompt hymen fut encore l'ouvrage
D'Eloi, rusé compère, et l'amant séducteur ;
Ainsi de la fillette il répara l'honneur.
Enchanté de son mariage,
Thomassin rêvait le bonheur.
« Devais-je espérer qu'à mon âge,
Disait-il, un jour, à part soi,
Je serais tant heureux ! Ma foi,
Si de l'être j'ai l'avantage,
C'est à vous seul que je le doi,
Mon bon ami, mon cher Eloi ;
Combien je vous en remercie !
Ah ! je n'oublierai de ma vie
Ce que vous avez fait pour moi. »

### LE MOT DE L'ÉNIGME

« Quelle nouvelle, mon ami ?
— Aucune ; sinon qu'Aspasie
Reprend, dit on, la fantaisie
De coucher avec son mari.
— Quel conte ! l'aventure est fausse ;
Aurait-elle assez peu de goût...
— Bon ! son état excuse tout ;
C'est un désir de femme grosse. »

### LE DÉFAUT DE MÉMOIRE

« Pour votre époux, pour sa famille !
A quoi pensiez-vous donc ma fille ?
Accoucher sans avoir crié ?
Surtout, après votre aventure !...
Que voulez-vous qu'Eraste augure ?...
— Ma foi, je l'avais oublié ! »

26

### Étourderie

Auprès de sa précoce dame
Sentant du mal pour accoucher,
Jean au choix d'une sage-femme
Rêvait : « Qui donc aller chercher ? »
Comme il consultait la famille,
Agnès se mêle à l'entretien :
« Une, dit-elle, connais-bien,
Qu'avait ma cousine étant fille. »

### La fatalité

Qu'un sceptique, au-dessus des erreurs du vulgaire,
　Vante partout son incrédulité,
　A lui permis ; quant à moi, pauvre hère,
Je suis payé pour croire à la fatalité.
　D'Agnès épris, j'en fais choix pour ma femme.
Déjà, je ne dors plus tant je suis amoureux ;
C'est le mardi matin que je dois être heureux ;
　Le lundi soir on enlève la dame.
　« Viens, m'écrit Paul, ton malheur est passé ;
Le prince, d'un côté, te fait son secrétaire,
Et Duckman, près de lui, t'appelle au ministère. »
J'accours ; le prince meurt ! le ministre est chassé !
　A cinquante ans, réputée hydropique,
Ma tante, va, dit-on, succomber à ses maux ;
Elle est riche, et je suis son héritier unique :
Je commande mon deuil... elle fait deux jumeaux !

### La calomnie réfutée

— Qui, moi, vous épouser, disait Blaise à Manon !
　Oh ! pour cela j'ai trop d'honneur, ma chère ;
　Vous avez fait, dans la saison dernière,
　　Avec Lucas un gros poupon.
— Un gros poupon, répondit la bergère !
　Mon cher ami, c'est une fausseté ;
　Et si mon tendre amour vous touche,
　Vous pouvez m'épouser en toute sureté :
　Je n'ai fait qu'une fausse couche.

### IL NE FAUT PAS TOUT CROIRE

Dans la chronique scandaleuse,
On assurait qu'Eglé, fillette de vingt ans,
Avait déjà fait deux enfants.
« Qu'une fille, dit-elle, hélas! est malheureuse,
D'être exposée à ces propos méchants !
— Pensez, lui dit quelqu'un, que cette fausse histoire
Ne peut obtenir de crédit.
Ne sait-on pas qu'il ne faut croire
Que la moitié de ce qu'on dit? »

### LE SOUHAIT RÉALISÉ

Lubin, dès le printemps, partit pour un voyage ;
Sa femme était enceinte ; il lui fit en partant
Les adieux les plus doux, les compliments d'usage
Que se font deux époux qui s'aiment tendrement :
— Que le ciel de tes jours éloigne toute atteinte,
Et te rende à mes vœux telle que je te vois !
Le ciel qui l'entendit fut docile à sa voix ;
Le bon Lubin revint au bout de douze mois,
Et retrouva sa femme enceinte.

### DÉCLARATION THÉOLOGIQUE

Une Hollandaise jeune et fort jolie, femme d'un négociant, se trouva à Paris au siècle dernier ; elle faisait l'entretien des cercles et le sujet des madrigaux, quelquefois des épigrammes. Un plaisant forma le souhait suivant :

*Pater* est dans notre cité.
*Spiritus* je voudrais bien être,
Et pour former la Trinité,
*Filius* on verrait naitre.

### FABLE-EXPRESS

Une femme accoucha d'une fille en dinant.

*Morale*

La petite vint en mangeant.

**Chansons obstétricales** (1). — Rarement les gisantes suivent l'exemple de Jeanne d'Albret et chantent en accouchant ; le plus souvent elles font entendre des cris qui n'ont rien de commun avec la mélodie ; mais par contre, l'obstétrique a été souvent mise en couplets : aux chansons reproduites dans nos ouvrages précédents, dont nous relevons la liste à la fin de ce chapitre, ajoutons celles qui suivent.

Coulanges, en 1694, dans son *Recueil de chansons*, célèbre le vieux lit où ses aïeules faisaient leurs couches et en recevaient compliment :

SUR UN VIEUX LIT DE FAMILLE RETROUVÉ A SUCY CHEZ MME AMELOT.

Air : *Enfin, grâce au dépit.*

Enfin je vous revois, vieux lit de damas vert,
Vos rideaux sont d'été, vos pentes sont d'hiver ;
Je vous revois, vieux lit si chéri de mes pères,
    Où jadis toutes mes grands-mères,
Lorsque Dieu leur donnoit d'heureux accouchements,
De leur fécondité recevoient compliments.
Hélas ! que vous avez une taille écrasée !
On ne voit plus en vous ni grâce ni façon...
    Autant de modes que d'années.
    Aujourd'huy, le tapissier Bon
    A si bien fait par ses journées,
    Qu'un lit tient toute une maison.

Voici un couplet fort bien tourné de l'auteur du *Pot-pourri de Ville-d'Avray* ; il est adressé « à Mme la Duchesse de *** et a été improvisé pendant le travail de Mme..., sa Belle-fille » ; auteur et destinataire nous sont donc inconnus :

Air : *Lison dormait.*

Laissons la postéromanie
Guetter au passage un garçon :
Que fait à la maman qui crie.
L'intérêt de votre maison ?

(1) De Laborde eut l'idée, au moins singulière, de faire figurer, au frontispice du tome II de ses *Chansons*, le portrait de sa femme, dans un état de grossesse fort avancé. Il est vrai que ce portait, dessiné par Denon, gravé par Née et Masquelin (fig. 192), ne se trouve que dans de rares éditions.

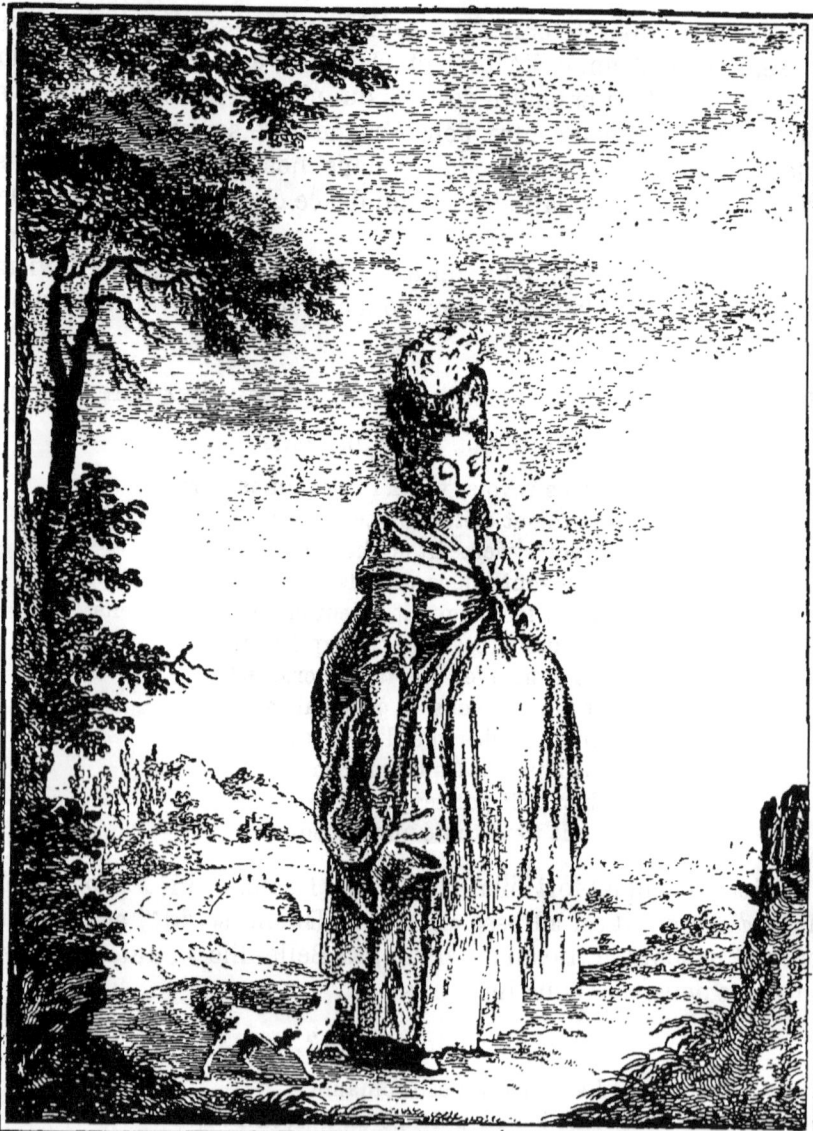

Femme adorée, et bientôt tendre Mere
Reçois ici l'hommáge qui t'eſt dû :
L'Epoux que tu choiſis lors-qu'il eut tout perdu
Retrouve tout, puiſqu il a ſçu te plaire.

Fig. 192.

Sois héritier, sois héritière,
Sois enfant, ce que Dieu voudra ;
Mais sors de là, mais sors de là,
Cesse de tourmenter ta mère ;
Tout doucement passe par là,
Et chacun te remerciera.

Dans la seconde continuation des *Mémoires secrets* de Bachaumont, par Moufle d'Angerville (1), nous trouvons la chanson suivante ; elle est charmante dans son genre, digne en tout point d'être signée de Boufflers et pourrait s'intituler : *Premiers symptômes de grossesse.*

### 1

J'allai chez Lise hier au soir
Et quoique charmante,
On pouvoit l'apercevoir
Triste et languissante.
Vous croyez qu'avec Lucas
Ce sont de nouveaux débats :
Non, non, vous ne savez pas
Ce qui la tourmente.

### 2

Dans un bosquet, l'autre jour,
La jeune innocente,
A cueilli des fleurs d'amour ;
Mais trop imprudente,
Elle tremble d'avoir pris
Avec les fleurs quelques fruits,
Et voilà, mes chers amis,
Ce qui la tourmente.

### 3

Déjà Phœbé, dans son cours,
Lui paroit plus lente.
Un courrier depuis trois jours
Trompe son attente.

(1) Continua les *Mémoires secrets*, après Bachaumont et Mairobert, depuis avril 1779.

Mais chacun, peu consterné
De son sort infortuné,
Lui voudroit avoir donné
Ce qui la tourmente.

Avec la pièce suivante, nous tombons dans le genre extra-égrillard, et l'on sera bien étonné d'apprendre que l'auteur de cette incongruité est Béranger (1), le chansonnier des familles, le Berquin de la chanson.

## L'Accouchement

### Accident arrivé à une fille vertueuse

Air : *Je veux être un chien*.

Maman ! que je souffre à l'endroit
Où décemment je mets le doigt !
Vite, il faut qu'on me deshabille !
Moi, qui tiens si fort à l'honneur,
M'arriverait-il un malheur ?
    Ah ! fichtre ! ah ! chien !
    Non, je n'y conçois rien ;
Mais j'accouche, foi d'honnête fille.

Pourtant je ne grossissais pas,
Je n'avais qu'un peu plus d'appas...
Ça complétait ma pacotille ;
La vertu m'avait réussi.
Dieux !... L'accoucheur est-il ici ?
    Ah ! bigre ! ah ! chien !
    Non, je n'y conçois rien ;
Mais j'accouche, foi d'honnête fille.

Cela me vint-il en dormant,
Ou par l'effet d'un sentiment ?
Car moi, c'est par là que je brille ;
Serait-ce mon baron perclus ?
Bon !... S'il avait ce qu'il n'a plus.
    Ah ! bigre ! ah ! chien !
    Non, je n'y conçois rien ;
Mais j'accouche, foi d'honnête fille.

(1) 1780-1857.

N'est-ce pas un soir, que fort tard,
Sur ma porte, un galant hussard,
En passant me trouva gentille ?
Il n'a tenté qu'un faible essai...
J'étais retroussée, il est vrai.
    Ah ! bigre ! ah ! chien !
    Non, je n'y conçois rien ;
Mais j'accouche, foi d'honnête fille.

Ce n'est pas mon Italien,
Il m'a prouvé son goût trop bien :
Il n'aura jamais de famille.
A sa guise il était reçu...
M'a-t-il trompée à son insu ?
    Ah ! bigre ! ah ! chien !
    Non, je n'y conçois rien ;
Mais j'accouche, foi d'honnête fille.

Vivez donc de privations !
Prenez donc des précautions !
Sans la sauce mangez l'anguille !
Beau moyen et bien éprouvé ;
J'en suis pour un enfant trouvé.
    Ah ! bigre ! ah ! chien !
    Non, je n'y conçois rien ;
Mais j'accouche, foi d'honnête fille.

Nous ne connaissons pas l'auteur de la chanson qui suit et nous ne voyons pas pourquoi il n'a pas signé cette pièce ; elle ne vaut ni plus ni moins que ses semblables ; ne soyons pas trop exigeant sur la facture de ces sortes de production et souvenons-nous que :

    Ce sont des enfants de la lyre ;
    Il faut les chanter non les lire.

### LA SAGE-FEMME

Air : *France, reine des reines*.

Noble dame et grisette,
Adressez-vous ici.
Venez à ma sonnette,
Elle est discrète
Et ma bouche aussi.

Vous dont l'œil examine
A ma porte un tableau,
A la chaste Lucine
Offrant un fruit nouveau.
Si pareil fruit soulève
Votre sein agité.
Venez, je suis élève
De la Maternité.

Noble dame, etc.

Toute voix qui m'appelle,
A droit à mes secours :
Je sers du même zèle
L'hymen et les amours.
Des portes de la vie,
Gardienne par le fait,
J'ouvre quand on me crie :
Le cordon, s'il vous plaît.

Noble dame, etc.

Pour des pensionnaires
J'ai fait construire exprès,
Des réduits solitaires,
Dont moi seul ai l'accès.
Plus d'une en est sortie
Pour le nœud nuptial,
La tête refleurie
Du bouquet virginal.

Noble dame, etc.

Portant certain bagage,
Agnès dit aux méchants :
Je vais, pour un voyage,
Respirer l'air des champs.
Mais Agnès, bientôt lasse
D'un assez court trajet,
Chez moi se débarrasse
De son petit paquet.

Noble dame, etc.,

Une marquise intègre
Mit un mulâtre au jour;
Au regard de son nègre
Moi j'impute le tour.
Rien ne le désespère,
L'époux prend son parti,
Et reçoit comme un père
Cet enfant d'Haïti.

Noble dame, etc.

De fournir la nourrice
Je me fais une loi,
A l'église le suisse
Tient l'enfant avec moi.
Le vicaire et le maire
Me nomment galamment
La première commère
De l'arrondissement.

Noble dame et grisette,
Adressez-vous ici,
Venez à ma sonnette,
Elle est discrète
Et ma bouche aussi.

Le Docteur E. Tillot s'est fait une spécialité des chansons médicales, qu'il compose à l'occasion de banquets de corps, pour les chanter lui-même au dessert; de son recueil, déjà volumineux, nous avons extrait les trois pièces obstétricales suivantes :

## TO BE OR NOT TO BE (1)

Air : *d'Aristippe*

Le docteur part, sa tâche terminée
Cordon lié, placenta détaché,
Laissant l'enfant qui de sa destinée
Par ses longs cris témoigne être fâché.

(1) Chanson composée pour le banquet de la Société d'hydrologie; le 20 avril 1883.

Mais cher docteur, l'utérus n'est pas vide,
D'un autre enfant c'est l'habitation.
Que deviendra cet embryon sans guide ?
*To be or not...* voilà la question. (*bis*)

Au premier temps qui suit la délivrance,
Notre fœtus se livre à la gaîté ;
Dans l'utérus qui lui paraît immense
Il va puis vient, humant la liberté.
En parcourant son énorme domaine,
Que de bien voir il a permission,
Du haut en bas, joyeux il se démène
*To be or not...* n'est pas en question. (*bis*)

Bientôt pourtant il passe à la tristesse,
La vie à deux avait bien sa douceur.
On échangeait souvent une caresse,
On se parlait et l'on n'avait pas peur.
Impatient, il frappe à la muraille,
Met l'utérus en révolution,
Sur son cordon avec rage il tiraille ;
*To be or not ...* voilà la question. (*bis*)

Qu'entend-il donc ? à son frère l'on parle
On l'encourage en mettant ses habits ;
« Sois raisonnable et sage petit Charle »
Dit une voix qui sort d'un bonnet gris.
Mais Charle crie et Charle se disloque
En remplissant certaine fonction ;
L'entrée en vie est une rude époque
*To be or not...* voilà la question. (*bis*)

Le fœtus pense : hors de notre retraite
Pourquoi ces cris ? lui ferait-on du mal ?
Frère chéri que si fort je regrette,
Pleures-tu pas le logis communal ?
De nouveaux cris augmentent son angoisse,
Décidément mieux vaut l'abstention
Mieux vaut rester dans la chaude paroisse ;
*To be or not...* n'est plus en question. (*bis*)

Exempt dès lors de toute incertitude,
Le délaissé s'étend nonchalamment,
Quand tout-à-coup une secousse rude
A sa demeure imprime un tremblement.

Un fort courant l'entraîne dans le vide,
Son corps flexible entre en contraction.
Las il émerge, incertain et timide ;
*To be or not...* n'est plus en question. *(bis)*

J'ai voulu peindre en cet enfant perplexe
Un fils d'Hamlet, philosophe utérin,
Grand raisonneur de l'un ou l'autre sexe,
Qui sent sous lui s'effondrer le terrain.
Sera-t-il bien sur ce qu'on nomme terre ?
Et puis de naître a-t-il l'ambition ?
Que sert la lutte ? On naît, on meurt, mystère.
*To be or not...* laissons la question. *(bis)*

## LES DEUX JUMEAUX.

Air : *Femmes, voulez-vous éprouver ?*

Dans l'intérieur d'un utérus,
Pour deux bien étroite demeure,
Se trouvaient un jour deux fœtus,
Qui d'leur naissanc' touchaient à l'heure.
Le premier d'eux, la tête en bas,
Fait signe à l'autre de le suivre,
Et le serrant dans ses deux bras,
Lui dit : « Qu'on est heureux de vivre ! } *bis*

« Pour nous, ici point de souci ;
Tout nous arrive en abondance,
Quel joli mond' que celui-ci,
Et quelle charmante existence !
On nage si bien dans ces eaux.
Regarde comme je me livre
Au bonheur d'aller sur le dos.
Frère, qu'on est heureux de vivre ! » } *bis*

Le second, dont la tête au ciel
Toujours dressée est moins légère,
Lui répond : « Quel heureux mortel !
Vrai, j'admire ton caractère ;
Tu ris de tout comme un enfant,
Et de plaisir un rien t'enivre.
Moi je regrett' d'être vivant.
Ah ! qu'on est malheureux de vivre ! » } *bis*

« Ici nous sommes en prison,
Vois un peu quel étroit espace !
Je me cogn' la tête au plafond,
Dans tes pieds mon nez s'embarrasse ;
Si je veux faire un mouvement,
Mon cordon se met à me suivre.
Etre attaché ! quel amus'ment !
Ah ! qu'on est malheureux de vivre ! } *bis*

Son frère essaye de tirer
Sur ses pieds, effort inutile !
De colère il veut s'étrangler,
Et casse son cordon fragile ;
Mais vient son tour, on le saisit,
Il pivote comme un homme ivre
En criant : « J'vais mourir aussi !
Dieu quel bonheur d'cesser de vivre ! » } *bis*

Dans le premier de ces enfants,
Je vois déjà poindre la race
De ces ventrus toujours contents,
En quelque endroit que l'sort les place.
L'autre, à l'étroit dans l'utérus,
Veut à tout prix qu'on l'en délivre.
Mais que d'gens sont toujours fœtus, } *bis*
Et ça n'les empêch' pas de vivre.

### L'APPLICATION DU FORCEPS

Air : *Le Grenier*, de Béranger,

I

Il est minuit ; à la salle de garde
L'interne dort comme en un paradis.
Madame cinq, Monsieur, ça vous regarde,
Près d'accoucher vous réclame à grands cris.
L'interne accourt et son doigt le rassure,
Le col est large, et la tête est en bas.
Oyant le cœur en son lointain murmure,
Il dit : Fœtus, que ne passes-tu pas ? *(bis)*

## II

Dépêche-toi, petite créature,
Ta pauvre mère en toi met son espoir,
Fille ou garçon, belle ou laide figure,
Elle t'attend, heureuse de te voir.
De blancs habits composent ta layette,
Pour être au monde il te suffit d'un pas.
Viens essayer cette belle toilette.
L'enfant dit : Non ! Je ne passerai pas. (*b i s*)

## III

Dépêche-toi, gracieux petit être,
Tu n'es pas seul, d'autres sont plus pressés.
Tu me feras ainsi manquer, peut-être,
Quelques enfants à venir empressés.
A leur secours bientôt on me réclame,
Viens avec eux commencer tes ébats.
Une douleur, poussez, poussez, Madame.
Mais l'enfant dit : Je ne passerai pas. (*bis*)

## IV

Dépêche-toi, cette salle est glacée,
J'ai pris l'onglée en ce maudit local,
Et par le froid ma main paralysée
Peut mal couper ton tube ombilical.
Qu'attends-tu donc, créature têtue ?
La poche est vide, et le col au plus bas,
Ta pauvre mère à pousser s'évertue,
L'enfant dit. Non, je ne passerai pas. (*bis*

## V

Dépêche-toi, maudite créature ;
Mais pourquoi donc cette obstination ?
N'entends-tu pas la voix de la nature ?
Mets à profit la dilatation.
Si tu ne veux pas être assez raisonnable,
D'entrer au monde obligé tu seras,
Car j'emploierai l'instrument secourable.
L'enfant dit : Non, je ne passerai pas. (*bis*)

## VI

L'interne alors, transporté de colère,
Prend son forceps, le désarticulant,
La branche gauche à gauche est la première
Et puis la droite est mise en un instant.
La tête vient, mais le menton s'accroche,
Avec deux doigts on le saisit en bas.
Dans ce moment on entendit Gavroche
Qui grommelait : Je ne passerai pas ! (*bis*)

## VII

Cette chanson ici personnifie
Ces gens bornés, par nature entêtés,
Que l'avenir, le progrès terrifie,
Aveugles-nés pour toutes les clartés !
A trois pas d'eux leur montrant le bien-être,
Vous leur offrez de conduire leurs pas,
Le soleil brille ; ils ferment leur fenêtre,
En répondant : Je ne sortirai pas ! (*bis*).

Suivent plusieurs chansons sur les choux et les roses d'où sortent les garçons et les filles. Commençons par les jolis couplets du *Grand Mogol* (1887), opéra bouffe de G. Audran :

i _ rons voir chaque jour, Si son feuil _ la _ ge joie im _ men _ se, Ca _ che le fruit de notre a _ mour. Dans ce jo _ li par _ ter _ re, Tout en nous pro _ me _ nant, Voi _ là comment ma chè _ re Nous au _ rons un en _ fant, Voi _ là comment ma chè _ re Nous au rons un en _ fant Dans ce jo _ li par _ terre, Tout en nous pro _ me _ nant.

**2ᵉ COUPLET**

Voyons encor plus loin les choses,
Car il nous faut une fille aussi,
Les filles naissent sous les roses,
Et le rosier est près d'ici.
Il nous donnera, je l'espère,
Cette fille, ce beau bijou,
Et ce rosier me rendra père
Absolument comme le chou.

Dans ce joli parterre etc.

Citons ensuite *Sous un chou*, chanson créée par M<sup>elle</sup> Holda à l'El-
dorado, paroles de G. Bomier (1).

----

(1) Musique chez Meurcot, édit.

## 1

J'avais huit ans, lorsqu'un jour petit père.
Me dit : Emma, le ciel vient tout à coup
De t'envoyer un gentil petit frère,
On l'a trouvé, ce matin, sous un chou.
Une heure après, aux bras d'une nourrice,
On me fit voir un bébé des plus beaux.
Je l'embrassai sans y chercher malice ;
Mais cependant, en le voyant si gros,

Je dis : Ce chou-là, petit père,
J'ignore vraiment qui l'avait semé ;
Mais, pour contenir petit frère,
Il fallait qu'il fût joliment pommé.

## 2

Un an plus tard, ma tante Madeleine
Dit devant moi tout haut sans se méfier,
Que ma cousine, avant une semaine,
Allait avoir un petit héritier.
Je raisonnais, malgré mon innocence,
Et je compris clairement cette fois
Qu'on ne pouvait pas tout savoir d'avance ;
Car, au lieu d'un, ma cousine en eut trois.

Je dis : — Le chou qui les vit naître,
J'ignore vraiment qui l'avait semé,
Mais, pour en tenir trois, le traître,
Il fallait qu'il fût joliment pommé.

Dans le couplet suivant, Emma explique qu'à seize ans elle était
encore si naïve qu'elle demanda à son fiancé si, avant leur mariage,
on a pris soin de mettre des choux dans le jardin :

A ce mot là Jean se mit à sourire
Et répondit : — Nous choisirons tous deux
Autant de choux que ton cœur en désire,
Et les enfants y viendront vigoureux...

Nous préférons *Les choux* de Victor Meusy, musique de P. Del-

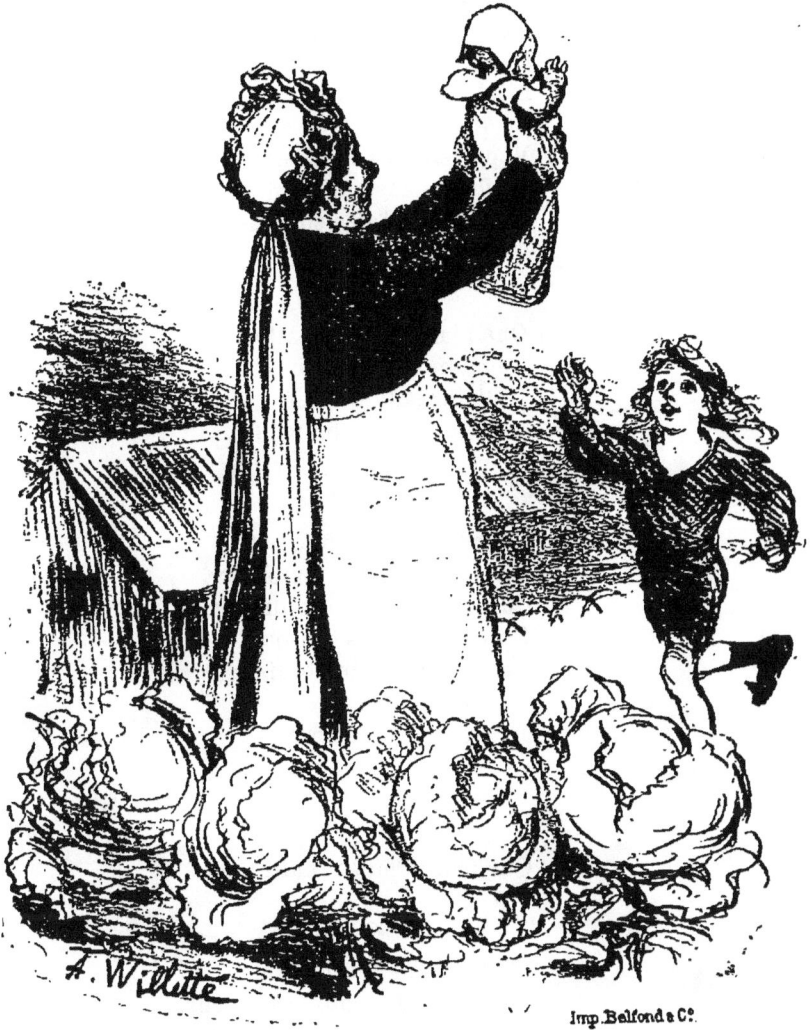

FIG, 193

met (1), et nous reproduisons la lithographie de A. Willette (fig.
193) qui accompagne cette « chanson d'enfant ».

(1) Musique chez H. Tellier, édit., 23, rue Auber.

## 1er COUPLET

Au grand parc je préfère
Notre petit verger.
L'hiver j'aime la serre ;
L'été, le potager.
Ce que je vais vous dire
Vous rendra-t-il jaloux ?
Quelque chose m'attire
Vers le carré des choux.

### REFRAIN

Que n'ai-je pu connaître
Le chou qui m'a vu naître ! (*bis*)
Je l'aurais tant aimé
Mon joli chou pommé !

## 2e COUPLET

Ils ont la tête ronde
Et le cœur plein, les choux.
Quand nous venons au monde
On nous trouve dessous.
Leur peau tendue et lisse
Me fait plaisir à voir ;
Je pense à la nourrice
Qui m'endormait le soir.

### REFRAIN

Que n'ai-je pu connaître, etc.

## 3e COUPLET

Dès qu'une feuille bouge,
J'accours le trouble au cœur.
Chou Milan ou chou rouge,
Verrai-je frère ou sœur ?
Hélas ! rien ne se montre,
Je retourne à mon banc,
C'est là que je rencontre
Cet ennuyeux choux blanc.

### REFRAIN

Que n'ai-je pu connaître, etc.

4e COUPLET

Je trouve qu'on néglige
Le plan de mes amours.
Si les soins qu'il exige
Etaient donnés toujours,
J'aurais un petit frère
Ou deux au moins, oui, mais,
Papa n'y descend guère,
Maman n'y va jamais.

REFRAIN

Que n'ai-je pu connaître, etc.

Nous terminerons cette collection de chansons par quelques couplets isolés, relatifs à l'obstétrique, tirés souvent de pièces étrangères à notre sujet. Dans le conte d'*Aucasin et Nicolete*, récit du XIIIe siècle, mêlé de chansons, il est fait allusion à la coutume de la Couvade (1). Aucasin se rend chez le roi de Torelore, qu'il trouve en couches :

« Il prent congié as marceans, et cil le commanderent à Diu. Il monte sor son ceval s'espée çainte, s'amie devant lui, et erra tant qu'il vint el castel. Il demande ù li Rois estoit, et on li dist qu'il gissoit d'enfant (2).

— E ù est donc se femme ?

Et on li dist qu'ele est en l'ost (3) et si i avoit mené tox ciax du païs. Et Aucasins l'oï, si li vint à grant mervelle (4), et vint au palais et descendi entre lui et s'amie ; et ele tint son ceval, et il monta u palais l'espée çainte, et erra tant qu'il vint en le canbre.

*Or se cante.*

En le canbre entre Aucassins,

Li cortois et li gentis ;

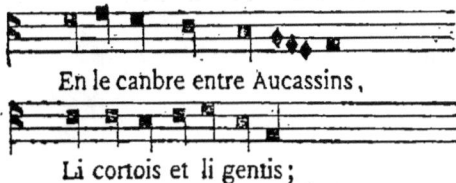

(1) V. notre *Histoire des Accouchements*.
(2) Qu'il était en couches.
(3) A l'armée.
(4) Il s'en émerveilla grandement.

Il est venus dusque au lit
Alec (1) ù li Rois se gist ;
Par devant s'arestit,
Si parla, oès que dist (2) :
— Diva ! fau, que fais-tu ci ?
Dist li Rois : Je gis d'un fil.
Quant mes mois sera conplis (3)
Et ge sarai bien garis,
Dont irai (4) le messe oïr.
Si com mes ancessor (5) fist,
Et me grant guerre esbaudir (6)
Encontre mes anemis,
Nel lairai mie (7).

*Or dient et content et fabloient*

Quant Aucasins oï ensi le Roi parler, il prist tox les dras qui sor
lui estoient, si les housa (8) aval le canbre. Il vit deriere lui un
baston. Il le prist ; si torne, si fiert (9), si le bati tant que mort (10) le
dut avoir.

— Ha ! biax sire, fait li Rois, que me demandés vos ? Avés vos
le sens dervé (11), qui en me maison me batés ?

— Par le cuer Diu ! fait Aucasins, malvais fix à putain, je vos
ocirai se vos ne m'afiés (12) que jamais hom en vo tère d'enfant ne
gerra.

Il li afie, et quant il li ot afié :

— Sire, fait Aucasins, or me menés là ù vostre fenme est en l'ost.

— Sire, volentiers, fait li Rois.

Il monte sor un ceval et Aucasins monte sor le sien, et Nicolete
remest ès canbres la Roïne. Et li Rois et Aucasins cevàucièrent
tant qu'il vinrent là ù la Roïne estoit... »

(1) *Alec*, pour *elec*, là.
(2) Ecoutez ce qu'il dit.
(3) Accompli.
(4) Alors j'irai.
(5) Mon prédécesseur.
(6) Mener gaiement.
(7) Je n'y manquerai pas.
(8) Jeta, poussa.
(9) Frappe.
(10) Tué.
(11) Avez-vous perdu la raison ?
(12) Si vous ne me jurez.

L'*Ombre*, opéra-comique de Flotow, nous montre le médecin de campagne, chantant :

> Mais à ma porte on sonne,
> La cloche résonne,
> Un chrétien m'attend pour...
> Pour lui donner le jour.
> Allons, Cocotte, en route !
> Il faut, coûte que coûte,
> Préparer de son mieux
> Un baptême joyeux...

Relevons deux couplets dans la *Briguedondaine*, revue jouée, en 1887, au Palais-Royal. Mlle Liline, médaillée pour son poids au concours des bébés, chante, sur l'air des *Portraits de famille* :

> Déjà dans l'sein de ma mère
> J'étais extraordinaire,
> Et quand au monde je vins
> J'pesais, dit-on, quatre-vingts !
> Qui qu'a été ahuri ?
> C'est l'jury !
> Qui qui me trouve du chic ?
> C'est l'public !
> Qui qu'est fier d'un'fill'comm'ça ?
> C'est papa !
> Qui qu'ça gêna joliment ?
> C'est maman.

*Dans les roses*, chanson de Marc, Sando et Goublier, nous fournira aussi deux couplets : le premier et le dernier. Il s'agit d'un enfant pris par un gardien du Luxembourg en train de secouer des rosiers :

### I

> Le vieux gardien dit d'une voix sévère,
> Que faisais-tu, brigand, dans les rosiers ?
> Ne pouvais-tu rester près de ta mère,
> Jouer, courir dans les larges sentiers ?
> Tu secouais l'arbuste avec furie,
> Tu fis tomber les fleurs et les boutons,
> Puis effeuillant chaque rose fleurie,
> Tu la jetais en colère, réponds ?

### REFRAIN

Ne me bats pas, je te dirai les choses,
C'était pour que Maman ne pleure pas
Que tu m'a pris quand je cherchais là-bas,
Ce que l'on doit trouver dans les roses.

### 4

Je me souviens qu'avec bien du mystère,
On racontait, un soir, étant chez nous,
Qu'un beau matin ce fut mon petit père
Qui me trouva, caché dans un gros chou !...
Alors, pour que mère n'ait plus de peine,
Je me suis dit, dans les rosiers fleuris
Je vais chercher une autre Madeleine...
Mais aujourd'hui.. Le bon Dieu n'a rien mis !

### DERNIER REFRAIN

Voilà, monsieur, je t'ai bien dit les choses,
C'était pour que maman ne pleure pas !
Que tu m'as pris, quand je cherchais là bas
Une petite sœur dans les roses.

A la *Petite Curieuse* de Luguet et Hervé, nous n'emprunterons qu'un seul couplet :

J'ai dix-huit ans, je n'peux croire
Qn'on nous trouve sous des choux.
Je sais la moitié d'l'histoire
J'vas vous la dire (entre nous).
On s'marie, on ferm'la porte
Puis sans qu'on ait pénétré
J'vois un bébé qu'on emporte,
Par où donc qu'il est entré ?

Dans la chanson élégiaque, les *Tribulations du médecin praticien*, du Dr Forget, un couplet parle incidemment des accoucheurs, en termes extra-naturalistes :

### 2e COUPLET.

Ah ! sur sa couche,
Ma femme accouche !
Hurle un mari qui s'envient m'éveiller.
Vite en campagne,
De sa compagne
J'entends les cris du bas de l'escalier !
Lors, en posture,
De la nature
Je m'évertue à frayer le chemin...
Tout hors d'haleine,
J'ai, pour ma peine,
Avec l'enfant, un *bonbon* dans la main !

### REFRAIN

Le jour, la nuit, à tout venant
La clientèle
Sans cesse nous harcèle !
Fils d'Esculape, ah oui vraiment
Notre métier n'est pas divertissant !

Nous ne pouvons offrir à nos lecteurs que le refrain d'une chanson fort en vogue, autrefois, à la Maternité, et dont il nous a été impossible de nous procurer les couplets :

Silence ! silence ! silence !
V'là l'accouchement qui commence.
Soutenons bien le périné,
Car il pourrait se déchirer.

Nous en dirons autant d'une chanson très répandue dans le Nord, mais dont on n'a pu nous donner que le refrain :

Qu'si qu'elle l'a eu
Qu'c'est qu'elle la bien voulu.

Refrain que les Gavroches de l'endroit ne manquent jamais de chanter à la vue d'une femme enceinte.

D'une chanson populaire en 1830, Loredan Larchey ne cite aussi que le refrain :

> Bientôt ma femme est en couches,
> J' suis d'abord Godard.

Chaque Ecole a sa chanson : l'Ecole Normale a la sienne, chantée, sur l'air de *Fualdès*, par les *cubes* et les *carrés* (élèves de 3e et 2e années), à chaque nouvelle promotion de *conscrits* ou nouveaux. Nous citerons les deux couplets suivants :

> Quand on pense que les femmes,
> Qui sont des êtres charmants,
> Ont pu porter dans leurs flancs
> Ces *conscrits*, monstres infâmes,
> C'est à dégouter vraiment
> Du devoir d'enfantement.

> Une honnête Catalane,
> Dont le sort doit nous toucher,
> L'autre jour vient d'accoucher
> D'un enfant aux oreill's d'âne,
> Parce qu'en venant à Paris
> Elle avait vu les *conscrits*.

Enfin à Sannois, aux environs de Paris, on chante, sur l'air : *Au clair de la lune*, un couplet dont se scandalisent les filles du pays, car il laisserait supposer chez elles une très grande facilité à jeter leurs bonnets par dessus les fameux moulins du voisinage ; mais il est probable que « Sannois » est ici pour la rime et que ces jeunesses n'y sont pas plus légères qu'ailleurs :

> Au clair de la lune
> Les fill's de Sannois
> S'en vont à la brune
> Manger des p'tits pois ;
> Nourritur' malsaine
> Qui les gonfle tant
> Qu'au bout d' trent' six s'maines
> Ell's sont sur le flanc.

Le docteur Colombat a établi l'échelle diatonique de nos impressions morales et physiques, en notant, comme l'air d'une romance, les diverses intonations, de tous les cris de l'espèce humaine (1), nous reproduisons la notation qui nous intéresse surtout ici : le vagissement de l'enfant nouveau-né.

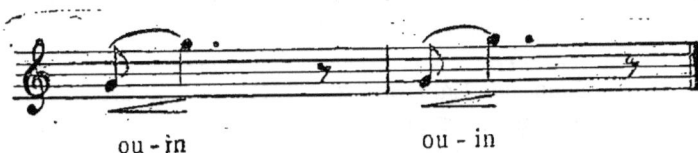

ou - in          ou - in

A ceux qui ont l'oreille musicale, de vérifier le dire des romanciers qui, on l'a vu plus haut (2), comparent presque tous le vagissement du nouveau-né au miaulement d'un chat (3).

N. B. — On trouvera dans nos précédents ouvrages, un certain nombre de pièces de vers et chansons relatives à l'obstétrique, dont voici le relevé :

### 1o HISTOIRE DES ACCOUCHEMENTS CHEZ TOUS LES PEUPLES

(1) V. notre *Corps humain*, p. 232.
(2) Les prosateurs tocologues.
(3) Par exemple, l'entente cesse entre les mêmes romanciers quand ils décrivent les cris de la mère, surtout les douleurs de la période ultime, que les médecins, dans leur barbare jargon, appellent concoassantes. Tous cependant reconnaissent que ces cris n'ont rien d'humain. « Frédérique eut un dernier grand cri de bête qu'on égorge, » écrit Jules Mary, dans la *Course au bonheur*. La comparaison est juste ; ce qui l'est moins, c'est le sujet du roman ou la guérison de l'idiotie par la maternité : Frédérique, une jeune fille atteinte, depuis l'enfance, de déchéance morale, est surprise, dans un coup de folie bestiale, par le fils adoptif du médecin qui la soigne, elle devient enceinte et guérit. Conclusion exceptionnelle : il arrive bien plus souvent que les secousses de la parturition provoquent des perturbations intellectuelles plus ou moins durables et conduisent à la folie dite « puerpuérale ».

## 3⁰ ACCOUCHEURS ET SAGES-FEMMES CÉLÈBRES

4⁰ ANECDOTES ET CURIOSITÉS SUR LES ACCOUCHEMENTS

# CHAPITRE III

## L'OBSTÉTRIQUE AU THÉATRE

Il a été bien des fois question sur la scène de la grossesse et de l'accouchement; on peut en juger à nos extraits, et si nombreux que soient les volumes dépouillés par nous, nous avons cependant la certitude d'être resté forcément incomplet. Au moins avons-nous essayé de donner des exemples caractéristiques dans des genres divers, tirés des théâtres grecs et latins, tirés surtout de pièces françaises, originales ou imitées.

On remarquera que les anciens traitent ordinairement cette matière avec la philosophie qu'il convient de montrer devant les œuvres de la nature. Chez nous, le moyen-âge y met, tantôt une indifférence naïvement vulgaire, tantôt une grosse gaieté, dont hériteront, aux siècles suivants, les écrivains dramatiques de la lignée gauloise; d'après leur tempérament, les modernes s'arrêtent les uns sur le côté ridicule de la maternité; les autres, les attendris, tâchent de nous émouvoir par son côté sentimental. Enfin, il est facile de constater dans la jeune école un souci peut-être excessif de la vérité physiologique.

## 1. — Antiquité

L'histoire du théâtre grec contient un cas curieux d'accouchement spontanément prématuré. A la représentation des *Euménides* (1) d'Eschyle, une femme grosse, assistant au spectacle, fut frappée d'une telle commotion morale qu'elle mit au jour son en-

_____

(1) 458 av. J.-C.

fant avant terme. Mais ce détail ne se rapporte qu'indirectement à notre sujet. Ce qu'il nous importerait de savoir, c'est si les auteurs dramatiques ont mis à la scène des grossesses et des accouchements. Dans l'état de mutilation où nous sont parvenues leurs œuvres, il est difficile d'en juger ; on peut seulement affirmer que les scrupules de décence n'ont pas dû arrêter les comiques. Le catalogue des titres de comédies que nous possédons contient, en nombre assez considérable, des *Naissances* de Dieux ; mais qu'étaient ces plaisanteries mythologiques ? on ne saurait trop le dire. Aristophane (1) nous a laissé une scène dans laquelle une femme simule une grossesse. C'est dans cette priapée, d'une si prodigieuse effronterie (2) qui s'appelle *Lysistrata* (3).

Les femmes grecques, enfermées dans la citadelle sous la conduite de Lysistrata, ont juré de n'avoir aucun commerce avec leurs maris jusqu'à ce que la paix soit conclue. Cependant quelques-unes se lassent. Certaine se présente à Lysistrata, avec un ventre énorme et s'écriant :

LA FEMME. — O vénérable Ilithia (4), arrête les douleurs jusqu'à ce que je sois parvenue dans un lieu profane !

LYSISTRATA. — Qu'est-ce que tu nous divagues-là ?

LA FEMME. — Je vais accoucher.

LYSISTRATA. — Mais tu n'étais pas enceinte hier (5).

LA FEMME. — Je le suis aujourd'hui. Lysistrata, laisse-moi vite aller chez la sage-femme.

LYSISTRATA. — Mais qu'est-ce que tu nous chantes ?,.. Et qu'as-tu donc là de si dur ? (*Elle lui tâte le ventre*).

LA FEMME. — Un enfant, un garçon.

LYSISTRATA. — Non pas, par Aphrodite ! C'est quelque vase de cui-

---

(1) Environ 450-387 av. J.-C.

(2) Nous ne croyons pas que jamais on ait rien osé d'aussi *roide* que la scène entre la jolie Myrrhine, une des conjurées et son mari Cinésias que tourmentent les refus de sa femme. Notez que les effets de cette torture étaient impudemment exhibés aux yeux du public à l'aide d'un accessoire spécial.

(3) 412 av. J. C.

(4) V. notre *Histoire des Accouchements*.

(5) Dans la *Lysistrata*, que le Grand théâtre représenta avec succès en 1893, cette scène n'a pas été reproduite ; mais, circonstance curieuse, l'actrice qui remplissait le rôle de Lysistrata, Mme Réjane, et qui prêchait la continence à ses compagnes, était dans une position intéressante des plus avancées et dut abandonner son rôle pour faire ses couches.

vre... Oh ! Je vais savoir. (*Elle lui passe la main sous la robe*) Ah ! la drôle d'idée ! Tu as le casque de la déesse (1) et tu te dis enceinte !

LA FEMME. — Oui, je suis enceinte, par Zeus !

LYSISTRATA. — Et pourquoi faire, ce casque ?

LA FEMME. — Si les douleurs de l'enfantement m'avaient surprise dans la citadelle, je serais entrée dans ce casque pour y déposer mon fruit, comme font les colombes (2).

Les *Thesmophories*, représentées la même année que *Lysistrata*, sont une autre pièce où le chœur est composé de femmes. Devant celles-ci, assemblées pour célébrer les fêtes de Déméter et de Perséphone (3), Mnésilochos, beau père d'Euripide, le poète misogyne, s'est chargé de plaider, déguisé en femme, la cause de son gendre. Mais il ne le défend qu'aux dépens des femmes, qu'il accuse de commettre mille fois plus de turpitudes que le poète n'en a révélé. C'est ainsi qu'il raconte une supposition d'enfant dont une d'elles se serait rendue coupable :

MNÉSILOCHOS. — J'en connais une autre qui prétendit pendant dix jours souffrir les douleurs de l'accouchement, jusqu'à ce qu'elle eût fait l'acquisition d'un enfant ; le mari allait de tout côté acheter des drogues pour hâter la délivrance ; cependant une vieille apporta l'enfant dans une marmite : pour l'empêcher de crier, elle lui avait rempli la bouche de miel. Elle fit signe à la femme qu'elle lui apportait l'enfant, et celle-ci de s'exclamer aussitôt : « Va-t-en, mon ami, je crois que j'accouche ; le voilà qui donne des coups de talon dans le ventre... de la marmite. » Notre homme s'en va tout joyeux ; et la vieille ôte vivement le miel de la bouche de l'enfant qui se met à crier. Alors la misérable le prend, court au père et lui dit en souriant : « C'est un lion, un lion qui t'est né ; c'est tout ton portrait ! » Ne sont-ce pas là nos tours ordinaires ?

Sans doute, devraient répondre les femmes, si elles étaient de bonne foi. Plus haut, une d'elles ne s'est-elle pas plainte que, grâce à Euripide, il est devenu impossible à une femme sans enfants de s'en supposer un. Aujourd'hui, tout le voisinage, mis en défiance par le poète, veut assister aux couches.

(1) La déesse Athénée, déesse vierge.
(2) Qui pondent leurs œufs dans des trous.
(3) Telle est la signification du mot Thesmophories (littéralement *Fêtes de la Thesmophore ou législatrice*, surnom de Déméter.)

A Rome, il est vraisemblable que les *atellanes*, sortes de parades populaires où l'on voyait tout autre chose que des scènes d'une innocence champêtre, ont dû présenter au public le rôle de la femme grosse, toujours comique pour les spectateurs du sexe masculin ; mais, là-dessus encore, nous en sommes réduits aux conjectures. Le théâtre littéraire, imité, le plus souvent, de la Comédie nouvelle des Grecs, genre relativement décent, n'hésite pas à entretenir le public des conséquences forcées de l'amour, légitime ou non : seulement, c'est, nous le répétons, comme d'un fait naturel ; l'auteur n'a pas l'intention d'en tirer un effet de rire.

Chacun connaît par Molière (1) un sujet que Plaute (2) emprunta à un original inconnu (3), le sujet d'*Amphitryon* (4). Le vieux comique latin nous raconte dans un prologue qu'Amphitryon, chef de l'armée thébaine, parti pour la guerre, a laissé sa femme Alcmène enceinte de quatre mois ; Jupiter, sous la figure d'Amphitryon, l'a engrossée à son tour.

MERCURE-SOSIE. — Mon père est en ce moment dans cette maison, couché avec elle, et cette nuit a été prolongée pour qu'il puisse la caresser à son aise, car il s'est donné les traits d'Amphitryon.

L'époux légitime revient dans sa maison avec le vrai Sosie. Sur sa porte, Alcmène vient de dire adieu à Jupiter qui lui a adressé ses dernières recommandations :

JUPITER. — Je dois aller rejoindre l'armée, mon Alcmène ; ménage-toi ; tu vois que ton terme approche. Tu prendras dans tes bras, en mon nom, l'enfant qui nous va naître (5).

(1) 1622-1673. L'*Amphitryon* est de 1668. Trente ans auparavant, Rotrou (1609-1650) avait donné une adaptation de la comédie latine en prenant pour titre les *Sosies*. Au commencement du xviii⁰ siècle, le sujet fu parodié à la foire dans une pièce comprenant trois actes en vaudeville, assez médiocre au reste et des plus libres ; elle est de Raguenet, probablement l'abbé (1660-1720), lequel s'occupait fort de musique.
(2) Environ 254-184 av. J.-C.
(3) Peut-être à Archippos, Athénien contemporain d'Aristophane, auteur d'un *Amphitryon* ; peut-être à quelque auteur de la Comédie sicilienne, qui se plaisait beaucoup aux fantaisies mythologiques.
(4) La date de presque toutes les comédies de Plaute est impossible à établir d'une façon exacte.
(5) *Tollere puerum*, soulever l'enfant, le prendre dans les bras, était l'acte par lequel le père reconnaissait son enfant ; s'il le laissait à terre, il signifiait par là qu'il le reniait. V. notre *Histoire des Accouchements*.

Les quiproquos qui suivent se devinent. Sosie prétend que ce
n'est pas d'un enfant qu'Alcmène est grosse, mais bien de folie.
D'après ce mauvais plaisant, c'est avec raison que l'on donne aux
femmes en couches qui tombent en faiblesse certains fruits un peu
durs, *mala* ; ces *mala*, ce sont des grenades, mais, avec un calembour,
ce sont aussi des coups. Cependant Jupiter ne cèdera la place que
quand Alcmène sera sur le point d'accoucher. Alors Amphitryon
force la porte et apprend de la servante Bromia ce qui vient d'arriver à l'épouse en partie double :

BROMIA. — Le travail commençait ; elle sentait dans son sein les premières douleurs ; elle appelle à son aide les dieux immortels, après s'être
lavé les mains et couvert la tête, suivant la coutume. Soudain éclate un
terrible coup de tonnerre, et elle accouche de deux jumeaux, sans douleur.

C'est alors que se fait entendre la voix de Jupiter annonçant qu'il
est entré secrètement dans le lit d'Alcmène, que le plus grand des
deux enfants est son fils et l'autre celui d'Amphitryon. Le premier, c'était Hercule venant au monde le septième mois ; le second
venant dix mois après la conception. La naissance d'Hercule serait
un exemple de superfétation ; celle de son frère utérin, un exemple
de naissance tardive. Le premier de ces phénomènes, admis par
les anciens, n'est plus guère aujourd'hui considéré comme possible ; le second est rare, mais admissible. Molière ne dit mot de
cette double naissance ; le détail eût peut être choqué ; Hercule
seul est annoncé :

Chez toi doit naître un fils qui, sous le nom d'Hercule,
Remplira de ses faits tout le vaste univers.
L'éclat d'une fortune, en mille biens féconde,
Fera connaître à tous que je suis ton support ;
    Et je mettrai tout le monde
    Au point d'envier ton sort...

Finissons-en avec l'*Amphitryon* en rappelant aux maris ce sage
conseil de Sosie :

    Sur telles affaires toujours
    Le meilleur est de ne rien dire.

Mais ce n'était point, paraît-il, l'avis d'Amphitryon-Montespan.
Un des procédés les plus divertissants de l'*Amphitryon*, ce sont

les quiproquos et conflits plaisants amenés par la ressemblance complète des deux Sosies. Ce moyen d'exciter le rire est le fond même des *Ménechmes*, une des comédies les mieux réussies de Plaute. Mais là, rien de merveilleux, d'invraisemblable ; les deux individus qui sont la copie l'un de l'autre sont deux jumeaux. Le fait est naturel, extraordinaire, il est vrai, mais beaucoup d'exemples en démontrent la possibilité. Comme il rentre dans la catégorie des phénomènes médicaux concernant la naissance, nous avons le devoir de rappeler cette pièce et de citer celles qui ont usé du même ressort comique. D'abord où Plaute a-t-il trouvé l'idée des *Ménechmes* ? Dans le prologue, il dit bien que son *sujet sicilianise* (1) ; mais le mot pourrait bien se rapporter à la patrie des deux frères (2) et non aux sources siciliennes de la pièce. D'autre part, les Attiques ont composé nombre de comédies intitulées les *Jumeaux*. Est-ce une d'elles ou plusieurs d'entre elles, est-ce Antiphane (3), Alexis (4) ou tout autre que le Latin a mis à contribution ? Se prononcer, risquer même une hypothèse semble impossible. Quoi qu'il en soit, le théâtre a souvent revu, depuis Plaute, ces amusantes confusions de personnes : nommons parmi les auteurs qui les ont mises à la scène, Rotrou (5), Boursault (6), Monfleury (7), Regnard (8), Duvert et Lauzanne (9). De ces œuvres, il en est une illustre, celle de

---

(1) *Argumentum sicelissat.*
(2) Originaires de Syracuse.
(3) Poète de la Comédie moyenne (ive siècle av. J.-C.).
(4) Id. mort vers 290 av. J.-C.
(5) Il fit jouer, en 1632, et imprimer, en 1637, une adaptation des *Ménechmes*.
(6) 1638-1701. Fit représenter, en 1664, les *Nicandres ou les menteurs qui ne mentent pas* ; c'est l'idée des Ménechmes.
(7) 1640-1685. Dans son Ambigu-Comique (1673), un des trois intermèdes est le *Semblable à soi-même*, dont le titre n'a pas besoin de commentaire explicatif
(8) 1655-1709. Ses *Ménechmes* sont de 1705
(9) Duvert : 1795-1876. — Lauzanne : 1805-1877. Leur *Prosper et Vincent* (1833) est un des chefs-d'œuvre du vieux vaudeville : voici la façon originale dont Vincent, l'un de leurs Ménechmes, indique à Sophie, son amoureuse, ce qu'il suppose au sujet de son frère :
VINCENT. — J'ai bien un frère, un frère jumeau, mais je ne l'ai jamais connu. Ma mère m'en a quelquefois parlé !... Mais d'une manière si singulière que j'ai lieu de penser que cette excellente femme l'a confié aux soins paternels du gouvernement dès sa plus tendre enfance...
SOPHIE. — Quoi! . . Elle l'aurait...
VINCENT, *gravement.* — L'établissement de Vincent de Paul n'a pas été inventé pour les quadrupèdes... Sophie !

Regnard dont la verve et la versification étincelantes nous ont trop fait oublier les mérites de Plaute. Nous en extrairons (1), pour terminer, les vers si aisés dans lesquels est exposé le cas des deux jumeaux :

VALENTIN (2).

> ... Je sais que votre mère
> Mourut en accouchant de vous et de ce frère ;
> Que vous êtes jumeaux, et que votre portrait
> En toute sa personne est rendu trait pour trait ;
> Que vos airs dans les siens sont si reconnoissables
> Que deux gouttes de lait ne sont pas plus semblables.

LE CHEVALIER MÉNECHME

> Nous nous ressemblions, mais si parfaitement.
> Que les yeux les plus fins s'y trompoient aisément :
> Et notre père même, en commençant à croître,
> Nous attachoit un signe afin de nous connoitre (3).

Dans la pièce qui a pour titre *Truculentus* (4), c'est-à-dire le *Rustre*, Plaute mit à la scène une supposition d'enfant ; la courtisane Phronésie veut ainsi s'assurer une donation de Stratophane, militaire naïf. De complicité avec sa servante Astaphie, la fine mouche offre un sacrifice pour l'enfant, comme cela se fait le cinquième jour ; elle se pare dans son lit, comme le veut la coutume ; elle brûle de la myrrhe en l'honneur de Lucine. On lui apporte de la verveine et de l'encens, de l'eau pour les mains. Tout est prêt quand paraît Stratophane, revenu de Babylone :

STRATOPHANE. — Phronésie est-elle accouchée ?
ASTAPHIE. — Oui, d'un enfant beau comme le jour.
STRATOPHANE. — Me ressemble-t-il un peu ?

---

(1) Acte I, sc. II.
(2) Valet du chevalier Ménechme.
(3) Remarquons que les *Ménechmes*, aussi bien qu'*Amphytrion* et son valet *Sosie*, ont donné un substantif à la langue française. Littré : « Il se dit de deux frères, ou même de deux hommes étrangers l'un à l'autre, entre lesquels il existe une grande ressemblance : *Ce sont des Ménechmes*. Au singulier : *C'est son Ménechme*.
(4) Jouée vers 189 av. J. C.

ASTAPHIE. — A peine au monde, il demandait une épée et un bouclier.
STRATOPHANE. — Il est bien à moi !...

Et l'imbécile entre dans la chambre où Phronésie est encore au lit :

PHRONÉSIE. — Ah ! tu as bien manqué me faire perdre la vie, toi qui, pour satisfaire ta passion, as déposé dans mes entrailles le germe de ces horribles douleurs dont je souffre encore.

L'enfant coûtera à Stratophane son pesant d'or. Que ne lui faudra-t-il pas ? Des langes, des couches, un coussin, un berceau, de l'huile, de la farine. Il faudra une outre de vin pour la nourrice. Et à la mère, il faudra de la pourpre, des fourrures, des esclaves. Stratophane s'y ruinera.

Dans l'*Andrienne* (1), la première des six comédies laissées par Térence (2), Glycérie, maîtresse de Pamphile, est prise des douleurs de l'enfantement. La servante Mysis a reçu de la vieille Archylis, quelque chose comme la garde-malade de Glycérie, l'ordre d'aller chercher la sage-femme Lesbie. Ce choix ne plaît guère à Mysis :

MYSIS. — Je t'entends, Archylis, depuis une heure. Tu veux que j'amène Lesbie. C'est, à coup sûr, une ivrognesse, une femme sans cervelle et qui ne mérite pas qu'on lui confie une accouchée à sa première grossesse. Pourtant je la ramènerai. (*Se parlant à elle-même*). Voyez un peu l'insistance importune de cette vieille : c'est parce qu'elles se grisent ensemble. Grands dieux ! je vous en conjure, faites que ma maîtresse soit heureusement délivrée et que ce soit plutôt sur d'autres que la sage-femme commette ses maladresses !

A l'acte III, on entend Glycérie en travail qui s'écrie derrière le théâtre : « Junon Lucine, viens à mon secours ! Sauve-moi, je t'en prie. »

Enfin tout se passe bien ; Lesbie paraît et, avant de s'en aller, fait ses recommandations à Archylis :

LESBIE. — Jusqu'à cette heure, Archylis, tout va comme d'ordinaire ; et je trouve, chez elle, les symptômes qui annoncent qu'on est sauvée. Maintenant la première chose à faire c'est de lui donner un bain. Après,

---

(1) 166 av. J. C.
(2) Environ 194—158 av. J. C.

administrez-lui la boisson que j'ai ordonnée et qu'elle la prenne aux doses prescrites (1). D'ici à un moment, je suis de retour. (*En s'éloignant*) Voilà, ma foi, Pamphile père d'un beau garçon... »

Dans l'*Hécyre* ou la *Belle-mère* (2), c'est un accouchement qui fait le nœud de l'intrigue. Pamphile, amant de la courtisane Bacchis, a épousé, malgré lui, Philumène ; tout d'abord, il n'a pas voulu la recevoir dans son lit, espérant ainsi la déterminer à retourner chez ses parents. Toutefois, son amour pour la courtisane s'éteint, et il s'est enfin rapproché de sa femme, quand une affaire l'oblige à partir en voyage. Dès son retour, il court, sans être attendu, chez Myrrhina, sa belle mère, où il retrouvera Philumène ; il entend des cris et reconnaît la voix de Myrrhina disant à sa fille :

MYRRHINA. — Tais-toi, ma chérie, je t'en conjure !
PAMPHILE. — Quel est donc son mal ? a-t-on fait venir au moins le médecin ?

Il pénètre, impatient, dans la chambre à coucher : Philumène, après cinq mois de mariage effectif, accouchait d'un enfant à terme. Pamphile sort immédiatement, fondant en larmes, dans un trouble affreux ; sa belle-mère le suit, se jette à ses genoux :

MYRRHINA. — Seul, vous savez qu'elle accouche et que l'enfant n'est pas de vous ; car vous ne l'avez, assure-t-on, reçue dans votre lit que deux mois après son mariage et il y en a sept que vous êtes mariés. Ce que je dis, vous ne le savez que trop, comme votre attitude l'indique. Mainte-

---

(1) Dans Ménandre, le créateur de la Comédie nouvelle (342—290 av. J. C.), à qui Térence a emprunté le sujet de l'*Andrienne*, il y a ceci : « Qu'elle se baigne immédiatement. Tu lui feras prendre ensuite quatre jaunes d'œufs. » Le docteur E. Dupouy fait, à ce propos, la remarque suivante : « Cette citation a son importance, car Ménière a discuté les mots *ista ut lavet*, et il pense qu'il ne s'agit peut-être que de lotions à faire sur les cuisses, le ventre et le périnée, et non d'un bain. La phrase de Ménandre ne laisse pas de doute à cet égard. Le seul commentaire possible ne peut donc se rapporter qu'à la valeur thérapeutique d'un bain à prendre après la délivrance et comme premier soin à donner à la mère après l'accouchement. » *Médecine et mœurs de l'ancienne Rome d'après les poètes latins.*
(2) 165 av. J C. Sujet emprunté à Apollodore de Caryste, poète de la Comédie nouvelle (vécut probablement au commencement du IIIe siècle av. J. C.)

nant, si la chose se peut, Pamphile, je désire ardemment, et je fais tous mes efforts pour cela, que sa délivrance ait lieu à l'insu de son père et même de tout le monde. S'il est impossible d'empêcher qu'on s'en aperçoive, je dirai qu'elle est accouchée avant terme. Personne, j'en suis sûre, ne soupçonnera le contraire et il paraîtra tout naturel que vous soyez le père légitime. Aussitôt né, on exposera l'enfant. Il n'y a rien là qui puisse vous faire le moindre tort, et vous nous aurez aidées à cacher l'affront insigne subi par la malheureuse.

C'est qu'en effet Philumène, avant son mariage, a été violée par un inconnu. On devine dès lors le dénouement. Tout s'arrangera pour le mieux : grâce à un anneau, on reconnaîtra que c'est Pamphile en personne qui a outragé Philumène.

C'est aussi un anneau qui amène une reconnaissance dans l'*Heautontimorumenos* ou le *Bourreau de soi-même* (1). Cette comédie contient une scène qui se rapporte à notre sujet et qui, de plus, est fort curieuse au point de vue des mœurs romaines.

Grâce donc à un anneau, Sostrata, femme de Chrémès, a reconnu dans Bacchis sa propre fille, élevée en secret contre la volonté du père, qui avait ordonné de s'en défaire. Elle se décide à un aveu :

SOSTRATA. — Ah ! mon mari !

CHRÉMÈS, *ironiquement*. — Ah ! ma femme !

SOSTRATA. — C'est vous-même que je cherche.

CHRÉMÈS. — Parle : que veux-tu ?

SOSTRATA. — Je vous prie avant tout, de ne pas croire que j'aie osé faire quoi que ce fût contrairement à vos ordres.

CHRÉMÈS. — C'est bien incroyable. Mais enfin tu veux que je te croie. Soit.

SOSTRATA. — Vous vous rappelez ma grossesse et votre déclaration formelle que si j'avais une fille vous ne vouliez pas qu'on l'élevât.

CHRÉMÈS. — Je devine ce que tu as fait. Tu l'as élevée ?

SOSTRATA. — Il y avait ici une vieille femme de Corinthe, des plus recommandables. Je la lui donnai pour qu'elle l'exposât.

CHRÉMÈS. — O Jupiter ! tant de sottise peut-il entrer dans une cervelle !

SOSTRATA. — Je suis perdue ! Qu'ai-je donc fait ?

CHRÉMÈS. — Tu le demandes ?

SOSTRATA. — Si j'ai péché, mon cher Chrémès, c'est sans le savoir.

CHRÉMÈS. — Oh ! Pour cela, quand tu dirais non, je sais fort bien que tu agis toujours sans savoir et sans réfléchir. Dans cette affaire-ci, autant de pas, autant de fautes. En premier lieu, si tu avais voulu exécuter mes

---

(1) 163 av. J.-C. Imitation de Ménandre.

ordres, il aurait fallu la faire périr et ne pas dire faussement qu'elle était morte...

N'est-il pas abominable à nos yeux ce Chrémès, un honnête homme pour le public romain, un citoyen fort sage et fort sensé ? Malgré tout, sa conclusion nous reconciliera un peu avec lui :

CHRÉMÈS. — Aujourd'hui, je suis content d'avoir une fille ; autrefois, je n'en voulais pas, mais pas du tout.

Nous retrouvons dans les *Adelphes* (1) un viol suivi d'un accouchement, mais ce n'est plus là qu'un détail de la pièce. Notons seulement une précaution prise pour transporter une nouvelle accouchée. Déméa dit à son fils, qui est le mari :

DÉMÉA. — Va faire abattre au plus tôt ce vieux mur qui est dans le jardin ; amène ta femme par là ; ce sera plus prudent que de faire passer par la rue une jeune femme qui vient d'accoucher et qui est encore malade.

En résumé, si le théâtre ancien, du moins dans ce qui nous en est resté, n'a pas de sottes pudeurs au sujet de la grossesse et de l'accouchement, il les montre comme de ces nécessités ordinaires à la vie, peu intéressantes, plutôt que malséantes à conter. Nous trouverons mieux ailleurs.

## II. — Moyen âge

En France, nos vieux drames sacrés n'hésitaient pas à représenter la grossesse et l'accouchement (2) des femmes célèbres dans les livres saints. Les pièces primitives, toutes liturgiques et à peine sorties de l'office religieux, ne manquaient jamais de mettre Sainte Elisabeth à la scène sous l'aspect d'une femme enceinte. Même, à son égard, l'auteur d'un chant dialogué composé dans les dernières

(1) 160 av. J. C. Imitation de Ménandre.
(2) Il est bien entendu que si la grossesse et l'accouchement ont été mis à la scène, nos vieux auteurs dramatiques n'ont pas été plus délicats sur l'article de la génération et de ses préliminaires. La naïveté des *Mystères* et des *Miracles* va fort loin là-dessus ; l'effronterie des farces, plus loin encore, comme on le verra par une note subséquente.

années du XI<sup>e</sup> siècle ou dans les premières du XII<sup>o</sup> (1), s'est avisé d'une imagination assez singulière. Elisabeth, appelée par le préchantre (*præcentor, lector*), officiant servant de coryphée, à porter témoignage de la venue du Christ, s'écrie :

| | |
|---|---|
| *Qui est rei*<br>*Quod me mei*<br>*Mater heri visitat ?*<br>*Nam ex eo,*<br>*Ventre meo*<br>*Lœtus infans palpitat.* | Pour quelle raison la mère de mon maître me visite-t-elle ? Car, pour cela dans mon ventre, un enfant joyeux palpite. |

Et Jean-Baptiste, l'enfant qu'Elisabeth porte dans son sein, est interrogé, lui aussi, par le coryphée et sommé de se prononcer :

| | |
|---|---|
| *Dic, Baptista*<br>*Ventris cista clausus,*<br>*Quod dedisti causa*<br>*Christo plausus ?*<br>*Cui dedisti gaudium*<br>*Profer et testimonium.* | Dis, Baptiste, pour quelle cause, renfermé dans le ventre (de ta mère), as-tu donné des applaudissements au Christ ? Apporte ton témoignage en faveur de celui pour qui tu as manifesté de la joie. |

Nous ne savons trop comment était figuré l'embryon Jean-Baptiste ; ce qu'il y a de certain, c'est qu'il répondait, et de façon très orthodoxe. Le rôle d'Elisabeth était-il, par hasard, confié à un clerc ventriloque ?

Quand, de liturgiques et sacerdotales, les représentations dramatiques devinrent laïques et populaires, les *Miracles* et les *Mystères*, dès lors écrits par des séculiers, nous présenteront le même mélange de dévotion et d'indifférence à ce que nous croyons être les convenances. Nous avons cité ailleurs (2) la *Moralité*, tirée des *Miracles de Notre-Dame* (3), où le roi Thierry se laisse persuader que

---

(1) Dans leur *Théâtre français du moyen-âge*, MM. Monmerqué et Francisque Michel en ont publié une version très ancienne, qu'ils ont jointe, sans distinction, au petit drame liturgique *des Vierges sages et des Vierges folles* ; les deux poèmes sont d'ailleurs tirés d'un même manuscrit provenant du monastère de Saint Martial de Limoges.

(2) V. nos *Accouchements à la cour*.

(3) XIV<sup>e</sup> siècle. Parmi les 40 Moralités que contient ce recueil, nous signalerons encore : *Comment Notre-Dame délivra une abesse qui étoit grosse de son clerc. — Comment Salomé perdit les mains pour avoir voulu tâter et voir si la Vierge avoit enfanté virginalement.*

sa femme Osanne a mis au monde trois chiens. Dans une autre pièce de la même classe (1), dont le sujet est la conversion de Clovis, nous assistons à la naissance de Clodomir (2).

Les personnages en scène sont Clotilde, Ysabel, sa demoiselle, Robert, écuyer, Catherine, ventrière (3) :

YSABEL. — Chère dame, je vous vois souvent changer de couleur de manière alarmante ; vous éprouvez du mal ou quelque douleur, à ce que je crois.

CLOTILDE. — Ysabel, mon amie, sachez que je sens par les reins une souffrance telle qu'il me semble qu'on me les froisse et que mon dos se fende par le milieu, exactement comme cela m'arriva, m'amie, lors de mon premier enfant.

YSABEL. — Dame, ne nous trompez pas ; veuillez mander la sage-femme, car je tiens à n'en pas douter que vous êtes en mal d'enfant.

CLOTILDE. — J'ignore si cela est ; mais, vraiment, je suis bien mal... Ah ! mère de Dieu, Vierge honorée, secourez-moi !

YSABEL — Ma dame, je vois bien d'une manière certaine que vous êtes en travail ; je vais bien vite envoyer chercher la sage-femme... Robert, puisque je vous trouve ici, hâtez-vous d'aller chercher Catherine, la sage-femme, et dites-lui qu'elle vienne auprès de ma dame sur le champ.

ROBERT. — ... Je la vois qui va là-bas... Catherine, parlez-moi.

CATHERINE. — Volontiers, beau sire, par ma foi ! Que me voulez-vous ?

ROBERT. — Il faut que vous alliez auprès de la reine : je viens vous chercher pour un besoin pressant. Venez-vous en : ce n'est pas loin. Ma sœur, je vous mènerai jusque-là. Entrez là dedans ; je vous laisserai ici, ma chère amie.

CATHERINE. — Dieu soit céans ! Qu'est-ce ? Quelle mine, ma chère dame !

CLOTILDE. — Par mon âme, je souffre beaucoup. M'amie, je n'ai envie ni de rire ni de jouer... Aidez-moi par votre grâce, douce mère de Dieu !

CATHERINE. — Ma chère dame, en peu de temps vous serez délivrée de vos maux cruels. Ne dites pas que je sois ivre ; il vous faut souffrir encore un peu. Je vois jusqu'à l'instant vous serez sans faute délivrée.

CLOTILDE. — Dieu, quand sera-ce ? Ce soulagement tarde trop longtemps à venir... Veuillez vous souvenir de moi, vierge Marie !

CATHERINE. — Dame, ne vous tourmentez pas davantage. Vos grands maux sont passés. (*Clotilde accouche*)... Demandez quel enfant vous avez eu, vous ferez mieux.

---

(1) V. la note 3 de la page précédente.
(2) Cette citation figure déjà dans nos *Accouchements à la cour*, nous la reproduisons ici à cause de son réalisme.
(3) Nom ancien des sages-femmes.

CLOTILDE. — Puisque j'ai un enfant, Dieu soit loué, quoique j'aie beaucoup souffert... M'amie, dites-moi la vérité, est-ce un fils ou une fille ?

CATHERINE. — Ma chère dame, que votre cœur soit sûr et convaincu que c'est un fils. Que Dieu lui accorde le bien du corps et de l'âme !

CLOTILDE. — Allons, couchez-moi tout de suite ; puis vous emporterez ce fils et vous le ferez baptiser, car je le veux.

Remarquons que, dans cette pièce, l'accouchement avait lieu certainement sous les yeux du spectateur ; Clotilde devait se tenir assise sur un siège, la sage-femme accroupie devant elle. Il n'est pas vraisemblable, en effet, que Clotilde et Catherine conversent derrière quelque rideau.

Ce rideau semble une mince concession faite à la décence par les *Mystères* des époques suivantes. Dans plusieurs de ces drames, les saintes femmes accouchent sur le théâtre ; mais cette circonstance délicate est cachée aux yeux du spectateur par une tenture figurant comme une alcôve ou une chambre secrète. C'est là que Jean Michel (1), dans son interminable *Mystère* de la *Conception, Nativité, Mariage et Annonciation de la benoîte Vierge Marie,* etc. (2), fait accoucher toutes les femmes de la famille du Sauveur, Anne, Elisabeth, Marie. Donnons quelques détails sur l'accouchement de la première épouse de Joachim et mère de Marie. Ayant adressé au ciel de ferventes prières, elle sent les premières douleurs ; aussitôt elle va s'étendre sur son lit et tire les custodes. Tandis qu'elle accouche, la chambrière dit à Joachim :

> ..... Joués de retraicte,
> Monsieur, s'il vous plaist, car madame
> D'elle-mesme est tendre femme ;
> Et n'est point requis qu'on tempeste
> A l'accouchée ainsi la teste.
> Et n'a que faire de blazon (3).

Anne s'attarde à un cantique en l'honneur de sa fille qu'elle vient de mettre au monde ; la chambrière, personne pratique, trouvant sans doute l'instant mal choisi, l'interrompt :

> Ainsy que une luysante estoille,
> Sa face reluit, ma maitresse :
> Mais donnez-lui votre mamelle.

---

(1) Mort en 1493. Premier médecin du roi Charles VIII.
(2) Représenté en 1486 (97 personnages).
(3) *Bruit.*

Plus tard, Barthélemy Aneau (1) usera également du rideau d'accouchement dans son *Mystère* de la *Nativité* en chansons (2), sorte d'opéra où Marie met au monde Jésus derrière un décor de ce genre.

Ce qui se passait à l'abri de ce décor « exerçait au plus haut degré, dit Dufour (3), les facultés de l'imagination du public. Les rideaux étaient-ils ouverts, on guettait l'instant où ils se fermeraient ; étaient-ils fermés, on se demandait tout bas quand viendrait l'instant de les rouvrir. Le spectateur ne manquait pas de deviner tout ce qu'on lui cachait par décence, et il suivait par la pensée les péripéties les plus scabreuses de l'action. »

Nous ne pensons pas, à vrai dire, que le scandale fût tel, ni même qu'il y eût scandale, la dévotion grossière du public était habituée à certains exposés théologiques de caractère un peu singulier. De plus, le moyen âge apportait dans les choses religieuses une naïveté dont nous retrouvons des traces dans les *Noëls*, encore en faveur au siècle dernier, et même dans quelques formules de prières que nos enfants récitent fort innocemment, du moins nous aimons à le croire. Non seulement on assistait avec édification à la venue au monde de celui qui devait sauver les hommes, mais on se divertissait pieusement à entendre dans la bouche des acteurs des discussions sur les mystères de la génération divine. On éclatait en applaudissements quand saint Etienne (4), invoquant la parole des prophètes, l'exemple du buisson ardent qui brûla sans qu'on y eut mis le feu, etc., prouvait ainsi aux juifs incrédules qu'une vierge pouvait concevoir, porter et enfanter « sans entameure (5) ».

Dans les *Farces*, la grossesse et l'accouchement interviennent moins souvent que l'acte qui les précède nécessairement (6).

---

(1) 1500 ? — 1561.
(2) 1539.
(3) *Histoire de la prostitution*, VI.
(4) Dans le *Mystère* qui porte son nom (vers 1450).
(5) *Sans défloration*.
(6) La *Farce de frère Guillebert* (avant 1550), fort comique d'ailleurs, est un monument curieux de l'effronterie que permettait le genre. Voici le début du prologue en forme de sermon :

> *Foullando in calibistris*
> *Intravit per boucham ventris*
> *Bidauldus, purgando renes.*
> Noble assistance, retenez
> Ces mots pleins de dévotion ;
> C'est touchant l'incarnation

Nous citerons deux seulement de ces compositions (*très bonnes et très joyeuses,*) qui faisaient les délices de nos ancêtres, la farce du *Médecin qui fait le nez à l'enfant d'une femme grosse* (1) et celle de *Jolyet* (2).

La Farce du *Médecin* est tirée d'un vieux fabliau et Pogge (3) puis La Fontaine en ont rendu le sujet populaire, le premier par sa facétie d'un *Frère Mineur qui fit le nez d'un enfant*, le second, par son conte du *Faiseur d'oreilles* et du *Raccommodeur de moules*. Un médecin, après avoir fait un grand étalage de sa science, guérit un boiteux et une femme qui avait mal à la cuisse. Celle-ci lui confie qu'elle est grosse et lui demande si elle aura un garçon ou une fille. Le médecin lui regarde dans la main et lui dit que cet enfant n'aura point de nez. La femme se désespère, mais le médecin la console et promet de réparer ce malheur : pour cet effet, il se retire avec elle. La femme rejoint son mari, qui l'attendait à la porte, et elle accouche un moment après. « Comment, dit le mari, il y a treize mois que je ne me suis approché de vous et vous faites un enfant, tandis que la première année de notre mariage vous accouchâtes au bout de six mois ! — C'est, répond-elle, que la première fois l'enfant avait été placé trop près de l'issue et la seconde trop avant. » Le mari, satisfait de cette raison,

---

De l'ymage de la brayette
Qui entre, corps, aurèille et teste
Au précieux ventre des dames.
« Or ça, beau-père, quo modo ? »
Le texte dit que : *foullando,*
En foullant et faisant zic zac
Le gallant se trouve au bissac,
Entendez-vous bien, mes fillettes ?
S'on encroue sur vos mamelettes
Et qu'on vous chatouille le bas
N'en sonnez mot, ce sont esbas,
Et n'en dictes rien à vos mères...

*L'Accoucheur par supercherie*, de Hally, est du même genre.

(1) XVᵉ siècle. — Le titre complet de la pièce est : *Farce nouvelle du médecin qui guarist de toutes sortes de maladies, et de plusieurs autres aussi fait le nez à l'enfant d'une femme grosse, et apprend à deviner* (4 personnages).

(2) Celle-ci porte simplement pour titre : *Farce nouvelle, trez bonne et fort joyeuse, à troys personnages, c'est assavoir : Jolyet, la femme et le père.* Viollet-le-Duc l'a extraite, pour son ancien théâtre français, d'un volume acquis par le *Brilisch museum*, en 1845, et composé de pièces imprimées séparément en caractères gothiques, vers le milieu du XVIᵉ siècle.

(3) V. *Anecdotes et curiosités sur les accouchements*.

va trouver le médecin pour apprendre l'art de deviner. L'homme de l'art lui fait avaler des pilules :

### LE MARY

Fy ! tous les diables ! qu'est cecy ?
Cela sent plus fort que moutarde.

### LE MÉDECIN

Devine.

### LE MARY

La sambieu, c'est marde !

Tu as deviné, lui dit le médecin ; et en même temps, il lui déclare que c'est lui qui a fait le nez à son enfant. — Montrez-moi donc, replique le mari, la manière de ne jamais oublier de faire le nez à mes enfants. Le médecin lui répond par cette polissonnerie :

Quand un autre enfant feras tu,
Ton nez au trou du cul mettras
De ta femme ; ne sois têtu.
Mais tiens l'y bien, et deusses-tu
Y être et jour et nuit aussi,
Jusques à tant qu'elle ait vessi.

Venons maintenant à la Farce de *Jolyet*, que nous ferons connaitre quelques citations reliées par de très courtes analyses.

### LA FEMME

Je suis enceincte de nouveau.

### JOLYET

Dieu met en mal an qui en ment.

### LA FEMME

Je suis enceincte voyrement.

### JOLYET

Enceincte ? sainct Amand l'apostre,
Voici ung bon commencement ;
Mais au moins n'est pas l'enfant nostre.

LA FEMME

Tant vous êtes sot ; s'il est vostre !
Et à qui donc, sainte Marie ?
Aussi vray que la patenostre,
Et ce seroit grand mocquerie

JOLYET

Enceincte ! Dieu ! voicy faerie (1).

Jolyet a lieu de s'étonner, car son mariage a quinze jours de date
et c'est aller un peu vite en besogne :

C'est bien tost ung enfant rendu.

L'accouchement d'ailleurs ne se fera pas attendre.

LA FEMME

Toutesfois cherchez des parrains,
Mon bel amy doulx, car je crois
Que vous l'aurés au bout d'un moys.

JOLYET

D'ung moys ?

LA FEMME

Voire ; est-ce bien parlé ?

JOLYET

Et comment ? Je suis affollé
Qu'en ung moys j'ay faict ung enfant,
Et les aultres y mettent tant.
Suis-je bien aussi habile homme ?
Sainct Pierre, Sainct Pierre de Romme,
Je seray père ou poupart.

LA FEMME

Dea, oyez-vous, j'en ay faict ma part.

JOLYET

Vostre part ! voicy merveilles.
Aura il pieds, mains et oreilles,

_____

(1) *Féerie*, merveille.

Cul derrière, panse devant,
Comme ceulx où on met tant (1) ?

LA FEMME

Pourquoy non ? il est tout fin faict.

JOLYET

Je suis donc ung ouvrier parfait.
Je m'esbahy comme l'ay eu
C'est entendement d'avoir peu
Le faire en si peu.......

Ce qui rabat l'orgueil de Jolyet, c'est l'idée des dépenses nécessaires : bandes, langes, béguins, drapeaux, nourrice, etc. Et puis
si les accouchements allaient continuer dans la même proportion ?

JOLYET

O attendez : un, deux et troys ;
S'en seroit, à ce que je croys,
Trois en trois moys, chascun an douze.
Et la forte fièvre m'espouse
Si seray deux foys maryé ;
Si j'en fais rien ; c'est bien chié !
Ce seroit, au bout de six ans
Tout droit LX douze enfans.
Et le gibet seroit fournir
A les élever et nourrir.
Tant avoir d'enfans ! par Saint Pierre,
Je vous rendray à vostre père ;
Je ne veulx plus de femme au pris.

LA FEMME

Qu'esse ce cy ? comme il vous est pris
Soubdainement ! ce est-ce par jeu ?

JOLYET

Par la foy que je doy à Dieu,
Je n'auray femme de la sorte,
Qui chascun an douze enfans porte.
Rien, rien, il suffiroit bien d'ung.
Il n'en fut parlé mot aucun,
Quant je vous prins en mariage.

_____

(1) Sous-entendez : *de temps.*

### La Femme

Ennement, vous n'estes point saige.
Cuydez-vous que doresnavant
Par chascun moys j'en aye autant?

### Jolyet

Et que say-je moy? Peult bien estre.
Parquoy je ne veulx pas estre
En ce danger; venez vous-en.
Par ma foy, je seray exempt.
Diligentez-vous, c'est trop mis;
Je vous rendray à voz amys,
C'est le mieulx, comme je supose.

### La Femme

Haro, que vous faictes de choses.
Et bien, bien, je seray ouye.

### Jolyet

Dea, Dea, si vous estiez truye,
Et vous eussiez deux cens cochons
Chascun moys, pour telles façons,
Et vous les puissiez tous nourrir,
Se vous debviez céans pourrir,
Je ne vous mettroys pas dehors,
Pource, par l'ame de mon corps,
Qu'on vend cochons gros et menus :
Mais des enfans, on n'en vend nulz ;
Ils ne font que couster à père.

Jolyet donc mène sa femme devant le beau-père :

### Jolyet

Je viens vers vous faire ma plainte.

### Le Pere

De quoy?

### Jolyet

Votre fille qui est enceinte
A catonner (1) ce premier moys.

---

(1) Ou *chatonner*. Animalisme.

LE PERE

Dieu soit loué, toutes foys !
N'est-ce pas bon commencement ?

JOLYET

C'est le grand gibet ! Et comment ?
Par Sainct Pol, je n'en feray rien.
S'elle continue, comptez bien,
Chascun an, douze enfans de rente,
En deux ans et demy, les trente.

La femme interrompt son mari, et le père, tout interloqué, ne
comprend rien à la querelle :

LE PÈRE

Je n'entends rien à voz discordz.
Elle n'aura pas plus tost enfant
Que neuf moys. Que parlez-vous tant ?
Entendez-bien, vienne le bien.

JOLYET

Sainct Jehan ! il n'est donc pas mien ?

LA FEMME

Voire ; à qui seroit-il doncques ?
Vous sçavez que je n'aimay oncques
Autre que vous, en bonne foy.

JOLYET

Ha vrayment, il est donc à moy ?

LE PÈRE

C'est mon, mais que vous l'avez faict,
Et qui vienne au terme en effaict
Accoustumé, comme je tien.

JOLYET

Sainct Jehan ! il n'est donc pas mien.

LA FEMME

Point à vous ? Qu'est-ce que vous feistes
La première nuyt ? En et quoy ?

JOLYET

Ha vrayment, il est donc à moy ?

LE PÈRE

A cecy je ne sçay qu'entendre.
Nul homme ne me sçauroit aprendre
Qu'elle ait enfant si tost ; rien, rien.

JOLYET

Corbieu ! il n'est donc pas mien.

LA FEMME

Sauf votre honneur, et ne le donne
Vrayment à nulle autre personne,
Agardez, vous sçavez bien quoy.

JOLYET

Ha ! vrayment, il est donc à moi ?

Bref, que l'enfant soit à lui ou non, Jolyet, épouvanté de la fécondité de sa ménagère, refuse tout d'abord avec obstination de garder une telle femme. Il ne s'y résout que sur un accommodement proposé par le beau-père :

LE PÈRE

Nous ferons cest apointement :
Mon filz Jolyet, par ainsi
Que vous nourirez cestuy cy.
Mais s'elle en a ne deux ne troys
Plus que de dix moys en dix moys,
Du moins que je puis avoir temps,
Je me submetz à mes despens
Les nourrir et en prens la charge.

JOLYET

Sainct Pierre, je m'en descharge,
Mais vela ; s'elle en a plus tot
Que dix moys, entendez ce mot,
Vous me promettez de les prendre.

LA FEMME

Ainsi vous le devez entendre.

JOLYET

Que j'en aye donc la cédulle.

LE PÈRE

En parchemin, afin qu'elle dure
Plus longuement, il y fault mettre...

JOLYET

Pour ung enfant, ne plus, ne moins.

LE PÈRE

Or allez par escript le mettre.

JOLYET

Ça donc j'en auray belle lettre.

LA FEMME

Ha, que vous estes ung fin maistre !

LE PÈRE

Entreprenez-vous par les mains

JOLYET

Ça donc, j'en auray belle lettre ;
Pour ung enfant, ne plus, ne moins.
Je m'en voys chercher des parrains.
Afin que trop ne vous ennuye,
Adieu toute la compaignie.

---

### III. — **Temps modernes**

Dès la seconde moitié du seizième siècle, la farce ne s'adresse plus guère qu'à la populace ; les honnêtes gens vont écouter des pièces imitées de l'antique ou de l'italien. Le diable n'y perd pas grand chose, car, si la forme est souvent moins grossière, le fond n'est guère plus délicat (1).

---

(1) Les détails scabreux sont presque aussi nombreux que dans l'ancien théâtre populaire ; seulement ils ont perdu de leur naïveté. Dans

Voici, par exemple, une comédie imitée de l'Arioste, les *Corri-vaux* (1562), par Jean de la Taille (1540-1608). A l'acte premier, Restitue, jeune fille, fait confidence à sa nourrice qu'elle est grosse

---

L'*Adultère puni* (1616), tragédie de Hardy (1560-1632), un mari trouve sa femme avec un galant ; avant de les tuer, il s'écrie :

> O cieux ! O cieux ! la louve à son col se pendant
> Et de lascifs appas provoque l'impudent,
> Luy chatouille le sein, lui baisote la bouche,
> D'un clin de teste au lit l'appelle à l'escarmouche !...
> Ma patience échappe, exécrable p.....,
> Tu mourras à ce coup, tu mourras de ma main.

Au troisième acte des *Galanteries du duc d'Ossone* (1627), par Mayret (1604-1686), le duc se couche avec sa maîtresse en plein théâtre ; après quoi on baisse la toile. L'auteur nous assure dans l'épitre dédicatoire « que les plus honnestes femmes fréquentoient cette comédie avec aussi peu de scrupule et de scandale que le jardin du Luxembourg. » — (Le théâtre-réaliste, en décembre 1891, alla plus loin encore ; dans le *Gueux*, étude passionnelle en 1 acte , il y eut une véritable scène de possession à rideau levé, mimé entre M. de Chirac, le Gueux, et Mme Odette Mérainval, Myriane ; il est vrai que cette première application de la nouvelle doctrine réaliste du langage mimé, alternant avec la parole, conduisit les artistes devant les tribunaux). — La *Lucrèce* (1637) de du Ryer (1605-1658) raconte aux spectateurs comment elle a été violée.

Il y a mieux. La menstruation a été mise en scène, comme le fait remarquer le Dr Félix Brémond, dans sa *Revue de littérature médicale* ; et il cite le dialogue suivant, emprunté à la comédie des *Contents* (1584), imprimée après la mort prématurée de son auteur, Odet Turnèbe (1553-1581).

PERRESTE. — Tu veux deviser ! Retourne hardiment d'où tu viens, car il n'y a rien céans pour toy. L'aumosne est faite dès le matin.

ANTOINE. — Ho ! Ho ! Depuis quand es-tu devenue si glorieuse que tu refuses tes serviteurs, maintenant que tu as si bon loisir d'exercer les œuvres de miséricorde et loger les nuds ?

PERRESTE. — Je ne puis pour ceste heure.

ANTOINE. — Pourquoy donc ! Aurais-tu bien la fiebvre rouge qui prend aux femmes tous les mois ?

PERRESTE. — Voyez-vous ce vilain, comme il est engueulé.

Ailleurs, notre confrère établit par un autre exemple que la syphilis, elle aussi, a eu les honneurs des planches. Dans les *Néapolitaines* (1584), pièce comique de François d'Amboise (— † 1604), l'acteur Gaster dit au public, à propos d'un personnage qui vient de partir pour l'Italie : « Je ne pense pas qu'il y ait personne de vous qui, pour accompagner Dieghos, veuille aller gagner le mal de Naples, il y fait trop chaud : on le cherche quelquefois bien loin que l'on le trouve à son huis. Mon nez, tel que vous le voyez, sçait bien à quoi s'en tenir ».

Certains phénomènes pathologiques ont même été exploités par les auteurs dramatiques. On sait ce qu'était le congrès, coutume juridique

et que c'est Filadelfe qui l'a mise en cet état ; mais, depuis quelque temps, cet amant volage lui préfère une certaine Fleur de lys. La nourrice la console et s'engage à obtenir de sa mère la permis-

---

outrageante pour la décence publique, et sur laquelle l'affaire du marquis de Langey, en 1659, avait jeté un ridicule ineffaçable. Certains comiques n'ont pas hésité à mettre sur la scène ces histoires d'impuissance. Rosimond (— † 1686) dans son *Avocat sans pratique* (première édition, probablement de 1670), introduit le paysan Lucas qui conte ainsi son affaire au savetier Carrille, déguisé en homme du Palais :

> Or donc, j'avons pris femme, et cette ménagère
> Nous a mis sur les bras une guiable d'affaire,
> Et voicy çan que c'est, mais acoutez moy bien :
> Quoyque bian mariez, al dit qu'il n'an est rian ;
> Depuis près de deux ans que nous l'avons pour femme,
> Queuque démon sans doute a soufflé dans son âme
> Qu'il nous manquoit de quoy pouvoir bian engendrer,
> Et, marguenne, elle veut ainsi se séparer,
> A moins que par témoins je ne fassions voir comme
> J'avons tout ce qu'il faut pour être vrayment homme.
> Vous comprenez fort bian quel affront ça nous fait,
> Car si je n'avions pas ce qu'il faut en effet,
> Passe, mais, palsangué, tout le plus nécessaire
> Je l'avons. Bref, enfin, venons à mon affaire :
> On nous a fait bailler une assignation ;
> J'allons devant le juge à cette occasion.
> Ordonné qu'on fera visite de nos pièces,
> Puis après qu'au Congrès on verra nos prouesses.
> Oh ! j'avons appelé de ce jugement-là,
> Et je ne voulons pas en venir à cela.
> Car on a beau jaser, je sons ce que je sommes,
> Et vigoureux, jarny, bien plus que d'autres hommes.
> Or, la preuve en est seure, et tout fin clair voicy
> Comment je nous pouvons tirer en tout cecy :
> Je ferons voir à nu, soit par père ou par mère,
> Qu'engendrer comme il faut nous est chose ordinaire.
> Mon grand-père et mon père ont eu quarante enfans,
> Et mes oncles en ont encor trente vivans.
> Donc, que si par fusion et droit de parentage,
> Pour engendrer si fort ils ont tant de courage,
> Pourquoy vouloir que nous, qui sommes sorti d'eux,
> Je ne puissions pas bian estre aussi vigoureux ?

Au siècle suivant, Collé (1709-1783) écrivit pour son *Théâtre de société* une pièce en un acte qu'il intitula bravement *Alphonse l'impuissant* (1750).

Parmi les péchés de jeunesse de Piron (1689-1773), il y a un opéra-comique, le *Pucelage ou la Rose*, dont la représentation et l'impression furent interdites à Paris ; on ne put le jouer que sur le théâtre de Rouen, une seule fois d'ailleurs, nous ne savons exactement à quelle date. Remarquons enfin qu'il était question de l'hermaphrodisme dans *Iphis ou la Fille crue garçon*, opéra-comique d'un acte tout en vaudevilles, donné à Nantes, en 1756, par un certain Nau.

sion de l'emmener à la campagne, où elle pourra accoucher en secret. Au milieu d'un imbroglio fort complexe paraît un médecin envoyé pour voir Restitue. « Entrons, dit l'homme de l'art ; mais le Diable y ait part, j'ai oublié mes lunettes. — Ne laissez pas d'entrer, répond la nourrice ; il n'en faut pas, si c'est pour voir la fille ; car elle est grosse, et par trop, voire. »

Un passage des plus légers de la *Néphélococugie* de P. Le Loyer nous apprend qu'en 1579, à l'époque où cette comédie fut représentée, on portait déjà une espèce de crinoline :

> Deça des dames plus fines
> Pour leur grossesse cacher,
> On voit la rue empescher,
> Portant de larges vasquines.
> Là marchent à graves pas,
> Renforcées par le bas,
> Celles qui deux culs supportent
> Sous les robes qu'elles portent,
> Desquels l'un, de chair, la nuit
> Leur sert à prendre déduict ;
> L'autre, de crins et de bourre,
> Autour leurs fesses embourre...

Tout cela serait bien aventuré sur une de nos scènes publiques ; mais, même au *Théâtre-libre*, que dirait-on en entendant le valet Filepin répondre par les vers suivants à Béatrix qui lui offre sa main :

> Moi, j'aurois des enfans et leur mère à repaître ?
> Si je suis sans enfant, on dira : c'est un sot ;
> Et si je fais enfin, ou quelque autre, un marmot,
> J'aurai, neuf mois durant, une femme ventrue ;
> Je l'entendrai hurler comme un pourceau qu'on tu
> Quand elle mettra bas cet enfant tout mouillé,
> Non sans qu'on ait longtemps en son ventre fouillé.
> Une sotte dira : c'est le portrait du père ;
> Une autre : il a les yeux et le nez de sa mère.
> Puis il faudra baiser un fils qui sentira
> Le ventre de sa mère, et ce ventre pûra.
> Il me faudra souffrir une sotte nourrice,
> Un enfant qui toujours, ou crie, ou tette, ou pisse,
> Me relever la nuit pour le faire bercer ;
> Et cela, tous les ans, c'est à recommencer.

Cette belle tirade est de Scarron (1), dans son *Héritier ridicule* (2).
A l'époque d'Henri IV et de Louis XIII, les auteurs de drames
sérieux pourraient, eux aussi, effaroucher les esprits scrupuleux
par le scabreux de leurs conceptions. Prenons comme exemple une
pièce de Hardy, la *Force du sang*. Les trois premiers actes
peuvent s'analyser comme il suit. *Premier acte* : Léocadie est violée par Alphonse. *Deuxième acte* : Léocadie sent les premiers
symptômes de grossesse. *Troisième acte* : Léocadie accouche. C'est
aussi simple que physiologique.

Du même temps date l'avénement de dame Gigogne, l'infatigable
pondeuse d'enfants, qui a longtemps partagé avec Polichinelle (3)
la royauté des marionnettes. Mais avant d'être applaudie dans la
troupe des acteurs de bois, elle avait commencé à s'ébattre en personne naturelle sur les théâtres et même à la cour de France.
Ch. Magnin, dans sa curieuse *Histoire des marionnettes*, lui a
consacré tout un chapitre :

« Je lis dans le journal manuscrit du Théâtre français, à la date
de 1602 : « Les Enfants Sans-souci, qui tentaient l'impossible pour
se soutenir au théâtre des halles, imaginèrent un nouveau caractère
pour rendre leurs farces plus plaisantes. L'un deux se travestit en
femme et parut sous le nom de Mme Gigogne ; ce personnage plut
extrêmement et, depuis ce jour, il a toujours été rendu par des
hommes. » Les frères Parfaict (4) confirment cette indication.

Dame Gigogne ne tarda pas à se montrer sur un plus grand théâtre.
L'abbé de Marolles (5) nous l'apprend, mais dans le style obscur

---

(1) 1610-1660.
(2) 1649. Cette pièce plut tant à Louis XIV qu'il la fit, dit-on, représenter trois fois de suite sans interruption dans le même jour. En ce temps,
ce prince n'était pas encore bégueule.
(3) Dans la collection théâtrale de M. de Soleinne figurait un *Répertoire des petites pièces de Polichinelle* (1695-1712) ; au numéro cinq du
manuscrit se trouvait une *Noce de Polichinelle et l'Accouchement de sa
femme*. Mais les feuilles contenant le texte avaient été arrachées. Vers
1850, on a joué sur l'ancien théâtre des *Funambules* une pantomime où
Polichinelle, marié et abandonné par sa femme, suit celle-ci à la trace,
grâce aux enfants que, vraie dame Gigogne, elle laisse échapper tout le
long du chemin ; ce sont les cailloux du petit Poucet et les pierres de
Deucalion. Le bon Polichinelle recueille dans sa hotte toute cette mar-
maille, mâtinée de Pierrot, et passe.
(4) *Histoire du théâtre François*, III.
(5) *Mémoires*, III.

et entortillé qui lui est propre. « Entre les Français (1), dit-il, jouè-
rent la comédie le capitaine Matamore, le docteur Boniface, Jodelet,
Bruscambille et *dame Gigogne...* » Dame Gigogne passa ensuite
à l'hôtel de Bourgogne, où elle eut moins de succès. Robinet (2) y a
signalé, avec quelque surprise, sa présence en 1667 et sa retraite
en 1669 ; mais ni Robinet ni Marolles ne nous apprennent rien de
plus que l'existence et le nom de ce personnage. Heureusement
personne n'ignore que, comme son nom l'indique, dame Gigogne
est le type de la fécondité roturière, la femme comme la souhaitait
Napoléon, habile à donner à l'Etat les plus belles couvées d'enfants :
cette généreuse nature de femme pouvait bien n'être pas indifférente
non plus à Henri IV et à Sully, après la dépopulation produite en
France par les guerres de la Ligue. Au reste, après avoir vu dans
Marolles et dans Robinet le nom seul de dame Gigogne, nous allons
voir, dans un ballet de cour, le type sans le nom ; l'un de ces documents complètera l'autre. Voici d'abord ce que Malherbe écrivait à
Peiresc, le 8 février 1607 : « ... Il se fait ici force ballets ; nous en
avons un pour mardi prochain de la façon de M. le Prince, qui sera
l'*Accouchement de la foire Saint-Germain.* Elle y sera représentée
*comme une grande femme* qui accouche de seize enfans, qui seront de quatre métiers, astrologues, charlatans, peintres, coupeurs
de bourse... » Malherbe était bien informé ; la relation imprimée à
l'avance, ou, comme on dirait aujourd'hui, le programme de ce
ballet dansé au Louvre devant la reine Marie de Médicis, introduit
d'abord un petit garçon (nous copions le livret) qui prononça, en
guise de prologue, les vers suivants :

> Je suis l'oracle
> Du miracle
> De la foire Saint-Germain ;
> C'est une homasse
> Qui surpasse
> Les efforts du genre humain ;
> Plus admirable
> Que la fable

---

(1) L'abbé de Marolles, suivant toute vraisemblance, désigne ainsi la
troupe du Marais établie à l'hôtel d'Argent, rue de la Poterie, près de
l'Hôtel-de-Ville.
(2) *Gazette en vers*, lettres des 20 août 1667 et 30 novembre 1699.

Du puissant cheval de bois :
   Car différente,
   Elle enfante
Mille plaisirs à la fois.
   Coupeurs de bourse,
   Sans ressource,
Peintres et métiers divers,
   Vendeurs de drogues,
   Astrologues,
De ce monstre sont couverts.
   A la cadence
   De la dance
Sans peine elle enfantera ;
   De sa crotesque
   Boufonesque
Tout le monde se rira.

« Après ce récit, (continue le livret, dont nous conservons le style et l'orthographe), entra un habillé en sage-femme, qui, sur un air de ballet assez propre, fit un tour de la salle ; incontinent parut une grande et grosse femme, richement habillée, farcie de toutes sortes de babioles, comme miroirs, pignes, tanbourins, moulinets et autres choses semblables. De ce colosse, la sage-femme tira quatre astrologues, avec des sphères et compas à la main, qui dancérent entre eux un ballet et donnèrent aux dames un almanach qui prédit tout et davantage, puis se retirèrent. Et d'elle sortirent encore quatre peintres, etc (1)... »

---

(1) Quelques modernes se sont amusés à reprendre ce vieux type de la mère Gigogne, et tous lui ont conservé le ventre inépuisable qui la caractérise. Dans un à propos en vers, intitulé *Théâtre de Polichinelle*, et composé en 1861 pour l'inauguration des marionnettes des Tuileries, Fernand Desnoyer n'y a pas manqué.
Polichinelle engage la mère Gigogne, avec toute sa nichée, dans la troupe qu'il a entrepris de former.

POLICHINELLE

Et ! voilà la maman Gigogne ! Engageons-la :
Je te fais actrice.

LA MÈRE GIGOGNE

Ouais ! pourquoi faire, cela ?

Avant d'aller plus loin, ouvrons une grande parenthèse et débarrassons-nous des pièces, cantates ou ballets improvisés à l'occasion des naissances princières (1). Ces pièces de circonstance se ressentent de la rapidité de leur composition et sont toutes d'une banalité désespérante. D'ailleurs, à quoi bon tant de frais d'imagination et de style, quand l'auteur peut compter sur l'enthousiasme du moment, pour obtenir un succès certain, mais éphémère. Ces pièces sont innombrables et semblent toutes copiées sur le même modèle ; rappelons-en quelques-unes.

Honoré Laugier, écuyer, sieur de Porchères, composa les vers d'un ballet sur la naissance de Monsieur de Vendôme, le père d'Henri-IV. Ils sont au nombre de 146, distribués à différents personnages. Beaugrand ne fait pas mention de ce ballet.

Au mois d'août 1682, on représenta à Saint Cloud, *l'Automne de Saint-Cloud*, « comédie composée sur les aventures qui s'y étaient passées », avec musique, ballets, machines et changements de théâtre. La pièce était précédée d'un prologue en vers, du sieur Compoint le jeune, qui faisait allusion à la naissance du Duc de Bourgogne. On le trouvera dans le *Mercure galant* de septembre, de la même année.

---

POLICHINELLE

Pour amuser les gens, parbleu ! sur mon théâtre,
Tu vas enfin sortir du charbon de ton âtre !
Tu seras au niveau de Suzanne Lagier !
Tu feras connaissance avec Emile Augier,
Dumas fils et Feuillet. Comme ce sera drôle !
Je vais prier Ponsard de te donner un rôle !
Mais pour mériter tant d'honneurs ébouriffants,
Que sais-tu faire, dis ?

LA MÈRE GIGOGNE

Des enfants !

POLICHINELLE

Des enfants ?

(*La mère Gigogne pond plusieurs marmots, que Polichinelle engage, au fur et à mesure, d'un coup de bâton.*)

(1) Dans nos *Accouchements à la cour*, p. 385, nous avons relevé la longue liste des Cantates composées à la naissance du prince impérial, en mars 1856. Voir, en outre, la naissance du roi de Rome dans les théâtres, à nos *Anecdotes et Curiosités historiques*, p. 159.

Entre autres Cantates écrites en l'honneur de la naissance du Dauphin que Marie Leczinska donna à Louis XV, en 1727, nous signalerons celle qui fut exécutée à Rome, dans le palais du cardinal de Polignac. Les paroles italiennes étaient de l'abbé Metastasio et la musique avait été composée par Léonard de Vinci. Le sujet de cette pièce roulait sur la meilleure éducation à donner au nouveau prince. La scène se passait dans l'Olympe ; pendant que Mars, Apollon, Astrée, la Paix et la Fortune se disputaient l'honneur d'élever le jeune prince, Jupiter intervient et conclut qu'aucun d'eux ne suffirait à cette tâche, mais qu'ils doivent unir leurs efforts pour l'entreprendre en commun ; il les décide donc à quitter l'Olympe pour établir leur séjour en France dans la maison royale.

En 1781, une troupe de comédiens ambulants s'était arrêtée à Rouen pour y donner des représentations. La nouvelle que la reine venait, enfin, d'accoucher d'un fils avait jeté la France entière dans les transports d'une joie sincère. Un des acteurs de la troupe de Rouen voulut payer son tribut de félicitations, et chanta, sur la scène, les vers suivants, qui prouvaient plus en faveur de ses intentions que de son talent poétique :

> Pour le bonheur des Français,
>     Notre bon Louis seize
> S'est allié pour jamais
>     Au sang de Thérèse ;
> De cette heureuse union
> Il sort un beau rejeton,
> Pour répandre en notre cœur
>     Félicité parfaite.
> Conservez, ô ciel protecteur,
>     Les jours d'Antoinette.

> Pour eux (1), ô ciel, chacun ici t'implore,
> Mets tous les biens en leur pouvoir.
> Mais les chagrins..., que leur cœur les ignore,
> Ce sont nos vœux, c'est notre espoir.
> Comme aujourd'hui, que dans cent ans encore
>     Nos enfants chantent le refrain
>     De tout ce qu'un Français adore :
> Le Roi, la Reine et le Dauphin (2).

---

(1) Le roi, la Reine et le Dauphin.
(2) Le *Théâtre Révolutionnaire*, E. Jauffret.

Ce poète si bien inspiré était Collot d'Herbois, qui depuis... mais
alors ce n'était qu'un pauvre diable, heureux de placer sa médiocrité et sa misère sous un auguste patronage.

Désaugiers et Gentil improvisèrent un impromptu, intitulé *Scènes
en l'honneur de la naissance du duc de Bordeaux*, et joué au Vaudeville, le soir même de la naissance du prince. Cette pièce, qui a le
mérite d'être courte, est une des moins banales du genre; aussi lui
faisons-nous les honneurs de la reproduction.

### SCÈNE PREMIÈRE.

*(On entend le canon).*

V. Valentin. — Qu'est-ce que c'est qu'ça ? Corbleu, v'là une musique
que je connais !

Marguerite. — Ah, mon dieu ! est-ce que ce serait...

Thomas. — C'est, morgué, ben du canon !...

F. Valentin. — Et du quarante-huit, ventrebleu ! Ça m'ragaillardit !

Victoire. — C'est drôle ; c'ti-là m'fait pas peur comme l'autre.

Lubin. — A moi non plus.

Marguerite. — On avait dit que ce serait pour entre le vingt et le
trente.

Thomas. — La naissance si désirée ?

Tous. — En effet !

Thomas. — Si ça pouvait être !

Lubin. — Ça continue.

Victoire. — C'est bon signe.

Tous. — Écoutons.

#### CHŒUR

Air des Chevaliers de la Fidélité.

D'un prince auguste, hélas ! lorsque la France
Garde et chérit le souvenir si doux,
Permets, permets, céleste Providence
Que dans un fils il renaisse pour nous !

### SCÈNE II

Les Précédens, MATHURINE *essoufflée, et accourant un paquet de
hardes sous le bras.*

Mathurine. — C'est un prince ! c'est un prince !

Tous. — Un prince !

CHŒUR

Air ; Vive Henri-Quatre

Vive Henri-Quatre,
Dont chaqu'fils en naissant
D'plaisir fait battre
Not'cœur reconnaissant !
Vive la France,
Vive l'enfant chéri !
De qui la naissance
Vient nous rendre Berry !

MATHURINE. — Dites-moi donc, mes enfans, s'il y a encore loin d'ici à Paris.

THOMAS. — D'ici à Paris, la mère ? vous avez ben encore trois bonnes lieues.

MATHURINE. — Trois lieues !

THOMAS. — Tout autant. Est-ce que vous y allez ?

MATHURINE. — J'crais ben qu'j'y vas, et au château du Roi encore

V. VALENTIN. — Au château du Roi ! et qu'allez-vous y faire ?

MATHURINE. — J'vas lui rendre un service.

F. VALENTIN. — Un service au Roi !

MATHURINE.— Et à toute la France donc, puisque j'allons m' proposer pour allaiter le p'tit Prince.

THOMAS. — Oui, on vous attend pour ça.

MATHURINE — J' sais ben que non ; mais en cas d'besoin un d'plus n'est pas trop ; et puis p't-êt' ben qu'sus ma bonne mine...

V. VALENTIN. — C'est sûr qu' si j'étais aussi ben né d'hier...

AIR : Tenez, moi je suis un bon homme.

C'est qu' vraiment ça vous fait envie,
Et j' m'abonn'rais, foi d'Valentin,
Pour tout le reste de ma vie
A boir' du lait au lieu de vin :
Ma soif s'rait toujours sans pareille,
Et c' qui s'rait encor plus heureux,
C'est qu'au lieu d'un' seule bouteille
D'vant moi j'en aurais toujours deux.

(Il veut lutiner Mathurine.)

MATHURINE. — A bas les mains ; c' n'est pas là ous que j'en sommes ; mais, pour en r'venir à c' que j'disions,

AIR : Amis, dépouillons nos pommiers.

Qu'on m' donne un si cher nourrisson,
    Et, l'aimant plus qu'moi même,
J'réponds de nourrir le poupon
    D'un lait qui vaut d'la crème...
        R'gardez-moi c' teint là !
        Dam' c'est qu' dans tout ça
    J' dis qu' i'gnia rien d' factice !
        Mon homme est luron,
        Mais i's'ra garçon,
    Tant que je s'rai nourrice.

THOMAS. — Corbleu ! bonne mère, il faut que j' vous embrasse.

MARGUERITE. — Eh ben, eh ben, monsieur Thomas !

F. VALENTIN. — Elle a raison, monsieur Thomas ; vous êtes marié, vous. (*Il embrasse Mathurine.*)

V. VALENTIN. — A mon tour, belle nourrice ; j' suis aussi garçon, moi.

MATHURINE. — Tiens! si on n'dirait pas qu' c'est l' même.

F. VALENTIN. — C'est l' même cœur.

V. VALENTIN. — C'est qu'elle est ma foi très-appétissante ! J'vous garantis, ma chère, qu' si le p'tit Prince n'peut pas être vot'nourrisson, vous en aurez d'autres à Paris.

MATHURINE.— D'autres! j'n'en voulons pas ; j'nons pas quitté not'fieu pour c'ti-là d'un étranger, j'n'élevons qu'les enfans qui nous appartiennent.

LUBIN. — C'est ça! comme c'lui d'la Princesse ; pas vrai ?

MATHURINE. — Vous croyez rire ?

AIR : C'est un enfant.

Est-c'que j'n'adorons pas sa mère
Comme un enfant qu'j'aurions nourri ?
Est-c'que je n'aimons pas son père
Ni pus ni moins qu'un fils chéri ?
L'p'tit ang' qui vient d'naître
D'tous deux a r'çu l'être ;
Vous voyez bien par conséquent
    Qu'c'est not'enfant.                (*Bis.*)

F. VALENTIN. — C'est ça, vive not' nouveau prince !

AIR : C'était Renaud de Montauban.

Que n'ai-je encor cet âge heureux
Où, plein d'ardeur et de courage,
Je combattais pour ses aïeux,
Dont il sera la noble image !

Tout nous présage ses succès ;
Tout nous prédit sa bienfaisance ;
Tout nous répond de sa vaillance :
C'est un Bourbon, c'est un Français !

THOMAS. — Allons, mes amis, buvons un coup à la santé du Roi.
TOUS. — Oui, à la santé du Roi !

## SCÈNE III.

### LES PRÉCÉDENS, UN COURRIER.

LE COURRIER. — Un moment, un moment donc ; est-ce qu'on boit les
uns sans les autres aujourd'hui ?
THOMAS. — Jarny ! j'parie qu'c'est l'courrier qui porte la bonne nouvelle.
LE COURRIER. — Oui, mes amis, et au père de la jeune princesse
encore !
MARGUERITE. — Il est déjà tout en nage.
LE COURRIER. — Dix minutes pour arriver ici !

Air : du vaudeville des Amazones.

Pour annoncer les heureuses nouvelles
Moi j'ai toujours le pied dans l'étrier ;
Dès que je pars mon cheval a des ailes,
Et le vent seul pourrait me défier ;        (*Bis*)
Mais aujourd'hui, dans mon ivresse extrême,
Ce sera bien autre chose, ma foi !
Et je réponds qu'on ne verra pas même
Le télégraphe arriver avant moi !        (*Ter*)

V. VALENTIN. — Comme on doit être content à Paris !
LE COURRIER. — Je crois bien !
F. VALENTIN. — Contez-nous donc ça.
LE COURRIER. — Volontiers.

Air : C'est l'intrigue qui varie.

Dès la veille un doux présage,
Inspiré par le désir,
Animait chaque visage
D'espérance et de plaisir.
Chacun, les mains vers les cieux,

Pour un fils forme des vœux,
Enfin, moment fortuné,
L'heure chérie a sonné !
Le canon se fait entendre :
A ce bruit rempli d'appas,
On voit tout Paris suspendre
Ses travaux, ses jeux, ses pas.
Paix.... Déjà le nombre heureux
A cessé d'être douteux ;
Mais, par le trouble agité,
On craint d'avoir mal compté ;
Les cœurs ne cessent de battre
A chaque coup de canon :
On en compte enfin vingt-quatre !
Ô bonheur ! c'est un garçon !
Comment vous peindre un tableau
Si touchant, si doux, si beau !
C'est un délire, un accord !
De plaisir j'en pleure encor !
Chacun à la fois s'écrie,
D'amour, d'ivresse, éperdu :
Quel bonheur pour ma patrie !
Berry, tu nous es rendu !
On se presse, on s'attendrit,
On s'embrasse, on pleure, on rit ;
Et la nièce de Louis .
De nos cœurs épanouis,
Pour prix de tant de souffrance,
Entend s'échapper ces mots :
Vive l'espoir de la France !
. Vive le duc de Bordeaux !

Tous

Vive l'espoir de la France !
Vive le duc de Bordeaux !

LE COURRIER. — Mais je ne peux pas m'arrêter ; adieu, mes enfans ; je ne tarderai pas à vous revoir. (*Il sort*)

SCÈNE IV.

LES PRÉCÉDENS, excepté le Courrier,

V. VALENTIN. — Bon garçon tout d'même.

MATHURINE. — Ah ça ! est-ce que je n'chantons pas une ronde pour nous délasser ?

THOMAS. — Si fait, parbleu ! et j'commence.

### RONDE.

AIR : De Pantin.

Pour boire à la santé
Du Roi qu'chérit la France,
Pour boire à sa bonté,
A sa rare clémence,
Eh ! tin, tin tin,
J'suis d'là quand l'jour commence,
Eh ! tin, tin, tin, tin, tin ;
J'suis d'même à son déclin.

V. VALENTIN

Faisons sauter, amis,
Et bouchons et fillette ;
Grâce à la nièce d'Louis
Notre ivresse est complette,
Eh ! bon, bon, bon,
La France est en goguette !
Eh ! bon, bon, bon,
C'est encore un BOURBON !

F. VALENTIN

Bon sang ne peut mentir ;
Vienne l'moment d'combattre,
Et j'pouvons garantir
Qu'fameux dans l'art de battre,
Le noble enfant,
Sur les pas d'Henri-Quatre,
Eh ! pan, pan, pan,
Ira tambour battant !

LUBIN

Dans neuf mois à not' tour
J'aurons, comme je l' désire,
Un p'tit fruit d' not' amour,
Et dans c' jour où j'aspire,

Si pour Lubin
C' n'est pas l'canon qu'on tire,
J'espérons ben
Qu'on tirera du vin.

MARGUERITE

Enfans, l' moment est bon,
Et l'exemp' salutaire,
Profitez d 'la leçon
D'un' princesse si chère :
Avant un an,
Dans mon temps je fus mère,
J'veux être grand' maman.

MATHURINE

Si le bonheur voulait
Que j' sois sa nourricière,
D'abord au lieu de lait
Pour sa boisson première
J'li f'rais soudain,
Comme on fit au grand père,
Boire un doigt d'vin
Pour en faire un malin.

VICTOIRE, au public.

Quand pour l'nouveau BOURBON
Qu'aujourd'hui l' ciel nous donne
La France à l'unisson
Au plaisir s'abandonne
Des pon, pon, pon
Du canon qui résonne,
Q'un bon pan, pan, pan, pan
Devienn' l'écho frappant.

Une pièce de Donneau de Visé (1), l'*Embarras de Godard* ou l'*Accouchée* (2), est un petit tableau des tracas vulgaires d'un bourgeois dont la femme est en mal d'enfant. Il y a certes des scènes fort triviales, comme celle de la sage-femme ; mais de Visé n'a pas

---

(1) 1640-1710. — (2) Pièce jouée à Fontainebleau, devant la cour, en 1667 ; elle eut beaucoup de succès.

osé présenter la parturiente au public : on s'agite autour d'elle, mais elle ne paraît pas.

Parcourons les scènes qui se rapportent spécialement à notre sujet.

La mère d'Isabelle va donner un nouveau rejeton à Godard, son mari ; elle ne pourra donc lui parler en faveur de Cléante, dont les amours avec Isabelle se nouent assez maladroitement avec le reste. Mme Godard, même, en réchappera-t-elle ? « En accouchant, dit sa fille, on la tient souvent pour morte. » Isabelle, qui n'est pas savante comme nos jeunes contemporaines, ignore que les attaques de ce genre s'appellent *l'éclampsie*.

Arrive Godard qui interpelle ses valets :

> Champagne ! Holà ! Quelqu'un ! Irai-je vous chercher ?
> Quoy donc ! ma pauvre femme est preste d'accoucher....

Mais si le maître crie, les valets n'en font pas un pas de plus. Les personnages vont, viennent, se heurtent, se disputent... et Godard reste dans l'embarras :

> Si ma femme accouchoit et si, par ce malheur,
> Elle perdoit la vie avec votre paresse,
> Je gagnerois beaucoup (1). Il faut donc qu'on se presse.
> Du vinaigre, de l'eau, du bois, du vin, du feu,
> Du secours ! Hé là, donc, que l'on se haste un peu !
> Qu'on aveigne du linge... Ah ! j'enrage dans l'âme !
> Ne veut-on pas aller quérir la sage-femme ?
> Eh ! quoy, sans remuer, vous vous regardez tous ?
> Au diable les valets !...

Le flegme imperturbable du valet Champagne ne s'émeut pas de ces objurgations ; son rôle est d'aller quérir la sage-femme : mais est-il bon de tant se presser ? Il expose ses motifs à Isabelle :

> Des enfants nés la nuit on m'a dit que la vie
> De malheurs infinis était toujours suivie ;
> Pour préparer au sien un plus heureux destin,
> Votre mère devroit n'accoucher qu'au matin.

---

(1) N'a aucun sens défavorable pour la femme de Godard. On dirait aujourd'hui : *Je serais bien avancé.*

Isabelle, dans son impatience, le menace du bâton. Sans s'émouvoir, Champagne continue :

> ... Ah ! Madame, je meure,
> Veut pour nous tourmenter accoucher à cette heure :
> Ses enfants sont toujours des enfants de la nuit ;
> Pour accoucher le jour elle craint trop le bruit,
> Sçachant qu'en cette ville, en peuple si féconde,
> On en fait beaucoup plus qu'en aucun lieu du monde.

Aux nouvelles impatiences d'Isabelle, il répond avec une importance doctorale :

> ... Si Madame
> Est grosse d'un garçon, il attendra longtemps ;
> Mais une fille enfin viendra malgré ses dents,
> Car l'obstination...

Godard revient et, sur la menace de lui casser bras et jambes, décide enfin le valet raisonneur à se rendre chez la sage-femme. Sur ces entrefaites, paraît la voisine Oriane ; Godard s'excuse de l'avoir fait lever la nuit ; mais, dit-il,

> Si ma femme voyoit quelque nouveau visage
> Ou quelqu'un qu'en son cœur elle haïst, je gage
> Que rien ne la feroit accoucher...

Godard, resté seul avec sa fille Isabelle, veut lui remontrer, par l'exemple domestique qu'ils ont sous les yeux, les dangers de l'état de mariage ; l'amoureux de Cléante ne paraît pas se laisser convaincre :

#### GODARD

> Quand on est marié, que l'on est malheureux,
> Et que le mariage est un joug rigoureux !
> Toutes les fois, hélas ! qu'une femme est en couche,
> A son dernier moment tu vois comme elle touche.

#### ISABELLE

> Encore que ce mal mette aux derniers abois,
> Ma mère en a déjà sceu réchapper trois fois.

GODARD

Quoy qu'on réchappe, on souffre une peine cruelle.

ISABELLE

Mais toutes ne sont pas aussi malades qu'elle.

GODARD

Elles ne laissent pas d'estre dans le danger.
Mais à vous marier oseriez-vous songer,
Sçachant en quel état se trouve vostre mère ?

ISABELLE

Ah ! bien loin d'y songer, hélas ! j'en désespère :
Elle étoit pour Cléante et l'aimoit tendrement,
Et vous vous opposez aux vœux de cet amant.

GODARD

Il est trop jeune encore, et... Mais, voicy Champagne.

Seulement Champagne ne ramène pas la sage-femme ; des gens
à hoquetons ont d'abord voulu le mener en prison et ne l'ont lâché
qu'en lui gardant sa lanterne. Sans lumière, pouvait-il trouver le
logis de la sage-femme ? Et voilà que la servante Paquette accourt :

Ah ! Monsieur, ah ! Monsieur, je pense que Madame
Pourroit bien accoucher, dans peu, sans sage-femme :
Les violents efforts du mal qu'elle ressent
La tourmentent si fort...

CHAMPAGNE

Le mal est bien pressant !
Jamais sans sage-femme on ne vit d'accouchées.

GODARD

Que ferons-nous ?

PAQUETTE

Elle a de très grandes tranchées.

CHAMPAGNE

Ouy, l'autre fois encore on disoit tout cela ;
Ce n'est qu'une colique ou que des vents qu'elle a.

Enfin la *dea ex machina* nécessaire au dénouement, la sage-femme fait son entrée ; Champagne lui sert d'écuyer et son camarade Picard porte un flambeau devant elle.

En définitive, Madame accouche le mieux du monde et, tout comme dans une tragédie, un long récit, mis dans la bouche de Paquette, nous apprend ce qui s'est passé dans la coulisse :

#### PAQUETTE

Puisque vous le voulez, je m'en vais vous le dire,
Et, par ordre, de tout je prétens vous instruire :
Madame, qui croyoit estre à son dernier jour,
Ayant beaucoup pour vous de tendresse et d'amour,
A conjuré monsieur, d'une façon touchante,
De vous donner, dans peu, pour épouse à Cléante,
Et l'exigeant de luy pour dernière faveur,
Elle a, pour accoucher, senty quelque douleur ;
Alors, n'en pouvant plus, elle s'est écriée :
« Hélas ! bon Dieu, pourquoy me suis-je mariée ?
Si j'étois fille encor, j'aimerois mieux mourir
Que d'endurer les maux que tu me fais souffrir. »

#### CHAMPAGNE

Il a tort de causer tant de maux à sa femme.

#### PAQUETTE

Il a voulu sortir aussitost, mais madame
A fait courir après et juré hautement
Que, s'il ne revenoit près d'elle promptement,
Elle ne vouloit point accoucher. Sa menace
A fait qu'auprès du lit il a repris sa place ;
Puis, son mal s'augmentant et la faisant crier :
« Mon mary désormais aura beau me prier, »
A-t-elle dit encore, avec quelque autre chose
Que je ne veux pas dire, ou plutost que je n'ose.
Devers nous tous, après, se retournant souvent :
« Que ne me suis-je, hélas ! mise dans un couvent,
Me disoit-elle alors, car, dans ce lieu, la vie
De pareilles douleurs ne fut jamais suivie. »
Enfin, de temps en temps, des élans de douleur
Luy faisoient déplorer le monde et son malheur,
Et quand elle pouvoit dire ses maux extrêmes,
Monsieur en recevoit des reproches de mesmes ;

Mais, dès qu'elle sentoit un peu moins de douleur,
C'étoit son cher mary, son mignon et son cœur.
Enfin, son mal croissant, et trois douleurs de suite
Jusqu'à l'extrémité l'ayant presque réduite :
« Hélas ! a-t-elle dit, je souffre des tourmens
Qui m'abattent si fort et sont si véhémens
Que, pour souffrir encor cette peine profonde,
On m'offriroit en vain tous les trésors du monde. »
Pendant qu'elle' parloit avec un air mourant,
Monsieur la regardoit toujours en soupirant,
Et ses yeux languissans faisoient lire en son âme
Qu'il sentoit vivement les douleurs de sa femme.
Elle n'a pourtant point fait d'efforts superflus,
Car, comme elle crioit : « Non, je n'en feray plus, »
Elle a, dans cet instant, pour croistre sa famille,
Avec quelques douleurs mis au monde une fille.
... Le calme tout à coup s'est veu sur son visage,
Et l'on a remarqué que ce qu'elle avoit dit
Lui causoit de la honte et mesme du dépit.
Jugeant bien qu'elle avoit fait un serment frivole :
« A vostre époux je crois que vous tiendrez parole, »
A-t-on dit en riant. Elle, par un souris,
A fait voir le contraire et nous a tous surpris.

Le sentencieux Champagne conclut la pièce par le dit-on autrefois célèbre : « *Servez Godard, car sa femme est en couche* (1). »

Champmeslé (2), dans la *Rue Saint-Denys* (3), nous a laissé une galerie d'originaux bourgeois assez joliment dessinés ; un des types les plus réjouissants est celui de M. de Boisdouillet, bonnetier et poète de boutique. Il arrive à la maison des Guindé, ses parents, avec Mme de Boisdouillet, laquelle est enceinte :

MADAME DE BOISDOUILLET. — En conscience, mon neveu, si je n'avois point eu peur de vous scandaliser, je me serois dispensé de venir. J'ay un mal de cœur qui n'est pas concevable, et je tombe en faiblesse de moment en moment ; demandez plûtost à monsieur.

JEAN GUINDÉ. — Qu'à donc ma tante, mon oncle ?

M. DE BOISDOUILLET

Lorsque la langueur secrète,
Que veut cacher femme discrète,

---

(1). V. l'explication de cette locution proverbiale à nos *Curiosités philologiques*. — (2) 1701. — (3) 1682.

> Rend yeux battus, gaste teint beau,
> Fait jetter du cœur sur du carréau,
> Il ne faut pas être grand sire
> Ny grand docteur alors pour dire,
> Voyant signes si convaincans :
> Petits pieds font mal aux grands (1).

MADAME DE BOISDOUILLET. — Ne vous voilà-t-il pas, M. de Boisdouillet ? Vous vous plaisez étrangement à prescher ma grossesse à toute la terre. Est-ce qu'il y apparoist à ma taille ? Taisez-vous, Mourette, vous me faites toujours rougir en compagnie.

### M. DE BOISDOUILLET

> Honneur cacher ne doit pas
> Œuvre bon ;
> Il ne faut rien, sinon
> Vilain cas.
> Va, va, petite follette,
> Quand moy seul, et toy seulette,
> Nous prenons de doux ébats,
> Ah ! petite femmelete,
> Alors tu n'en rougis pas.

JEAN GUINDÉ. — Ah ! ma cousine, vous estes donc grosse ! Je souhaite que le fruit arrive à bon port.

### M. DE BOISDOUILLET

> Ouy, mon neveu, il tient bien et tiendra,
> Et à bon port garçon arrivera ;
> J'y ay regardé !

On sait que, particulièrement après son installation à l'Hôtel de Bourgogne, en 1680, la *Comédie-Italienne* établie à Paris (2) fit une concurrence redoutable au *Théâtre-Français*. Nous lisons dans Eugène Despois (3) : « Ce qui peut paraître bizarre, c'est que dans les pièces italiennes, ils intercalaient des scènes françaises composées (nous dit Ghérardi, qui les a recueillies) par plusieurs personnes d'esprit et de mérite, et jouées par les mêmes acteurs qui

---

(1) V. nos Proverbes sur la grossesse- et l'accouchement. — (2) De 1570 à 1697 et de 1716 à 1780. — (3) Le *Théâtre français sous Louis XIV*.

parlaient italien dans le reste de la pièce. On en trouve où l'un des deux personnages parle français et l'autre répond en italien; d'autres, où la même phrase est moitié italienne, moitié française. Il y en a enfin en assez grand nombre d'autres toutes françaises, et quelques-unes sont de Regnard et de Dufresny (1). » A cette dernière classe appartient le quatrième acte de la Comédie des *Chinois* (2), due à la collaboration des deux auteurs cités par Despois. De cet acte, qui forme un tout isolé sous le titre de la *Baguette de Vulcain* (3), nous donnerons une scène où l'entretien roule sur cette éternelle question de l'accouchement prématuré.

Les interlocuteurs sont Roger, le héros même de l'Arioste, et un imbécile suffisamment caractérisé par le nom de Nigaudin.

NIGAUDIN, *montrant une femme fort laide*

Vous voyez bien cette poulette là ?
C'est ma femme, quoiqu'on en dise.
Sçavez-vous pourquoi je l'ai prise ?

ROGER

Pour son bien ? pour ses parents ?

NIGAUDIN

Non, c'est pour sa beauté.

ROGER

Qui diable s'en serait douté ?

NIGAUDIN

Mais regardez-la bien. C'est elle
Qui me fait bouillir la cervelle.
Je croyois qu'au bout de neuf mois,
Une femelle au moins un enfant devoit rendre.

ROGER

Combien t'a-t-elle fait attendre ?
Un an ?... Deux ans ?... Dix ans ?...

---

(1) 1648-1724. — (2) 1692. — (3) « Le nommé Jacques Aymar, qui faisoit alors du bruit à Paris par sa *baguette*, avec laquelle il prétendoit découvrir bien des choses, donna lieu à plusieurs dissertations physiques, et fournit l'idée de cette petite comédie. (De Léris, *Dictionnaire des Théâtres*).

NIGAUDIN

Dix ans ! Oh ! que nenny.
Elle a mis tout au plus quatre mois et demy :
Et je crains quelque stratagème.

ROGER

C'est bien peu ; mais avec une femme qu'on aime,
Il ne faut pas entrer dans un calcul bourgeois.
Ni prendre garde à trois ou quatre mois.

NIGAUDIN

C'est pourtant le hic de l'affaire,
Et ce qui fait que bien souvent
On n'est pas père d'un enfant
Quoiqu'on soit mari de sa mère.

ROGER

Tu n'éprouves pas seul un pareil accident,
Et si l'on comptoit bien l'absence et la présence
De la plupart de nos maris,
On trouveroit que dans Paris
Il seroit peu d'enfans dont la naissance
Ne vint ou trop tôt ou trop tard.
A moins que l'on ne fit un almanach bâtard.

NIGAUDIN

Vous ne croyez donc pas que la progéniture
Soit tout à fait de ma manufacture ?

ROGER

Il faut toujours s'en faire honneur ;
Et peut-être en es-tu l'auteur.
Il est des enfans vifs qui cherchent la lumière
Presque aussitôt qu'ils sont conçus,
Et les femmes d'esprit, sur pareille matière,
Font aisément des impromptus.

NIGAUDIN

Cet enfant est venu, tout franc, trop à la hâte,
Et je crois n'avoir pas mis la main à la pâte.

ROGER

Mais quel âge avoit-il ?

NIGAUDIN

Je vous l'ai déjà dit :
Quatre mois et demi.

ROGER

Quel diable est-ce qu'il me lanterne ?
Ton enfant est produit à terme (1).
A quoi bon faire tant de bruit ?
Quatre mois et demi de jour, autant de nuit,
A neuf mois le total se monte.
Hé bien, n'est-ce pas là ton compte ?

NIGAUDIN

Vous avez raison cette fois,
Je suis bien plus heureux que je ne le pensois.
Viens, ma pouponne,
Viens, ma bouchonne,
Que je répare ton honneur.

Le règne de Louis XIV vit paraître nombre d'œuvres satiriques, sinon faites pour être représentées, du moins ayant la forme dramatique ; deux d'entre elles reviennent à satiété sur cette prétendue illégitimité de Jacques-Edouard, fils de Jacques II, dont nous avons parlé ailleurs (2).

L'un de ces pamphlets dialogués a pour titre le *Retour de Jacques II à Paris* (3) ; M. Paul Lacroix (4) croit pouvoir l'attribuer à Eustache Lenoble (5).

«Jacques II, n'ayant pu remonter sur le trône d'Angleterre, arrive à Saint-Germain, où il déplore l'excès de son malheur ; on lui conseille de consulter un célèbre astrologue qui y était en vogue. C'est ce personnage qui est le mobile de la pièce et qui en remplit presque toutes les scènes. Après avoir débité avec emphase beaucoup

---

(1) Comme dans les chansons populaires, les auteurs se contentent de l'assonance au lieu de rime. — (2) V. nos *Accouchements à la cour* et l'*Obstétrique dans les Beaux-Arts* p. 168. — (3) Cologne 1696. — (4) Note au catalogue Pixérécourt, p. 150. — (5) 1643-1711.

de choses obscures et extravagantes, il dit très clairement que Jacques II est cocu, que le duc de Berwick le sera, que le prince de Galles est bâtard, que le père Péters, Jésuite, a fait un enfant, et que M. l'archevêque de Paris pourra bien en faire un à une jeune abbesse, dont il est amoureux; quand l'astrologue a assez bavardé, tout le monde se retire et la pièce finit (1). »

*L'Expédition d'Ecosse, ou le Retour du prince de Galles en France*, tragi-comédie anonyme en quatres actes et en vers (2), est une rapsodie au-dessous de rien. Le style et la versification en sont inimaginables ; l'action y est nulle, certains détails sont d'une grossièreté répugnante. On va pouvoir en juger : « C'est encore ici une pièce satyrique contre l'infortunée maison de Stuart, où l'on a inséré aussi quelques invectives contre Louis XIV. Ce monarque s'entretient avec Chamillard des différents intérêts qui divisent l'Europe ; au milieu de leur conversation, ils reçoivent un courrier qui vient leur annoncer que le prince de Galles est enfin parti pour son expédition d'Ecosse. Ils sortent de la scène, et la marquise d'Aubusson y entre. Il est nécessaire de savoir que cette marquise était la maîtresse du prince de Galles ; elle raconte ainsi à Dorimène, sa confidente, un songe qu'elle a fait la nuit passée :

> Je l'ai vu cette nuit, ce jeune et digne prince,
> Précipiter ses pas de province en province,
> Evitant la fureur d'un peuple très jaloux,
> Qui pour le maltraiter le recherchoit partout.
> Trahi par un des siens, il fut connu sans peine
> Et livré sur le champ à la gent inhumaine,
> Traité comme un bourgeois et simple roturier,
> Et conduit au gibet comme un fils de meunier.
> Un chacun plaisantoit touchant son origine ;
> Celui-là d'un manant lui reprochoit la mine,
> Celui-ci d'un Jésuite assuroit qu'il fut fils,
> Et tous comme un bâtard le traitoient d'ennemi.
>
> . . . . . . . . . . . . . .
>
> L'exécuteur sanglant, sans tarder davantage,
> L'interrompt en brutal, et d'une indigne aigreur :
> « En vain, dit-il, bâtard, tu te flatte en ton cœur ;

---

(1) Analyse donnée au tome III de la *Bibliothèque du théâtre françois*, attribuée au duc de la Vallière, 1768. — (2) Paris (La Haye), 1708.

Non je n'attendroi point que, par nouvelle ruse,
Pour un fils supposé tout un peuple s'abuse.
En vain, dit-il au peuple, aujourd'hui ce bâtard
Voudroit à sa putain de sa foi faire part,
Demain cette putain diroit sa mince taille
Être grosse d'un prince et d'un prince de Galle. »
A ces mots, le bourreau le précipite en bas,
Et lui coupe la tête et réduit au trépas (1).

La conversation continue et roule toujours sur les affaires d'Angleterre. Pour confirmer la bâtardise du prince de Galles, l'auteur va ramasser dans les anas une vieille histoire de vérole qu'il attribue à Jacques II (2) :

Mais, Madame, souffrez que sans vous faire tort,
Je révèle un secret de Jacque déjà mort.
Avez-vous ignoré ce qu'avec assurance
On a dit du feu Roy et de son impuissance ?

LA MARQUISE

Oui.

DORIMÈNE

Je vous le diroi ; mais c'est un grand secret
Qui doit être par vous gardé d'un soin discret.
Avant que d'Angleterre il fut dessus le trône,
Il devint amoureux d'une aimable matrone.
Duc d'Yorck en ce tems, pour lui tout fut permis ;
Près d'elle, il fut bientôt très aisément admis.
Le mari de la dame, homme d'un très grand lustre,
Jaloux du point d'honneur, de son nom très illustre,
Cherchoit, en conservant l'honneur de sa maison,
Pour éloigner le duc une juste raison.
Désespéré de voir la ruse mal ourdie,
Il fut dans un endroit gagner la maladie ;
Certain, par les effets, qu'il en était gâté,
Résolut de sa femme altérer la santé.
Il lui fit un présent de cette riche dote,
Et courut tout d'abord lui-même à l'antidote.

(1 *Bibliothèque du théâtre françois*, de la Vallière. — (2) Suivant la chronique scandaleuse, c'est ainsi qu'aurait été gâté François Ier.

Le duc à l'ordinaire usa de sa fierté,
Approcha de la dame et perdit sa santé.
Un mal contagieux, pour peu qu'on le néglige,
Est bientôt sans remède et bientôt vous afflige.
Le duc fut très longtems sans s'en apercevoir.
Enfin les dangereux effets se firent voir ;
L'on courut au remède en vain ; la quintessence
Ne peut le rétablir, non plus que la dépense.
Le duc en enragea, mais il n'étoit plus tems ;
Le remède appliqué n'étoit qu'à contre-tems ;
Mais il fut à la fin sauvé par la pillule
Et le retranchement du meilleur testicule.

Puis la marquise raconte à sa confidente comment elle s'est rendue aux empressements du prince, et Dorimène l'interroge sur les conséquences de ce commerce :

Vous êtes donc enfin enceinte de ce prince ?

LA MARQUISE

Je le crois, Dorimène, et ma taille très-mince
Commence d'augmenter sa petite épaisseur ;
Je commence à sentir ce qu'autrefois ma sœur,
Dans les premiers abords de son doux hyménée,
Alleguoit pour prouver sa douce destinée.

Le tout continue par une série d'incidents absurdes et finit par l'exécution du chancelier d'Angleterre, à qui Louis XIV fait couper le cou (1).

Les théâtres installés dans l'enclos des foires Saint-Germain et Saint-Laurent furent, durant le XVIIe et le XVIIIe siècles, en butte aux hostilités des grands théâtres. Des auteurs fameux, comme Lesage (2) et Piron, les soutinrent des ressources de leur esprit. Le *Théâtre-Français* avait fait défendre aux troupes foraines les

---

(1) Dans l'un des passages de la pièce, l'auteur fait dire à Jacques II :
Je voulus, par l'avis d'un jésuite pervers,
Faire la reine grosse aux yeux de l'univers ;
La chose réussit ; la reine en apparence,
Dans une obscurité de nocturne silence,
Mit au monde un enfant né depuis plus d'un mois,
Car il était le fils d'un des moindres bourgeois.

(2) 1668-1747.

comédies dialoguées ; on imagina d'exécuter des scènes tout en vaudevilles et indépendantes les unes des autres. C'est dans ce genre
que Lesage composa la jolie pièce intitulée le *Temple du Destin* (1) ;
nous y découpons le passage suivant :

PERSONNAGES : *Un vieux Fripier, sa jeune Femme, le Grand-
Prêtre du Destin, le Destin :*

LE FRIPIER, au Grand-Prêtre, *en lui montrant sa femme.*

AIR : *Pour faire honneur à la noce.*

Nous ne songeons qu'à nous plaire,
Mais nous ne sommes pas contens.
Il me faudroit, dans mes vieux ans,
Un enfant pour me satisfaire.

LE GRAND-PRÊTRE, *au fripier.*

AIR : *Du Cap de Bonne-Espérance.*

Vous paraissez jeune encore.

LE FRIPIER

A peine ai-je soixante ans ;
Je vous jure que j'ignore
Pourquoi je n'ai pas d'enfans.
Toujours même amour m'enflamme ;
Je couve des yeux ma femme ;
En tous lieux je suis ses pas.

LA FEMME, *levant les yeux au ciel en soupirant.*

Hélas ! nous n'en aurons pas.

LE FRIPIER

AIR : *Le beau berger Tircis.*

J'y perds tout mon latin !
Par votre ministère,
Puis-je savoir du Destin
Si ma femme sera mère ?

LE GRAND-PRÊTRE

Tu vas sur ce mystère
Cesser d'être incertain.

_____

(1) 1715. Reprise en 1735. La musique est en partie de Gillier.

*Il s'approche du trône où siège le Destin et lui dit :*

AIR : *Menuet d'Hésione.*

Impatient de faire souche,
Un bon bourgeois de soixante ans
Vient te demander par ma bouche,
Destin, s'il aura des enfans.

LE DESTIN

AIR : *J'offre ici mon savoir-faire.*

Vieux fripier, malgré ton âge,
Je veux qu'il naisse en ta maison,
Un enfant qui porte ton nom. ⎫
Je n'en dirai pas davantage. ⎭ *bis*

*(Le fripier ne paraît pas content de cet oracle (1).*

« Quand la foire Saint-Germain s'ouvrit, au commencement de
1722, les troupes foraines en étaient réduites aux expédients. Elles
ne donnaient plus que des scènes de parades, avec leurs exercices
et les danses de corde. Les acteurs ne pouvant ni chanter ni parler
autrement qu'en monologue, Fuzelier (2), Lesage et Dorneval (3)

---

(1) Dans cet immense pot-pourri resté anonyme qu'on appelle la *Comédie de chansons* (1661), pièce qui pourrait bien être la première ébauche de l'Opéra-Comique français et du vaudeville, nous trouvons ce qui
suit au sujet de *l'hydropisie de neuf mois* :

LA ROZE

Ma maîtresse est bien malade ;
Je ne sçay si elle en mourra.

JODELET

Il faut consulter l'oracle,
Pour sçavoir si elle en guérira.
En mourra-t-elle ?

LA ROZE

Nenny dà ;
Elle n'en aura que la peine,
Elle n'en aura que le mal.
L'oracle m'a répondu que son mal s'allégera,
Que c'est une hydropisie qui luy durera neuf mois
Mais qu'il estoit fort à craindre qu'elle ne recommençast.

(2) Collaborateur habituel de Lesage : 1672-1762. — (3) Autre contemporain et collaborateur de Lesage.

avaient refusé de composer des pièces dans ces conditions. Ce fut alors qu'on vit paraître un auteur qui ne tarda pas à acquérir une grande réputation, nous voulons parler de Piron. Il n'avait jusque-là travaillé que pour les marionnettes, mais il sauva la situation en portant à Francisque (1) une pièce en trois actes, dont le sujet était fort ingénieux, quoiqu'on ne pût faire paraître qu'un seul acteur à la fois sur la scène. Cette pièce, intitulée *Arlequin-Deucalion*, fut représentée le 25 mars, et le public l'accueillit favorablement (2). »

Qui eût dit à Piron que, pour le choix de ce sujet, il était l'héritier du vieil Epicharme (3), le créateur de la Comédie sicilienne, l'aurait laissé sans doute fort indifférent. Piron avait-il même jamais entendu parler d'Epicharme et de ses conceptions philosophico- comiques ? D'ailleurs le Grec, dans sa fantaisie mythologique, était-il aussi désopilant que notre Dijonnais ? C'est peu probable. Ecoutez les doléances d'Arlequin-Deucalion après avoir entendu l'oracle de Thémis sur la manière de repeupler le monde :

ARLEQUIN-DEUCALION. — Il vaudroit autant ne nous avoir rien dit. Que nous prenions les os de notre grand'mère, et qu'après nous être voilés, nous les jetions derrière nous ! C'est là de l'algèbre. Notre grand'mère ! *(A Pyrrha)*. Est-ce de la mienne, ou de la tienne, ou des deux que l'oracle veut parler ? Ce ne sauroit être de la mienne : je suis petit-fils de Prométhée ; il n'eut jamais de femme. Tout le monde sait qu'il fabriqua mon père de ses propres mains et qu'il l'anima avec un verre ardent. Pour ta grand'mère à toi, tu n'ignores pas que nous la mîmes, il y a plus de vingt ans, sur un bûcher bien allumé et que le vent emporta les cendres à tous les diables : cours après. O déesse Thémis ! qu'on vous reconnaît bien à ce maudit jargon-là. Je courois à vous, comme on fait, pour trouver des lumières, et me voici plus emberlicoqué, plus incornifistibulé que jamais ! Le piquant, c'est qu'elle m'a dit que, moyennant cela, elle et moi, nous aurons plus de monde que nous ne voudrons ; et je voudrais déjà, aussi bien que toi, voir autour de nous une famille de quinze ou vingt enfans tout formés, comme elle nous promet qu'ils seront tout en naissant. Mais nous renvoyer aussi pour cela aux os de nos grand'mères, c'est ne plus rien nous dire. Quand même nous les aurions, les beaux passe-temps de les jeter, d'en-

---

(1) Directeur de la troupe foraine. — (2) Eugène d'Auriac, *Essai historique sur les spectacles forains.* — (3) 540 ?-440 ? av. J-C.

gendrer en les jetant derrière soi. Le pré ne vaut pas encore si fort la fauchure, que, du moins, la fauchure ne dût avoir les agréments de l'ancienne façon... »

Enfin Polichinelle, une marionnette, a donné en son baragouin, la clef de l'oracle à Arlequin, et le petit-fils de Prométhée encourage sa femme Pyrrha à bien faire :

PETIT-FILS DE PROMÉTHÉE. — Ça, ça, ma femme, ayons du monde voici des pierres. Si l'on ne nous trompe, toutes communes qu'elles sont, elles vaudront mieux que la pierre philosophale et que son grand œuvre. Voilons-nous. L'oracle a bien dit : il ne faut voir goutte pour ne savoir ce qu'on fait. Ravoir son monde à coups de pierres, cela est drôle. Allons, ma femme, allons, accouchons : pousse comme je fais.

Et voilà garçons et filles qui naissent aussitôt.

Les pièces de la foire n'hésitaient ni devant les quolibets salés, ni devant les sous-entendus égrillards ; cependant elles conservaient, en somme, quelque décence. On n'en saurait dire autant des parades gratuites que donnaient les impresarios forains, surtout ceux du boulevard du Temple (1), pour entraîner les désœuvrés de leur côté. Ce genre de pièces, rappelant les farces du Moyen âge, devint à la mode sur les théâtres de société, souvent spirituelles, toujours grossières. Le classique de la parade est un grave magistrat, Thomas-Simon Gueullette (2) ; c'est à lui que doit être rendue la paternité de la plupart des œuvres réunies dans le *Théâtre des Boulevards*. Des polissonneries qu'il a composées en grand nombre, trois nous appartiennent, les *Fausses Envies*, la *Vache et le Veau* et *Isabelle grosse par vertu* (3).

Dans les *Fausses Envies*, le maistre, époux d'Isabelle, est revenu de Corse en toute hâte ; il a reçu de sa femme longtemps stérile une lettre qu'il communique à Gilles, son valet :

GILLES, *lisant la lettre.* — « Madame Tiremonde, sage-femme du Chastelet et gouvernante des Pays-Bas, dit absolument que je suis grosse, parce que je suis enflée et que j'ai les cotilledons de la matrice relaschez. Outre cela je ressens bien de la douleur dans le ventre. Mais je ne vous

---

(1) Depuis 1750, une sorte de foire permanente s'y était établie. — (2) 1683-1766. — (3) Reprise tout dernièrement au *Théâtre libre ancien.*

en veux point de mal, parce que vous n'en estes point la cause : mon cher Léandre, nostre voisin, vient quelquefois me voir ; nous nous sommes associés à la loterie, nous avons *mil écus* ensemble. Adieu, mon petit bonhomme. » Et c'est à cause de ceste lettre que vous estes parti en poste pour venir voir vostre femme ?

LE MAISTRE. — Sans doute, n'en trouves-tu pas assez de sujet ?

GILLES. — Ouy dà, pour vous en retourner plus viste que vous n'estes venu... Primo, qu'est-ce que ça veut dire, les cotillons de la marquise relaschez ?

LE MAISTRE. — Eh ! mon ami, il y a cotilledons ; ce sont apparemment des termes de l'art, des mots consacrés.

GILLES. — Aux charcuitiez ?

LE MAISTRE. — Eh non ! à la chirurgie.

GILLES. — Passe donc pour les cotillons ; mais écoutez bien cecy. (*Il lit*). « Je ressens bien de la douleur dans le ventre, mais je ne vous en veux pas de mal, parce que vous n'en estes pas la cause. » Morguenne ! cela est clair comme le jour. Cela ne veut-il pas dire que ce n'est pas vous qui avez fait cet enfant-là ?

LE MAISTRE. — Cela seroit-il possible ? Et qui donc l'auroit fait à ma femme ?

GILLES. — Il n'y a qu'à lire tout de suite. (*Il lit*). « Mon cher Léandre vient souvent me voir. Nous avons mis *les cus* ensemble. » Avez-vous quelque chose à dire à cela ?

LE MAISTRE. — Ah ciel ! les cornes me viennent à la teste... »

Mais si Isabelle a eu la sottise d'écrire cette lettre imprudente, elle saura bien l'expliquer. Le mari sera rassuré et Gilles sera battu.

Le deuxième acte s'ouvre par un nouveau dialogue entre le maistre et son valet. Gilles est sûr qu'Isabelle est grosse d'un garçon : «Tu en es sûr? interroge le maistre. — Oui, monsieur, les médecins disent que quand une femme est grosse d'un garçon, elle a le téton droit plus dur que le gauche (1), et en laçant Mlle Isabelle, je me suis bien aperçu que... » Bref, ce qui embarrasse le mari, c'est que sa femme a des envies singulières ; elle veut une andouille de Transylvanie, une pomme de calville rouge et un bigarreau (2),

---

(1) Voir *Préjugés*, dans notre *Histoire des Accouchements*.— (2) Dans la *Farce de frère Guillebert*, la femme, pour éloigner son mari, feint aussi des envies ; elle demande de la morue fraiche, des moules, du pain mollet, du vin doux et enfin du flan. Quand, au point du jour, le bonhomme part au marché faire ces emplettes, frère Guillebert vient prendre sa place toute chaude. (V. note 6, p. 445).

sinon, l'enfant qu'elle porte sera marqué (1). Ce sont articles difficiles à trouver pour la saison, mais le mari va faire ses efforts pour
contenter ses trois envies; il est sorti en recommandant à sa femme
de ne pas se gratter (2) jusqu'à ce qu'il soit de retour. En réalité,
Isabelle n'a aucune envie ; elle a seulement besoin d'éloigner le
bonhomme pour faire sauver Léandre, son amant, qui s'est introduit dans la maison.

Le troisième acte échappe à l'analyse; ce n'est guère qu'une suite
d'équivoques malpropres sur l'andouille, la calville et le bigarreau.
Il y avait certes de quoi mettre en joie la canaille du boulevard ;
mais il paraît que grandes dames et bourgeoises se disputaient les
invitations aux parades que Gueullette faisait représenter sur une
scène particulière, soit à Choisy, soit à Auteuil ; espérons qu'elles
n'oubliaient pas leurs éventails pour rougir derrière tout à leur
aise.

Tout le monde a entendu cette locution proverbiale : *Il a eu, il a
pris la vache et le veau* (3). L'Académie a bien voulu lui consacrer
ces deux lignes de son Dictionnaire : « Se dit d'un homme qui a
épousé une femme grosse d'un enfant dont il n'est pas le père (4). »
Les cornes avant la noce, chapitre précieux pour les auteurs de
parades, quoiqu'un peu usé. Dans la *Vache et le Veau* de Gueullette, Léandre, amant d'Isabelle, se trouve avoir cependant engrossé Paquette Courtalon, la fille à Jean le Poivre. Il s'en accuse
sans détour à sa maîtresse, qui lui insinue que le meilleur moyen
de se débarrasser d'elle est de lui faire un établissement :

LÉANDRE. — C'est à quoi j'ai pensé ; j'en voulois faire z'une nourrice.

ISABELLE. — Cela z'est bon, mais en attendant il faudroit la marier.

LÉANDRE. — Mais qui prendra comme ça la vache et le veau ?

ISABELLE. — Il se trouve toujours dans le monde des personnes pour
ça ; vot' valet Gilles, par un exemple.

Léandre a beau presser Gilles d'accepter l'établissement qu'il lui

---

(1) (2) V. *Préjugés* dans notre *Histoire des Accouchements*. — (3) V.
plus loin nos *Proverbes*. — (4) Tel est le sens que donnent à la locution les lexicographes et les parémiographes. Seul, Richelet (1680) définit
ainsi : « Epouser une fille qu'on a engrossée. » C'est une erreur évidente
d'interprétation; nous n'en voulons pour preuve que le passage suivant
de Tallemant des Réaux, un contemporain de Richelet : « Un beau jour,
la mère s'aperçut qu'elle estoit grosse... elle ne fut pas mal habile ; elle
trouva à qui donner la vache et le veau. »

propose, le valet ne peut se décider avant d'avoir « ruminé tout cela. »
De son côté, Paquette, peu flattée que Léandre veuille la donner
à Gilles, se promet de se venger ; c'est Cassandre, le père de son
trompeur, qui lui en fournit le moyen en lui apprenant qu'Isabelle
aussi est grosse.

Celle-ci rentre en scène et veut d'abord faire la sucrée avec Paquette ; mal lui en prend, car la fille à Jean le Poivre lui chante
pouilles et la force à un aveu désagréable :

ISABELLE. — Eh bien, tu as raison, ma chère Paquette ; je te vas tout
conter ; monsieur Léandre me veut épouser.

PAQUETTE. — Ce n'est pas encore là tout. Je sçais que tu en tiens.

ISABELLE. — Fi donc, Paquette, ces choses là ne se demandent point.

PAQUETTE. — Non pas, mais le malheur en veut ; et puisque tu n'es
pas plus sincère avec moi...

ISABELLE. — Eh bien, oui, mon enfant, je la suis tout comme toi ; ne
me fais pas de tort. Mais comme il faut bien couvrir ça à cause des
parens, Monsieur Léandre, qui me croit tout battant neuve, m'épouse,
et c'est moi qui lui ai mis le cœur z'au ventre pour te faire épouser
Gilles, à celle fin que nous fussions toujours ensemble.

Quoique Paquette continue à paraître mal satisfaite de l'avenir
qui lui est promis, tout finit par s'arranger pour le mieux ; Léandre
et Gilles auront chacun leur vache avec son veau, et le bonhomme
Cassandre, revenu de ses idées matrimoniales, car il s'était offert à
épouser Paquette fera les frais des deux noces chez le compère Jam-
bon, à la Courtille.

Arrivons à *Isabelle grosse par vertu*, la troisième parade de
Gueullette, citée par nous.

Isabelle, qui aime Léandre et ne veut pas épouser le vieux Docteur, consent à ce que Gilles déclare à son père Cassandre qu'elle
est grosse. Gilles, comme on va le voir, s'acquitte de son rôle avec
délicatesse :

GILLES. — Il faut que vous ayez marché sur une planette bien mali-
gne ! Vous avez z'été z'autrefois au pilori, vous avez fait, il y a deux ans
amende honorable ; votre première femme vous a fait cornard, la seconde vous a fait cocu, vous avez la mine d'un singe, vous êtes fait
comme un scorpion, vous êtes bête comme un cochon, votre fille accoucha, l'année dernière, en pleine compagnie, et la voilà encore grosse au
jourd'hui.

CASSANDRE. — Grosse ?

GILLES. — Oui, vraiment, je viens pour vous préparer l'esprit là-dessus, si vous en avez.

CASSANDRE. — Eh ! sçais-tu si c'est d'un garçon ou d'une fille ?

GILLES. — Peste soit de la rosse ! Est-ce que j'y ai regardé ?

CASSANDRE. — Eh ! dis-moi, par qui est-elle donc devenue grosse ? Est-ce par quelqu'un de mes amis ?

GILLES. — Non, mais il y a apparence que c'est par quelqu'un des siens...

D'ailleurs lequel pourrait-ce être des amis de Cassandre ? Le notaire ne grossoye plus, le procureur ne produit plus, l'avocat ne conclut plus, l'huissier n'exploite plus, le marchand de draps n'étale plus, le tailleur ne coud plus.

Isabelle paraissant, Cassandre lui représente les avantages d'une sage conduite.

— Il s'agit bien de sage conduite, riposte la fille ; c'est d'une sage-femme dont j'ai affaire.

Survient le Docteur ; il a un très gros ventre, et ne peut venir à bout d'embrasser Isabelle, qui en a un non moins gros. Cette rencontre de deux montagnes met le futur en défiance. « Comment, s'écrie Cassandre, est-ce parce que vous vous apercevez que ma fille est grosse que vous voudriez rompre? » Arrive enfin Léandre ; l'amoureux, à l'aspect du ventre d'Isabelle, laisse éclater son désespoir ; il tuera d'abord Cassandre qui n'a pas surveillé sa fille et se tuera ensuite. La vérité se découvre alors.

ISABELLE, *pleurant*. — Allez, ingrat, allez, je n'étois grosse que de vous voir.

LÉANDRE. — Que dites vous ?

ISABELLE. — Tenez perfide, voilà toute ma réponse. (*Une terrine tombe de dessous Isabelle et se casse*).

LÉANDRE. — Ah ! que vois-je ? Quelle faveur ! Feinte trop spirituelle ! Terrine qui me rendez la vie z'en périssant, taissons qui méritez d'être bordés d'or tout à l'entour, ne doutez point de l'estime et de la reconnaissance que j'auroi z'éternellement pour vous.

GILLES. — Il envie bien cette terrine-là ; mais, pour moi, j'aimerois encore mieux une terrine de bœuf à la mode.

Les parades de Collé ont, elles aussi, été fameuses autrefois. Nous aurions voulu faire quelques extraits de son *Accouchement invisible* (1), mais nous n'avons pu mettre la main sur cette pièce. Force nous est donc de nous contenter d'une autre parade, attribuée avec vraisemblance au même Collé, *Léandre grosse* (2).

Au début, Léandre, en femme, avec les habits d'Isabelle, demande à celle-ci, qui est en pet-en-l'air et en cornette de nuit, les motifs d'un tel déguisement. Isabelle s'impatiente d'avoir à lui répéter qu'il faut tromper son père Cassandre, un vieux marin parti pour l'Amérique, quand elle n'avait que quatre ans, et dont on attend le retour.

LÉANDRE. — Eh bien, mon bel ange, sans m'échauffer, moi, je parierois un castor, que fût-il aussi barbare qu'un troposage, vous l'attendririez au seul récit que vous lui ferez de la manière dont nous élevons les trois enfans que j'ai z'eu de vous, depuis près de deux ans que nous attendons son consentement.

ISABELLE, *très vivement.* — Pardi, c'est bien raisonné ; je connois mon père comme si je l'avois fait ; je vous dis qu'il me tueroit sur le carreau si je lui avouois que je suis grosse, quand bien même je lui prouverois qu'il n'y auroit pas ma faute ; entendez-vous, butor ?

LÉANDRE. — Là, là, là, là, moutonne, un peu plus de tranquillité ; si vous continuez vos vivacités, vous feriez certainement z'une fausse couche.

ISABELLE, *plus vivement.* — Eh ! mais non, c'est que cela z'est vrai aussi ; cet animal-là me fiche malheur ; quand je vous dis, grande niguedouille, que mon ch' père (3) est plus dur qu'un Turc, c'est à vous de me croire ou d'y aller voir ; et tenez, pour preuve de cela, écoutez une histoire de lui... Un beau jour (*Ici Léandre baille*)... un beau jour...

LÉANDRE, *baillant plus fort.* — Allons, ma petite maman, puisqu'il faut passer par là, voyons, écoutons votre histoire.

ISABELLE, *en colère.* — Voilà un pleutre bien poli ; ça, écoutez-moi donc : C'est qu'un beau jour pour bon œuvre que ma ch'mère était prête d'accoucher de moi, et que la garde l'avait déjà mise dans le travail ; et comme elle souffroit beaucoup des mouches (4), elle dit comme ça à mon ch'père que ce fût l'accoucheur des filles à Thomas qui la délivrât.

LÉANDRE, *ricanant.* — L'accoucheur des filles à Thomas ?

ISABELLE, *impatientée.* — Je vous dis qui demeuroit dans la rue des Filles Saint Thomas. Pardi, voilà un sot enfant, je ne sçais plus où j'en

---

(1) 1753. — (2) Cette parade, dont la date exacte est assez incertaine, fut mise en vaudeville l'année 1752. — (3) Pour : *mon cher père.* Toutes les pièces populaires, de 1750 environ à 1789, sont infectées de cette apocope ridicule, mais fort en usage. — (4) Les premières douleurs.

suis; ah! m'y voilà !.. Elle demandoit donc st'accoucheux-là, et mon ch'père n'en voulut jamais, disant avec des juremens horribles (car il ne dit jamais un mot sans jurer et sacrer), que cela n'était point propre qu'un accoucheur vit z'une honnête femme en st'état-là, et que c'étoit plutôt le jeu que ce fût une femme sage ; en un mot, il n'en voulut point démordre, et crac! v'là ma ch'mère qui meurt en me mettant au monde ; attrape, je me souviens de cela comme si j'y étois encore.

Conclusion : pour duper le vieux Cassandre, Isabelle, que son père ne connaît évidemment pas, s'habillera en Léandre afin de demander en mariage son amant déguisé en Isabelle.

ISABELLE. — Ecoutez donc, je serai un Léandre un peu ventru; mais qu'est-ce que cela dit ? Il vaut mieux que mon ch'père trouve à monsieur Léandre un ventre un peu gros que de le trouver à sa fille, et qu'à cause de cela, il auroit peut-être l'esprit de me croire enceinte.

Une fois à l'Eglise, « quand le marieux aura lâché les gros mots, » chacun reprendra ses habits « à celle fin que ce ne soit pas l'homme qui accouche dans le mariage, et de ne point changer l'ancien usage. » Malheureusement, dès son arrivée, le père Cassandre, met tout ce beau projet en déroute. Il a choisi pour gendre Gilles qui l'a aidé « à voler le roi » en Amérique, et il jure à Léandre-Isabelle de « conduire sa fille à coups de barres à la paroisse, » si elle fait mine de résister. Gilles, de son côté, est tombé amoureux du « gentis-homme » déguisé en femme, lequel répond à ses déclarations en lui protestant qu'il le fera « cornard, autrement dit cocu » s'il s'obstine dans son dessein. Paraît Isabelle-Léandre, qui veut obtenir de Cassandre la main de son fils. Cassandre a connu « les monsieurs Léandre » et l'union lui plairait assez, mais il a donné sa parole, et « cent diables ne la lui feroient point retracter. » D'ailleurs, l'aspect du soupirant lui déplaît.

CASSANDRE. — Vous êtes pâle, maigre, blasphème, avec cela un ventre exorbitant ; pour tout l'or du monde je ne voudrois point d'un gendre hydropique ; un hydropique, corbieu, scavez-vous que c'est ma bête d'a-version ?

ISABELLE-LÉANDRE. — Mais, mon cher monsieur, si ce n'étoit que le ventre qui vous embarrassât dans ce mariage-là, il y a des remèdes à tout, hors à la mort.

CASSANDRE. — Au diable, Monsieur, au diable ! votre grand-père et votre père n'étoient pas faits comme cela au moins, et puis, têtudieu, j'ai donné ma parole. Mais, voyez-vous, indépendamment de cela, votre ventre seul est rebutant : ce n'est pas là le ventre d'un futur époux au moins, croyez-moi.

ISABELLE-LÉANDRE. — Mais, Monsieur, mon très-cher Monsieur, on n'a jamais rompu un mariage pour cela ; et puis d'ailleurs, si je vous le fais applatir avant qu'il soit deux mois... (A part) Pardi, je suis à la fin de mon huit, voilà que j'entre dans mon neuf.

CASSANDRE. — Fichaises de tout cela, Monsieur, fichaises avec votre ventre ! Allons donc, on diroit dans le quartier que ce seroit vous qui accoucheriez pour ma fille ; cela ne me conviendroit, pargieu, point ; je veux, sansgieu, que tout se passe dans les règles, je prétens et j'entens, ventrebleu, que ma fille accouche par elle-même.

ISABELLE-LÉANDRE. — Mais ce sera votre fille qui accouchera, ne vous mettez point en peine, je vous en donne ma parole, mon doux Monsieur...

CASSANDRE. — Mais, mon petit Monsieur, je ne veux plus rien entendre...

Si elle insistait, Isabelle-Léandre risquerait fort de s'en retourner par les fenêtres. Gilles revenant en scène, le père Cassandre, exaspéré, lui fait prêter serment « de n'épouser jamais d'autre personne, de quel sexe qu'elle soit, que la personne de Cunégonde-Isabelle, fille unique de Monsieur Martin Cassandre. » Dissimuler plus longtemps est inutile, et voilà Léandre et Isabelle, tous deux en femme, aux genoux de Cassandre fort ahuri de cet accroissement de progéniture. Pendant qu'Isabelle supplie son père, Léandre quitte son accoutrement d'emprunt et paraît au naturel, tel qu'était Isabelle en se travestissant. Cassandre l'aperçoit et son étonnement redouble :

CASSANDRE. — Cent diables ! il se peut !

GILLES, regardant Léandre. — Terre, mer, air, j'aurois été amoureux d'un garçon ! Quel insecte !

LÉANDRE. — Eh bien, Monsieur, voilà l'énigme ; je suis Léandre, vous me connoissez ; mamselle votre fille me connoît, et je la connois aussi, moi, puisqu'elle est grosse de moi ; tout cela fait que cela fait un état dans lequel on ne refuse guère sa fille en mariage. Ainsi ma demande...

CASSANDRE. — Eh bien, moi, Monsieur, en attendant que je la tue, je vous la refuse, morbieu.

Mais le bonhomme ne tuera pas sa fille, cela ne se fait pas d'ailleurs dans les comédies, et il somme Gilles de tenir sa promesse, d'épouser Isabelle. Gilles lui répond que décidément mieux vaudrait la tuer, car il ne veut pas d'une femme grosse :

CASSANDRE. — Morbieu, n'épouseriez-vous pas bien une veuve qui seroit demeurée enceinte d'un aposthume ?

GILLES. — Mais il y a bien de la différence ; une fille n'est pas dans l'obligation d'être grosse comme une veuve...

CASSANDRE. — Voilà de beaux chiens de raisonnemens ! Est-ce que tant qu'Isabelle a été fille, elle a eu aucun compte à vous rendre de ses actions ? Morbieu, elle auroit été grosse douze fois par jour que vous n'aviez rien à y voir.

GILLES. — Je conviens de cela ; mais imaginez-donc que c'est ma seule répugnance d'épouser une grossesse la première nuit de mes noces.

CASSANDRE. — Eh bien, corbieu, ne l'épousez qu'après ses couches.

GILLES. — Ma foi, père, touchez là-dedans ; j'aime mieux n'être jamais cocu que de l'épouser.

CASSANDRE. — Retire-toi donc, coquin, à qui une bagatelle de minutie fait briser les serments les plus authentiques ; ne parois jamais devant mes yeux... Vous, Léandre, épousez ma fille ; pour vous punir, je vous donne son consentement et ma malédiction, morbieu, mais vous n'aurez que cela de dot.

Nous devons un souvenir à la *Colonie*, comédie en trois actes, donnée au *Théâtre-Français*, le 25 octobre 1749, par Saint-Foix. Cette pièce, paraît-il, indisposa le parterre. Clément, dans ses *Cinq années littéraires* (1), en parle cependant avec une certaine indulgence. « Le sujet, dit-il, étoit plaisamment trouvé. Il s'agissoit de faire croître et multiplier les habitans d'une isle en toute chasteté et honneteté, et par conséquent de favoriser les mariages autant qu'il étoit possible. Pour cet effet, le sage Gouverneur établit une sorte de foire, où doivent se rendre chaque année tout garçon et toute fille nubile... La plus belle est au plus offrant et dernier enchérisseur ; c'est tout comme ici. On donne ensuite à un peu meilleur compte celles qui ne sont que jolies, puis toujours à plus bas prix les agréables, les figures de fantaisie, enfin les laiderons qui ne déplaisent pas. Mais ce qu'on donne n'est pas pour celles qu'on achète ; c'est uniquement pour acquérir le droit de les épouser : le produit de leurs charmes est employé à doter les vilaines, et consciencieu-

_____

(1) Lettre XLII.

sement reparti à chacune selon son mérite personnel, c'est-à-dire son degré de laideur. Heureux qui peut épouser la plus excécrable ! Il est riche à perpétuité. Vous sentez ce qu'on peut faire de cette idée, et je ne doute pas que l'auteur n'en eût tiré fort bon parti s'il avait sçu se borner à un acte ; mais il a voulu en faire trois, et il n'a rien fait. » Collé va nous apprendre sur quelle intrigue Saint-Foix avait bâti sa pièce ; Collé, auteur moral, comme nous savons, laisse même percer son indignation contre certaines gravelures qu'elle contient. « La *Colonie,* écrit-il dans son *Journal,* est plutôt une farce grossière, même une parade bien ordurière qu'une comédie propre au théâtre, et à cet égard, tout le monde fut étonné que la police eût passé toutes les indécences et les équivoques claires qui sont dans cette pièce ; elle roule entièrement sur le déguisement d'un valet habillé en fille, qu'un paysan veut épouser parce que cette même fille a 1000 piastres en mariage. Ce valet, qui, par sa situation, ne sait comment se soustraire aux sollicitations intéressées du manant, lui fait entendre qu'il est *grosse,* pour le dégoûter du mariage (1). »

Et *Léandre grosse,* ô vertueux Collé ?

D'une exploration à travers le théâtre ennuyeux du XVIIIᵉ siècle nous avons rapporté fort peu de chose. Rien dans les comédies larmoyantes de La Chaussée (2), rien, ou presque, dans les drames déclamatoires de Diderot (3), à peine de quoi montrer quel ton un père pouvait alors prendre à la scène pour parler de la naissance de son fils :

« Mon fils, il y aura bientôt vingt ans que je vous arrosai des premières larmes que vous m'avez fait répandre ; mon cœur s'épanouit en voyant en vous un ami que la nature me donnait ; je vous reçus entre mes bras du sein de votre mère, et, vous élevant vers le ciel, et mêlant ma voix à vos cris, je dis à Dieu : ô Dieu qui m'avez accordé cet enfant, si je manque aux soins que vous m'imposez en ce jour, ou s'il ne doit point y répondre, ne regardez point à la joie de sa mère, reprenez-le ! Voilà le vœu que je fis sur vous et sur moi ; il m'a toujours été présent ; je ne vous ai point abandonné aux soins d'une mercenaire, etc (4). »

---

(1) La *Colonie* fut reprise en 1761 avec un certain succès. La *Correspondance* de Grimm est dure pour la pièce de Saint-Foix. — (2) 1692-1754. — (3) 1713-1784. — (4) Le *Père de famille* (1758), II, vi (Dans le passage cité, M. d'Arbesson, père de famille, s'adresse à Saint-Albin, son fils).

M. Mouslier de Moissy, ancien garde du corps, avait parfois des conceptions bien singulières. Grimm écrit, à la date d'avril 1771 : « C'est un étrange vertige que celui de M. de Moissy de nous accabler de drames moraux écrits pour le progrès des bonnes mœurs et le dessèchement des lecteurs. Il a déjà parcouru tous les âges de la vie humaine dans son *Ecole dramatique,* et après avoir administré au public l'extrême-onction dans la dernière de ses pièces à proverbes, il devrait au moins nous laisser tranquilles ; mais ne voilà-t-il pas qu'il attaque de nouveau le beau sexe et qu'il va lui prouver par une comédie qu'il faut qu'une bonne mère nourrisse ses enfants elle-même. Ce traité moral est intitulé la *Vraie mère, drame didacti-comique en trois actes et en prose.* Les acteurs sont : la femme d'un négociant accouchée depuis sept mois et nourrissant son enfant ; la femme d'un employé dans les fermes, enceinte et presque à terme ; la femme d'un marchand de drap, relevée de couches depuis neuf mois et demi ; et puis les maris de tout cela, et puis les enfants de sept et neuf mois, et puis la nourrice, et puis la sage-femme, et puis la garde de femmes en couches ; et puis c'est M. de Moissy qui accouche de toutes ces bêtises ! Cela est, en vérité, d'une platitude exquise et remarquable, et il faut l'avoir lu pour croire que de telles productions se publient à Paris en 1771. Il faut que M. de Moissy se fasse recevoir à Saint-Côme en qualité d'accoucheur moraliste : il fera sûrement une révolution dans les rues Saint-Denis et Saint-Jacques, à moins qu'il ne reçoive avant le temps la couronne du martyre par les mains des nourrices de Paris, pour avoir voulu ruiner leur état de fond en comble. » Grimm ne reproche à l'œuvre de Moissy que d'être assommante ; Sue (1) la trouve dangereuse et injuste en un point : « Je ne vois pas, écrit-il, qu'il fût nécessaire de mettre sur la scène une sage-femme et une garde de femmes en couches qui font tous leurs efforts pour détourner une femme enceinte, presque à terme, du dessein qu'elle a de nourrir, à l'exemple de sa sœur, l'enfant dont elle doit accoucher. L'auteur eût également pu employer d'autres personnages et ne pas dévoiler les manœuvres dangereuses de certaines personnes sans probité, comme il s'en trouve dans tous les états, heureusement en plus petit nombre dans la plupart. On sait qu'il y a des sages-femmes et des gardes de femmes en couches que l'intérêt seul guide et qui se

---

(1) *Essais historiques sur l'Art des accouchements,* I.

conduisent comme les peint M. de Moissy ; mais faut-il qu'un reproche particulier à certains êtres, sans âmes comme sans sentiment,
tombe sur une profession que le plus grand nombre de ceux qui
l'exercent rend aussi honorable qu'utile à l'État ! » La critique de
Sue nous toucherait peu si la *Vraie mère* n'était pas, dramatique-
ment, une si pitoyable chose.

En réalité, la pièce de Mouslier de Moissy est un produit de cette
sensiblerie au sujet des enfants, que J. J. Rousseau avait mise à
la mode ; et, à ce propos, nous noterons comme extraordinaire
qu'on ne rencontre rien là-dessus dans les drames de Seb. Mercier
(1), un utopiste dont les idées sont souvent des emprunts faits au
philosophe génevois.

Un mot sur Beaumarchais (2). Dans son œuvre de début, *Eugé-
nie* (3), drame en cinq actes et en prose, l'héroïne est une malheureuse abusée par un faux mariage ; elle est enceinte, mais, au cours
de la pièce, il n'est fait que de discrètes allusions à son état. Des-
cendons jusqu'en 1792. Dans la *Mère coupable* (4), qui complète
d'une façon si disparate la trilogie de Figaro, le comte d'Almaviva
sait, à n'en pas douter, que la comtesse a manqué une fois à ses
devoirs d'épouse ; le fruit de cette faute est le chevalier Léon, que
le comte, malgré son aversion, a dû prendre auprès de lui depuis
la mort d'un fils ainé. Dans un entretien avec le traître Bégearss,
un Irlandais, Almaviva raconte en ces termes l'affront qu'il a reçu :

Le comte. — Un certain Léon d'Astorga, qui fut jadis mon page,
et que l'on nommait Chérubin...

Bégearss. — Je l'ai connu ; nous servions dans le régiment dont
je vous dois d'être major. Mais il y a vingt ans qu'il n'est plus.

Le comte. — C'est ce qui fonde mon soupçon. Il eut l'audace de
l'aimer. Je la crus éprise de lui ; je l'éloignai d'Andalousie par un
emploi dans ma légion. Un an après la naissance du fils... qu'un
combat détesté m'enlève, lorsque je m'embarquai vice-roi du Mexique, au lieu de rester à Madrid, ou dans mon palais à Séville, ou
d'habiter Aguas-Frescas, qui est un superbe séjour, quelle retraite,
ami, crois-tu que ma femme choisit ? Le vilain château d'Astorga,
chef-lieu d'une méchante terre que j'avais achetée des parents de ce
page. C'est là qu'elle a voulu passer les trois années de mon absen-

---

(1) 1740-1814. — (2) 1732-1799. — (3) 1767. — (4) Cinq actes en prose,
remis au *Théâtre de la rue Feydeau*, avec des changements, en 1797.

ce, qu'elle y a mis au monde... (après neuf ou dix mois, que sais-je ? ) ce misérable enfant qui porte les traits d'un coquin, etc (1).

Une perfidie de Bégearss envenime encore la blessure. Heureusement le vieux Figaro est là ; il démasquera l'odieux Irlandais, réconciliera son maître avec sa maîtresse, et Léon épousera Florestine que le comte élève en qualité de pupille, sa fille à vrai dire.

En 1793, la papauté ne fut pas ménagée sur la scène. Le 26 Janvier 1793, le *Théâtre Feydeau* avait donné la *Papesse Jeanne*, de Léger, en un acte et en vers, avec couplets et airs nouveaux, musique de Chardini ; il devançait de quelques jours le *Vaudeville*, où le même sujet fut traité par Carbon de Flins (2). Mais ce ne sont guère que des aventures galantes peu intéressantes pour nous. L'accouchement aussi fameux qu'apocryphe, l'accouchement contre lequel s'indignait le bon Martin Franc, nous le retrouvons dans un opérabouffe ayant le même titre, œuvre du citoyen Defauconpret. Un historien va nous en donner l'analyse :

« Le conclave est divisé en deux camps, les jeunes et les vieux. Les premiers ont pour chef le cardinal Morini ; les seconds, le cardinal Matteo : tous deux amants de Jeanne. Chaque parti repousse le candidat de l'autre. — L'amour m'inspire un stratagème, s'écrie Morini.

Il conseille à Jeanne de prendre l'habit d'un Augustin.

— A une condition, dit Jeanne, c'est que vous me donnerez votre suffrage.

Amour, tu perdis Troie ! Morini se révolte d'abord contre cette prétention, et finit par céder. Maffeo en fait autant.

Lorsque les cardinaux entrent en scène, ils sont tous ivres.

— Bon, dit à part soi Morini, je les tiens.

— Me voilà sûr de mon affaire, dit Maffeo de son côté.

Jeanne est donc élue. Quatre conclavistes la portent pour la montrer au peuple. Un des porteurs accourt tout effaré.

— Messeigneurs, balbutie-t-il, messeigneurs, pardonnez-moi, ce n'est pas ma faute.

Le pied lui a glissé et voilà le Saint-Père à bas.

> Mais que voit-on ?
> Que le Saint-Père
> Venait de faire
> Un gros garçon.

---

(1) Sc. viii. — (2) 1757-1806.

Le peuple est furieux, les cardinaux sautent par la fenêtre (1). »
Le *Vaudeville* représenta, en 1807, l'*Ile de Mégalanthropogé-nésie ou les Savants de naissance* (2), bluette spirituelle, dirigée à la fois contre le prétendu art de procréer des gens d'esprit par le physique (3) et contre l'idolâtrie de la science :

> Faut des savants, pas trop n'en faut;
> L'excès en tout est un défaut.

La plupart des biographies et bibliographies attribuent à Désau-giers (4) une part dans cette pièce ; il se serait alors abstenu de si-gner, car son nom ne figure point parmi ceux des auteurs qui sont au nombre de quatre : Barré (5), Radet (6), Desfontaines (7) et Dieulafoy (8).

Nous ne croyons pas que la Restauration et le règne de Louis-Philippe nous offrent rien qui puisse nous arrêter (9). La *Sage-femme de Montargis* est une pochade idiote des *Variétés* où rien n'est à signaler que le titre. Et puis ? rien, du moins à notre con-naissance. La convenance régnait sur les planches avec M. Scribe, et Anastasie veillait, attentive.

---

(1) E. JAUFFRET, le *Théâtre révolutionnaire*. — (2) V. le dialogue entre M. et Mme Gervais de Jouy, dans nos *Anecdotes médicales*, p. 260. — (3) On sait qu'un des grands théoriciens du socialisme moderne avait offert à Mme de Staël de procréer avec elle un enfant de génie, ne doutant pas que la conjonction de deux grands esprits ne produisit un être colossal. Madame de Staël ne fut pas touchée de cette déclaration scientifique; elle se refusa à l'expérience. — (4) 1772-1827. — (5) 1749-1832. — (6) 1752-1830. — (7) 1733-1825. — (8) 1762-1823. — (9) Signalons, pour mémoire, les *Couches politiques*, comédie en trois actes, de M. Prutz, publiée à Zurich en 1845. C'est une satire à préten-tions aristophanesques; mais les violences grossières du versificateur allemand n'ont rien de commun avec les fines et spirituelles attaques du poëte athénien. Son but est de montrer le triomphe du parti libéral de la jeune Allemagne et l'effondrement de la vieille Germania. Au premier acte, on traine sur un char, qui s'embourbe, la vieille Allemagne en mal d'enfant; autour d'elle se presse une foule d'esclaves, représentant le peuple, qui entonnent des chants d'espérance en l'honneur du bébé at-tendu. Au second acte, un philosophe (M. de Schelling) vient consulter le docteur pour un cas extraordinaire, *le cas de M. Guérin*. Le praticien procède à l'accouchement du philosophe: l'opération est laborieuse ; il finit par extraire du cerveau du patient une foule de produits philosophi-ques étrangers, mais il ne trouve aucun enfant, aucun produit personnel. Ces allusions politico-philosophiques n'ont aucun rapport avec l'obsté-tricie. De même les *Couches de l'Académie*, de Furetière (1687) n'ont d'obs-tétrical que le titre.

En 1849, les célèbres vaudevillistes Duvert et Lauzanne donnèrent au *Vaudeville* une pièce en deux actes, pleine de mots spirituels, *la Poésie des amours*, Angélique et Hector, deux êtres romanesques, se sont pris d'amour subit, et subitement se sont épousés. C'est le premier acte. Au deuxième, le mariage n'a pas tenu ses poétiques promesses et... les deux tourtereaux de naguère se mangent de coups de becs qui n'ont plus rien de caressant. Un médecin, prétendant évincé d'Angélique, est là, guettant le moment psychologique de la revanche. Déception. La science lui joue le mauvais tour de lui faire reconnaître que toute la mauvaise humeur d'Angélique contre Hector, que toutes ses impatiences proviennent de l'état dit intéressant. Le mari l'apprend, une réconciliation s'ensuit et le médecin s'éloigne en murmurant : « Ah ! Vous m'avez bien trompé ! je ne vous le pardonnerai de la vie. »

De nos jours, le théâtre est devenu plus audacieux que jamais. Mais, jusqu'à ces derniers temps, s'il traitait de ces sujets que les Anglais qualifieraient d'*improper*, c'est toujours de façon à ne choquer ni les yeux ni les oreilles : préoccupation puérile au dire de la jeune école. M. Alexandre Dumas fils est un maître dans l'art de se tirer de ces difficultés. Ainsi, après l'honnête de Moissy, il veut, incidemment d'ailleurs, plaider que le devoir pour la mère est de nourrir son enfant. Relisez la scène II d'*Une visite de noces* (1) :

LYDIE. — Vous avez voyagé toute l'année ?

FERNANDE. — Pendant les six premiers mois, puis nous sommes venus nous établir en Bretagne, chez mon père. Je tenais à être auprès de lui, pour mes couches. Voulez-vous que je vous présente monsieur mon fils, âgé de trois mois ? Il m'a fallu l'emmener avec moi, sans quoi il m'eût été impossible de vous rendre visite, puisque je suis...

DE CYGNEROI. — Fernande !

FERNANDE. — Eh bien, oui, je suis nourrice et j'en suis fière. La comtesse a eu des enfants aussi, sans doute ?

LYDIE. — Non, madame.

FERNANDE. — Je vous plains. C'est si amusant.

LYDIE. — *(bas à Lebonnard)*. — Elle est bête !

LEBONNARD. — Mais non, mais non.

LYDIE *(regardant l'enfant que lui présente la bonne pendant que Fernande soulève tout doucement le voile qui couvre le visage du petit)*. — Il est magnifique. Il est déjà très fort.

---

(1) 1871, Gymnase. — Calmann Lévy, édit.

FERNANDE. — Je le crois bien. Il pesait dix livres en venant au monde. N'est-ce pas, Gaston ? C'est toi qui l'as pesé. Si vous saviez comme j'ai souffert ! J'ai cru que j'en mourrais ! On ne sait pas tout ça quand on se marie. Pauvre cher mignon ! Mais quelle joie aussi au premier cri qu'il pousse. Celui-ci n'a pas perdu son temps ! Il a crié tout de suite. C'est même la seule fois qu'il a crié ! Il rit toujours. — Faites une belle risette à madame. — Voyez-vous ! Je m'étais confessée la veille ; on ne sait pas ce qui peut arriver. Ma cousine est accouchée un peu avant moi, le 23 juin, moi le 2 juillet ; son fils est donc plus âgé que Gaston (mon fils a le même nom que son père) : eh bien, il n'y a pas de comparaison comme taille et comme intelligence ! Celui-ci comprend déjà tout. Ce n'est pas parce qu'il est mon fils, mais il est vraiment extraordinaire.

LYDIE. — Comme tous les enfants !

FERNANDE. — Et moi, je suis orgueilleuse comme toutes les mères.

LA BONNE (*qui porte l'enfant à Fernande*). — Madame ?...

FERNANDE (*regardant sa montre*). — C'est son heure ?

LA BONNE. — Oui, Madame.

FERNANDE. — Monsieur a faim. Mais c'est que quand on ne le sert pas tout de suite, il se met en colère. Vous permettez, chère Madame ? (*Elle prend l'enfant dans ses bras et se dispose à sortir*).

LYDIE. — Je veux vous conduire... jusqu'à la salle à manger. (*A Lebonnard*). Décidément elle est bête.

LEBONNARD. — Mais non, mais non.

M. Fr. Sarcey ne pensait-il pas un peu à cette scène quand, dans son feuilleton du *Temps* (1), il dépeignait l'effet produit par la pièce sur le public du Gymnase ? « Je l'écoutais hier, ce rire qu'excitent certains mots de Dumas fils, j'en étudiais la sonorité particulière ; c'est le rire du scandale. Il y a quelque rapport avec celui qu'on entend à la Comédie-Française, quand il y a beaucoup de femmes dans la salle, et qu'on joue quelque comédie de Molière où se trouve le mot de *lavement*, ou quelque autre qui sonne à présent aux oreilles comme une incongruité. » Et le critique n'est pas loin de s'effaroucher lui-même : « C'est que Dumas parle sur la scène de choses, qui, dans l'ordre moral, font sur l'imagination un effet... médicinal. Eh oui ! on prend médecine dans la vie privée, mais, sacrebleu ! on ne réunit pas quinze cents personnes pour leur en conter les suites. On vaque à ces malpropretés dans le silence du cabinet... » Et l'on fait téter son enfant dans le vacarme de la *nur-*

---

(1) Cité par M. Al. Dumas dans la préface de sa pièce.

*sery*. Bah ! Tant qu'au théâtre le réalisme sera sauvé par l'esprit, ne nous plaignons pas. Les naturalistes nous en promettent bien d'autres !

*Denise* (1) contient aussi un plaidoyer indirect pour l'allaitement des enfants par leur mère. L'héroïne qui donne son nom à la pièce avoue qu'elle a commis une faute et que cette faute a eu des suites :

DENISE. — Il était beau ; il avait déjà un an ; il nous reconnaissait quand nous arrivions ; il avait l'air de comprendre, il nous souriait, il faisait aller ses petites mains et ses petits pieds. Nous donnions tout ce qu'il fallait ; mais cette nourrice, elle, ne l'aimait pas ; il n'était pas soigné comme par sa mère. Elle n'avait que de la curiosité, cette femme ; elle aurait voulu savoir pour gagner davantage. Chacun son intérêt. Alors il est mort...

Dans la *Femme de Claude* (2), l'odieuse Césarine nous donne crûment une particularité de sa naissance ; elle explique ainsi certaines terreurs auxquelles elle est sujette ; ainsi elle raconte à la camériste Edmée :

CÉSARINE. — Figure-toi que je suis venue au monde pendant l'insurrection de juin, à sept mois, tant ma mère tremblait dans sa maison, prise entre le feu des insurgés et le feu des troupes ! Et par là-dessus, je ne sais quelle tireuse de cartes m'a prédit que je mourrais de mort violente. De sorte que dès que j'entends un bruit d'arme à feu, tout se retourne en moi. Et justement, je suis la femme d'un homme qui en invente, des armes à feu... (3).

---

(1) 1885, Théâtre français. Calmann Lévy, édit. — (2) 1873, Gymnase. Calmann Lévy, édit — (3) Les accouchements prématurés par suite d'émotion sont fréquents ; mais ils n'ont aucune influence sur le moral de l'enfant. Césarine, pour expliquer ses terreurs, invoque un prétexte aussi peu probable que Jacques II qui s'évanouissait à la vue d'une épée (V. nos *Accouchements à la cour*).

M. Alexandre Dumas, d'après ce qui précède, semble versé dans les questions obstétricales. Pourtant, l'*Intermédiaire des Chercheurs et des Curieux* a relevé un singulier lapsus échappé à sa plume : « Dans la scène VII du deuxième acte de *Francillon* (1886), le marquis de Riverolles termine ainsi la leçon qu'il vient de donner à son fils, le mari de Francine : « Allez-vous en acheter pour 25000 fr. de dentelles avec Mme Smith, afin de ne pas être volé par la marchande, et déposez-les aux pieds de votre femme en disant : « Je ne crois pas un mot de votre histoire et voici, madame, de quoi faire la robe de baptême de notre prochain enfant et que dans six mois au plus, nous mangions tous des dragées. » Or il ré-

Labiche, qui pourtant a écrit la plupart de ses pièces pour le
Théâtre du Palais-Royal, où la pudibonderie est inconnue, ne s'est
jamais étendu sur le sujet qui nous intéresse ; il l'a effleuré une
seule fois, et bien légèrement, dans *Un pied dans le crime* (1).
Voici le passage :

GATINAIS. — Vous venez pour l'affaire Budor, qui doit se juger aujourd'hui ?

LUCETTE. — Non, c'est arrangé ... Papa a retiré sa plainte.... Il s'est
calmé tout d'un coup... Par exemple, je ne sais pas pourquoi.....
c'est un jour que ma sœur a été malade... Alors, maman a embrassé
ma sœur ; papa a embrassé Budor... Il a consenti au mariage.. et
Budor vient tous les soirs à la maison... Et, depuis ce jour là, tous
les soirs, maman fait des petits bonnets... Et ma sœur ne fait plus rien...
Quand elle met seulement un pied devant l'autre, maman lui dit :
« Prends garde !.... » Savez-vous pourquoi ?

GATINAIS. — Parbleu !.... C'est parce que... Ça ne vous regarde pas.

LUCETTE. — Et moi je trime toute la journée à porter du lait, à puiser de l'eau, à casser du bois, et on ne me dit jamais : « Prends
garde !. .. » Savez-vous pourquoi ?

GATINAIS. — Parbleu !.. parce que... Voulez-vous me laisser tranquille !

Même observation pour le théâtre de Meilhac ; nous n'avons pu
glaner dans son œuvre que ce court dialogue, tiré de la *Boule* (2) ;
— Est-ce un fils ? — Non. — Alors c'est une fille ? — Non... C'est
deux filles.

Le *Prince d'Aurec* (3), de Henri Lavedan, ne nous fournit aussi
qu'une phrase, qui rappelle un trait de mœurs de l'ancien temps :
« Autrefois, pour passer un pont, une femme juive enceinte était
taxée du même péage qu'un pourceau (4). »

---

sulte d'explications précédentes que depuis la naissance de son fils, âgé
de onze mois, le comte de Riverolles n'est pas entré dans la chambre de
sa femme ; le délai de *six mois au plus* n'a donc pas de sens.» Peut-être
il y a-t-il une faute d'impression et faut-il lire *dix au lieu de six*. Dans
*Durand et Durand*, d'Albin Valabrègue, l'arithmétique est mieux observée : « Un et un font trois ; j'espère vous le prouver l'année prochaine. »
La plaisanterie est vieille, d'ailleurs.

(1) Palais-Royal, 1886. Dentu, édit. — (2) Palais-Royal. — (3) Vaudeville, 1892. — (4) D'autre part, voici un passage des *Travailleurs de la
mer*, de V. Hugo, qui prouve que le délai accordé de tout temps aux
condamnées à mort, en état de grossesse, n'existait pas pour les hugue-

Toute l'intrigue de l'*Amour brode*, de M. François de Curel, qui eut une chûte si brillante au Théâtre-Français (1), roule sur la donnée scabreuse d'une grossesse simulée, une grossesse pour rire. Une névrosée, du nom de Gabrielle, veut soumettre à une épreuve Charles Méran, éperdument épris d'elle ; elle n'imagine rien de mieux que de lui dire qu'elle a commis une faute, que cette faute bientôt ne pourra plus être cachée et qu'elle a besoin, pour la couvrir, de son nom. Charles épouse héroïquement Gabrielle « pour lui rendre service » et se tue. A part cette idée bizarre, rien à relever dans le dialogue.

*Nounou* (2), de MM. de Najac et Hennequin, est une pièce assez leste dont la situation principale est celle de la nourrice Catelle Bouzou qui a le devoir, par profession, de repousser et l'amour de son époux légitime, Clovis Bouzou, et les hommages adultères des sieurs Talardot et Beauménil, grands-pères du nouveau-né. L'acte premier, qui se passe avant la naissance de Bébé, est particulièrement médical ; c'est, au reste, le meilleur. Il s'ouvre par un tableau assez réussi des impatiences nerveuses d'une femme près de son terme.

Adrienne Talardot, épouse Beauménil, est couchée sur une chaise longue, travaillant à une layette. Tout à coup, elle jette son ouvrage et frappe violemment sur un timbre ; elle dérange sans motifs les domestiques, Charlotte et Auguste ; elle pleure sans savoir pourquoi, enfin ses nerfs sont en état de trépidation continue.

Arrive la nourrice, Catelle Bouzou, au bras de son mari, Clovis. On appelle Adrienne, qui était sortie pour user ses nerfs ; elle accourt, accompagnée de Paul, son mari, qu'escortent les deux beau-pères, les deux belles-mères et le docteur Asinard, lequel procède à l'examen de la nourrice, au milieu de cet aréopage bourgeois,

Clovis vante les dents de sa moitié, ses cheveux qu'il défait, son « maniement ».

---

notes : « Sous Marie Tudor on y brûla (au carrefour du Bordage à Guernesey), entre autres huguenots, une mère et ses deux filles ; cette mère s'appelait Perottine Massy. Une des filles était grosse. Elle accoucha dans la braise du bûcher. La chronique dit : « Son ventre éclata » Il sortit de ce ventre un enfant vivant; le nouveau-né roula hors de la fournaise ; un nommé House le ramassa. Le bailli Helier Gosselin, bon catholique. fit rejeter l'enfant dans le feu. »

(1). — 25 octobre 1893. — (2) 1879, Gymnase. — Michaud, édit.

PAUL. — Comment dites-vous ça ?

CLOVIS. — Je dis qu'elle a du maniement ! Vous pouvez tâter !

TALARDOT, *allant pour se lever.* — Avec plaisir...

MADAME TALARDOT, *avec reproche.* — Eh bien ! Talardot.

LE DOCTEUR, *tâtant le bras de Catelle.* — C'est ferme... Avez-vous déjà ?...

CATELLE. — Oui, monsieur le docteur.

CLOVIS, *tirant un papier de son portefeuille.* — Nous avons fait une nourriture, et voici le certificat honorable et flatteur.

LE DOCTEUR, *parcourant le papier.* — En effet, la source n'a jamais tari...

On arrête la nourrice et la question pécuniaire s'agite ; les auteurs ont habilement tiré partie des roueries des nourrices et du chantage des pères nourriciers.

Dans la suite, quand Bébé est venu au monde, c'est un va-et-vient de personnages ; Clovis court après sa Catelle, et les deux beaux-pères en font autant ; Paul court après sa femme, Adrienne, dont on lui défend également d'approcher ; cependant, Mme Beauménil, la mère, drogue homœopathiquement tous ceux qui veulent bien se laisser faire. Cela ne vaut guère que par le jeu des acteurs et leur prestesse à brûler les planches.

Le *Petit Ludovic* (1), par MM. Henri Crisafulli et Victor Bernard, est une autre pièce gynécologique dont les gaillardises sont, au reste, d'assez belle humeur. La donnée de cette pièce se trouve dans les *Petites misères de la vie conjugale*, où Balzac accumule tant de fines observations. On y voit la mauvaise humeur d'Adolphe s'apercevant que, le jour même où il épousait Caroline, sa femme avait cessé d'être fille unique. De même ici, Fortuné, apprend que sa belle-mère lui a donné un petit beau-frère, le jour même où sa femme lui donnait un fils.

Le portrait de la belle-mère redevenue jeune, minaudant et brodant des petits bonnets pour le rejeton inattendu, se retrouve aussi dans cette pièce.

Les grands parents, Isidore Potard et Chiquita, en non-activité, ne ménagent pas les propos aigres à leur gendre, Fortuné Chambly, dont l'union avec Cécile Potard tarde trop à être bénie par le ciel.

---

(1). Théâtre des Arts (ex-Menus-Plaisirs), 1879. — Michaud, édit.

CHIQUITA. — Ainsi, Monsieur, il n'y a encore aucun espoir ?

POTARD. — Pas le moindre symptôme ?

FORTUNÉ. — Espoir !... Symptôme !... Eh ! bien, non, il n'y a encore rien !

POTARD. — C'est incroyable... ma parole d'honneur !

CHIQUITA, *soupirant*. — Alors, notre pauvre enfant se porte très-bien ?

FORTUNÉ. — Très-bien... Ah ! non... elle a eu tout à l'heure un éblouissement...

POTARD et CHIQUITA. — Vrai !

FORTUNÉ. — Oui, en ramassant sa pantoufle :

CHIQUITA et POTARD, *avec déception*. — Ah !

Enfin, les premiers symptômes de la grossesse de Cécile apparaissent ; elle devient subitement nerveuse, capricieuse ; à peine vient-elle de manifester le désir d'aller vivre en Tunisie avec sa famille, qu'elle se ravise et préfère se retirer dans une ferme de la Normandie, puis aussitôt après veut partir pour Ville d'Avray. Soudain il lui vient une envie de pain chaud. Tout le monde est en joie. Le père, le mari se précipitent chez le boulanger... Le pain chaud arrive, mais à sa vue, Mme Chiquita Potard ressent elle-même les premiers effets du « chant du cygne » de son mari.

Elle prend le pain des mains de Potard stupéfait et y mord à pleines dents.

CHIQUITA, *la bouche pleine*. — J'en avais une envie, mais une envie

POTARD, *hors de lui et les bras au ciel*. — Une envie ! Elle aussi !...

Au 2ᵉ acte, les époux Potard ont un héritier depuis six semaines. Ils sont à Nice où Mme Chiquita Potard, sous prétexte d'anémie, est venue faire ses couches, ayant caché sa grossesse à sa fille Cécile, et n'osant pas la prévenir de la naissance de Ludovic. Cécile a eu aussi un garçon, Isidore, au même moment que sa mère. Rien de plus naturel puisque son père, M. Potard, « s'est senti jeune » le jour du mariage de sa fille.

Sur ces entrefaites, le gendre, sa femme et son enfant arrivent à Nice. De là grand embarras des Potard, qui ne peuvent se décider à faire part de la nouvelle ; enfin tout s'explique sur une maladresse de la nourrice Jeannette.

Fortuné Chambly a donc appris la vérité avec une suffisante philosophie. Mais bientôt la discorde ne tarde pas à s'introduire dans la famille parce qu'il y a rivalité, dès le berceau, entre Ludovic Potard et Isidore Chambly. Le beau-père et le gendre trouvent que leur rejeton respectif est bien plus beau que l'autre. Fortuné, poussé à bout, s'emporte contre son beau-père. « Vous étiez une espérance, vous n'êtes plus qu'une mystification... Vous n'êtes qu'un beau-père marâtre et déloyal... Vous n'aviez pas le droit de faire cet enfant! » Il va jusqu'à qualifier le petit Ludovic de « tardillon », de petit singe; voilà la guerre allumée.

Mais le troisième acte ramène la paix entre les Potard et les Chambly et la pièce finit, à la satisfaction de tous, par un embrassement général.

*Musotte* (1), comédie en trois actes de MM. Guy de Maupassant et Jacques Normand, est tirée d'une nouvelle du premier auteur intitulée l'*Enfant* ; c'est le nom d'atelier d'un modèle qui, pendant trois ans, a été la maîtresse du peintre Jean Martinel. Cette union est rompue depuis huit mois. Jean étant fiancé à la sœur d'un de ses amis. Le soir du mariage, le docteur Pellerin écrit à Jean que Musotte n'a plus que quelques heures à vivre et que, dans son délire, elle appelle sans cesse son ancien amant, le père de l'enfant qu'elle vient de mettre au monde et dont elle meurt ; Jean Martinel n'hésite pas un instant et part, en chargeant son beau-frère et son oncle, mis au courant de la situation, d'expliquer sa courte absence par une affaire imprévue.

Le deuxième acte, le seul qui nous intéresse, se passe dans la chambre de Musotte. Celle-ci repose sur une chaise longue, à côté d'un berceau.

Les conversations qui se tiennent auprès de cette moribonde ne sont pas des plus convenables, mais nous sommes au théâtre et la sage-femme, Madame Flache, doit donner la note comique : le rire à côté des larmes, comme dans la vie. L'accoucheuse parle à la nourrice du docteur Pellerin, qu'elle a connu à l'Opéra, du temps qu'elle était danseuse, et lui, médecin de ce théâtre.

MADAME FLACHE. — Oui. Maman était sage-femme et m'a fait apprendre le métier en même temps que celui de la danse, car elle disait qu'il faut toujours avoir deux cordes à son arc. La danse, voyez-vous, ça mène à tout, pourvu qu'on n'aime pas les primeurs, et malheureusement c'es mon cas. J'étais mince comme un fil à vingt ans, et agile! Mais j'ai en-

(1) Gymnase, 4 mars 1891. — Ollendorf, édit.

graissé, je me suis essoufflée, je suis devenue un peu lourde. Et puis, quand je n'ai plus eu maman, comme je possédais mes diplômes de sage-femme, j'ai pris sa suite et sa clientèle, et j'ai ajouté le titre d'accoucheuse de l'Opéra ; car c'est moi qui les accouche toutes. On m'aime beaucoup là-bas. Quand j'étais danseuse, je m'appelais Mlle Flacchi Ire.

LA BABIN. — Mademoiselle ?... Vous vous êtes mariée depuis ?

MADAME FLACHE. — Non. Mais une sage-femme doit toujours se faire appeler madame, c'est plus convenable. Ça donne de la confiance. Et vous, nourrice ?

LA BABIN. — J'suis demoiselle... Et vous, madame Flache, qui avez été danseuse d'Opéra, vous n'avez jamais eu... c't'accident-là ? (*Elle montre le berceau*).

MADAME FLACHE. — Non.

LA BABIN. — D'où vient ça ?

MADAME FLACHE, *se levant et allant à la cheminée*. — Probablement parce que je suis une sage-femme.

LA BABIN. — Moi, j'en ai connu une qui en a eu cinq.

MADAME FLACHE, *avec mépris*. — Elle n'était pas de Paris.

Le dialogue entre le docteur Pellerin et la sage-femme est encore plus libre ; il est vrai que Musotte vient d'être piquée à la morphine et qu'elle repose profondément.

Pas plus au théâtre que dans le roman, l'école qui porte le nom vague de naturaliste ne pouvait négliger de mettre en scène cette nécessité brutale de la vie qui s'appelle la grossesse ou l'accouchement. Les naturalistes russes vont même jusqu'à l'infanticide, et pour l'heure, en France, les prétendus naturalistes russes, avec leur matérialisme mystique, sont dieux ; au théâtre, M. Antoine est leur prophète.

Donc, M. Antoine a représenté la *Puissance des ténèbres* (1), drame de Tolstoï, traduit par J. Paulowski et O. Méténier. Si ce drame rend exactement la vie des paysans de Russie, tant pis pour la Russie. Cette pièce est une effroyable abomination ; les Beaucerons de Zola sont du Berquin auprès des Russes de Tolstoï. On en pourra juger d'après ce qui intéresse notre sujet.

*Personnages à connaître* : Anicia qui a empoisonné Piotr, avec qui elle était mariée en secondes noces, et qui a épousé le bellâtre Nikita ; Nikita qui a engrossé Akoulina, fille d'un premier maria-

---

(1) Perrin, édit.

ge de Piotr ; Matriona, mère de Nikita ; Anioutka, une gamine, fille d'Anicia et de Piotr; Mitritch, vieil ouvrier, soldat en retraite. Un joli monde, comme vous allez voir.

ANIOUTKA, *sortant du vestibule et appellant Anicia du doigt.* — Mère !

ANICIA. — Quoi ?

ANIOUTKA. — Viens ici, mère, pour qu'on ne nous entende pas. (*Elle se dirige vers un hangar*).

ANICIA. — Eh bien ? Où est Akoulina?

ANIOUTKA. – Elle est dans le hangar. Si tu la voyais, c'est terrible. — « Que je meure, qu'elle dit, je n'en peux plus ! Je vais me mettre à crier, qu'elle dit, de toutes mes forces. Que je meure !... »

On la laisse crier à son aise et, les deux interlocutrices s'étant éloignées, Nikita et Mitritch occupent la scène :

NIKITA. — Ça ne va pas et je ne sais que faire.

MITRITCH. — En voilà une affaire ! Qu'est-ce que cela fait ? Y a les Enfants-Trouvés ! On peut en perdre autant qu'on veut, ces maisons-là les ramassent toujours. Amène-leur en autant que tu voudras, ils ne te demanderont pas de compter ; on paye même la mère, si elle veut s'engager comme nourrice. Ah ! c'est bien simple aujourd'hui !

Mais Anicia est d'avis qu'il y a un moyen plus expéditif.

NIKITA. — Que faut-il donc faire ?

ANICIA. — Va dans la cave. Creuse une fosse !

NIKITA. — Il n'y aurait pas moyen de s'arranger autrement ?

ANICIA, *le contrefaisant.* — Autrement ! Il paraît qu'il n'y a pas moyen autrement. Tu aurais dû y penser plus tôt. Va où on t'envoie !

La petite Anioutka reparaît.

ANIOUTKA. — Maman ! La sœur t'appelle. Il paraît qu'elle a un bébé. Que je meure ! Je l'ai entendu crier.

Suit un monologue de Nikita : non, il ne se prêtera pas à ce que les femmes ont imaginé ! Mais survient sa mère, l'horrible Matriona : elle lui tend une lanterne et une pelle ;

NIKITA. — Qu'est-ce que vous allez faire ?

MATRIONA. — Cela nous regarde... Fais ce qui te concerne.

NIKITA. —Ah ! vous m'entortillez !

Nikita s'est enfin décidé et, les femmes ne revenant pas, il sort la tête de la cave et crie : « Qu'est-ce que vous faites donc ? Apportez-le. Qu'avez-vous à lambiner ? Quand on a commencé, il faut finir. » Matriona et Anicia reviennent ; celle-ci porte l'enfant enveloppé dans des langes :

NIKITA, *saisissant l'enfant.* — Il vit ! Mère chérie, il remue ! Il vit ! Que ferai-je de lui ?

ANICIA. — Etrangle-le vite, il ne vivra plus ! (*Elle pousse Nikita dans la cave*). C'est ton œuvre. Finis-la !

MATRIONA, *s'asseyant sur la première marche.* — Il a le cœur tendre ! Ça lui est difficile, au pauvret ! (*Elle regarde dans la cave*). Il doit avoir fini. (*A Anicia*). Eh bien ?

ANICIA, *regardant dans la cave.* — Il l'a mis sous une planche... il s'est assis sur la planche... Je crois qu'il a fini.

NIKITA, *sortant de la cave tremblant de tout son corps.* — Il vit toujours ! Je ne peux pas... il vit !... il piaulait ! Et comme il craquait sous moi ! Qu'ont-elles fait de moi ? Il vit ! Il vit toujours ! (*Il prête l'oreille*) Il piaule, v'là qu'il piaule ! (*Il court vers la cave*).

MATRIONA, *à Anicia* — Il y va... je pense qu'il va l'enterrer. Nikita, tu devrais prendre la lanterne.

NIKITA, *sans répondre et prêtant toujours l'oreille.* — Je n'entends pas... je l'ai rêvé ! (*Il fait quelques pas et s'arrête de nouveau*). Comme ses petits os craquaient ! Kr.... Kr... Qu'ont-elles fait de moi ?

MATRIONA. — Va, chéri, bois un coup ! C'est vrai, dans l'obscurité, on se sent mal à l'aise, mais, attends qu'il fasse clair... Un jour passera... puis un autre, et tu n'y penseras plus. Attends un peu, nous marierons la fille et ce sera une affaire finie. Va donc boire un coup, va ! Je vais tout mettre en ordre moi-même dans la cave.

Mais le vin ne lui enlève pas de suite la mémoire. Quelques instants après, le misérable bondit vers la cave où est restée la Matriona.

NIKITA — Petite mère, eh ! petite mère !

MATRIONA, *sortant la tête de la cave.* — Quoi, mon petit ?

NIKITA, *prêtant l'oreille.* — Ne l'enterre pas ! Il vit ! Ne l'entends-tu pas ? Il vit ! V'là qu'il piaule !...

MATRIONA. — Comment pourrait-il piauler ? tu l'as aplati comme une galette. Tu as écrasé sa petite tête.

Nous osons espérer qu'il passera encore de l'eau sous le pont de l'Institut avant que de semblables scènes soient présentées à la

Comédie-Française. A vrai dire, il ne faudrait jurer de rien, depuis qu'un théâtre subventionné, l'Odéon, s'est prêté à l'essai naturaliste de M. de Goncourt. Dans cette *Germinie Lacerteux* (1) qui a presque été un évènement politique, la fin du quatrième tableau et le cinquième doivent nous arrêter un instant. Germinie, enceinte des œuvres du gantier Jupillon, lui annonce la nouvelle :

GERMINIE. — Si, si...

JUPILLON. — Si quoi ?

GERMINIE. — S'il m'arrivait... ce que tu m'as entendu désirer plus que tout au monde.

JUPILLON. — En voilà une idée !

GERMINIE. — Ce n'est pas une idée (*Elle compte sur ses doigts*), ça fait quatre mois.

JUPILLON. — De la chance... Tonnerre !... Veux-tu me dire un peu qui donnera la becquée à ce moineau là ?

GERMINIE. — Oh ! sois tranquille... Il ne pâtira pas... Ça me regarde... Et puis ce sera si gentil... N'aie pas peur... On ne saura rien... Je m'arrangerai... Tiens les derniers mois je marcherai comme ça... je ne porterai pas de jupons... Tu verras... On ne s'apercevra de rien, je te dis... Un petit enfant à nous deux, songe donc !

JUPILLON. — Enfin, puisque ça y est, n'est-ce pas ?

Immédiatement après ce dialogue, M. de Goncourt imagine de promener le ventre de la malheureuse servante au milieu d'une demi-douzaine de *fifilles* venues pour faire la dînette chez la maîtresse de Germinie. Effet de contraste sans doute. D'ailleurs l'état de Germinie n'est guère indiqué que par des jeux de scène ; ainsi le personnage marche pesamment, s'appuie, en servant, au dos d'une chaise : c'est une pantomime *tocographique*. Quand elle est seule, elle se laisse tomber sur une chaise et, alors seulement, lâche sa plainte :

« Dieu de Dieu, c'est fini... J'ai bien cru que je n'irais pas jusqu'au bout... Que je souffre... Oh ! que je souffre... Ah oui, ça doit être le commencement des grandes douleurs... Si cependant j'allais me trouver mal... Non, je ne veux pas... Voyons, rappelons-nous bien tout .. Mon paquet est prêt dans la cuisine... n'y a plus qu'à cacheter le bout de papier où j'écris à Mademoiselle que je suis malade, que je pars à l'hôpital...

(1) Charpentier, édit.

L'odieux Jupillon, qui d'ailleurs a rompu avec elle, se présente par la porte de la cuisine. Il dit à son ancienne maîtresse:

— Oh! mais, quelle fichue mine tu as!

— Oui, je suis prête d'accoucher... je vais mettre au monde ton enfant... Ça m'a pris dans l'après-midi... Il y avait un grand dîner... Ah! ça été dur... Un moment je me suis vue si pâle que je suis descendue chez Adèle, et que je lui ai dit: « Mets-moi du rouge de ta maîtresse. » (*Elle passe son mouchoir sur sa joue et le montre à Jupillon*).

Jupillon a besoin de quarante francs pour un billet qui pourrait lui faire avoir des désagréments avec le procureur du roi. Quarante francs, c'est tout ce que Germinie a pour la sage-femme. Mais bah! il lui reste de quoi payer un fiacre: elle ira accoucher à la Bourbe.

Ne quittons pas l'Odéon, qui un instant a brigué l'honneur d'être la succursale du Théâtre-libre, voire même de la Maternité. En effet, *Grand'mère* (1), comédie en 3 actes, de M. Georges Ancey, est une conférence médicale, à l'usage des jeunes mères, sur l'accouchement et l'allaitement.

Au lever du rideau une jeune femme, Madame Lucie Marcade, est sur le point d'accoucher. La conversation du mari, M. Léon Marcade, de sa mère et d'un accoucheur, en train de déjeuner, prépare le public à l'évènement.

LÉON. — Comme c'est long, docteur! Comme c'est long! Depuis hier soir, pensez donc!

LE SPÉCIALISTE. — Patience, jeune mari, patience! J'ai connu une dame qui a mis sept jours à accoucher.

LÉON. — Sept jours. Comme c'est décourageant! Oh! ces grands médecins!

MADAME MARCADE. — Ça viendra, va! D'abord il le faut... n'est-ce pas, docteur?

LE SPÉCIALISTE, *à Léon*. — Madame votre mère a raison. Il le faut. Vous voudriez l'empêcher que vous ne le pourriez pas. Rien n'y ferait. Vous auriez la nature contre vous! Et la nature, quand elle s'y met!.., Encore un peu de cet excellent pâté!... Du reste nous ne sommes pas en retard; selon toute vraisemblance et s'il ne survient pas de complications, le dénoûment aura lieu tantôt, vers une heure ou deux.

LÉON. — Si tard que cela!

*Un temps.*

(1) Odéon, 26 février 1 90.

LE SPÉCIALISTE. *s'exaltant peu à peu*. — C'est une chose bizarre, ce déjeuner exquis m'y fait penser, de voir à quel point les Français l'emportent sur les autres peuples dans l'art de faire la cuisine.

*Il se tord de rire.*

Suit une longue digression gastronomique.

LÉON, *se levant, agacé*. — Je vais voir Lucie.

LE SPÉCIALISTE. — C'est ça : vous nous rapporterez des nouvelles !

LÉON. — Vous pourriez peut-être m'accompagner ?

LE SPÉCIALISTE. — C'est inutile. Laissons agir la nature; il ne faut jamais la déranger... Elle fait son œuvre, soyez-en convaincu, œuvre lente, mais sûre...Je reprendrais volontiers un peu de fromage !

LÉON, *à part*. — Depuis hier qu'il est ici, il n'a fait que manger, dormir, ou dire des balivernes. C'est à peine s'il a vu Lucie !... Enfin !

*Il va pour sortir à droite.*

LE SPÉCIALISTE, *ravi*. — Quel fromage !

La garde prie le docteur de venir voir la malade; à ce mot, le spécialiste se récrie :

— Ne dites-donc jamais la malade, quand vous parlez d'une femme qui est dans la situation de la jeune madame Marcade... Malade de qui ? Malade de quoi ? L'accouchement est une chose très naturelle et qui n'a aucun des caractères d'une maladie classée...

Après cette observation, le spécialiste trouve qu'il est inutile d'aller voir la patiente : « Laissons agir la nature, répète-t-il sans cesse ; il ne faut jamais la déranger » ; sous-entendu : « ni moi non plus. » Puis il prend son café, fume son cigare pendant que la belle-mère, Madame Marcade, parle des sacrifices inutiles qu'elle a faits pour faire avoir des enfants à sa plus jeune fille, Madame Vignet, qui est restée stérile ; elle raconte qu'elle l'a menée sans succès dans les trois stations thermales les plus renommées : Aix, Luxeuil, Saint-Gervais, et que la Vierge noire de Chartres n'a pas eu plus d'efficacité.

— Il y a peut-être des moyens plus sûrs ? murmure le spécialiste.

Enfin la jeune madame Marcade accouche toute seule, sans l'aide du docteur, attardé à ses bavardages ; ce qui ne l'empêche pas de se faire régler immédiatement ses honoraires de mille francs, contrairement aux usages comme aux bienséances; il est vrai que cet étonnant spécialiste nous paraît l'être surtout... en comestibles.

Au second acte, on agite la question de savoir si l'allaitement doit être continué, en raison de la fatigue présumée de la mèr c Lucie et sa mère disent oui et Léon, le mari, non. Le docteur, influencé par Léon, tranche la question dans le sens négatif, mais les pleurs de la mère et de la grand'mère le font changer d'avis au même instant et le rendent affirmatif.

Notons, en terminant, un incident scatologique d'un goût plus que douteux : Bébé a imité la conduite indiscrète des petits chiens de l'Intimé :

Tirez, tirez, vous dis-je ; ils ont.pissé partout.

Madame Moreau. — Il a fait pipi ?...
Madame Vignet, *reniflant par-devant sa mère.* — Je crois même qu'il a fait caca !
Madame Moreau, *reniflant aussi.* — Mais non, c'est pipi !
Madame Vignet. — Je t'assure que c'est caca !
Madame Marcade. — Voyons ! (*Après lui avoir passé la main sur le derrière. Sentencieuse.*) C'est caca ! (*Se retournant vers Lucie, au guéridon.*) Y a-t-il ici des langes, des couches ? (*A la nounou, qui défait l'enfant.*) Nous allons vous aider à le changer. (*Elles cherchent toutes trois des couches. Elles en trouvent sur une chaise et reviennent près de l'enfant.*) Voilà une couche !
(*La nourrice en sort une de sa poche. — On sonne.*)
Léon, *qui a passé au fond et arrivant à Lucie pour cette réplique ; à Lucie, bas.* — On sonne ! Le docteur. (*A la nounou.*) Emmenez cet enfant, nounou ; à la fin, c'est dégoûtant !

C'est dégoûtant ! Le public fut aussi de cet avis et protesta par des rires et des chuts éclatants.

Revenons au Théâtre-Libre, où la moisson est toujours abondante pour nous. Dans les *Fourches Caudines* (1), drame en un acte de M. Maurice Le Corbeiller, Madame Cécile Darnay a depuis deux ans fermé les portes de sa chambre à son mari, un capitaine de cuirassiers, qui fréquente assidument les étoiles des cafés concerts. Pendant ce temps, Madame Darnay s'est laissée séduire par un jeune officier, Jacques de Naresse. Madame Darnay s'aperçoit bientôt qu'elle est enceinte et ne trouve rien de mieux que de se réconcilier avec son mari pour lui faire endosser une paternité de contrebande.

(1) 8 juin 1891.

L'*Honneur* (1), pièce en cinq actes, d'où M. Henry Fèvre a tiré son roman, roule sur la même donnée. Seulement au lieu d'une femme mariée, il s'agit d'une jeune fille qui a « fauté » et qui, sur les conseils de sa mère, met à profit l'aphorisme judiciaire *is pater est...* planche de salut des consciences en détresse, pavillon protecteur de la fraude matrimoniale. Nous renvoyons à l'analyse du roman (2), dont les dialogues sont calqués sur ceux de la pièce.

Rosa, du *Conte de Noël* (3), pièce en deux actes de M. A. Linert, était aussi enceinte avant de se marier, mais elle a attendu trop tard et ne peut donner le change à son mari, un berger, simple d'esprit, il est vrai, mais un brave homme ; aussi se décide-t-elle à faire disparaître l'enfant. Elle s'était laissé séduire par une espèce de coq de village, le beau Jarrid, de chez qui « les jeunesses sortent toujours avec quelque chose... et c'est rare lorsque ce n'est pas avec quatre oreilles. » Au premier tableau, qui représente l'intérieur d'une maison de paysans, elle confie à la mère Raminot, une sorte de faiseuse d'anges chez laquelle elle a servi avant son mariage, les angoisses morales et physiques qu'elle éprouve, partagée entre l'effroi de voir Charlot, son homme, tout apprendre, et l'intolérable douleur qu'elle comprime en vain dans son ventre :

La mère Raminot. — Charlot n'a rien vu encore?... Il ne se doute pas ?... Il faudra cependant bien qu'il sache... Vous étiez enceinte de cinq mois quand vous vous êtes mariés ?

Rosa, *baissant la tête.* — Oui, cinq mois !... et je suis au septième !

La mère Raminot. — C'est étonnant ! il est vrai qu'il est bien naïf, le pauvre Charlot. Vous avez eu son premier baiser... Sait-il seulement comment une femme est taillée?... Enfin, il vous fallait un homme comme cela.

Rosa. — Il est naïf, soit ! mais il n'est pas bête au point d'ignorer qu'une femme ne peut donner un enfant à son mari après quatre mois de mariage au plus.

La mère Raminot. — Vous n'avez donc jamais... été avec lui avant la noce?

Rosa. — Jamais.

---

(1) 1891. En Hongrie, « l'honneur » des femmes est un préjugé, s'il on en croit le jugement suivant, rendu à Buda-Pesth au commencement de l'année 1893 :

Mademoiselle O. Sz..., une très jolie jeune fille, a déposé devant le juge de paix une plainte contre madame K. G..., sa voisine, qui l'avait diffamée.

D'après la plainte, Madame G... aurait dit : « Mademoiselle Sz... n'a pas à faire la fière, tout le monde sait que, sous prétexte d'aller se reposer à la campagne, elle est allée donner le jour à un petit garçon. »

Le juge a acquitté la prévenue, « attendu que l'enfantement est un des devoirs de la femme, et qu'une accusation du genre de celle que Mme G... avait portée contre Mlle Sz, ne saurait être nullement considérée comme une offense à l'honneur. » — (2) V. page 297. — (3) Théâtre-Libre, 26 décembre 1890.

La mère Raminot, qui ne doute de rien, n'espère pas moins lui faire croire qu'il y est allé tout de même ; elle en a d'ailleurs déjà répandu le bruit dans le village, et celles qui soupçonnent la grossesse de Rosa commencent à se le chuchoter à l'oreille. Il ne s'agit plus que d'en persuader Charlot lui-même. « S'il crie, ma foi, on le laissera crier ; il finira par avouer au monde qu'il est bien le père, le vrai, sans cela on se ficherait de lui. »

Cependant Rosa apprête pour sa voisine, Mme Delmart, un arbre de Noël et une crèche, tandis que voici déjà au dehors les enfants qui, selon la coutume du pays, vont de porte en porte chantant : *Venite adoremus* ! Mme Delmart arrive sur ces entrefaites pour surveiller les préparatifs de la surprise qu'elle a l'intention de faire à sa fille Ninie ainsi qu'à ses petites amies ; et l'excellente dame se met à bavarder, parle de Jarrid, des vilains bruits qui courent sur son compte, augmentant ainsi, sans s'en douter le moins du monde, le trouble de Rosa. La petite Ninie y met le comble lorsqu'elle arrive quelques instants plus tard et qu'elle propose à la jeune femme de mettre ses sabots dans la cheminée afin que Noël y mette un beau bébé.

Mais Charlot rentre : sa femme a préparé du vin chaud, et en le versant, le paysan, suivant une vieille coutume qu'il respecte, réserve dans un bol la part des morts, afin de montrer qu'on pense « à ceux du cimetière. » Rosa tente en vain de le préparer à la naissance d'un enfant, elle n'ose pas avouer : et comme elle tombe toute brisée de douleur entre ses bras, l'homme, se méprenant, sourit : « Eh ! eh ! je vois que t'es amoureuse, ce soir. »

Au *deuxième tableau*, la scène se passe dans une rue du village entre la maison de Mme Delmart et celle de Charlot. Une petite cour avec écurie. Il neige. Le premier appel des cloches à la messe de minuit tinte. Chez Mme Delmart les fenêtres sont éclairées : on joue du piano ; les enfants chantent des rondes de Noël... La porte de chez Charlot s'ouvre, Rosa apparaît, très pâle, en chemise et jupon court, tête et pieds nus.

Rosa. — Oh ! je n'en peux plus (*Elle chancelle*). J'ai la fièvre ! (*Elle pousse un long gémissement*). Quelque chose s'est crevé dans moi ! Que j'ai mal ! (*Elle se traîne péniblement en s'appuyant sur le mur*). Le petit va venir. Sept mois ! Oh ! Il va venir, pauvre petiot ! Quel réveil pour Charlot ! Le pauvre homme, il dort, sans se douter. Si je pouvais mourir ! Je vais avoir un enfant ! Pourrai-je aller jusqu'au fumier, derrière l'écurie ? (*Elle disparaît entre la petite écurie et la maison*).

*(Chez Madame Delmart, on chante. Accompagnement de piano. Des clochettes battent la mesure au refrain).*

On entend un cri. Le piano s'arrête. La porte de Madame Delmart s'ouvre, celle-ci apparaît avec sa fillette.

NINIE. — Si, maman, je te dis que j'ai entendu quelque chose.

Mme DELMART. — Ce sont peut-être les mendiants qui chantent, là-bas.

NINIE. — On a crié ! comme si l'on avait bien mal.

Mme DELMART. — Je n'entends rien, tu as rêvé, je crois.

NINIE. — C'étaient peut-être les mendiants, tout de même. *(La porte se referme ; les chants continuent.)*

Au fond de la ruelle, on voit la mère Raminot qui arrive avec sa lanterne. Rosa revient sur la scène en se traînant dans la neige, mais elle s'arrête épuisée.

ROSA, *soupirant*. — C'est fait ! et je ne suis pas morte !

LA MÈRE RAMINOT. — Rosa !.. Rosa !... Qu'avez-vous, ma pauvre fille ?

ROSA. — Ah ! c'est vous, mère Raminot ? Ne parlez pas si fort. C'est venu !... Il dort, Charlot ; il ne sait pas, lui ! Cachez-moi ; je ne veux pas..., je ne veux pas qu'il sache ! C'est venu ! Oh ! je souffre !... Mon Dieu que j'ai mal ! Si je pouvais mourir !

LA MÈRE RAMINOT. — C'est venu ! Comment allons-nous faire ? Vous ne pouvez pas rester longtemps dehors ; ce froid vous tuerait.

ROSA. — Tant mieux, je veux mourir. Oh ! mon Dieu ! mon Dieu !

LA MÈRE RAMINOT. — Où est-il, le petit ?

ROSA. — Je ne sais pas... J'ai trop serré. Il remuait, le petit ; il a crié... comme un petit chat. J'ai eu peur que Charlot se réveille ; j'ai mis un genou dessus, il a râlé, il ne remuait plus, je l'ai peut-être tué ! Ah ! mon Dieu ! Je n'en puis plus !... je l'ai tué, les gendarmes viendront ! Ce n'est pas ma faute, malheureuse que je suis.

LA MÈRE RAMINOT. — Faut vite cacher ça. Où est-il ?

ROSA. — Là-bas, derrière, sur le fumier, auprès de l'écurie *(La vieille court dans cette direction)*. Je l'ai tué !... J'ai trop serré. Pauvre petit ! Je ne l'ai pas fait exprès. Il n'est peut-être pas mort. Rapportez-le, mère Raminot, rapportez-le. Je ne veux pas qu'il meure !... C'est mon petiot !...

Chez Madame Delmart, on chante toujours. La mère Raminot revient : « C'est fait ! » dit-elle.

« Je veux mon petit, où est mon petit ? » hurle la mère chez laquelle se réveille l'instinct de la femelle qui vient de mettre bas. Mais la vieille : « Chut c'est fini : il était déjà froid. Alors je l'ai jeté aux cochons. »

Et là-bas la cloche sonne minuit, et des voix clament : *Venite adoremus !*

Cependant Charlot s'est réveillé ; il entr'ouvre la porte de la chaumière et prononce ces paroles : « Ah ! les cochons grognent ! Vous

avez donc oublié de leur donner leur pâtée ? » ; la mère Ramino
lui explique qu'en passant pour aller à la messe, elle a appelé Rosa
et que celle-ci, sortie en jupon, s'est trouvée mal. « Tiens, bois la
part des morts, ça te réchauffera ! » dit le paysan à sa femme, et la
porte se referme sur tous les deux.

Et toujours la voix des cloches appelle les fidèles pour adorer
l'Enfant qui vient de naître (1).

Dans le *Devoir* (2), pièce en quatre actes de M. Bruyerre, il
s'agit aussi d'un infanticide, mais le milieu et le mobile du crime
sont bien différents. M. Guérigny vient d'être nommé procureur de
la République, dans une ville de province : plaçant le « devoir »
avant tout et aussi l'intérêt qu'il entrevoit dans une union légitime,
il rompt avec son ancienne maîtresse, Marguerite. Celle-ci tente de
renouer, mais ses efforts sont vains : elle a beau lui apprendre une
nouvelle qu'elle tenait en réserve, qu'elle va être mère. Guérigny
reste inflexible. Marguerite, affolée, s'adresse à une sage-femme
complaisante, se fait délivrer de son fardeau et ne trouve rien de
mieux que d'aller le déposer dans un coin du Palais de Justice, à
la porte du bureau du procureur, à qui elle vient faire l'aveu de
son crime. Exaspéré de tant d'audace, Guérigny parle de faire
arrêter son ancienne maîtresse. Mais un ami, Bernard, n'a pas de
peine à lui démontrer qu'il commettrait une grosse sottise. La
lettre, par laquelle Marguerite s'accuse et que Guérigny voulait
d'abord donner au juge d'instruction, est brûlée ; sur quoi Bernard
emmène Marguerite et laisse son ancien camarade préparer quelque
réquisitoire où il sera parlé de « devoir » et de vertu.

Une scène épisodique a eu beaucoup de succès, la seule malheureusement : le docteur légiste du Palais remet son rapport au Procureur sur le crime de Marguerite, et se trompant sur tous les points, sur
l'âge de l'enfant et le reste, il ajoute que la science établit clairement
que cet enfant est né de parents laids, scrofuleux et alcooliques.

Les hardiesses du Théâtre-Libre ont été dépassées de beaucoup par
celles du Théâtre Réaliste ; les lauriers de M. Antoine empêchaient
M. de Chirac de dormir et, pour éclipser son rival, le nouvel impre-
sario fonda cet établissement qui n'eût, grâce à la Police, qu'une
existence éphémère. Il imagina de supprimer de son répertoire les
mots susceptibles de froisser les oreilles délicates et de les remplacer

---

(1) D'après le manuscrit de l'auteur et l'analyse d'Adolphe Darzens.
— (2) 16 février 1893.

par le « langage mimé. » La tentative le conduisit en police correctionnelle, devant la 9ᵉ Chambre, pour outrage public à la pudeur.

## LE THÉATRE-RÉALISTE

DIRECTEUR : F. DE CRÉZAC    42, rue de Rochechouart    SECRÉTAIRE GÉNÉRAL : EUG. JUDICIS

### PROGRAMME
du Spectacle du Mardi 22 Décembre 1891
à 8 H. 1/2 PRÉCISES

#### PREMIÈRES REPRÉSENTATIONS
de

# 1ʳ L'AMOUR DES HUMBLES
Pièce en 1 acte

DISTRIBUTION

| | | | |
|---|---|---|---|
| Yvca . . . . . . . . . . | MM. De CHIRAC | Basilique . . . . . . | Mᵐᵉ BARDOUIN |
| Vicomte de Creusy . . . . . . | VAUDRY | Yvonne . . . . . . | Odette MÉRAINVAL |
| Le Marquis . . . . . . . . . | M. GONTAS | | |

# 2ᵉ LE GUEUX (1)
Étude passionnelle en 1 acte

DISTRIBUTION

| | | | |
|---|---|---|---|
| Le Gueux . . . . . . . . . | MM. De CHIRAC | Myriane . . . . . . . | Mᵐᵉ Odette MÉRAINVAL |
| José . . . . . . . . . . | GONTAS | 1ᵉʳ Garde | M. VAUDRY |
| 2ᵉ Garde . . . . . . . | M. CARPENTIER | | |

# 3ᵉ PROSTITUÉE !
Scène naturaliste en 2 tableaux
Comprimotin pour la première fois au Théâtre d'Art, le 11 Mai 1891

DISTRIBUTION

| | | | |
|---|---|---|---|
| Germain . . . . . . . . . | M. Eug. JUDICIS | Pauline . . . . . . . . . | Mᵐᵉ VILLIOT |
| Un Monsieur . . . . . . . . . | M. X... | | |

# 5ᵉ L'AVORTEMENT (2)
Étude sensationnelle en 1 acte

DISTRIBUTION

| | | | |
|---|---|---|---|
| Eugène . . . . . . . . . | M. De CHIRAC | Marceline . . . . . . . . . | Mᵐᵉ L. MUNIÉ |
| La Mère Mathieu . . . . . . | Mᵐᵉ. BARDOUIN | | |

ENTR'ACTES : Exécution des principales œuvres musicales de nos compositeurs,
sous la direction de M. Hector MÉGY.

(1 - 2) Mise en pratique de notre nouvelle doctrine réaliste du langage mimé alternant avec la parole :
1ᵉ dans LE GUEUX, par une scène de possession à rideau levé; 2ᵉ dans L'AVORTEMENT, par une mimique
expressive des manœuvres abortives.

De la part de Mᵐᵉ Odette MÉRAINVAL, MM. Hector MÉGY et De CHIRAC.

PARIS, IMPRIMERIE CHARLES BLOT, RUE BLEUE, 7    Ce programme ne peut être affiché sans timbre.

Parmi les pièces qui contribuèrent à ce résultat figurait l'*Avortement* (1), étude sensationnelle en 1 acte ; le programme (2)

_____

(1) Janvier 1892. — (2) Dont nous reproduisons le *fac-simile* ci-dessus.

annonçait « une mimique expressive des manœuvres abortives ».
Le scénario est des plus simples. Le théâtre représente une mansarde : au fond, un lit avec rideaux. Marceline, une fille publique,
reproche à Eugène, son souteneur, dans le langage de ses pareilles,
de n'avor pas pris de « précautions » et de l'avoir engrossée ; elle
lui expose avec cynisme toutes les conséquences de sa maladresse.
Eugène la console et lui conseille de se faire avorter par la mère
Mathieu, qui vous débarrasse en un clin d'œil. Marceline résiste pour
la forme et finit par se laisser convaincre. Eugène sort et ramène la
mère Mathieu. Après une nouvelle mais plus faible résistance, la
sage-femme décide Marceline à se coucher, elle relève ses jupes et
opère, le dos tourné au public, pendant un tremolo de l'orchestre. Marceline s'agite, pousse de grands cris ; puis la mère Mathieu, penchée
sur le lit, se retourne les mains ensanglantées avec un bol taché
de sang où se trouve le produit de la délivrance. « Encore un qui
ne gigotera plus, » dit-elle en se lavant les mains. Marceline continue à pousser des cris déchirants et à se tordre sur le lit : comme
moralité, elle finit par expirer, au milieu des plus grandes douleurs.

M. de Chirac, qui mima si bien la scène de possession, dans une
autre pièce de la même soirée (1), a eu des précurseurs : L'Intermédiaire des curieux a trouvé, dans le supplément manuscrit
du Menagiana (2), ce précieux renseignement : « Un gentilhomme
et sa femme s'étaient travestis, l'un en satyre et l'autre en nymphe,
pour figurer dans un divertissement public. Les deux époux jouè-
rent si... naturellement leurs rôles respectifs, que, neuf mois après
cette représentation, ils eurent un enfant dont la tête rappelait
celle d'un satyre et portait même des cornes.

« Après la mort de ce gentilhomme folâtre, son fils aîné, sous prétexte que son frère — véritable enfant de la balle — n'était pas un
être humain, demanda à la justice qu'il fût déchu de tous droits à
l'héritage paternel.

« Le Parlement de Normandie, siégeant à Rouen, lui donna gain
de cause ; et l'arrêt fut enregistré. »

Nous noterons que l'obstétrique vétérinaire a, elle-même, trouvé
sa place dans le théâtre naturaliste. Témoin la dernière scène de
la Fin de Lucie Pellegrin, par M. P. Alexis. Lucie vient de mourir.

---

(1) Le Gueux. — (2) Bibliothèque Nationale, manuscrits, fonds français, 23,254.

Mme Printemps, sa logeuse, le constate sans émotion ; mais, soudain, quelle explosion ! quel déchirement !

« Ciel ! mon aigledon ! mon pauvre aigledon perdu ! ... Cette saleté de miss vient d'y faire ses petits. »

Miss, c'est la chienne de Lucie, « une bête dégoûtante, toujours pleine. »

Il paraîtrait que dans l'Extrême-Orient le théâtre met volontiers en scène des accouchements et des accouchements bizarres. Ainsi, dans l'acte premier d'une pièce indigène représentée à Saïgon, une reine, à la grande stupéfaction du roi son époux, met au monde un enfant à la tête de bois. Cela ne vaut pas toutefois ce que raconte M. Pouillet dans son étude l'*Onanisme chez la femme*. Un de ses amis, M. Watremez, aurait vu représenter sur un théâtre de Tien-Tsin, la scène suivante : une femme, jeune et ardente, fait entendre à un vieillard cacochyme et impuissant, son mari, qu'il la néglige complètement ; celui-ci sort aussitôt, revient tout joyeux, en lui présentant un phallus gommo-résineux, et il semble lui dire : « Voici ce dont beaucoup de femmes, dans votre cas, se contentent ; faites comme elles ! »

# CHAPITRE IV.

## I. — Billets de part.

Billets de part ! Jamais expression ne fut mieux choisie pour désigner l'annonce d'une naissance. *Part,* du latin *partus,* signifiant accouchement, rien n'empêche d'interpréter la locution au sens de *billet d'accouchement.* O grande puissance de l'homonymie !

Quoi qu'il en soit, on ne commença à envoyer, pour le cas qui nous occupe, de billets de part, ou, sans ellipse prêtant au calembour, de billets de faire part que vers le milieu du XVIIIe siècle. Avant cette époque, on annonçait une célébration nuptiale et aussi une naissance par une visite ou une lettre manuscrite. Les premiers billets de part étaient souvent illustrés. La collection de M. Stern, le graveur bien connu, renferme un billet de la fin du siècle dernier, sortant de chez Demaisons, peintre, rue Galande ; on y voit en tête un enfant nu, un hochet à la main et dans une corbeille de fleurs Nous en donnons ci-contre le fac-simile.

De nos jours, les billets de part portent assez souvent des vignettes plus ou moins originales. Dans la fig. 194, l'Amour trace avec la pointe d'une flèche l'annonce d'une naissance. Mais pourquoi sur un mur ? C'est une concurrence déloyale à la maison Bonnard-Bidault. D'autre part, pourquoi le même Amour a-t-il le pied sur son carquois ? Veut-il entendre par là qu'aucun trait n'en sortira plus ? Serait-ce quelque symbole malthusien ?

Au haut de la fig. 195, nous voyons deux papillons qui semblent voler amoureusement l'un au devant de l'autre. Emblème des deux époux dont le rejeton sommeille, au-dessous, dans un bercelonnette ? Peut-être aussi simple fioriture de dessinateur. Le reste est clair : l'Amour, entré pour la circonstance dans l'administration des postes, s'élance, vêtu d'une simple boîte aux lettres, pour distribuer la bonne nouvelle aux amis et aussi aux indifférents.

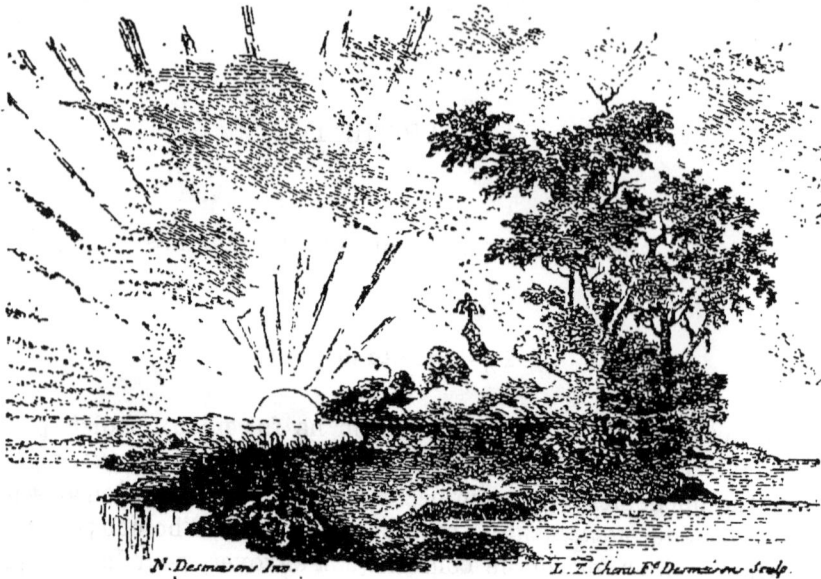

N. Desmaisons Inv.                                    L. Z. Chœu F.t Desmaisons Sculp.

*M*

*J'ay l'honneur de vous faire part de l'heureux.*

*accouchement de mon Épouse*

*Le                    la Mère et l'Enfant se portent*

*bien*

*J'ay l'honneur d'être.*

*A Paris chez Desmaisons Peintre, Rue Gallande*
*la Porte Cochère à coté Layellier.*                    A. P. D. R.

A ces conceptions d'un goût contestable, qui sont du reste des poncifs du commerce, nous préférons l'aimable concert que repré-

sente la fig. 196. L'harmonie dont tout ces musiciens ailés, oiseaux
et amours, ravissent le nouveau-né, évoque assez gracieusement
l'idée de cette joie de vivre qui est le charme du premier âge. Bébé,
puisse plus tard un affreux charivari ne pas succéder à cette aubade !

La fig. 197 représente un bébé faisant son entrée dans le monde
sur un bicycle et muni d'un appareil photographique. A la bonne

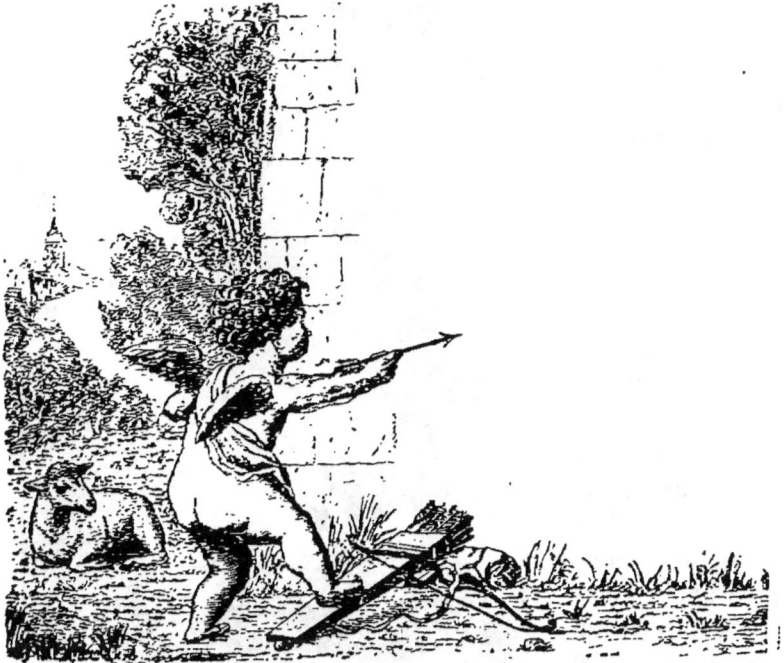

FIG. 194

heure, par ce temps de vélo et de photomanies, voilà un baby qui
est dans le mouvement.

La charmante composition japonaise de la figure 199 sort de la
banalité ; elle nous montre toute une famille de gallinacés dans la
joie : le coq chante et annonce *urbi et orbi* que sa poulette vient
de pondre. L'œuf de poule joue d'ailleurs un rôle important dans la
décoration des billets de part, sans doute en raison du fameux
axiome d'Harvey : *omne vivum ex ovo*, et par respect de la vérité
physiologique, qui s'infiltre partout. Aussi voit-on souvent sur
des cartes de naissance des enfants sortir d'un œuf, après en

avoir brisé la coque, tout comme un petit poussin, et envoyer des baisers à la ronde.

Les fées ornent souvent aussi les billets de part : le graveur Stern a bien voulu nous communiquer, comme modèle du genre, la figure 198, qui sort de sa maison.

Mais voici qui vaut mieux ; ce sont de véritables manifestations de l'art dues aux crayons souples et gracieux de Gray (*fig.* 200), de Chéret (*fig.* 201 et de Willette (*fig.* 202).

Nous réservons pour la fin de cette série illustrée un curieux billet de décès qui a servi en même temps de billet de naissance ; c'est celui d'une enfant morte quelques heures après avoir vu le jour. La composition macabre de Steinhel (*fig.* 203), qui accompagne ce document, lui donne un cachet

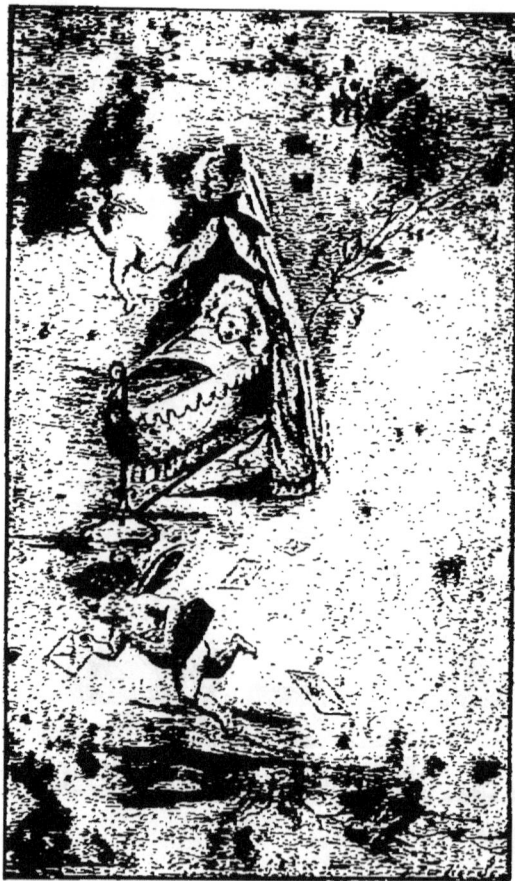

FIG. 195

artistique tout particulier et ajoute encore à son originalité.

Un certain style pseudo-gothique s'est, comme on sait, introduit partout. De braves gens ont cru élégant de faire rédiger des lettres de part en style moderne, mais en caractères dignes d'une enseigne de tapissier, le chef d'œuvre étant, par surcroît, décoré de figures copiées sur quelques méchants vitraux.

Voici une autre rédaction du même genre prétentieux, cette fois avec l'aggravation d'un style et d'une orthographe soi-disant archaïques :

A donc Messire et Dame... esprouvent moult joye plaisir réjouissance vous apprenant la venue en certain monde de jolye mignonne Damoiselle Marthe.

Icelle nasquit doulcement en la maison du boulevard de Saint Michel Archauge 94 le 15 Janvier 1884.

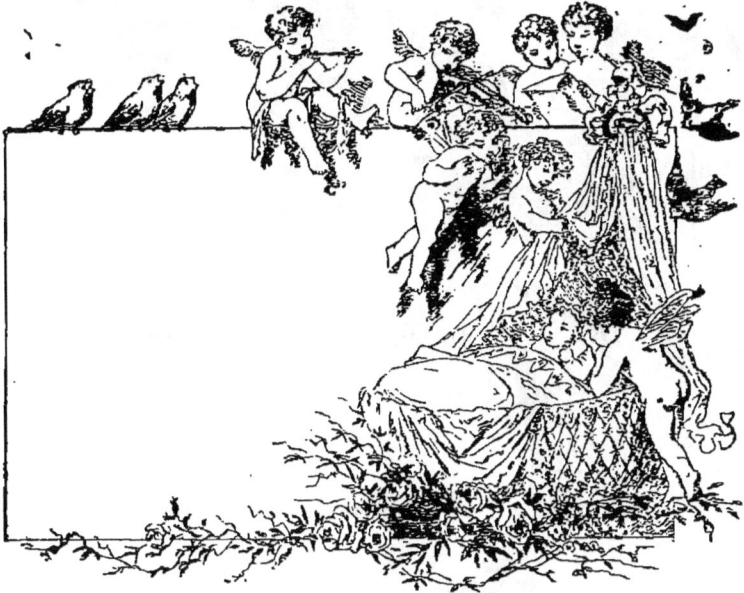

Fig. 196

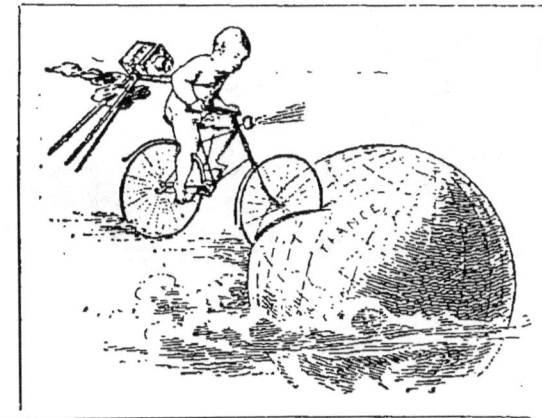

Fig. 197

Les gens simples ont raison de préférer des caractères et des formules moins *artistes*.

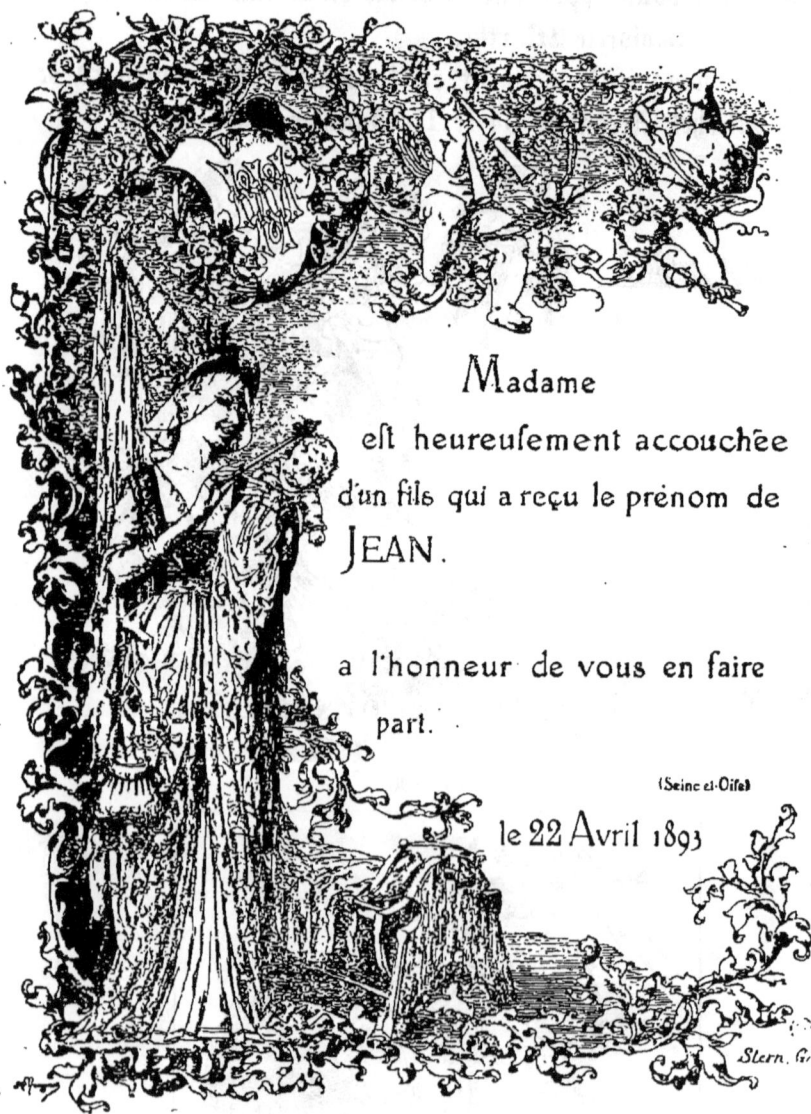

Madame

eſt heureuſement accouchée

d'un fils qui a reçu le prénom de

JEAN.

a l'honneur de vous en faire

part.

(Seine el-Oiſe)

le 22 Avril 1893

*Stern. Gr*

FIG. 198

Quelquefois l'enfant annonce lui-même son entrée dans le monde :

*Mon papa et ma maman sont heureux de vous faire part de ma naissance.*

*André D...*
*138, Bd Diderot.*

Ou bien :

*J'ai l'honneur de vous annoncer mon arrivée en ce monde, ce matin à 5 heures et demie. Petite mère et moi, nous nous portons très bien.*

*Henri Lucien G...*

Il y a encore là quelque mièvrerie déplaisante. L'enfant fera bien de laisser ce soin à ses parents :

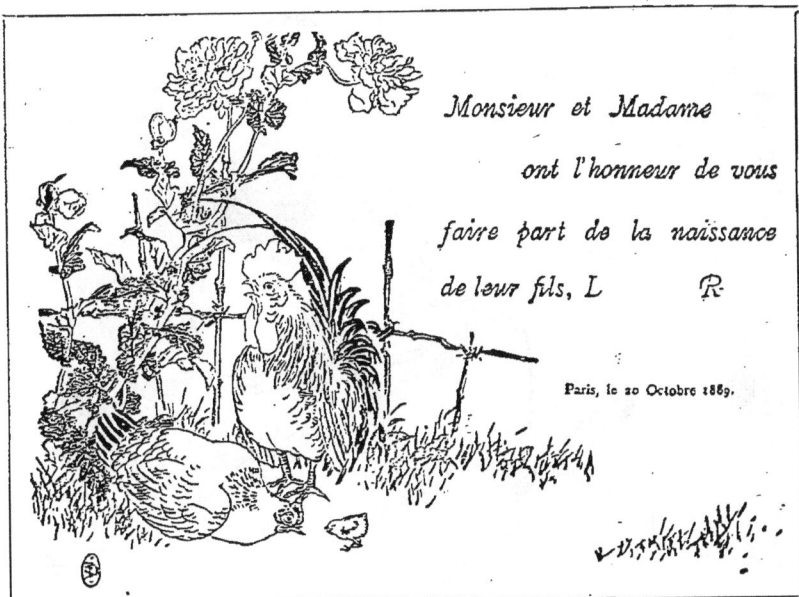

*Monsieur et Madame ont l'honneur de vous faire part de la naissance de leur fils, L    R*

*Paris, le 20 Octobre 1889.*

Fig. 199

*Monsieur et Madame C... ont l'honneur de vous faire part de la naissance de leur fille Marthe.*

*Douai, le 26 mars 1887.*

C'est la rédaction dont, à notre sens, doivent user les gens sensés.

Souvent aussi le père annonce seul l'heureux événement, et ter-

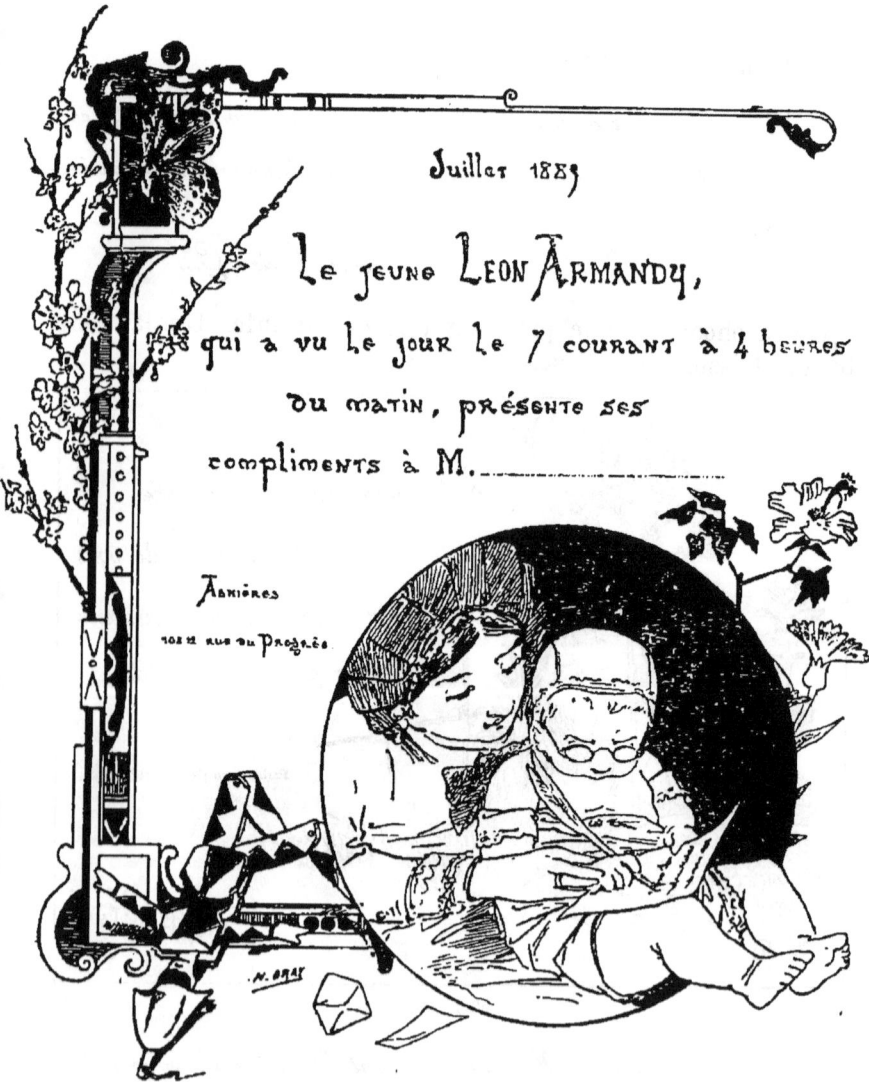

Juillet 1883

Le jeune LÉON ARMANDY,

qui a vu le jour le 7 courant à 4 heures du matin, présente ses compliments à M.

Asnières
102 et rue du Progrès

FIG. 200

mine par la formule consacrée : « la mère et l'enfant se portent bien. »

. Geneviève D—,
a la joie de vous faire part
. de la naissance de sa petite sœur
Marie Thérèse Sylviane Lydie

Paris, 26 mars 1889.

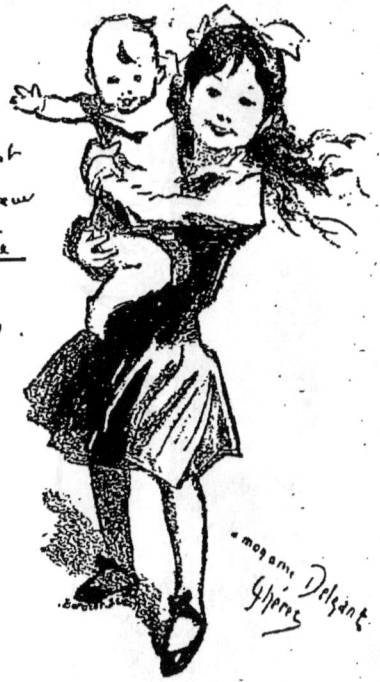

FIG. 201

25 rue Lepic    Paris le 11 février 1888

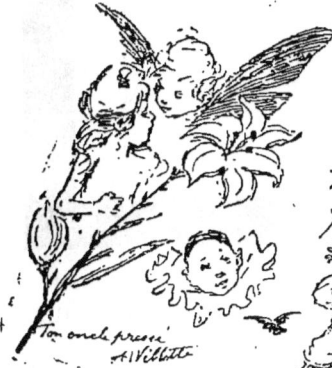

Monsieur et Madame Willette
ont l'honneur de vous faire
part de la naissance de leur
fille Suzanne.

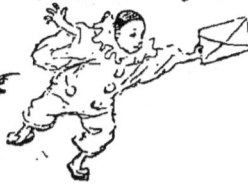

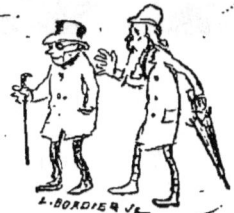

FIG. 202

Ce petit renseignement n'a non plus rien qui nous choque (1).

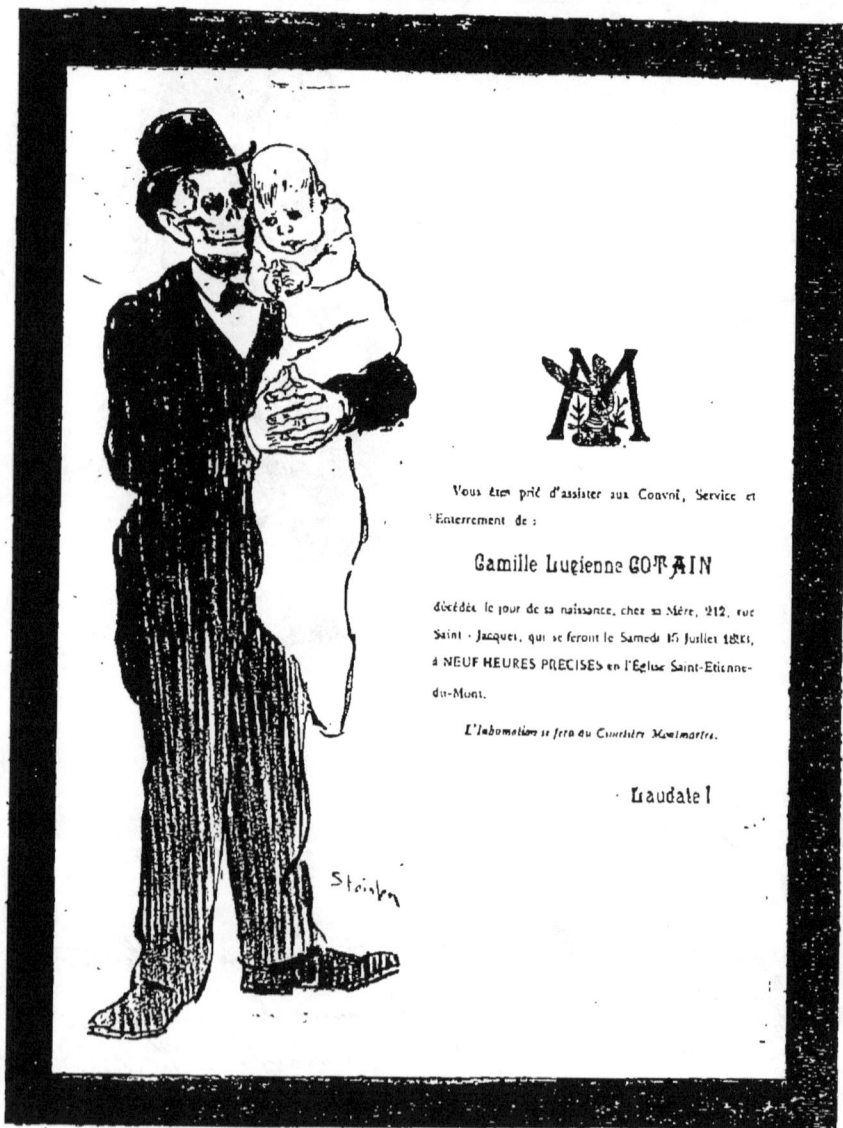

Vous êtes prié d'assister aux Convoi, Service et
Enterrement de :

Camille Lucienne COTRAIN

décédée le jour de sa naissance, chez sa Mère, 212, rue
Saint - Jacques, qui se feront le Samedi 16 Juillet 1881,
à NEUF HEURES PRECISES en l'Eglise Saint-Etienne-
du-Mont.

L'Inhumation se fera au Cimetière Montmartre.

Laudate !

Steinlen

FIG. 203

Un Seigneur de la vieille roche n'annoncera jamais la naissance

(1) Les Yankees, parait-il, ajoutent le poids de l'enfant, en l'exagérant,
bien entendu. Les Israélites répugnent à peser les nouveau-nés, cette
pratique, pensent-ils, porte malheur à l'enfant ; c'est en quelque sorte
mesurer son existence.

de son rejeton Georges ou André ; sa formule préférée est celle-ci :

*Madam X... est heureusement accouchée d'un garçon.*

*Monsieur X.. a l'honneur de vous en faire part.*

Le dernier grand genre est d'envoyer la carte du père et de la mère en fixant à l'un des coins, avec une faveur rose ou bleue, suivant le sexe de l'enfant, une petite carte portant le prénom du nouveau-né, accompagné de ces mots : « Né ou Née le... »

Quant aux missives diplomatiques, elles contiennent souvent trois ou quatre lignes de noms et prénoms et deux lignes seulement d'information : « Je vous annonce l'heureuse délivrance de $M^{me}$... »; le catéchisme du savoir-vivre l'exige ainsi.

Ajoutons que les lettres de part doivent être envoyées dans les trois jours qui suivent la naissance ; c'est aussi le délai légal de la déclaration à la mairie. Cependant l'usage de ces lettres tend de plus en plus à disparaitre, à cause de l'étendue des relations mondaines ; on se contente d'insérer une note dans les journaux, en priant les intéressés, en cas d'oubli, de la considérer comme un avis personnel à leur adresse.

Les couches des actrices sont annoncées dans le *Courrier des théâtres* sous cette rubrique : « Mme Réjane Porel vient de faire une brillante création ; elle a accouché d'un gros garçon. » Assez souvent la rédaction s'écarte du commun, surtout dans le monde des lettres et des arts ; nous citerons la suivante :

*Jacques-Louis-Jean-Rodolphe SALIS (1), seigneur de Chatnoirville - en - Vexin, né le 24 août 1886, à deux heures de l'après-midi, a l'honneur de présenter ses salutations vives et empressées à tous les gens d'esprit de la connaissance de son père.*

Bien entendu, après « de son père » il faut sous-entendre : « qui lui-même est homme d'esprit. »

Cette autre se distingue par son originalité prudhommesque et laïque :

---

(1) Fondateur du *Chat noir*.

Monsieur Ernest George, vice-président fondateur dn comité de souscription pour le monument au sergent Bobillot; et Madame Emile George, ont l'honneur de vous faire part de la naissance de leur fils,

EDMOND-LOUIS-ANATOLE

*A la date du 23 juin 1888.*

Comme pour son frère Edouard, actuellement âgé de 3 ans, nous réservons à cet innocent la libre disposition de sa conscience, en ne lui délivrant le baptême d'aucun culte.

18, faubourg Saint-Martin.

Quelques esprits fantaisistes ont recours à la poésie :

> Fusier (Léon), le gai compère (1),
> Fusier (Léon), natif d'Amiens,
> Fait à savoir aux Parisiens
> Qu'il a le bonheur d'être père !
> Son fils est extraordinaire.
> C'est un superbe citoyen.
> L'heureux père, l'heureuse mère
> Et l'enfant se portent très bien.

Fusier a si souvent chanté le couplet de facture que cette forme devait lui être naturelle.

Un autre huitain du genre simple :

> Je vous fais part de ma naissance.
> Mon père est ravi de bonheur.
> Maman n'est plus dans la souffrance,
> Moi, je vais téter de bon cœur.
> C'est près la place Vintimille,
> Au cinquante, rue de Douai,
> Que j'habite avec ma famille.
> Baisers de
>
> Madeleine HABAY (2).

Les quatrains suivants, d'allure parfois un peu *rococo*, ont néan-moins quelque grâce :

> Bonjour, monsieur ! bonjour, madame !
> Je suis vieille de quelques jours,
> Et, chez nous, chacun me proclame
> Aussi fraîche que les Amours.

---

(1) Artiste dramatique. — (2) Fille du ténor Habay.

En effet, je suis blanche et rose
— On ne saurait le contester —
Et je ne fais guére autre chose
Que grogner, dormir ou téter.

Je suis toute, toute petite...
Et pourtant mes deux grands-papas
Sont très fiers de leur Marguerite...
Un bien joli nom, n'est-ce pas ?

On prétend que l'on m'a trouvée
Dans le jardin, sous un chou vert...
Il parait qu'à mon arrivée
Petite mère a bien souffert !...

Elle recommence à sourire ;
C'est fini, ce ne sera rien ;
Et je puis enfin vous écrire :
Maman va mieux... Papa va bien.

Soi-même annoncer sa naissance,
Ce n'est peut-être pas reçu ;
Mais du monde et de sa science
Jusqu'à présent je n'ai rien su !

Je suis si fraîchement éclose...
Et tant de gens sont ignorants !...
Je ne sais qu'une seule chose :
C'est que vous aimez mes parents !

Et c'est pourquoi, monsieur, madame,
J'ai voulu vous dire bonjour ;
En vous embrassant, je réclame
Ma part aussi de votre amour (1).

D'autres écrivent leur facétie en prose :

La fille du sculpteur Bosio, la marquise de la Carte, habitait, avec Jules Janin, un grand appartement de la rue de Tournon où ils faisaient parler d'eux tant qu'ils pouvaient.

Un beau jour, tous leurs amis reçurent la lettre que voici :

« Madame la marquise de la Carte vient d'accoucher d'une fille. M. Jules Janin a l'honneur de vous en faire part (2). »

Cette lettre est une contrefaçon de celle que Balzac fait écrire à

---

(1) Charles Ségard. — (2) Jean Gigoux, *Causeries sur les artistes de mon temps.*

Lousteau, personnage de la *Comédie humaine*, pour annoncer la naissance d'un fils, né d'une liaison avec Dinah de la Baudraye :

« Madame la baronne de la Baudraye est heureusement accouchée d'un fils ; monsieur Etienne Lousteau a l'honneur de vous en faire part. »

Nous terminerons par un billet qui est le comble de la discrétion :

« Mademoiselle Irma a l'honneur de vous faire part de la naissance de son neveu Adolphe.

« La tante et l'enfant se portent bien. »

## II. — PROVERBES ET LOCUTIONS POPULAIRES.

A tout seigneur, tout honneur ; commençons donc par les accoucheurs. La sagesse des nations ne semble pas avoir été tendre pour eux ; nous ne connaissons sur la corporation qu'un seul proverbe, mais il est significatif :

*Bête comme un accoucheur.* — C'était aussi l'opinion de la duchesse de Berry :

— Il faut convenir, disait cette princesse au D$^r$ Menière, que mon pauvre Deneux ne fera rien changer à ce proverbe. Evrat est loin de passer pour un aigle. On dit que Baudelocque, en dehors de son talent, est un homme fort ordinaire. Le vieux Dubois est un original, un sauvage. Je ne conteste pas son mérite de chirurgien, mais sortez-le de là, et vous n'en tirerez pas un mot. On pourrait grossir cette collection, mais ce n'est pas la peine. En vérité, pour la besogne qu'ils ont à faire, il n'est pas nécessaire d'avoir un esprit transcendant. Je crois d'ailleurs que la privation du sommeil les engourdit. Et puis faire toujours la même chose, entendre sans cesse les mêmes plaintes, s'occuper de détails insignifiants, de nourrices, de gardes-malades, il y a de quoi éteindre le feu sacré et faire d'un homme, une machine (1).

Nélaton partageait l'opinion de la duchesse ; son fils étant encore enfant, on lui demanda une fois :

— Qu'en ferez-vous plus tard ?

_____

(1) V. nos *Accouchements à la Cour.*

— S'il est intelligent, répondit le célèbre chirurgien, j'en ferai un médecin ; s'il est d'une intelligence moyenne, un chirurgien ; et si c'est un imbécile, j'en ferai un accoucheur.

*Bête comme chou.* — « N'est-ce pas, dit l'*Intermédiaire des Chercheurs*, une vengeance des grands enfants, auxquels lorsqu'ils étaient tout petits, leurs mamans ont fait accroire, pour satisfaire leur curiosité inopportune, que les petits enfants venaient au monde sous un chou ? Il faut, dans ce cas, y voir une ellipse : bête comme (l'histoire du) chou. »

C'est ingénieux, trop peut être. Il y a une foule de locutions courantes auxquelles il est hasardeux d'assigner une origine ; nées spontanément, elles font fortune pour quelque temps, puis disparaissent comme elles sont venues, sans qu'on sache pourquoi. L'argot des bourgeois dit *bête comme chou*, l'argot populaire dit *bête comme ses pieds* : l'un est-il plus explicable que l'autre ? Nous en doutons.

*Mon chou* est un terme d'affection qui s'emploie surtout à l'égard des enfants ; en ce cas, nous consentirions volontiers à voir dans la locution une allusion au chou sous lequel on prétend les avoir trouvés.

D'autre part, pourquoi le chou est-il l'emblème de la fécondité ? Est-ce par la similitude éloignée de cette plante, aux feuilles étroitement enlacées, avec les replis vulvaires ? Quoiqu'il en soit, déjà chez les anciens et principalement à Athènes, les femmes enceintes croyaient obtenir des enfants plus vigoureux en mangeant souvent des choux. Mais il fallait que ces choux ne fussent point trop salés ; car, autrement, Aristote affirme que l'enfant viendrait au monde sans ongles ! Nous donnons ici la légende berrichonne racontée à ce sujet par G. Sand (1), et qui remonte peut-être au culte rendu par le paganisme au dieu des jardins. La cérémonie du chou se fait le lendemain de la noce.

Ce jour-là, les noceux quittent la maison avec les mariés et la musique ; on s'en va en cortège arracher dans quelque jardin le plus beau chou qu'on puisse trouver. Cette opération dure au moins une heure. Les anciens se forment en conseil autour des légumes soumis à la discussion qui précède le choix définitif : ils se font passer, de nez à nez,

(1) *Mare au diable.* — Extrait d'*Autour de la table,* ed. Dentu.

une immense paire de lunettes grotesques, ils se tiennent de longs discours, ils dissertent, ils consultent, ils se disent à l'oreille des paroles mystérieuses, ils se prennent le menton ou se grattent la tête comme pour méditer; enfin ils jouent une sorte de comédie à laquelle doit se prêter quiconque a de l'esprit et de l'usage parmi les graves parents et invités de la noce.

Enfin le choix est fait. On dresse des cordes qu'on attache au pied du chou dans tous les sens. Un prétendu géomètre ou nécromant (c'est tout un dans les idées de l'assistance) apporte une manière de compas, une règle, un niveau, et dessine je ne sais quels plans cabalistiques autour de la plante consacrée. Les fusils et les pistolets donnent le signal. La vielle grince, la musette braille ; chacun tire la corde de son côté, et enfin, après bien des hésitations et des efforts simulés, le chou est extrait de la terre et planté dans une grande corbeille avec des fleurs, des rubans, des banderoles et des fruits. Le tout est mis sur une civière que quatre hommes des plus vigoureux soulèvent et vont emporter au domicile conjugal.

Mais alors apparaît tout à coup un couple effrayant, bizarre, qu'accompagnent les cris et les huées des chiens effrayés et des enfants moqueurs. Ce sont deux garçons dont l'un est habillé en femme. C'est le *jardinier* et la *jardinière*. Le mari est le plus sale des deux. C'est le vice qui est censé l'avoir avili ; la femme n'est que malheureuse et dégradée par les désordres de son époux. Ils se disent préposés à la garde et à la culture du chou sacré.

Le mari porte diverses qualifications qui toutes ont un sens. On l'appelle indifféremment le *pailloux*, parce qu'il est parfois coiffé d'une perruque de paille et qu'il se rembourre le corps de bosses de paille, sous sa blouse; le *peilloux*, parce qu'il est couvert de *peilles* (guenilles, en vieux français; Rabelais dit *peilleroux* et *coqueteux* quand il parle des mendiants) ; enfin le *païen*, ce qui est plus significatif encore.

Il arrive le visage barbouillé de suie et de lie de vin, quelquefois couronné de pampres comme un Silène antique, ou affublé d'un masque grotesque. Une tasse ébréchée ou un vieux sabot pendu à sa ceinture lui sert à demander l'aumône du vin. Personne ne la lui refuse, et il feint de boire immodérément, puis il répand le vin par terre, en signe de libation, à chaque pas.

Il tombe, il se roule dans la boue, il affecte d'être en proie à l'ivresse la plus honteuse. Sa pauvre *femme* court après lui, le ramasse, appelle au secours, arrache les cheveux de chanvre qui sortent en mèches hérissées de sa cornette immonde, pleure sur l'abjection de son mari, et lui fait des reproches pathétiques.

Tel est le rôle de la jardinière, et ses lamentations durent pendant toute la comédie. Car c'est une véritable comédie libre, improvisée, jouée en plein air, sur les chemins, à travers champs, alimentée par tous les incidents fortuits de la promenade, et à laquelle tout le monde prend part, gens de la noce et du dehors, hôtes des maisons et passants des chemins, durant une grande partie de la journée. Le thème est invariable, mais on brode à l'infini sur ce thème, et c'est là qu'il faut voir l'instinct mimique, la faconde de sang froid, l'esprit de repartie et même l'éloquence naturelle de nos paysans.

Le rôle de la jardinière est ordinairement confié à un homme mince, imberbe et à teint frais, qui sait donner une grande vérité à son personnage et jouer le désespoir burlesque avec assez de naturel pour qu'on ne soit égayé et attristé en même temps, comme d'un fait réel.

Après que le malheur de la *femme* est constaté par ses plaintes, les jeunes gens de la noce l'engagent à laisser là son ivrogne de mari et à se divertir avec eux. Ils lui offrent le bras et l'entraînent. Peu à peu elle s'abandonne, s'égaye, se met à courir tantôt avec l'un, tantôt avec l'autre, prenant des allures dévergondées. Ceci est une *moralité*. L'inconduite du mari provoque celle de la femme.

Le païen se réveille alors de son ivresse. Il cherche des yeux sa compagne, s'arme d'une corde et d'un bâton et court après elle. On le fait courir, on se cache, on passe la *païenne* de l'un à l'autre, on essaye de distraire et de tromper le jaloux. Enfin, il rejoint son infidèle et veut la battre; mais tout le monde s'interpose. *Ne la battez pas, ne battez jamais votre femme !* est la formule qui se répète à satiété dans ces scènes.

Il y a dans tout cela un enseignement naïf, grossier même, qui sent fort son moyen âge, mais qui fait toujours impression sur les assistants. Le païen effraye et dégoûte les jeunes filles qu'il poursuit et feint de vouloir embrasser ; c'est de la comédie de mœurs à l'état le plus élémentaire, mais aussi le plus frappant.

Mais pourquoi ce personnage si repoussant doit-il, le premier, porter la main sur le chou dès qu'il est replanté dans la corbeille? Ce chou sacré est l'emblème de la fécondité matrimoniale ; mais cet ivrogne, ce vicieux, ce païen, quel est-il? Sans doute il y a là un mystère antérieur au christianisme, la tradition de quelque bacchanale antique. Peut-être ce jardinier n'est-il rien moins que le dieu des jardins en personne, à qui l'antiquité rendait un culte sérieux sous des formes obscènes. En passant par le christianisme primitif, cette représentation est devenue une sorte de *mystère, sotie* ou *moralité*, comme on en jouait dans toutes les fêtes.

Quoi qu'il en soit, le chou est porté au logis des mariés et planté de la main du païen sur le plus haut du toit. On l'arrose de vin, et on le laisse là jusqu'à ce que l'orage l'emporte ; mais il y reste quelquefois assez longtemps pour qu'en le voyant verdir ou sécher

on puisse tirer des inductions sur la fécondité ou la stérilité pro-
mises à la famille.

Après le chou on danse et on mange encore jusqu'à la nuit.

*Tant va la cruche à l'eau qu'à la fin elle s'emplit.* — Variante
grivoise que Beaumarchais a faite du proverbe bien connu : *Tant
va la cruche à l'eau qu'à la fin elle se brise.*

*La rivière ne grossit pas sans être trouble.* — Ce proverbe s'applique surtout à ceux qui s'enrichissent rapidement par des moyens
illicites, mais il peut aussi bien faire allusion aux troubles fonc-
tionnels qui incommodent les femmes grosses.

*Elle a passé le pont de Gournay.* — Se disait autrefois des femmes
de mauvaise vie et, par extension, s'appliquait aux filles enceintes.

Voici, d'après l'abbé Tuet, l'origine de cette locution : « A une
époque où la clôture n'était pas bien observée dans les couvents de
filles, les religieuses de Chelles, abbaye située de l'autre côté de la
Marne, passaient le pont et allaient visiter les moines de Gournay.
Quoique ces visites n'eussent peut-être rien de criminel, le peuple
en fut scandalisé, et leur fréquence fit naître ce proverbe, qu'on
appliquait généralement à une femme de mauvaise vie. »

*Tant va la brebis au pré qu'à la fin elle... s'engroisse.* — « Et

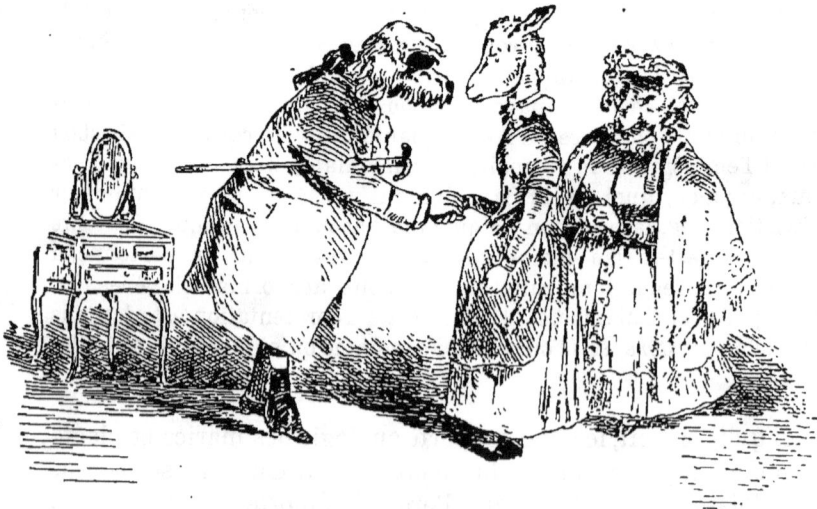

FIG. 204. — Un mariage de raison.

voilà pourquoi, dit Grandville dans ses *Métamorphoses du jour*, on la présente à ce vieux caniche (*fig.* 204) qui va l'épouser, parce qu'il est aveuglé ou peu s'en faut. D'où je conclus qu'il n'y a pas là mariage « de raison, » mais bien mariage « pour raison. »

Autre locution courante dans les campagnes :

*Elle est allée au trèfle.* — On sait que le trèfle fait enfler les brebis. De là cette recommandation de Grandville : « Jeunes brebis,

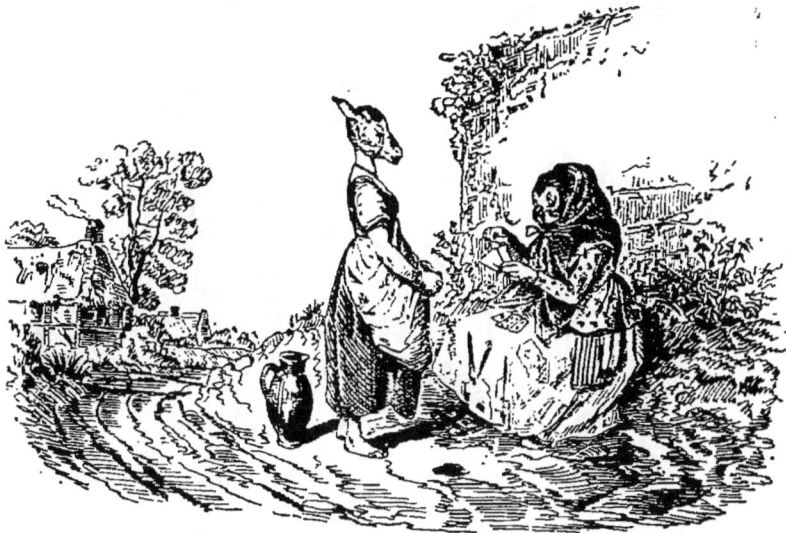

Fig. 205. — L'as de cœur m'annonce qu'il y a du cœur dans votre affaire.

gardez-vous du trèfle et de la fougère, et de bien d'autres herbes encore. Aller au trèfle est aussi dangereux pour vous que d'aller au bois. » (*fig.* 205).

*Emprunter un pain sur la fournée.* — C'est engrosser une fille, avant de l'épouser.

Du temps de Voiture, quand une fille devenait enceinte, on disait, qu'elle avait :

*Laissé aller le chat au fromage.* — Ces locutions s'appliquent à la petite chatte de la figure 206, que nous empruntons encore aux *Métamorphoses du jour* de Grandville. Le texte qui sert de commentaire à cette gravure rappelle, en les parodiant, les vers bien connus de J. B. Rousseau :

Le masque tombe, *l'enfant* reste
Et le *mari* s'évanouit.

*Ressembler aux raves du Limousin*, se dit surtout des petites femmes enceintes qui, comme les raves limousines, sont plus larges que hautes. On applique aussi cette locution à celles qui sont affligées d'un embonpoint excessif.

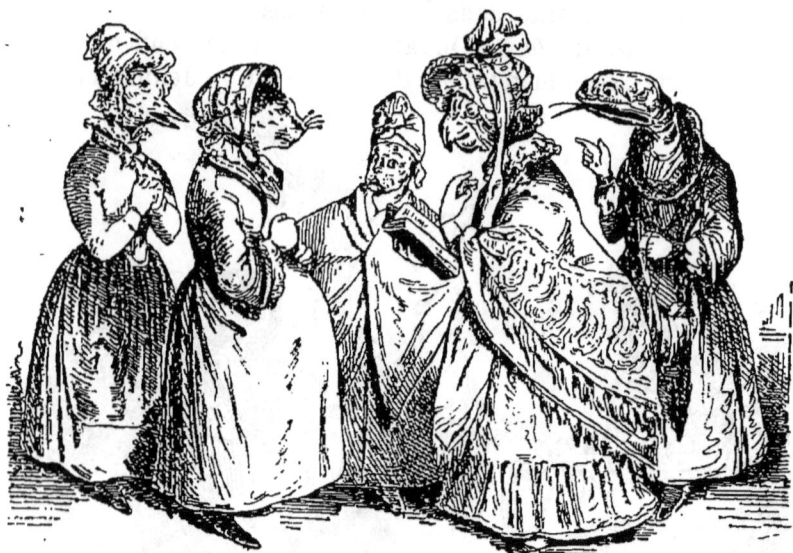

Fig. 206. — « Oh ! c'est positif, ma chère, la recherche de la paternité est interdite.»

*Craindre que le tablier ne lève.* — Craindre la grossesse.

*Donner à une fille la cotte verte.* -- C'est l'engrosser sur l'herbe ; on dit encore :

*Lui faire voir la feuille à l'envers.* — Locution proverbiale du XVIᵉ siècle.

*Envieux comme une femme grosse.* — Envieux doit être pris dans l'acception de désireux et non de jaloux.

Les envies de femmes enceintes (1), feintes ou réelles, ont donné lieu à ce dicton déjà ancien :

*A celuy qui dénie quelque chose à une jeune femme grosse d'enfant, dont elle ait désir, il luy vient un orgeol (2) en œil.*

Quant à l'enfant, il peut être « marqué », comme l'indique cette épigramme :

(1) V. Notre *Histoire des accouchements.* — (2) Synonyme d'orgelet ou compère loriot.

Colin dit, en plaignant, à sa femme Brancasse :
« D'où vient que mon fils a un signe sur la face,
Qui le fait au regard diforme et mal plaisant ?
— C'est, dit-elle, qu'encor dedans mon ventre estant,
Il me print appétit de manger de bécasse,
Dont n'en pouvant avoir, de despit en la face
Je me frottay si fort que, despuis, mon enfant
En a porté la marque. — O, j'en suis desplaisant,
Luy respondit Colin, pourtant, m'amie chère,
Une autre fois plustot frottez-vous le derrière.

Inutile de faire remarquer que ces dangers sont imaginaires : il faut être de l'avis de ce professeur libre d'accouchement qui, un peu trop libre peut-être en la circonstance, disait à l'un de ses cours « qu'en fait d'envies chez les femmes enceintes, il n'admettait que les envies fréquentes d'uriner. »

Un autre proverbe, qui n'a pas plus raison d'être et n'a d'excuse que son ancienneté, veut que :

*Ventre pointu n'a jamais porté chapeau.*

Il vient d'une erreur d'observation de nos pères, qui ont cru remarquer qu'une rotondité régulière du ventre de la mère annonçait un garçon et qu'une proéminence exagérée était l'indice d'une fille. Ce signe de la détermination du sexe pendant la gestation a la même valeur scientifique que l'aphorisme scatologique émis par l'école de Salerne :

Observe l'excrément de la future mère,
Le sexe de l'enfant te livre son mystère :
S'il est épais, rougeâtre, arrondi, gras, visqueux,
Si l'urine abandonne un dépôt granuleux,
En globule formé, cet enfant sera mâle ;
Femelle, si tu vois l'excrément plat et pâle.

L'avantage du proverbe populaire est d'être beaucoup moins malpropre.

*En ventre plat, enfant il y a.* — Mauriceau rapporte ce dicton sans l'expliquer. « Peu après la conception, écrit Auvard, certaines gestantes, disent éprouver une sorte de retrait de l'abdomen, d'où ce dicton. » Ajoutons à ce commentaire : *Et voilà pourquoi votre fille est muette.*

*Laid à faire avorter une vache.* — Exprime le comble de la laideur, ainsi que l'indique ce quatrain :

> Veuillot, ô sacristain sinistre,
> Laid à faire avorter une vache, vraiment ;
> Lorsque l'on t'appelle cuistre,
> Istre est mis là pour ornement.

Mais pourquoi les modernes ont-ils été faire une injure de ce que les Grecs jugeaient digne d'un autel ?

*Prendre la vache et le veau.* — Est une expression peu galante mais expressive qui signifie « épouser une jeune fille enceinte. » Une parade du *Théâtre des boulevards* porte ce titre (1) et Auguste Saulière a fait sur ce sujet une jolie pièce de vers :

### LA VACHE ET LE VEAU

La cloche de l'église appelait les époux.
— « Mon cher Durand, disait en route le beau-père,
« Convenez que ma' fille a bien de quoi vous plaire,
    « Et chacun pense que chez vous
    « Il germera de jolis choux.
« Avant un an je veux qu'il se sonne un baptême !
    « J'ai du vin qui vieillit exprès ;
« Pour boire à notre soif, je verserai moi-même,
« Et si c'est un garçon, nous ferons double frais. »
    — « Apprêtez-donc le tourne-broche,
Reprit en se campant le brave fiancé ;
    « Je donnerai des coups de pioche,
« Et promets qu'au temps dit mon chou sera poussé. »
    On vide les brocs, on s'enivre ;
    C'est de cérémonie aux champs ;
    Un invité ne sait pas vivre
Qui se lève de noce avec tout son bon sens.
Trois mois après, le chou dont parlait le beau-père
    Sortit impromptu du sillon :
    Six mois plus tôt que d'ordinaire !
    Il devançait trop sa saison.
— « Hum ! méditait Durand, si bien que je jardine,
« Jamais je n'obtiendrai de pareilles primeurs.
    « Ce que j'ignorais se devine :
« Je récolte ce qu'ont planté d'autres semeurs.

(1) V. *l'Obstétrique au théâtre*, p. 486.

« Mais ce fruit-là, qu'on le reprenne !
« *Cuique suum !* dit le curé.
« Dans mon jardin ou dans mon pré
« Je ne veux ramasser rien qui ne m'appartienne. »
Chez le beau-père donc il mène
Sa coupable femme et l'enfant :
— « Papa, dit-il, en étouffant
« Les laves de sa sourde rage ;
« Ce fils-là n'est point mon ouvrage :
« Portez-le, s'il vous plait, à qui l'a façonné.
« Sans jalousie, il est fort bellement tourné ;
« Mais ce n'est pas chez moi que bétail d'autrui mâche.
« De ce cadeau vivant, merci !
« Et je vous rends la mère aussi :
« Car le veau périrait sans le lait de la vache. »

Les Romains, paraît-il, étaient moins scrupuleux que nous sur ce chapitre, et regardaient comme un présage heureux la venue d'un enfant à terme, trois mois après le mariage :

*Felicibus etiam trimestres filiœ.* — « Suétone, assure Quitard, dit que ce fut à l'occasion de la naissance de Drusus, qu'on répandit dans Rome ce proverbe grec. Auguste, veuf et songeant à se remarier, était tellement épris des charmes de Livie Drusille, qu'il la demanda à Tibère Néron, son mari, qui aima mieux la lui céder que de se faire un ennemi d'un prince aussi puissant que l'était Auguste. Livie était pour lors grosse de six mois ; elle accoucha dans le palais d'Auguste, trois mois après, d'un fils qui fut appelé Drusus. »

A *Bulles en Bullois*
*Les femmes quelquefois*
*Accouchent au bout de trois mois !*
*Seulement la première fois !*

Ce dicton doit être originaire du Beauvoisis, car Bulles est dans l'arrondissement de Clermont (Oise). Sans doute, il s'est répandu dans les provinces voisines ; en effet, dans le département de l'Eure, on applique ce dicton à l'une des deux communes de Gauville, de l'arrondissement d'Evreux. « Peut-être, dit A. Canel, auquel nous empruntons les détails qui suivent, convient-il de le rattacher à Gauville, de l'Orne, qui est qualifiée en *Gauvillois*, dans le dictionnaire de M. Louis du Bois. De même, dans l'arrondissement d'Argentan, on dit :

*Trun en Trunois, capitale des navets, les femmes accouchent au bout de trois mois, pour la première fois,* ou encore :

Trun en Trunois (1).
Les femmes accouchent au bout de trois mois ;
Mais seulement la première fois.

Lecteur bénévole, écoutez une petite anecdote et vous saurez à quoi vous en tenir sur le tercet trunois : Un beau jour, se présente chez un avocat normand un brave homme des environs de Trun. Sa femme est récemment accouchée et, pourtant, ils ne sont mariés que depuis trois mois. Cette fécondité l'étonne :

— Que dit la loi ?

L'avocat prend sa plus grosse coutume, la feuillette et s'arrête tout à coup :

— *Trun en Trunois, les femmes accouchent au bout de trois mois...* Voilà votre affaire, mon brave homme.

— Ah, Monsieur, que je vous remercie ! Combien vous faut-il ? Et les trente sols d'usage viennent s'aligner, un à un, auprès du précieux bouquin.

Quelque neuf mois après, le client revient. Il a encore une fois le bonheur d'être père ; mais il paraît soucieux : son esprit ne peut concilier la durée de la nouvelle gestation avec le prescrit de la coutume. L'avocat reprend son gros livre, le feuillete de nouveau :

— *Trun en Trunois, les femmes accouchent au bout de trois mois ; mais seulement la première fois...* Je n'avais pas lu la dernière partie de l'article : vous voyez ce qu'elle porte ; soyez donc tranquille.

Notre homme fut heureux d'une pareille réponse, comme bien vous pensez, et il paya, avec joie, les trente sols qu'il lui en coûta encore pour compléter son éducation d'époux.

Cette anecdote est très populaire dans le département de l'Orne, et nous l'avons aussi entendu raconter dans d'autres contrées de la Normandie. Mais est-ce du roman ? est-ce de l'histoire ? Dans l'impossibilité de donner une réponse péremptoire, nous nous contenterons de rappeler ce vers de l'*Art poétique* :

Le vrai peut quelquefois n'être pas vraisemblable,

et de raconter, à l'appui, une autre anecdote dont nous garantissons l'authenticité.

_____

(1) On retrouve le même proverbe en Franche-Comté, au sujet des filles de Quingey en Quingeois (D^r. Perron).

Un jour, dans le département de l'Eure, un desservant de commune rurale, mort depuis curé de Conches dans un âge fort avancé, reçut la visite d'un de ses paroissiens qui paraissait plongé dans une affliction profonde. Après maintes exclamations douloureuses, le visiteur défila tout le chapelet de ses peines : sa femme, au bout de quelques mois de mariage venait de lui donner un héritier, et ses camarades ne cessaient de l'accabler de plaisanteries qui lui rendaient sa paternité suspecte. Que penser de la vertu de sa femme ? La question pouvait être facile, mais elle était embarrassante à résoudre. — On a vu quelquefois, répondait le desservant, de nouvelles mariées accoucher avant les neuf mois.

— Ah ! on a vu.

— Oui, sans doute.

— C'étaient peut-être des petites femmes comme la mienne ?

— Oui, oui... des petites femmes... Dormez donc en paix et n'écoutez plus les mauvaises plaisanteries.

— Ce que vous me dites-là me tranquillise, Monsieur le Curé, mais si ça allait toujours continuer de même ?...

— De ce côté, soyez sans inquiétude ; de pareils phénomènes n'ont jamais lieu que pour la première grossesse.

Et notre homme de s'en retourner bien vite plaisanter ses camades sur leur ignorance.

— C'est bon pour vos grandes femmes de mettre neuf mois à accoucher ; mais la mienne qui est toute petite !...

Si la dernière anecdote est vraie, pourquoi la première ne le serait-elle pas ? »

Les vers que nous allons citer semblent inspirés par ce propos plaisant :

Au grand scandale du village,
Après trois mois de mariage,
Luce d'un gros garçon accoucha lestement ;
Tout ébaubi de l'aventure,
Son mari disait tristement :
D'un aussi prompt accouchement
Je crains les suites, je vous jure ;
A quoi le frater Roch répondit gravement :
Bah ! quelles craintes sont les vôtres ?
Le cas arrive fréquemment
Pour les premiers enfants, mais jamais pour les autres (1).

(1). Blanchard de la Musse.

*Crier comme une femme qui accouche,*

Ou bien :

*Pousser des cris de Merlusine,*

Ou encore :

*Faire des cris de Mélusine.*

« On a prétendu, dit Quitard, que *Mélusine* était une altération de *mère Lucine, mater Lucina,* déesse invoquée par les femmes en couches ; mais cette expression a une toute autre origine : elle rappelle la fée Mélusine dont Jean d'Arras a écrit, vers la fin du XIV<sup>e</sup> siècle, la merveilleuse histoire, que des écrivains français et allemands du XVI<sup>e</sup> siècle ont augmentée d'une infinité de détails. » Cette Mélusine apparaissait au milieu des ruines et annonçait par ses cris déchirants la venue prochaine d'un grand cataclysme ; c'est l'une des traditions populaires du Dauphiné.

*Crier les petits pâtés.* — Parmi les cris des marchands de Paris, ceux des marchands de petits pâtés comptaient au nombre des plus bruyants. Leroux, dans son *Dictionnaire Comique,* écrit : « On dit d'une femme en travail d'enfant qu'elle *crie les petits pâtés,* pour exprimer qu'elle crie bien haut, qu'elle souffre beaucoup. » A la dernière scène de *Champagne le Coiffeur,* petite comédie de Boucher (1662), Guillot échange les propos qui suivent avec Lisette, qu'il doit épouser :

GUILLOT

Lisette, nous sommes au bout
De nos travaux.

LISETTE

Ouy, que t'en semble ?

GUILLOT

Que nous serons bientost ensemble,
Et que devant trois fois trois mois
Tu chanteras à pleine voix
*Des petits pastez.*

LISETTE

Tu folastre.

35

GUILLOT

Tu te feras tenir à quatre,
Quand viendront ces petits marmots.
Que nous aurons de Guillots !
La race de la Guillotière
Sera comme une pépinière

*Parturient montes...* (1). — Pensée d'Horace que La Fontaine a commentée dans sa fable, la *Montagne qui accouche*, et qui, dans l'application, sert à qualifier les promesses non suivies d'effet.

Il n'a pas tort le vieux proverbe :
*Mal de dents et mal d'enfants sont les plus grands qui soient.*
— De cette analogie vient, sans doute, le proverbe moderne :
*Mal de dents, mal d'amour.* — En effet, le plus souvent, ces deux maux se terminent par une fluxion douloureuse.

On dit aussi que le mal de dents s'appelle « mal d'amour » parce que les femmes enceintes sont atteintes de névralgies dentaires ; ce serait alors appliquer à l'effet le nom de la cause.

En jouant sur les mots, on a fait ce sixain :

Ce n'est point le mal de dents
Qu'on appelle, ô bon jeune homme,
A Paris, le mal d'amour.
Non, chez les phrynés d'un jour,
C'est l'amour, mon gentilhomme,
Qu'on appelle le mal dedans.

Les dents et la grossesse ont d'ailleurs un rapport intime ; celle-ci prédispose aux névralgies et aux caries dentaires ; de là le dicton : *Chaque enfant coûte une dent à sa mère.*

Un autre dicton, non moins juste, constate que les douleurs de l'accouchement n'empêchent pas la récidive :

C'est le mal joli ;
Aussitôt fini,
On en rit.

Sur ce sujet, Regnier Desmarais a assez joliment rajeuni un vieux thème de notre vieille littérature :

_____

(1) V. p. 338.

Marthe, en travail d'enfant, promettoit à la Vierge,
    A tous les Saints du Paradis,
De n'approcher jamais de ces hommes maudits.
Michelle cependant lui tenoit un saint cierge
D'une grande vertu pour les accouchements.
Elle accouche et sitôt qu'elle a repris ses sens :
    — Eh, mon Dieu, ma pauvre Michelle,
    Dit-elle d'une foible voix,
    Eteignez la sainte chandelle ;
    Ce sera pour une autre fois.

Les souffrances de l'accouchement, au dire de Jacques Duval
« pourroient estre plus cruelles trois et quatre fois, que les Dames
et Damoyselles ne s'en garderoient ce nonobstant, tant elles se
trouvent friandes et réjouies du déduit par lequel on y parvient. »

*Caquets de l'Accouchée* (1). — Ce terme désignait autrefois les
propos frivoles qui se tenaient dans les visites faites aux nouvelles mères. Ces conversations à bâtons rompus, où l'on médisait
de tout et de tous, ont assez fréquemment servi de cadre à nos
anciens écrivains. Une production du commencement du XVIIᵉ siècle, justement connue sous le titre de « *les Caquets de l'accouchée* »
est restée célèbre. Nous en avons parlé plus haut (2). Madame de
Sévigné, dans une lettre du 30 décembre 1671, fait allusion aux
bavardages de ce genre, dont la coutume n'était pas perdue : «Vous
avez traité votre accouchement comme celui de la femme du colonel
Suisse ; vous ne prenez pas assez de bouillon, vous avez *caqueté*
dès le troisième jour ; vous vous êtes levée dès le dixième. »

*Elle est parée comme une accouchée.* — Cette locution, dont on
se sert en parlant d'une femme qui est fort parée dans son lit, doit
son origine à un usage qui existait déjà au commencement du
quatorzième siècle, où le suprême bon ton exigeait que non
seulement l'accouchée tint cercle avec les amies qui venaient

---

(1) Cette coutume était usitée à la cour et chez les grands : c'est même
de ces lieux distingués qu'elle pénétra chez les bourgeois. Nos anciens
écrivains satiriques s'en sont donné à plaisir sur les abus amenés par
cet usage. Nous citerons l'auteur des *Quinze joies du mariage*, Guillaume
Coquillart, Jean du Castel, Roger de Collerye, Henry Estienne, etc.
    Le picard a longtemps conservé le terme *caïelle* (chaise) *caquetoire*,
chaise pour causer, par opposition à *caïelle préchoir*, chaise ou chaire à
prêcher — (2). V. p. 213.

la visiter pour caqueter (*fig*.153), mais encore qu'elle déployât, pour les bien recevoir, un luxe de représentation aussi somptueux que sa fortune et son rang le lui permettaient. « Une dame, écrit Quitard, noble et riche, en pareille circonstance, prenait soin de faire décorer sa chambre, où la réunion avait lieu, des plus beaux meubles et des plus belles tentures qu'ornaient ses chiffres et ses devises ; elle y faisait étaler, comme dans un bazar oriental, ses bijoux les plus précieux et tout cet attirail de toilette que les Latins nommaient le *monde féminin, mundus muliebris.* Elle-même, placée sur un lit magnifique, ainsi que sur un trône, se montrait aux regards merveilleusement parée et toute resplendissante de l'éclat des pierreries (1). On peut voir sur ce sujet des particularités curieuses dans la *Cité des dames* de Christine de Pisan. » Voici ce qu'on trouve dans un autre ouvrage fort ancien, intitulé : le *Miroir des vanités et pompes du monde.* « Il y a la caquetoire parée tout plein de fins carreaux pour asseoir les femmes qui surviennent, et auprès du lit une chaise ou faudeteul garni et couvert de fleurs. L'accouchée est dans son lit, plus parée qu'une épousée, coiffée à la coquarte, tant que diriez que c'est la tête d'une marote ou d'une idole. Au regard des brasseroles, elles sont de satin cramoisi ou satin paille, satin blanc, velours, toile d'or ou toile d'argent ou autre sorte que savent bien prendre ou choisir. Elles ont carquans autour du col, bracelets d'or, et sont plus phalerées que idoles ou roines de cartes. Leur lit est couvert de fins draps de lin de Hollande ou toile cotonine tant déliée que c'est rage, et plus uni et poli que marbre. Il leur semble que ce serait une grande faute, si un pli passait l'autre. Au regard du chalit, il est de marqueterie ou de bois taillé à l'antique et à devises. »

*On n'apprend pas à sa mère à faire des enfants.* — C'est faire fausse route que de vouloir en remontrer à ceux qui, par expérience, en savent plus long que vous sur certains sujets.

*Enfantement commence souvent par enfantillage.*— Est l'analogue des proverbes : *Petite étincelle engendre grand feu* et *Les grands évènements précèdent de petites causes.*

*Il est embarrassé comme Frétau, qui avait sa femme en couche et la lessive.*

---

(1) V. notre *Histoire des accouchements.*

On disait encore :

*Il a plus d'affaires que Frétau.*

Par ironie, il a peu d'affaires, ou bien : il s'ingère quelque chose sans nécessité. (Oudin, *Curiosités franç.*) (1).

*Servez Godard, sa femme est en couche.* — Dans ce dicton, Camille Delteil (2) voit le souvenir d'un mythe solaire. Ouf ! Depuis le temps où nous ne savons quel abbé s'avisa d'accommoder l'histoire de Napoléon I<sup>er</sup> à la sauce solaire, nous a-t-on servi ce plat assez souvent ! Soyons plus simple et pensons tout bonnement, avec Quitard, que cette ironie proverbiale est dirigée contre les prétentions outrecuidantes d'un paresseux qui s'éponge le front pendant qu'on lui fait sa besogne, d'un indiscret qui, en demandant quelque service, semble l'exiger, ou d'un impertinent qui se donne des airs de commander. Ce sont en effet assez les manières d'une accouchée.

Ce proverbe a une autre acception quand on l'applique à un homme à qui un enfant vient de naître ; c'est alors une formule de félicitation équivalente à un *Gloria patri*, une exclamation d'amical et joyeux enthousiasme en faveur de la paternité.

Oudin, dans ses *Curiosités françoises*, dit aussi que « C'est une façon de parler vulgaire pour refuser quelque chose à un impertinent qui veut se faire servir en maistre, ou bien à un impatient.» C'est en ce sens que cette expression est employée dans un passage du *Courrier burlesque*, satire politique de 1650 :

> Molé leur a dit : Ergo glu (3) !
> Servez Godard, sa femme accouche.
> Ce ne sera pas par ma bouche
> Que l'édit sera lu, s'il l'est.
> Il ne me plaist pas.....

De même, dans l'*Embarras de Godard ou l'Accouchée*, comé-

---

(1) Cité par Le Roux de Liney. — (2) Almanach du Réformateur de 1850. — (3) Cette locution, moins fréquente qu'*ergo gluc*, est empruntée au jargon scolastique. Ce seraient, paraît-il, les premiers mots de la conclusion d'un argument fameux : *ergo glu capiuntur aves*, « donc les oiseaux sont pris par la glu. » Quoi qu'il en soit, c'est dans notre ancienne littérature, une expression familière par laquelle on se moque des grands raisonnements qui ne concluent à rien.

die dont nous avons donné de nombreux extraits (1). Champagne termine la pièce par ce dicton, faisant ainsi allusion aux impatiences et aux exigences de Godard.

D'autre part, Gratet-Duplessis fait observer, dans la *Petite Encyclopédie des proverbes français*, que l'on ne connait pas bien l'origine de cette locution proverbiale, autrefois fort répandue. « Elle s'est appliquée, dit-il, probablement pour la première fois à quelque niais qui, fier d'avoir réussi à être père, se faisait servir par ses valets comme s'il eût fait quelque chose d'extraordinaire et de bien glorieux. »

L'origine véritable ne serait-elle pas la coutume de la *Couvade* (2), longtemps en usage dans le midi de la France, et qui a donné lieu à cette autre locution proverbiale et probablement aussi à la locution :

*Faire l'accouchée*, « qui, dit Furetière, s'applique tant à un homme qu'à une femme quand ils se tiennent au lit par mollesse, sans nécessité. »

*C'est le mari qui fait les accouches.* — D'ailleurs, le nom de *Godard* pour désigner le mari d'une nouvelle accouchée, semble s'être conservé dans le peuple jusqu'à nos jours. Dans une pièce de Duvert, que nous avons citée plus haut, la *Poésie des amours*, le domestique Jérôme, dont la femme se trouve être *embarrassée*, s'écrie : « Je serai *Godard*, et je mangerai une rôtie au sucre, comme cela se doit. » Ce nom se trouve aussi dans la *Comédie des proverbes*, Act. II sc. 1, du Comte de Cramail.

Sur ce nom de Godard, les étymologistes ont battu la campagne. D'après un M. Bacon Tacon, *God-art* (le Dieu fort) serait le nom donné à Hercule, que les païens, sans doute les Germains, imploraient dans les accouchements difficiles. Le fait est aussi contestable que l'origine ; aucun passage des auteurs anciens ne nous permet de considérer Hercule, même l'Hercule germanique, comme une divinité obstétricale.

Quitard nous paraît être plus près de la vérité en rapprochant ce nom de *gaudere*, *gaudiron*, se réjouir ; le vieux français avait le verbe *goder*, faire bonne chère. Godard signifierait donc *bon vivant*. C'était un synonyme de *godon*, autre vieux mot que le prédicateur

---

(1) V. l'Obstétrique au théâtre p. 468. — (2) Notre *Histoire des Accouchements*, p. 532. La *Revue des traditions populaires*, VI, 42 et le *Tour du monde*, 1893, p. 86.

Olivier Maillard a employé dans plusieurs de ses sermons, notamment dans le vingt-quatrième, où le mauvais riche est appelé *unus grossus godon qui non curabat nisi du ventre* : « un gros godon qui n'avait cure que de son ventre. »

L'abbé Corblet constate, dans son *Glossaire picard*, que le mot est encore en usage à Amiens et dans les environs.

Les expressions un *Goddem*, un *Godon*, étaient aussi usitées en Normandie (1). Elles proviennent d'un juron, autrefois fréquent chez les Anglais : *God damn*.

D'après Méry, le mot *godon* se disait jadis de tout homme adonné au plaisir de la table et qui avait gros ventre. On le trouve dans d'anciennes chansons normandes :

> Ne craignez point, allez battre
> Ces godons, panches à pois (2).

Aux environs de Paris on éloigne ordinairement le mari pendant l'accouchement ; on le prie d'

*Aller chercher deux sous de lait dans une assiette plate,* pour qu'il reste longtemps dehors.

Chacun sait que le terme :

*Il est né coiffé.* — Indique qu'une personne a un heureux succès dans toutes ses entreprises (3). Il vient d'un préjugé ancien, fort répandu encore de nos jours, suivant lequel c'était un présage favorable pour l'avenir d'un enfant que de naître la tête recouverte des membranes de l'œuf (4) ; cette coiffe étant considérée comme un diadème de roi ou une mître d'évêque. Inutile de dire que ce prétendu bonheur peut être très préjudiciable à l'enfant et à la mère, si l'accoucheur ne se hâte de rompre les membranes, par suite d'un décollement prématuré du délivre.

Autrefois on donnait à ce talisman le nom de *chapeau de Fortunatus* ; puis on l'a appelé *peau divine,* en raison de sa ressemblance avec le capuchon ou la cagoule des moines : on croyait destinés à la vie monastique ceux qui naissaient de la sorte et on les enfermait dans un couvent.

Ajoutons aux exemples historiques que nous avons cités dans

---

(1) Canel, *Blason populaire de la Normandie .* — (2) Gardoz et Sébillot, *Blason populaire de la France.* — (3) V. *Hist. des Acc.* p. 201, 502. — (4) V. même ouvrage p. 196.

notre *Histoire des Accouchements*, et qui contredisent la croyance populaire, celui que rapporte le docteur E. Brissaud, dans l'*Histoire des expressions populaires* ; il fait remarquer que Pauline de Grignan, petite-fille de Mme de Sévigné, naquit coiffée, ce qui ne l'empêcha pas d'être malheureuse quand elle devint comtesse de Simiane.

Malleville a fait contre l'abbé de Boisrobert, favori et bouffon du cardinal de Richelieu, le rondeau épigrammatique suivant :

> Coiffé d'un froc bien raffiné,
> Et revêtu d'un doyenné
> Qui lui rapporte de quoi frire
> Frère René devient Messire,
> Et vit comme un déterminé.
>
> Un prélat riche et fortuné,
> Sous un bonnet enluminé,
> En est, si je l'ose dire,
> Coiffé.
>
> Ce n'est pas que frère René
> D'aucun mérite soit orné,
> Qu'il soit docte, ou qu'il sache écrire,
> Ni qu'il ait tant le mot pour rire,
> Mais c'est seulement qu'il est né
> Coiffé.

Dulaure, dans son *Histoire de Paris*, raconte qu'un prêtre de Saint-Jean-en-Grève avait oublié, un jour, sur l'autel, une coiffe de ce genre qu'il venait de bénir en disant sa messe. Celui qui lui succède à l'autel trouve l'amulette et s'en empare. Le confrère, quelques moments après, se présente pour réclamer la précieuse membrane ; le second prêtre refuse de la rendre. D'où échange de horions en pleine église et en pleine messe. Dulaure oublie de dire quel fut le vainqueur et si la coiffe porta bonheur dans cette rixe à celui qui l'avait en poche.

L'Etoile, à la fin du XVIe siècle, dit avoir assisté à une scène analogue, mais dans l'église du Saint-Esprit ; il vit deux prêtres, l'un *putier*, l'autre *sorcier*, se battre à coup de poings pour une de ces coiffes et il ajoute que le putier se trouva le plus fort, si bien que la coiffe lui resta. C'est sans doute de cette scène de pugilat que veut parler Dulaure.

En Angleterre, les journaux contiennent des annonces de coiffes à vendre. Dans ce pays maritime, la coiffe passe pour avoir la vertu de préserver du naufrage. Cette coutume explique ce passage de *David Copperfield*, par Ch. Dickens : « Je naquis avec une coiffe sur la tête. Cette coiffe fut annoncée en vente, dans les feuilles publiques, au prix peu élevé de 15 guinées. »

Les Romains avaient un synonyme de « né coiffé » ; ils disaient : *Gallinœ filius albœ.* — « Il est fils de la poule blanche. » Les Italiens ont conservé cette locution et disent, dans le même sens : *É figliuolo della gallina bianca.*

Nous empruntons à Quitard la remarque qui suit :

Juvenal a dit dans sa 13e satire :

> *Quia tu gallinœ filius albœ,*
> *Nos viles pulli nati infelicibus ovis.*

« Parce que tu es fils de la poule blanche, et que nous autres, vils rejetons, nous sommes nés d'œufs malheureux.» Erasme, pour expliquer cette façon de parler proverbiale, croit que Juvénal fait allusion à la poule blanche qu'un aigle, au rapport de Suétone dans la Vie de Galba, laissa tomber sur le sein de Livie. Cette poule fut d'une fécondité merveilleuse. Regnier a dit, dans sa troisième satire :

> Du siècle les mignons, fils de la poule blanche,
> Ils tiennent à leur gré la fortune en la manche.

On sait que Regnier écrivait sous Henri III. L'abbé Regnier-Desmarais se sert également de cette expression :

> Que le fils de la poule blanche,
> L'heureux seigneur d'Angervilliers, etc.

*Enfant du dimanche, enfant du bonheur.* — En Autriche, on croit que les enfants qui viennent au monde un dimanche seront, pendant toute leur vie, les favoris de la destinée.

*Les enfants qui naissent la nuit sont voués au malheur.* — Ce dicton se retrouve dans l'*Embarras de Godard ou l'Accouchée*, pièce dont nous avons déjà parlé (1) :

> Des enfants nés la nuit, on m'a dit que la vie
> De malheurs infinis estoit toujours suivie.

---

(1 V.p. 468 et p. 549.

Est-il bien nécessaire de faire ressortir la fausseté de cette remarque, qui a le tort de prendre l'effet pour la cause ? On naît plus souvent la nuit que le jour et, comme la vie n'est qu'une vallée de larmes, la plupart des hommes sont malheureux ; mais pourquoi attribuer leurs maux à l'heure de la naissance ? Ils souffrent parce qu'ils sont hommes et qu'ils doivent subir le sort commun.

La locution proverbiale :
*Être né à la quatrième lune*, était appliquée par les Grecs et les Latins à un homme malheureux (1).

« Plusieurs de nos vieux écrivains, dit Quitard, l'ont employée, entre autres Yver, dans la phrase que voici : « Voyant tous ses efforts succéder si à rebours qu'il semblait *né à la quatrième lune*.»

« Érasme n'a pas donné la véritable origine de cette locution en la rapportant aux épreuves et aux malheurs qu'eut à subir Hercule, qui était né à la quatrième lune. Il a pris l'effet pour la cause, car il est certain que la naissance de ce héros fabuleux n'a été placée au quatrième ou dernier quartier de la lune qu'en raison de l'opinion astrologique dont j'ai parlé. »

*Années de noisettes, années d'enfants.* — D'après Quitard, l'amande, enfermée dans sa coque ligneuse, étant une image de l'enfant dans le sein de sa mère, on en a conclu que les années abondantes en noisettes devaient l'être aussi en enfants. Voilà une similitude bien forcée. Et dire que l'explication du dicton est si simple ! Quand il y a des noisettes, filles et garçons vont, par couples, les cueillir. ; or, quand on va deux cueillir la noisette, il est ordinaire qu'on revienne trois... comme quand on revient du bois.

Le Dr Perron se demande l'origine de ces proverbes franc-comtois :

*Annâ de nésilles,*
*Annâ de filles,*

Année de noisettes, année de filles ;

*Annâ d'échaulons,*
*Annâ de gâichons ;*

---

(1) La lune a toutes les vertus ; elle a de plus une influence sur le sexe du produit de la conception : en Touraine, on croit généralement que si une lune nouvelle apparaît dans les neuf jours qui suivent la naissance d'un enfant, le sexe de l'enfant qui suivra sera différent de celui du précédent.

. Année de noix, année de garçons ; « N'est-ce point, dit-il, parce que ces années-là on voit des troupes de jeunes filles parcourir les bois pour y cueillir la noisette ? » Nous pensons que ces proverbes, comme la plupart de ceux qui sont rimés, sont purement euphoniques, ne signifient absolument rien, et n'ont ni rime ni raison.

*Dieu protège les nombreuses familles.* — Mais il ne les enrichit pas, riposte un interlocuteur des *Lions et Renards* d'Emile Augier.

« On a beau dire que Dieu bénit les grandes familles. écrit le Dʳ Perron, on n'en appelle pas moins, en Franche-Comté, un enfant qui survient après plusieurs autres, « un rogne-écuelle », et on lui applique ces proverbes locaux :

> *Ce qui fait l'étourne au maigre, c'est la grosse bande ;*
> *Une truie qui a beaucoup de petits cochons*
> *Ne peut jamais manger un bon étronc.* »

Bussy Rabutin n'était pas non plus partisan du « Croissez et multipliez » de l'Evangile, si l'on en juge par sa réponse à la lettre de sa cousine qui lui annonçait, le 15 Mars 1647, qu'elle était accouchée d un garçon et qu'elle en aurait encore bien d'autres pour lui faire des ennemis : « Au reste, écrit-il, ma belle cousine, je ne vous régale point sur la fécondité dont vous me menacez, car, depuis l'an de grâce, on n'a pas plus d'estime pour une femme ; et quelques modernes même, fondés en expérience, en ont fait moins de cas. »

Ce n'était pas l'avis de Napoléon Iᵉʳ ; nous l'avons déjà vu (1).

Mme de Staël demandait à Napoléon quel était la femme de son empire qu'il estimait le plus :

« Celle qui fait le plus d'enfants, » répondit-il.

Ce mot ne rappelle-t-il pas la légende de Sempronius et de Cornélie, la mère des Gracques ? On avait trouvé dans le lit conjugal deux serpents. Les aruspices consultés déclarèrent que, pour conjurer le sort, il fallait en tuer un : le mâle, si le mari consentait à mourir le premier ; la femelle, si Cornélie se dévouait. « Ma femme est encore en âge d'enfanter », dit Sempronius, et il fit périr le mâle.

Les familles nombreuses ont naturellement toujours été estimées

---

(1) *V. Curiosités historiques.*

des peuples militaires. A Sparte, les femmes qui avaient trois enfants étaient exemptes de certaines charges, notamment de loger les gens de guerre. Chez les Romains, les pères de trois enfants pouvaient seuls prétendre aux hautes magistratures. Il est vrai qu'avec l'adoption, le *jus trium liberorum* était facile à obtenir (1).

« Autrefois, écrit Madame la duchesse d'Orléans, on attachait en ce pays tant d'importance à la naissance d'un septième garçon, que les rois donnaient une pension au père ; cela a tout à fait cessé, car on a reconnu que ce n'était qu'une superstition ; pour ce qu'on dit du pouvoir qu'a un septième garçon de guérir les écrouelles, je crois qu'il en est de cette faculté comme de celle dont se vante le roi de France. »

Quant à l'épouse, elle ne semble avoir tiré aucun avantage de sa fécondité. Un décret du premier empire établissait, pour ces familles, le droit de faire élever aux frais de l'Etat leur sixième enfant mâle. Cet usage, introduit en Hollande sous la domination française, y subsiste encore. En vertu de la loi des finances du 8 août 1885, un droit analogue est accordé aux pères de familles ayant sept enfants vivants, mais à la condition qu'ils justifient de l'insuffisance de leurs ressources.

En Belgique, dans les cas semblables, le parrainage royal remplace les dispositions législatives.

Comme on vient de le voir par l'extrait de la lettre de la duchesse d'Orléans, certaines croyances superstitieuses s'attachaient autrefois à la personne du septième enfant mâle. Le théologien Thiers écrivait ce qui suit en 1679 : « Plusieurs croient qu'en France, les septièmes garçons, nez de légitimes mariages, sans que la suite des sept ait esté interrompue par la naissance d'une fille, peuvent aussi guérir des fièvres tierces, des fièvres quartes et mesme des écrouelles, après avoir jeûné trois ou neuf jours avant que de toucher les malades. » Il ne serait pas impossible que dans certaines campagnes on ajoutât encore foi à ces contes de veille femme. Ainsi, pour désigner le septième enfant mâle d'une famille, les Tourangeaux disent :

*C'est un Marcoul.* — Allusion à Saint Marcoul ou Marculphe, abbé de Nanteuil, mort en 558, qui guérissait les écrouelles.

Suivant la légende, ce Marcoul aurait été du sang de France, et

---

(1) V. *Histoire des Accouchements*, p. 455.

c'est par ses mérites que nos rois auraient eu leur fameux pouvoir de guérir les écrouelles (1).

Les bonnes gens s'imaginent-ils encore, comme se l'imaginaient leurs pères, que ce septième enfant est tant soit peu sorcier et que son attouchement est un remède pour les maladies de peau ? Nous ne jurerions pas que non. L'Angleterre avait une superstition semblable. Dans le Yorkshire surtout, on était persuadé qu'un septième fils avait le pouvoir de guérir les maladies. C'est pourquoi on voit quelquefois, dans les *Parish Répssters* le nom de *Doctor* donné lors du baptême à ce septième garçon.

Dans les Pyrénées Orientales, ce septième enfant mâle s'appelle le *Saloudadou*. « En naissant, dit le D*r* Munaret, cet être particulier porte déjà sur une main un signe naturel qui donne certains pouvoirs. Il passe pieds nus sur une barre de fer rougie à blanc sans se brûler. Il peut aussi y passer sa langue. Son souffle est tellement puissant qu'il peut éteindre un incendie ou un four de boulanger. Au moyen de signes ou oraisons diaboliques, les *saloudadous* bénissent le pain, et une fois qu'on en a mangé, aucun chien enragé ne peut jamais vous mordre. Enfin, d'après cette stupide légende, les malheureux mordus par les animaux atteints de la rage sont toujours guéris par eux. »

*Le ventre anoblit.* — Se disait autrefois de certaines familles où les femmes, contrairement à l'usage général, transmettaient leur titre de noblesse à leurs enfants.

*Qui n'a qu'un enfant n'en a pas.* — Ne peut s'appliquer à l'*Accouchée* de J. Horemans (*fig.* 207), qui vient de mettre au monde deux jumeaux.

*Fille et garçon, c'est un souhait de roi.* — Est une manière de compliment à des parents qui ont deux enfants de sexe différent. C'est là, paraît-il, ce qui se peut souhaiter de mieux.

Quoi qu'il en soit, nous pensons que le paysan préfère de beaucoup deux veaux de sa vache à deux enfants — même de sexe différent — de sa femme ; de là le proverbe franc-comtois :

*Quand une vache fait deux veaux,*
*La maison est au plus haut.*

(1) *Chronique de la Pucelle*, p. 59.

Au contraire, la naissance d'une fille produit souvent un grand désappointement (1). Nos campagnards traduisent volontiers leur déception par cette exclamation sans poésie :

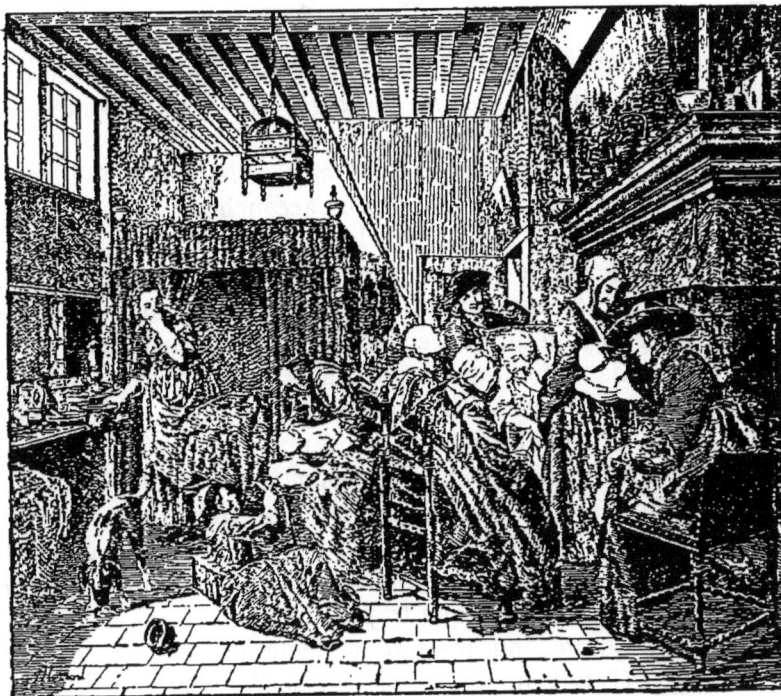

FIG. 207

*C'est une pisseuse !* — Si l'on en croit le sixain suivant, la jeune fille, plus tard, se venge bien de ce dédain pour son sexe :

> Comme un chien dans un jeu de quille
> On reçoit une pauvre fille,

---

(1) Rappelons la chanson de Béranger adressée à une jeune mère chagrine de n'avoir pas eu un fils :

> Vivent les filles !
> A bas les garçons !
> Faites-en, faites-en de gentilles,
> Faites des filles ;
> Nous les aimons.

> A l'instant qu'elle voit le jour ;
> A quinze ans, quand elle est gentille,
> Elle nous reçoit, à son tour,
> Comme un chien dans un jeu de quille.

A quinze, peut-être ; mais à dix-huit, à vingt ?

Les bonnes femmes pensent qu'en opérant la section du cordon trop loin du ventre, l'intestin s'engage dans cet appendice et détermine la hernie ombilicale.

« *On a fait trop bonne mesure à la védille,* » disent-elles, et elles rejettent sur la sage-femme ou l'accoucheur la cause de ce petit accident. Inutile d'insister sur la fausseté de cette accusation.

A propos de la même opération, Laurent Joubert fait mention d'une autre croyance bien singulière : « Les bonnes fames, sogneuses de la conservacion du genre humain, remontrent volontiers et requièrent charitablement aus sages fames, quand c'est un fils, que luy fassent bonne mesure. Car elles pansent que le mambre viril prandra là son patron et qu'il deviendra plus grand, si ce qui pand ancores du nombril est demeuré bien long. Quant aux filhes, il ne s'an parle point, car si la vedilhe gouverne ou transmue le conduit qui va à la matrice (lequel répond à la verge de l'homme, comme la gaîne au couteau) les fames voudraient bien qu'il demeurât court et droit, car il ne s'agrandit que trop. »

En Franche-Comté, on mettait de côté le cordon ombilical des enfants. « C'était un talisman, dit le D<sup>r</sup> Perron, qui devait plus tard leur porter bonheur. On attachait à leur habit, quand ils allaient à l'école, cet organe desséché, et on assure qu'il leur ouvrait merveilleusement l'esprit. Quand on dit de quelqu'un qu'

*Il n'a pas son nombril dans sa poche,* cela veut dire tout simplement qu'il est un âne. »

Dans certaines contrées, la poudre de védille desséchée s'administre aux personnes qu'on veut rendre amoureuses.

*Sourire à l'ange,* c'est-à-dire sourire de l'enfant qui dort.

> *Il a encore son premier béguin,*
> Ou bien : *Innocent comme l'enfant qui vient de naître,*
> Ou encore : *C'est un béjaune* (1), *un bec-jaune,*

---

(1) Qui correspond à cette expression latine : *Quasi a nido pullus.* Les allemands appellent un sot : *Gelbschnabel, jaune-bec.*

par allusion à la couleur du bec des oisillons à peine éclos.
Ces proverbes signifient : il n'a pas plus d'expérience qu'un enfant qui vient de naître. « Je te trouve trop jeune et joyeux ; je
croy que tu as encore ton premier béguin » dit-on dans la *Comédie
des Proverbes* du Comte de Cramail.

De nos jours, où les modes anglaises nous prennent dès le berceau, le béguin tend à disparaître. Naguère les enfants ne quittaient
ce bonnet que vers trois ou quatre ans. « Il n'en était pas de même
vers le milieu du règne de Louis XV, dit De la Mésangère ; garçons
et filles portaient généralement cette coiffure à six ou sept ans, et
dans quelques familles, la permission de quitter le béguin arrivait,
pour les demoiselles, beaucoup plus tard. Craignant des hommages trop précoces, certaines mères obligeaient leurs filles à porter,
toutes grandes, une coiffure qui voulait dire : « Je suis encore une
enfant, ne m'adressez point de propos indiscrets, ne faites pas
attention à moi . » Le dicton populaire :

*En vous pressant le nez, il en sortirait du lait,* a une valeur
analogue. Les Grecs disaient d'une manière plus expressive
encore :

*On ne vous a pas encore coupé le nombril.*

> *Ce qu'on apprend au berceau*
> *Dure jusqu'au tombeau.*

Ce proverbe s'exprimait autrefois de cette manière :

> *Ce qu'on apprend du ber*
> *Dure jusqu'au ver.*

On conserve toujours jusqu'au ver du tombeau, les impressions
de l'enfance ou du berceau. (Cette apocope singulière de *ber* pour
*berceau*, usitée en vieux français, se retrouve encore aujourd'hui
dans les patois normand, picard et rouchi. D'une façon analogue, le
provençal dit *bers*).

Les Espagnols pensent que :

> *Lo que en la leche se mama*
> *En la mortaja se derrama.*

« *Ce qu'on suce avec le lait, au suaire se répand.* »

Dans le *Blason populaire de la Normandie*, de A. Canel, nous
relevons cette série de dictons équivalents :

> *Les Normands naissent les doigts crochus.*

Ou bien :

*En Normandie, si l'on jette un nouveau-né contre une glace, il trouvera moyen de s'y accrocher.*

Ou encore :

*En Normandie, un père, aussitôt après la naissance de ses enfants, les jette au plafond de l'appartement, et il les étrangle, s'ils n'ont pas les mains disposées de manière à s'y retenir accrochés.*

« Ce dicton, observe Gaidoz (1), sous une forme un peu différente, est populaire en Haute-Bretagne. A Paris et ailleurs, lorsque l'on rencontre un Normand de connaissance, on se complaît souvent à lui faire poser la main sur la table. S'il a le malheur de ne pas la déployer de la manière la plus complète, il doit s'attendre à de nombreuses plaisanteries, où sont commentés les proverbes ci-dessus. »

On dit aussi :

*Les Normands naissent avec un grain de chenevis dans une main, et avec un gland dans l'autre,* allusion à l'habitude que les Normands avaient de se faire pendre. Le chenevis produit le chanvre, qui sert à faire la corde des potences, et le gland produit le chêne, qui peut servir de potence.

*Naître la seconde fois.* — « Les Athéniens disaient d'un individu qui revenait chez lui après une longue absence, durant laquelle le bruit de sa mort avait couru, qu'il *naissait une seconde fois*, parce qu'il ne reprenait possession de son logis qu'en remplissant une formalité symbolique où il était censé recevoir une nouvelle naissance. Il fallait qu'il fût placé sous le manteau d'une femme qui, ouvrant la ceinture de sa robe, l'en faisait sortir, comme si elle l'enfantait. Cette cérémonie se pratiquait également lorsqu'il s'agissait d'adopter quelqu'un. Il paraît qu'elle remontait aux temps primitifs de la Grèce, puisqu'une tradition mythologique en attribuait l'introduction à Junon, qui, pour adopter Hercule, l'avait mis sur son sein et l'avait fait glisser sous ses vêtements, sur le lit où elle était placée, dans la position d'une femme au moment d'accoucher.

« Il est à noter qu'au moyen âge il y avait un mode d'adoption semblable dont Grimm, dans *Deutsch Rechtsalt*, a rapporté plu-

_____

(1) *Blason populaire de la France.*

36

sieurs exemples, auxquels on pourrait joindre le suivant, qu'on lit dans une note du *Romancero espagnol*, traduit par M. Damas-Hinard. Lorque la reine Dona Sancha adopta Ramire, pour le récompenser du service qu'il lui avait rendu en prenant sa défense dans le temps où elle était accusée par ses propres fils, elle fit entrer le jeune homme par la manche d'une chemise fort ample et le fit sortir par le col, après quoi elle l'embrassa et il fut tenu pour son fils. De là est venu le proverbe espagnol : *Entrer par la manche et sortir par le col.* Mais aujourd'hui ce proverbe a perdu sa signification première et s'applique à ceux qui abusent de la liberté qu'on leur accorde dans une maison pour s'en rendre les maitres (1)».

*C'est le ventre de ma mère, je n'y retournerai jamais,* ou simplement : *C'est le ventre de ma mère.* — « Je ne m'engagerai plus jamais dans une pareille affaire : allusion, dit Larousse, à un passage de l'Évangile où Jésus, ayant affirmé pour tous les hommes la nécessité de renaître, l'un de ses disciples lui demande comment il est possible que l'homme rentre dans le ventre après en être sorti. »

*Il n'y a pas de femme en couches qui se plaigne d'avoir été mariée trop tard.* — « Manière originale et facétieuse, dit Quitard, de faire entendre à une personne livrée aux plaisirs des sens avec trop d'ardeur, qu'elle maudira un jour ces plaisirs, qui ne peuvent manquer de devenir, par l'abus qu'elle en a fait, des sources de regrets et d'amertumes.

« Cette maxime proverbiale se prend aussi dans une acception généralisée pour signifier que la douleur, qui suit toujours l'excès des voluptés, ramènent forcément ceux qu'elle frappe à de meilleures pensées, et leur fait admettre la raison, dont ils se moquaient dans de folles orgies, comme le remède le plus propre à calmer les maux qu'ils ont à souffrir. »

Les Danois ont un proverbe semblable : *Ingen grœder i barselseng, at hum kom forseent i brude-seng.*

*Ma bourse est accouchée.* — Elle est complètement vide.

*La vie n'a qu'une porte et la mort en a mille.* — Nous trouvons cet adage dans le *Voyage d'Espagne* de Bruscambille :

> Plus aisément qu'on entre en la vie on en sort,
> Elle n'a qu'une porte et mille en a la mort.

---

(1) Quitard, *Etude sur le langage proverbial.*

*Le morceau de la nourrice.* — Le meilleur morceau.

Proverbe méridional dialogué :
— Ma mère, qu'est-ce que se marier ?
— Ma fille, c'est filer, enfanter et pleurer.

*Etre de la confrérie du pot au lait.* — Avoir de petits enfants.

*Ours mal léché.* — Mal élevé. Cette comparaison repose sur ce fait que la mère l'ourse, à la naissance de son petit, ne cesse de le lécher pour enlever le sang et les liquides qui souillent son épaisse fourrure ; sans ces précautions d'extrême propreté les poils de l'ouron formeraient un magma repoussant.

Proverbe danois (1) : *A senet graaner i moders liv. og er ey des klogere.*

*L'âne grisonne dans le ventre de sa mère et il n'en est pas plus sage.* — En effet l'ânesse porte plus longtemps que les autres animaux domestiques : la brebis, 5 mois ; la vache, 9 mois ; la jument 11 mois ; l'ânesse, 12 mois.

*Cum mula peperit.* — *Quand une mule engendrera*; c'est le pendant de notre expression proverbiale : *Quand les poules auront des dents,* pour désigner une chose qu'on ne peut espérer, ou l'échec certain d'une entreprise.

« Galba, raconte C. de Méry (2), s'en était servi, comme voulant faire entendre qu'il n'était pas destiné à la dignité impériale, quand on lui prédisait par différens signes qu'il monterait sur le trône. Mais l'événement fit mentir le proverbe, puisqu'une mule engendra dans le même temps où les soldats de Néron se révoltèrent contre lui. Alors Galba, se rappelant ce qu'on lui avait prédit, s'empara de l'empire. »

Les Romains exprimaient encore la même pensée par ce proverbe :
*Une sauterelle engendrera plutôt un bœuf de Lucanie.*

Pour se plaindre de la lenteur apportée dans une affaire, les Grecs disaient :
*Un éléphant aurait plutôt enfanté !* par allusion à la durée de la gestation de l'éléphant femelle qui est de 25 mois ; c'est à tort que Buffon parle de 9 mois.

(1) Cité par Quitard, *Histoire des proverbes.* — (2) *Histoire générale des proverbes.*

Terminons par un extrait des *Proverbes de la Franche-Comté* du docteur Perrot :

Pourquoi dit-on encore :

*Jamais petit loup n'a vu son père !*

Quand une louve est en rut, des loups innombrables ne tardent pas à accourir du fond des bois. On en voit des vieux et des jeunes, des gras et des maigres, des gris, des noirs, des blancs, des rousseaux, *à la queue leu leu*, quoi ! La louve promène sans trêve ni merci à travers les forêts et les plaines cette file de poursuivants silencieux. Puis, quand ils s'endorment à la fin, elle s'arrête, se laisse couvrir et disparaît. A leur réveil, les loups dévorent celui qui a été le préféré. Les caresses d'une louve donnent la mort, et, dit-on, jamais le louveteau ne voit son père.

Pourquoi dit-on :

*Jamais vipère n'a vu ni son père ni sa mère.*

La vipère femelle coupe la tête du mâle et l'avale. Cette tête opère ainsi la fécondation dans les entrailles, et les petits, pour sortir, rongent le ventre de leur mère.

Ces erreurs-là se perpétuent chez nous par les traditions orales. Elles sont vieilles de plus de deux mille ans. Elles ont été accréditées par Pline, Galien, saint Jérôme, et combattues dans les écoles de médecine dès les XIVe et XVe siècles.

---

### III. — PETIT VOCABULAIRE ANALOGIQUE.

Nous avons réuni, sous ce titre, un certain nombre de locutions obstétricales qui nous ont semblé offrir quelque intérêt historique ou, tout au moins, se recommander par leur forme fantaisiste. Beaucoup appartiennent à la très mauvaise compagnie ; mais on excusera un philologue d'occasion de prendre son bien où il le trouve.

ACCOUCHÉE. — *Gisante* (à Douai, en Flandre, une rue où se trouvait autrefois une maison de refuge pour les femmes en couches s'est appelée rue des *Femmes-gisantes*). — *Parturiente* (terme scientifique). — *Pondeuse* (familier).

ACCOUCHEMENT. — **Synonymes** : *Accouches.* — *Couche* au singulier ou *Couches* au pluriel, pour désigner un seul enfantement.

**Jargon scientifique** : *Apocyésie*. — *Dystocie* (accouchement laborieux). — *Part*. — *Parturition*.

**Argot** : *Aboulement*. — *Débâcle*.

**Définitions fantaisistes** : *La chose la plus facile, quand c'est facile, et la plus difficile, quand c'est difficile* (P. ~~Dubois~~). — *Le seul signe certain de la grossesse* (Pajot). — *Un débarras qui devient souvent un embarras*. — *Un quart-d'heure de Rabelais qui dure quelquefois deux jours* (P. Véron). — *Le mal joli.* — *Le mal du petit Jésus ; quand il est passé, on n'y pense plus.* — *Vomissement utérin.*

ACCOUCHER. — *Accoucher* ou *s'accoucher* signifiait autrefois se coucher, s'aliter pour un mal quelconque. Ainsi dans les *Chroniques* de Froissart : « Après advint que celle dame fut enceinte, et le dit roi, son mari, *accoucha* malade au lit de la mort. » Ce n'est que peu à peu que le sens s'est restreint à celui de se mettre au lit pour enfanter. L'ancienne langue offre des variantes dialectales nombreuses de ce mot ; le bourguignon disait *écouchai* ; le picard-wallon-rouchi, *acouker* ; dans les vieux textes, on trouve encore, *acolcier*, *acolchier*, *aculcher*, *aculchier*, *accocher*, *acoucer*, (différences provenant des diverses prononciations locales).

**Synonymies** : *Agésir* ou *gésir*, ou *être en gésine* (ne s'applique plus qu'aux femelles d'animaux). — *Catonner*, animalisme, ou *chatonner*, faire des petits chats. — *Etre en arju* ou *argu* (autre vieille locution employée dans les *Ténèbres du mariage*, 1546, et dont nous ne saisissons pas bien l'origine). — *Enfanter* ou *faire un enfant*, ou *être en mal d'enfant*, ou *mettre au monde un enfant*, ou *donner le jour, la lumière, l'existence à un enfant* (synonymes à l'usage des gens pudibonds). — *Etre en douleurs.* — *Etre en travail.*

**Jargon des précieuses** : *Sentir les contre-coups de l'amour permis*. (A l'hôtel de Rambouillet, *amour permis* était le synonyme ordinaire du terme *mariage*, lequel paraissait grossier et bas.)

**Argot** : *Abouler*. — *Débacler*. — *Déboucler* (dans la langue des voleurs, ce mot signifie mettre un prisonnier en liberté). — *Désengrossir*. — *Faire pieds neufs* (Rabelais). — *Faire sortir les petits pieds* : « Il envoye sa fille aisnée chez une de leurs tantes, sous couleur de maladie, et ce en attendant que les *petits pieds* sortissent. (*Contes et joyeux devis*, Des Perriers).

Locution normande :

— Comment, il a épousé la Bérénice ?

— Il y était bien forcé : il lui avait fait « une paire de petits pieds ». (*Figaro*).

*Mettre bas* (animalisme). Le patois picard, qui semble aimer les figures de langage de cette espèce, dit volontiers ou *guériner*, qui proprement ne doit se dire que des bêtes, ou *pioter*, faire des *piots* ou *p'tiots*, des petits. Comparer l'argot des voyous : *veler*. A propos du picard, nous signalerons encore une locution singulière, *paterner*, au sens d'accoucher, dans laquelle le mot *pater* est la racine d'un terme désignant un acte qui est essentiellement le fait de la mère. — *Momir*, accoucher d'un mome : « Ma largue aboule de momir un momignard d'altèque qu'on trimbalera à la chique à six plombes et mèche, pour que le ratichon maquille son truc de la morgane et de la lance ». (Vidocq). — *Pisser des os.* — *Pisser sa côtelette.* — *Pisser des enfants.* (Huysmans : Si nous voulions nous offrir le luxe de ne *pisser que des enfants* légitimes...). — *Pondre.* Cet animalisme doit être ancien : on le retrouve, tout au moins, dès 1829, dans les *Mémoires* écrits sous le nom de Vidocq : « Il n'ignore pas comme je suis sujette aux enfants ; quand il a été des quinze mois enflaqué (1), j'ai-t'i *pondu* sans lui ? » Du verbe, le substantif féminin *pondeuse*, pour désigner une femme féconde. A. Gill, dans la *Muse à Bibi* :

> Et puis tous les ans c'est un gosse ;
> Qué *pondeuse* ! En v'là d'un négoce !
> C'est épatant. A pond ! a pond !

Pour terminer, qu'on nous permette une courte digression sur une pruderie du langage moderne.

*Accoucher* n'est plus un terme de bon ton ; et pourtant Pierre Corneille, dans *Sertorius* (1662), n'a pas hésité à écrire :

> Et la triste Emilie est morte en *accouchant* (2).

Morte en *accouchant* ! Pouah ! où fréquentait donc ce Corneille ? A l'hôtel de Rambouillet, chez les raffinées de l'époque. Quant aux auteurs comiques, n'en parlons pas ; il fallait tout autre chose pour les effaroucher.

Passons du sens propre au sens figuré. Imaginez dans un salon

---

(1) Mis en prison. — (2) V, 11.

un invité pressant un autre de s'expliquer et lui disant tout haut :
« Parlez, *accouchez* enfin... » Quel jeu des éventails ! Mesdames,
la locution qui vous semble digne du célèbre Taupin ou de l'illustre Boireau est du duc de Saint-Simon. Appliquée à la littérature,
l'image reste admise avec le verbe *enfanter*, mot plein de respec-
tabilité, autant que son synonyme est *improper*. Pourquoi tant de
bégueulisme ? Molière, dans les *Femmes savantes* (1672), a écrit :

> A notre impatience offrez votre épigramme,
> Hélas ! c'est un enfant tout nouveau-né, madame ;
> Son sort assurément a lieu de vous toucher,
> Et c'est dans votre cour que j'en viens d'*accoucher* (1).

Et dans la *Métromanie* (1738), Piron de même :

> Hélas ! ma muse, au gré de l'espoir qui m'enflamme,
> Dans mon premier transport venoit de l'ébaucher ;
> Deux fois du même enfant pourra-t-elle *accoucher* ?

La *Néologie* de Sébastien Mercier (1801) propose même d'appliquer le mot *accoucheuse* à... la plume de l'historien. « Où trouver
l'*accoucheuse* de la vérité, si la plume de l'histoire ne l'est pas toujours ?... La plume *accoucheuse* du mensonge se taille tous les
jours, mais il faut un siècle pour préparer celle qui ne ment pas. »
C'est là, il faut l'avouer, du pur galimatias. Revenons aux classiques. Chez les meilleurs d'entre eux, *accoucher* s'applique non
seulement à l'intelligence, mais aussi à la volonté. Le cardinal de
Retz : « Monsieur avait *accouché* de projets toute la nuit.» Et dans
le *Légataire universel* (1708) de Regnard :

> ... Enfin j'*accouche* d'un dessein
> Qui passera l'effort de tout l'esprit humain (2).

ACCOUCHEUR. — Ce terme ne se trouve dans aucun lexique antérieur au dictionnaire latin-français de Danet, 1685; il ne semblerait donc dater que de la seconde moitié du XVIIe siècle.

**Jargon scientifique.** — *Gynécologue.* — *Tocologue.*

**Définitions fantaisistes.** — *Sage-femme en culottes.* — *Une
variété de la mouche du coche dite la mouche de la couche.* — *Un
opérateur qui trop souvent fait des opérations... financières.* —
*Concierge de l'existence.* — *Tireur de cordons.* — *Travailleur de*

---

(1) III, 1. — (2) IV, 2.

*la mère* (Decourcelle). — *Variété de médecin qui doit posséder un œil au bout du doigt, sans se mettre le doigt dans l'œil.*

AVORTEMENT. — AVORTER. — ABORTIF. — AVORTEUSE. — **Synonymes** : *Affoulure.* Ce mot de notre vieille langue est resté dans le patois rouchi et dans le patois picard, sous la forme *affolure*, avec le sens général de blessure. Le picard a encore le terme *échorter*, mais ce mot appliqué à une femme est un animalisme, car il se dit au propre de la vache ; toutefois, le substantif *échortin* se dit fort bien d'un enfant chétif, d'un avorton. — *Se fouler.* — *Fausse couche.*

**Jargon scientifique** : *Effluence, Effluxion.* — Mercier, dans sa *Néologie,* voudrait, on ne sait pourquoi, faire de l'adjectif *abortif,* un substantif synonyme d'avortement : « La douleur qui la frappa dans sa grossesse fut si vive qu'elle faillit faire un *abortif.* » Si Mercier avait réussi à faire passer sa proposition, la langue savante avait quantité de termes pour remplacer l'adjectif monté au rang de substantif : *amblotique, diecbolique, ecbolique, ectrotique.* Et je garantis que le grec en donnerait d'autres encore.

**Jargon des bourgeois** : *Se blesser.* — *Se faire mal.*

**Argot** : *Casser son œuf.* — *Décrocher un enfant.* (D'où *se faire décrocher, décrocheuse*). — *Faire couler son enfant* (employé particulièrement par les filles). — *Fausse sortie.* — *Faiseuse d'anges* (terme mis à la mode par le procès d'une sage-femme du Midi qui aurait été ainsi appelée parce que les nouveau-nés morts sont acquis au ciel. Ne vont-ils plutôt dans les limbes ? Une mégère de Batignolles, récemment arrêtée, avait reçu de sa clientèle le sobriquet moins poétique de la *Mort-aux-gosses*) (1). — *Momignardage à l'anglais* ou *en purée.*

BOURBE (LA). — Nom que le peuple de Paris s'obstine à donner à la *Maternité*, malgré l'infamie qui semble attachée à cette appellation de l'hospice.

CACHE-BASTARDS. — Nom donné aux vertugadins « si favorables aux filles qui s'étoient laissé gâter la taille », comme il est dit dans le Dictionnaire des jésuites de Trévoux. C'est pourquoi on les nommait ironiquement des *vertu-gardiens.* Les Espagnols, qui furent les derniers à en conserver la mode, les appelaient sérieusement *garde-infante.*

_____

(1) Voir p. 349.

CORDON. — **Synonymes** : *Boudinette*. — *Védille* (1) (terme du midi ; probablement le même terme que *vétille*, du bas latin *veta*, équivalent à *vitta*, bande, cordon).

DOULEURS. — (Les *mouches* sont les douleurs du début de l'accouchement, viennent ensuite les *douleurs expulsives*, puis, à la fin, les *douleurs concassantes*).

**Synonymes** : *Tranchées*. — *Travail*.

ENVELOPPES DE L'ŒUF. — **Synonymes** : *Agnelette* (2). — *Coiffe*. — *l'eau divine*. — *Poche des eaux*. — *Petite toile* ou *Toilette*. — Nous indiquerons le synonyme provençal, *crespino*, consacré par un passage de la *Mireille* de Mistral : *As ta crespino*, ce qui signifie : *tu es née coiffée*.

**Jargon scientifique** : *Chorion*. — *Allantoïde*. — *Amnios*. (Les Grecs appelaient *Amniomantie* les présages que l'on tirait de la coiffe).

CURATEUR AU VENTRE. — Curateur que l'on nomme à l'enfant dont une femme est enceinte, au moment du décès de son mari.

FEMME ENCEINTE. — **Vieilles locutions** : *Etre damée, empêchée, empreinte, emprergée* (Picardie), *engrossie* (nous avons encore la forme *engrossée*), *gérente* (de *gerere*, porter), *pleine* (ce terme, aujourd'hui grossier, a été employé par Ronsard (3), *pregnante*. — *Faire enfler le ventre, engrossir, grossir, remplir*, signifiaient mettre une femme enceinte. — *Etre gros* était synonyme de *avoir envie* ; dans une comédie de 1584, *Les Contents de Tournebœuf*, se trouve cette phrase : « Monsieur, il y a plus de huit jours que je suis gros de vous voir ».

**Jargon scientifique** : *Gestante*.

**Jargon des bourgeoises** : — *Porte un enfant dans ses flancs, dans son sein* (réminiscence d'une périphrase classique.) — *Femme embarrassée* (Le picard use couramment du terme *imbarachée*).

---

(1) Ou *bédille*, de *béde*, ventre. En Poitou, le *béde* est le ventre ; dans le Morvan, le *bedon* est l'ombilic. (Dr E. Brissaud.) — (2) Traduction d'Ἀμνετος, d'agneau (sous-entendu ὑμήν, membrane) ; enveloppe qui rappelle la mollesse de la laine d'agneau ! (3) *Ode à Olivier de Magny* :

Lorsque ta mère estoit preste à gésir de toy,
Si Jupiter, des Dieux et des hommes le Roy,
Lui eut juré ces mots : l'enfant dont tu es *pleine*...

**Jargon mondain** : *Enceinte* (1) (le vieux français avait *enceintée* (2), encore employé dans certaines provinces) est populaire en France. M^me la Comtesse de Bradi, dans son traité sur le *Savoir-vivre*, écrit gravement : « Les gens du peuple ont retenu une expression des livres saints que ceux du monde n'emploient point, ils disent une *femme enceinte,* les derniers disent une *femme grosse* ». *Erudimini* ! Et cependant, si l'on en croit la *Vie moderne en Angleterre,* 1862, les ladies Anglaises se serviraient volontiers du mot proscrit par nos mondaines. Nous citerons plus loin une autre périphrase dont use la pudique Angleterre. — Les campagnards disent volontiers d'une fille séduite, une *fille mise à mal.*

**Argot** : *Femme gonflée, pleine, remplie.* — Les gens tout à fait distingués emploient également avec la même signification les termes : *couleuvre, chef-lieu d'arrondissement, gourde, guimbarde, omelette soufflée, potiron, trouille* (aphérèse de citrouille), etc.

**Définitions fantaisistes** : *Une femme qui a quatre oreilles ; Qui n'a pas de grève dans son bassin houiller ; Qui a mis sa crinoline sa tournure à l'envers ; Qui porte un orgue de barbarie. — Une femme souvent enceinte est comme un confessional, il y a toujours du monde ; ou bien : C'est une enceinte continue ; ou encore : « Ce n'est pas une femme, c'est un bal d'enfants » ; C'est une lapine.*

Forceps. — **Synonymes** : *Mains de Palfyn* (l'inventeur de cet instrument). — *Tire-tête. — Ferrements. — Fers.*

Grossesse. — **Vieilles locutions** : *Accroissement de boyaux. — Allonger sa ceinture.* On lit dans la *Comédie des chansons* :

C'est luy, je vous le jure
Qui est cause que maintenant j'allonge ma ceinture.

*Avoir le plein* (3). — *Eslargissement du ventre. — Enfleure. — Hydropise. — Engoulevure. — Engroissure. — Groisse.* (Ce mot

---

(1) De *in* privatif et *cingere*, ceindre (femme qui ne porte pas de ceinture, à l'exemple des Romaines qui étaient dans une situation intéressante) (Littré). Le D^r Brissaud préfère cette autre éthymologie : *inciens,* de ἔγκυος, de ἐν et κύω renfermer.

(2)                          Tant i vint Milum tant laima
                             Que la demoiselle enceinta

                                           (Marie de France, Lai de *Milum*)

(3) *Dans les Tromperies,* comédie de Pierre de Larivey, 1611.

est dans Rabelais à propos des veuves : « Si au troisième mois elles *engroissent*, leur fruict sera héritier du deffunct, et, la *groisse* congneue, poussent hardiment oultre, et vogue la galée, puisque la panse est pleine. » (Liv. I, Chap. III). — *Graisse* (1). — *Groseur.* — *Les petits pieds font mal aux grands.* — *Portée* (Animalisme) (2). — Après ces vieux termes citons un néologisme proposé par Mercier : « *Enfanture* pourrait fort bien entrer dans la langue poétique comme synonyme de grossesse. Allons, un peu d'audace, poètes timides ! »

**Jargon scientifique** : *Gestation.* — *Hyperembryohydrométrotrophie* (quand on parle de grossesse devant des jeunes filles, il est décent de donner à cet état ce nom, puisé dans la fameuse nomenclature de Piorry.)

**Jargon des précieuses** : *Mal d'amour permis.*

**Jargon académique** : *Dieu a béni leur couche.*

**Jargon des bourgeoises** : *Mal de mère.* — *Position ou situation intéressante* (3). (Jules Moineaux, dans le *Charivari* du 9 septembre 1878, prétend que cette locution a été inventée par les Anglais pour leur *queen* Victoria. Remarquons toutefois que, dans la bonne société d'Outre-Manche, une femme dans l'état sus indiqué est plutôt dite : *en voie de famille, in a family way*).

**Jargon des juifs allemands** : Un banquier disait à son cercle, avec l'accent de la race :

— J'avais un drès bon gocher, j'ai été obligé de le renvoyer : il a fait drois *grossesses* à ma femme !

Grossesse pour grossièreté.

**Argot** : *Ballon* ou *butte* (ventre de femme enceinte). — *En avoir plein son sac.* — *Etre logée chez la veuve J'en tenons* (cette locution, encore employée dans la première moitié du siècle, se ren-

---

(1) « Quand aujourd'hui, dit le Dr E. Brissaud, *loc. cit.*, un paysan parle ironiquement d'une fille qui *engraisse* où à laquelle *survient une grosseur*, il commet un anachronisme, mais non une faute de mots : « Comme Ysabel, fille du feu Gérart, eust été *engrossie* sanz mariage, laquelle *grosseur* pour doubte de son père et de sa mère elle eust celee. » (*Arch. nat.* cité par La Curne). — (2) « Il y trois cents ans, fait observer le même auteur, *grossesse* était vulgaire, *portée* était un terme plus noble. La grossesse de la Vierge était *Sainte-Portée*. Il est vrai que ce mot était déjà employé dans le style libre et familier : « Si j'étais mariée au roy, je ferois trois enfants d'une seule *portée*, c'est à savoir deux fils et une fille. »

(3) Cette position intéressante est parfois intéressée et souvent une fausse position.

contre assez souvent chez Vadé, le comte de Caylus et autres auteurs du même genre. Dans les *Ecosseuses* de ce dernier, on lit: « Eh bien ! tu es logée chez la veuve J'en tenons? Voyez le grand malheur ! Si toutes les filles se pendaient pour ça, vraiment, il n'y aurait pas tant de filles mariées). — *Etre dans l'infanterie* (agréable jeu de mots dû, sans doute, à quelque spirituel caporal). — *S'être fait arrondir le globe* (V. le célèbre *nocturne* de la *Muse à Bibi*)... Arrêtons là cette nomenclature.

**Définitions fantaisistes :** *Avoir avalé le pépin* (celui de la pomme d'Eve, sans doute). — *Avoir le mou enflé.* — *Avoir un Bédouin dans le ventre* (date des guerres d'Afrique). — *Avoir un polichinelle dans le tiroir ; une affaire cachée sous la peau; un fédéré dans la casemate ; un locataire à l'entresol ; une augmentation du proprio ; un ballon captif.* — *Bâtir sur le devant,* se dit également du développement abdominal des gourmands et de celui des femmes enceintes. — *Certificat d'emmagasinage.* — *Fluxion ou hydropisie de neuf mois.* — *Folie qui prend du ventre.* — *La bosse de la fécondité; la bosse de la philanthropie.* — *La vraie danse du ventre.* — *Un reçu en bonnes formes* (Pajot). — *Il y a puéril en la demeure.* — *Scrutin d'arrondissement* qui donne toujours lieu à un *ballotage* (des seins).

Liquide amniotique. — **Synonyme :** *Eaux.*

Lochies. — **Synonyme :** *Vidanges.*

Nombril. — **Synonyme :** *Fond de pêche.* — *Midi.* — *Ombilic.*

**Définitions fantaisistes :** *La bouche du fœtus* (Despériers). — *L'œil du ventre* (Ingres). — *Sous-seing privé.*

Nouveau-né. — **Jargon ecclésiastique :** *Fruit des entrailles.* (Voir la *Salutation Angélique*).

**Argot :** *Crevard* (enfant mort-né). — *Gluant* (le lait que l'enfant nouveau-né tette et laisse baver sur lui, le rend poisseux et, si l'on écoute Delvau, désagréable à toucher pour quiconque n'est ni sa mère ni son père). En dépit de l'ordre alphabétique, nous joindrons immédiatement à ce terme élégant celui de *Salé,* qui est un synonyme et, nous citerons ces quatre vers de la *Chanson des gueux :*

> Paraît que j'suis dab (1)? Ça m'esbloque (2);
> Un petit *salé*, à moi le salaud !
> Ma rouchi (3) doit batt' la berloque.
> Un *gluant*, ça ne ferait pas mon blot (4) !

(1) Père. — (2) Etonne. — (3) Femme. (4) Mon affaire.

*Gosse.* — *Gosselin.* — *Jésus à quatre sous* (allusion au prix des poupards à tête rose qu'on donne aux enfants). *Marmot.* — *Môme.* — *Momaque.* — *Momignard.* — *Moutard.* — *Pet à vingt ongles.* — Une *pisseuse* désigne souvent,dans les campagnes, une fille qui vient de naître.

PLACENTA (1). — **Synonymes** : *Amnié.* — *Arrière-faix.* — *Délivre.* — *Gâteau placentaire.* — *Lit de l'enfant* (A. Paré). — *Secondines.*

**Locutions provinciales** : *Chet, Chef,* (Berry). — *Mère* (Morvan). — *Nurreture* (Centre). — *Leyt* ou *Llett* (Béarn, qui signifie *Lit*). PRODUIT DE LA CONCEPTION. — **Jargon scientifique** : *Avorton.* — *Embryon.* — *Fœtus.* — *Môle.* — *Part* (en vieux français *Parture*).

**Définitions fantaisistes** : *Fardeau qu'on porte neuf mois.* — *Graine de choux.*

SAGE-FEMME. — **Synonymes** : *Accoucheuse.* — *Matrone.*

**Vieilles locutions** : *Belle-mère* (XVI⁰ siècle). — *Mère-aleresse* vieux mot picard, dérivé évidemment de *mater* et de *alere*; à Abbeville, on désignait sous le nom simple d'*aleresses* des femmes chargées par l'échevinage de donner des soins aux orphelins). — *Obstétrice.* – *Ventrière* (moyen âge).

**Argot** : *Attrapeuse.* — *Débacleuse.* — *Mme du guichet ou portière du petit guichet* (XVIᵉ XVIIᵉ siècle). Dans *Léandre Hongre*, parade de Moy, Gilles parle de *Mme Tirepousse*, accoucheuse. (Francisque Michel). — *Madame tire-monde* (sobriquet fort en usage au siècle dernier ; on le trouve encore dans Paul de Kock). — *Mômeuse.* — *Mômière.* — *Preneuse.* — *Ramasseuse.* — *Tâteminette.* — *Tire-mômes.*

**Définitions fantaisistes** : *Antidote du croque-mort.* — *Métier qui ne s'apprend que petit à petit.*


IV. — PENSÉES, RÉFLEXIONS, ÉPIGRAMMES


— Autres temps, autres mœurs. Autrefois les Lacédemoniens n'accordaient l'honneur d'une épitaphe qu'aux hommes tués à la guerre et aux femmes mortes en travail d'enfant ; aujourd'hui

---

(1) Πλακοῦς, gâteau. Les accoucheurs, par un irrésistible besoin de pléonasme, l'appellent quelquefois *gâteau placentaire* (Dʳ E. Brissaud).

croque

Gavroche, rencontrant une femme enceinte, lui crie dans le dos : *Complet* (1) !

— Cicéron qui, comme on sait, fut un homme facétieux, reprit assez plaisamment un pléonasme d'Hirtius lequel, en plaidant contre Pansa, avait dit d'une femme qu'elle avait porté son fils dix mois dans son ventre. « Apparemment, reprit Cicéron, qu'un autre l'eût porté dans sa poche. » C'est le grave Quintilien qui, dans son *Institution oratoire*, rapporte ce mot du prince des orateurs.

— Ménage, atteint d'une pleurésie, demanda qu'on lui fit venir le père Airaut, jésuite, son parent. A peine le religieux est entré dans la chambre du malade, qu'il l'embrasse, lui témoigne sa douleur, le console et l'exhorte à la mort. Ménage, édifié de tout ce que le père Airaut lui dit des miséricordes de Dieu, murmure en soupirant : « Je vois s'accomplir la pensée que j'ai toujours eue ; qu'on a besoin d'une sage-femme pour entrer dans le monde, et d'un homme sage pour en sortir ».

— Un satirique qui a trop souvent prouvé que, pour lui, « paroles ne puaient pas », Mathurin Régnier (2), a composé ce quatrain :

> L'amour est une affection
> Qui par les yeux dans le cœur entre,
> Et par forme de fluxion
> S'écoule par le bas du ventre.

Dans le même ordre d'idées, Pajot a dit : « En amour, on commence par Platon pour finir par Baudelocque ». Sous sa forme convenable, ce dernier aphorisme est sujet à critique. On commence par Platon ? Que notre cher maître Pajot veuille bien relire certains passages du *Banquet*, et il se rappellera que l'amour platonique, qui en son sens réel est le même que l'amour socratique, ne finit pas par Baudelocque. Par Tardieu plutôt.

— « Ne nous étonnons pas, dit Voltaire, que l'homme, avec tout son orgueil, naisse entre la matière fécale et l'urine, puisque ces parties de lui-même plus ou moins élaborées, plus souvent ou plus rarement expulsées, plus ou moins putrides, décident de son caractère et de la plupart des actions de sa vie. »

---

(1) L'Église refusa longtemps la sépulture en terre sainte aux femmes qui mouraient en état de grossesse ou pendant les douleurs de l'enfantement. — (2) 1573-1613.

Déjà J. Riolan avait fait des réflexions analogues :

« Néron, cet infâme prince qui souilla ses mains dans le sang de sa mère, n'est peut estre pas à blamer de ce qu'il en fit ouvrir le corps, pour considérer le lieu de sa première demeure. Pleust à Dieu que les aultres monarques du monde allassent quelquesfois apprendre là dedans la vraye origine de l'homme. O ! qu'ils auroient bien tost recogneu le subiect qu'ils peuuent auoir de faire tant d'estat de leurs personnes, eux qui en effect ne sont qu'vn bouillon de semence, ramassé et lasché par vne boutade de lubricité dans la matrice qui ne peut estre qu'vne très sale partie, pour auoir deux puants vaisseaux auprès de soy : celuy de l'vrine et celuy des excremens du ventre. Jugez par là de l'importance de notre premier logement, qui après auoir esté formez d'vne matière puante et corrompue, sommes, pour comble de misère, renfermez pendant neuf mois dans un sale cachot, et contraincts à nous veautrer perpétuellement comme pourceaux entre le pissat et tout ce qu'il y a de plus sale dans vn corps. »

Le Cordelier Menot, dans l'un de ses Sermons en latin de cuisine, entrelardé de français de cabaret, a brassé la même matière Dans le sermon du jeudi après le quatrième dimanche de carême. ce prédicateur s'écrie :

« *Intramus per unam portam in hunc mundum, sed oportet exire per aliam. O mundani et mundanœ ! non potestis satiari* de vos farderies. *Si bene consideramus portam per quam intramus*, c'est une porte sale et dégoûtante : *non est rex, papa, vel dominus qui non debeat transire per hanc portam. Et si prima* est sale et vilaine, *ita quod quando loqui oportet de eá*, *oportet* baisser le front ; *adhuc secundo est vilior et fœtidior* et pleine d'ordures. »

Pajot s'est encore plu à reprendre la même pensée : « L'homme nait entre l'urine et les excréments... Si Dieu a fait l'homme à son image, il a bien mal placé son moule. »

— Cette observation de Pline est toujours juste : *Ritu naturœ capite hominem gigni mos est, pedibus efferri*. « L'ordre naturel est que l'homme vienne au monde la tête en avant et en sorte les pieds les premiers. »

*Sortir les pieds devant* est une expression figurée encore assez souvent employée pour signifier *mourir*.

— Maxime orientale tirée des Apologues et Contes orientaux de Saadi, traduits du persan par l'abbé Blanchet :

« On se réjouissait à ta naissance et tu pleurais ; vis de manière à ce que tu puisses te réjouir au moment de ta mort à voir pleurer les autres. »

Lord Grenville en a fait des vers latins :

> *Dum tibi vix nato læti risere parentes,*
> *Vagitu implebas tu lacrymisque domum.*
> *Sic vivas ut, summa tibi cum venerit hora,*
> *Sit ridere tuum sit lacrymare tuis.*

Ces vers ont été traduits en français par Guillaume Keith, comte maréchal d'Ecosse, l'ami de Jean-Jacques Rousseau :

> Quand vos yeux, en naissant, s'ouvraient à la lumière,
> Chacun vous souriait, mon fils, et vous pleuriez ;
> Faites si bien qu'un jour, à votre heure dernière,
> Chacun verse des pleurs, et que vous souriiez.

Les pleurs de l'enfant à sa naissance, sujet qui n'est point jeune puisqu'il remonte à Lucrèce, ont encore donné lieu à ce quatrain laconique :

> On entre, on crie
> Et c'est la vie.
> On crie, on sort
> Et c'est la mort.

— Pensées tirées de la *Vie parisienne* L'enfant naît dans les larmes comme le jour se lève dans la rosée. — L'enfant est un ange dont les ailes tombent à mesure que les jambes lui poussent.

— Lu dans l'*Immortel* de Daudet : « ... Trompant le mari pour l'amant qu'elle n'aime pas davantage, ayant de la maternité une peur abominable, et un seul cri d'amour qui ne mente pas : *Prends garde !* La voilà, la femme moderne. » Et au fond d'un bidet d'argent de demi-mondaine : *Laissez venir à moi les petits enfants.*

— Prière d'une horizontale : « O Vierge ! qui avez conçu sans pécher, faites-moi la grâce de pécher sans concevoir ! »

— La grande tragédienne Rachel disait un jour en couches, à Schœlcher : « Ah ! si je savais celui qui me l'a fourré, il passerait un vilain quart d'heure avec moi. »

— Rien de nouveau sous le soleil ; à Constance, dans un vieux tableau de la *Conception*, où la vierge avale un œuf dans lequel

entre un rayon émané de Dieu le père, il y a comme un pressentiment de *l'Omne vivum ex ovo,* d'Harvey.

Notre savant professeur Pinard nous avait émerveillé par le diagnostic d'une grossesse trigémellaire, mais ce tour de force obstétrical n'est pas nouveau : lisez plutôt dans les : *Contes populaires
de l'Egypte ancienne,* cette scène d'accouchement au XVIe siècle
av. J.-C ; c'est la plus ancienne que nous connaissions : « Or, un
de ces jours-là, il arriva que Rouditdidit sentit les douleurs de l'enfantement. La majesté de Râ, seigneur de Sakhibou, dit à Isis, à
Nephthys, à Maskhonit, à Hiquit, à Khnoumou : « Allons, hâtez-
vous d'aller délivrer la Rouditdidit de ces *trois* enfants qui sont
dans son sein »... Les déesses se changèrent en musiciennes... et
elles entrèrent devant Rouditdidit, puis fermèrent la maison sur
elle et sur elles-mêmes. Alors Isis se mit devant elle, Nephthys
derrière elle, Hiquit opéra les manœuvres de l'accouchement... »

— Réflexion d'un ennemi du corset : On parle toujours des angoisses de Jonas passant trois jours dans la baleine... Et tous nos
enfants donc, qui y passent neuf mois !

— Souvenir d'un accoucheur dit par le Dr Delineau au « joyeux
diner du Bon-Bock » :

> Certain maître accoucheur secourait une dame
> Fort belle et fort bien faite. Or malgré ses douleurs,
>   Comme un médecin n'a pas d'âme,
>   Il s'occupait peu de ses pleurs :
>  Mais il faisait, in petto, certaine remarque,
> Et quand l'enfant sortit, il lui souffla tout bas :
>   Petit, si tu ne rentres pas
>   Eh ! passe-moi ta contre-marque ?

— Pour tous les êtres animés, le prélude de la génération s'accompagne de sensations agréables, tandis que son dernier acte
s'accomplit au milieu des plus vives douleurs. De cette particularité, Molière, dans l'*Étourdi,* a tiré une comparaison ingénieuse :

> Les dettes aujourd'hui, quelque soin qu'on emploie,
> Sont comme les enfants, que l'on conçoit en joie
> Et dont avecque peine on fait l'accouchement.
> L'argent dans notre bourse entre agréablement ;
> Mais le terme venu que nous devons le rendre,
> C'est lorsque les douleurs commencent à nous prendre.

37

— Bossuet, lui-même, n'a pas craint d'emprunter une comparairaison à l'obstétrique : « Tout ce peuple fait des efforts inutiles, semblables à ceux d'une femme dont l'enfant est prêt à sortir et qui n'a pas assez de force pour accoucher. » (*Politique tirée de l'Écriture Sainte*) (1).

— Autre figure de réthorique : « Grotius, dans sa harangue à la reine Anne d'Autriche sur sa grossesse, dit que les dauphins en faisant des gambades sur l'eau annoncent la fin des tempêtes, et que, pour la même raison, le petit Dauphin qui remue dans son ventre annonce la fin des troubles du royaume. » (Voltaire, *Corresp. génér.*).

— Lamennais s'égare aussi dans le domaine de la litote obstétricale lorsqu'il écrit cette sentence prudhommesque. « Le temps peut avoir des couches laborieuses mais il n'avorte jamais. »

— Proverbe espagnol à rapprocher des exemples précédents : « La misère est la sage-femme du génie ».

— Plutarque rapporte qu'une femme éprouvant les douleurs de l'enfantement, avait été transportée sur un lit. Elle dit alors aux servantes qui la soignaient : « Comment le lit pourra-t-il remédier à mes douleurs, puisque c'est là que j'ai contracté mon mal ? » (*Préceptes conjugaux*, trad. Bétolaud).

— L'Arétin émet un sentiment très humain en disant : « Toutes les tromperies et toutes les iniquités des femmes sont effacées par les douleurs de l'enfantement ».

— Au premier discours de son traité des *Bons mots et des bons contes* (2), Collères, de l'Académie française, raconta l'anecdote suivante :

Quelques dames parlaient des grandes douleurs qu'elles avaient souffertes en accouchant. Il y en eut une qui dit :

— Pour moy, je ne suis pas de même, et j'ay moins de peine à accoucher qu'à avaler un jaune d'œuf.

— Il faut, madame, lui répondit un homme de la compagnie, que vous ayez le gosier bien étroit.

Cette réponse malicieuse fit rire toutes les autres dames, et embarrassa celle qui accouchait si facilement.

---

(1) Les prophètes ont souvent emprunté à leurs métaphores l'art obstétrical. V. notre *Histoire des Accouchements*, p. 191. — (2) 1692.

— Une jeune femme, dont le mari était absent depuis quinze mois, pleurait à chaudes larmes, devant Diderot, sur les signes déjà visibles d'une grossesse compromettante :

— Que voulez-vous, ma pauvre amie, lui dit le philosophe en l'embrassant, la nature est une traîtresse qui mêle toujours un peu de chicotin aux bonbons qu'elle nous donne. *In venere semper certat dolor et gaudium.*

A. R.

— Une jeune femme dont les couches avaient été très laborieuses, disait un jour à Sophie Arnould :

— Ah ! mon amie, pourquoi faut-il tant souffrir pour un moment de bonheur !

— Que voulez-vous, ma chère ! lui répondit la spirituelle actrice, les douleurs de l'enfantement sont pour nous les remords de la volupté.

— Réflexion de Joseph II sur les avantages de la chasteté. Pendant une visite de ce prince dans les salles de l'Hôtel-Dieu de Paris, il entendit des cris perçants :

— Qu'est-ce donc ? demanda-t-il aux sœurs qui l'accompagnaient.

— Sire, lui répondit la supérieure, c'est une femme en mal d'enfant.

— Ah ! Mesdemoiselles, s'écria l'Empereur, en se retournant vers les religieuses, ces cris ne doivent pas vous faire regretter le vœu de chasteté que vous avez fait.

— Que répondre à cette réflexion philosophique de Diderot ? « *In dolore paries*, tu engendreras dans la douleur, dit Dieu à la femme prévaricatrice. Et que lui ont fait les femelles des animaux qui engendrent aussi dans la douleur ? »

Cependant les douleurs chez ces dernières ne paraissent pas être aussi fortes que chez la femme. Ainsi une chienne a pu mettre bas sur la robe de Madame, duchesse d'Orléans, sans que sa maîtresse s'en aperçut :

« Madame la princesse de Condé était avec moi, écrit la princesse Palatine ; voilà que Charmille qui était derrière moi, se met à se plaindre et à se remuer, comme elle faisait toujours lorsqu'elle voulait être caressée. Madame la princesse me dit :

« Votre chienne se démène, qu'a-t-elle ? » Je dis :

« Elle veut que je la caresse. » Je passe la main derrière moi pour la caresser et je la trouve toute mouillée ; elle venait à l'instant de mettre bas ses petits chiens sur ma robe de velours qui était étalée autour de moi. »

— La belle-sœur de Louis XIV, Madame la duchesse d'Orléans, n'avait pas un goût prononcé pour les « joies » de la maternité et ne manquait aucune occasion d'exprimer son opinion. Voici plusieurs passages de sa *Correspondance* qui en font foi :

« Je me suis trouvée extrêmement bien depuis mes couches, et je n'ai pas eu la plus petite incommodité, quoique le mal d'enfant ait été beaucoup plus rude que les deux autres fois. J'ai été durant 10 heures dans de grandes douleurs, ce qui, à dire la vérité, m'effraie tellement que je ne me soucie plus d'être un tuyau d'orgue, comme vous me l'écrivez ; les enfants sont trop durs à venir. »

«... On dit que de bonnes couches réparent les fausses, et qu'il est bon de se retrouver enceinte de suite après une fausse couche ; selon moi, ce qu'il y a de mieux en ce genre ne vaut pas grand'chose. »

«... Ce n'est pas du tout amusant que la grossesse et tout ce qui s'en suit. Je regarde comme heureux de pouvoir maintenant parler de tout cela comme un aveugle des couleurs, car c'est de tout point, du commencement jusqu'à la fin, une vilaine, dangereuse et sotte chose, qui ne m'a jamais plu. »

La duchesse de Berry n'était pas non plus une enthousiaste de progéniture :

— Nous n'avons que les souffrances de la maternité, disait-elle à son fidèle Deneux ; à peine avons-nous donné le jour à un enfant que, sans pitié on nous l'enlève sur le champ et pour toujours. Nous autres princesses, on ne nous regarde que comme des moules à enfant.

Elle ne partageait pas l'opinion de Montesquieu qui répondait à une demoiselle quelque peu galante, lui demandant ce qu'était le bonheur :

— Le bonheur ? lui dit le philosophe, c'est la fécondité pour les reines et la stérilité pour les filles.

Ce n'était pas l'avis de Christine de Suède, dont le médecin Bourdelot favorisa le libertinage en lui enseignant d'en prévenir les suites :

— Avoir des enfants, disait cette reine, quelle horrible chose ! je ne serai jamais assez reconnaissante envers mon médecin qui m'a délivrée de cette abominable suggestion, sans qu'il m'en ait coûté un seul instant de bonheur.

La princesse de Conti reconnaissait cependant un avantage à ses semblables : ayant un jour une assez vive querelle avec son mari, elle lui dit brusquement :

— Je puis faire sans vous des princes du sang, Monseigneur, et vous n'en pouvez faire sans moi.

Il paraît qu'elle l'a prouvé.

— La science n'a à sa disposition que trois qualificatifs pour caractériser les douleurs de l'accouchement ; *préparantes* ou *mouches, expulsives* et *concassantes* ; la langue de Mme de Sévigné est autrement riche : « Voilà des douleurs si vives, si extrêmes, si redoublées, si continuelles, des cris si violents, si perçants, que nous comprîmes très bien qu'elle allait accoucher. » (*Lettre* du 19 novembre 1670). Convenons toutefois que si l'expression est abondante, elle est un peu vague.

— Esope prête cette belle réponse à une bête : « On reprochait à la lionne qu'elle ne mettait qu'un petit au monde.

— Oui, un seul, répondit-elle, mais c'est un lion !

Le mot est fort héroïque, malheurement il porte à faux. A chaque portée, la lionne met bas quatre ou cinq petits.

Arnal tire une moralité du reproche fait à la lionne ... Mais il a eu le tort de la mettre en vers :

> On reprochait à la lionne
> De ne faire qu'un seul petit,
> Fièrement elle répondit :
> — Qu'a donc cela qui vous étonne ?
> Un seul, oui, vous avez raison,
> Mais songez que c'est un lion.
>
> Sa réponse était des plus sages.
> Auteurs, au lieu de vingt ouvrages,
> N'en faites qu'un, mais qu'il soit bon.

— On connaît la réponse de Julie, fille d'Auguste, à qui l'on demandait pourquoi ses enfants ressemblaient à Agrippa, malgré les nombreuses infidélités qu'elle lui faisait :

— C'est que, fit-elle sans la moindre gêne, je n'admets de passager dans la barque que quand elle est pleine.

L'espèce humaine montre, en effet, moins de retenue que les animaux : « Une femme, écrit Laurent Joubert, est toujours de bon appointement, et se trouve, en tout temps, preste de bien faire, voire fust-elle grosse jusqu'à la gorge. » Au contraire, la bête femelle fuit instinctivement les approches du mâle pendant toute la durée de la gestation. « Les bestes sur leur ventrées, dit Rabelais, n'endurent jamais le masle masculant. »

On cherchait à résoudre le pourquoi de cette différence devant le poète latin Santeuil. Chacun donnait son argument. Santeuil gardant le silence, quelqu'un l'interpella :

— Et vous, monsieur Santeuil, qu'en pensez-vous ?

— Ma foi, dit-il en riant, je ne connais pas d'autre raison que de ces femelles, les unes sont raisonnables et les autres des bêtes.

Cette réponse a été prêtée à divers personnages des temps modernes et de l'antiquité. Popilia, fille de Marcus, semble être la première en date, d'après Macrobe.

— « La naissance de l'Empereur eut cela de particulier qu'elle ne causa à sa mère presqu'aucune des douleurs et des incommodités qui accompagnent d'ordinaire un enfantement (1) ». (Docteur J. Héreau ; *Napoléon à Sainte-Hélène*).

— « Madame Bonaparte se hâte de sortir de l'église... elle n'a que le temps de regagner sa demeure et de parvenir à son appartement, sans atteindre sa chambre à coucher. Elle est contrainte de se placer sur un canapé du salon où, assistée de sa belle-sœur Gertrude et de ses deux servantes, elle est délivrée de son précieux fardeau. L'enfant était un garçon à grosse tête et à figure bien vivace, criant fort, s'agitant de même et bientôt tétant son pouce, selon la remarque de la plus vieille gouvernante, Caterina, qui en augure un bon signe pour l'avenir.... La légende s'est emparée d'un tapis sur lequel le nouveau-né aurait été momentanément déposé (2). On a cru voir sur ce tapis des personnages de l'*Iliade*, eu égard à l'élévation future du second fils de Charles Bonaparte, à la hauteur des héros d'Homère, témoins de sa naissance. On a dit de même que ce tapis, orné de palmes guerrières, figurait César ou Alexandre victorieux. La mère répondait : « C'est une fable ; le faire naître sur la tête de César !

_____

(1) Sans doute pour l'excellente raison qu'il s'agissait d'un second accouchement. — (2) V. nos *Accouchements à la cour*.

avait-il besoin de cela (1) ; et d'ailleurs nous n'avons pas de tapis dans nos maisons de Corse, encore moins, en plein été qu'en hiver ». Elle a ainsi supprimé tout à fait la légende du tapis, racontée, embellie et commentée maintes fois. » (Baron Larrey, *Madame Mère*).

— Il y a beaucoup de vrai dans cette reflexion sur le savoir-faire due au Dr Munaret : « L'accoucheur le plus en vogue dans le beau monde n'est pas le plus instruit et le plus habile, mais celui qui caresse le plus mignardement le marmot, complimente la maman, et peut accommoder la dignité de son caractère avec tous les infiniment petits de l'alcôve. »

— L'aphorisme : *Patience passe science,* est surtout vrai en accouchement.

Dans un même ordre d'idées, Pajot a dit : Pour faire un bon accoucheur il faut science et patience. »

— Patiente et patience seront toujours deux termes difficilement conciliables (Pajot).

— *Touchez mais ne regardez pas,* doit être la ligne de conduite de l'accoucheur réservé.

— Un accoucheur ne doit pas porter de bagues, car il s'expose à l'égarer dans le vagin. Cette mésaventure est arrivée à un tocologue bien connu qui après avoir fait tout bouleverser pour chercher le bijou égaré, le retrouva dans la main du nouveau-né.

— Bossuet a défini la femme « une côte complémentaire ». Est-ce en raison de cette origine que le grand Frédéric se plaisait à comparer la femme à une côtelette, en disant que l'une et l'autre sont d'autant plus tendres qu'on les frappe davantage ?

Non moins irrévérentieuse la réflexion suivante : « Dieu se décida à extraire la femme d'une côte parce que la femme est à côté de l'homme ; et celui-ci doit pouvoir lui répondre, lorsqu'elle l'interroge sur ses origines : « Du flanc » !

— L'évêque Majoli tire, au contraire, de l'origine de la femme un argument en sa faveur. Dans ses *Dies caniculares*, il fait dire

(1) Souvenirs dictés à Rome par Madame.

à un philosophe que la femme est d'une nature supérieure à l'homme car celui-ci a été formé du limon de la terre et hors du paradis terrestre, tandis que la femme est sortie de la noble substance d'Adam et qu'elle a reçu l'existence dans le paradis même.

— Michelet se rapproche plus de la vérité physiologique en disant : « La femme est une matrice servie par des organes ; » il n'a fait que répéter l'aphorisme de Van Helmond : « *Propter solum uterum, mulier est quod est* » c'est par la matrice seule que la femme est ce qu'elle est).

— Autres figures de rhétorique relevées dans le traité d'accouchement de Mauriceau : La grossesse est une mer orageuse sur laquelle voguent l'enfant et la mère durant neuf mois. —'La fièvre de lait est un feu de paille qui s'éteint aussitôt qu'allumé.

— Un commérage de cette bonne Mme de Sévigné, déjà nommée : « On dit que cette Voisin mettait dans un four tous les petits enfants dont elle faisait avorter, et Madame de Coulanges, comme vous pouvez penser, ne manque pas de dire, en parlant de la T..., que c'était pour elle que le four chauffait. »

— Après ces reflexions plus ou moins sérieuses, passons aux fantaisistes, à celles que le Dr Monin appelle des « pensées sauvages : »

— Pourquoi dit-on qu'un enfant « voit le jour » quand il naît la nuit ?

— Un jeu de mots du XVIIIe siècle : — Pourquoi appelle-t-on *sages-femmes* celles qui reçoivent les enfants et ont le gouvernement des pays-bas ?
— C'est parce qu'elles voient de grands *cas*.

— A un dîner auquel assistait le fameux M. de Tillancourt, ce successeur du marquis de Bièvre, on servit un melon d'une nuance peu foncée. Les convives font quelques remarques désobligeantes sur le cucurbitacé qui leur semble manquer de couleur.
— Que voulez-vous, répond M. de Tillancourt, c'est assez naturel ; il relève de *couches*.

— Recommandation extraite de l'*Homme du Sud* d'Henri Rochefort: « Défiez-vous des nègres ; ils battent leurs femmes et ils leur font des *noirs*. »

— Le ventre d'une femme enceinte prouve que la *mère* est ronde, comme la terre.

— Une comparaison charmante faite par une femme d'esprit, à propos d'une de ses amies, maigre, très maigre, et qui va bientôt devenir mère : « Cette bonne Sarah a l'air d'une ficelle nouée par le milieu. »

— Le comble de la prévenance : Un enfant de cuisinière qui vient au monde avec un *cordon bleu*.

— Une conséquence de la bissextilité : Les enfants nés le 29 février 1892 atteindront leur majorité en 1913, mais à quelle date? Sera-ce le 28 février ou le 1er mars ?

La question peut avoir une très grande importance pour divers actes de la vie et notamment pour un mariage ou pour un testament.

Les Romains s'étaient préoccupés de cette question. Dans le Digeste, on ne trouve pas moins de trois ou quatre textes paraissant décider unanimement que le 28 et le 29 février, ou, pour parler plus exactement, le 6e et le 6e *bis* d'avant les calendes étaient censés ne faire qu'un seul et même jour. Il y a lieu de renvoyer les érudits à ce recueil si négligé aujourd'hui.

Nous ignorons si, depuis le Code civil, la jurisprudence française a eu l'occasion de statuer sur les difficultés de ce genre que la prudence commande d'éviter. Petits enfants nés le 29 février, attendez pour faire votre testament que vos vingt et un ans soient escortés de deux ou trois journées.

— Chaque fois que sur une porte je vois écrit : « Poussez », de l'autre côté : « Tirez », je pense aux accouchements où l'homme de l'art dit : « Poussez ! » et la patiente : « Tirez ! »

— Le vers de Musset :

Où le père a passé passera bien l'enfant,

n'est pas toujours vrai en obstétrique ; le forceps en est la preuve.

— Le fœtus qui macère dans son bocal d'alcool fait penser à la devise renversée de la Ville de Paris : *Mergitur nec fluctuat.*

— Réflexions enfantines : Mme de P... sort chaque après-midi. L'autre jour pourtant elle était restée chez elle entre ses deux petites filles, l'une âgée de huit ans, l'autre de sept.

— Dis-moi, petite mère, interroge l'aînée, à quelle heure ma sœur est-elle venue au monde ?

— A trois heures de l'après-midi.

— Dans l'après-midi ? Alors, t'étais sortie ?

— On a annoncé au jeune Paul un petit frère ou une petite sœur qui se fait beaucoup attendre. Paul très impatient demande à sa mère la raison de ce retard.

— C'est le marchand qui me manque de parole, lui explique-t-elle.

— Tu ne pourrais pas téléphoner ? *(Figaro)*

— Ecoute, bébé, le bon Dieu t'a apporté un petit frère...

— Oh ! que je suis content ! Est-ce que maman le sait déjà ?

— Alors, les enfants, c'est sous les choux qu'on les trouve... Habillés ? — Non. — C'est pour ça qu'on n'peut pas m'dire si ce sera un p'tit frère ou une p'tite sœur ?

— Après deux ans de mariage tu n'as pas encore d'enfant ? Ton mari ne remplit donc pas ses devoirs ? — Ses devoirs, oh si !... Mais hélas ! c'est tout ce qu'il remplit. *Le Nain jaune.*

— Le comble de la chance pour la femme d'un opticien : « Mettre au monde deux jumelles. »

— A l'assistance publique : Une jeune et jolie fille se présen au bureau des secours et sollicite un petit subside.

— Quels sont vos titres ? interroge l'employé.

— Mes titres ?...

— Oui... Par exemple, êtes-vous enceinte ?...

— Non, monsieur... Mais si c'est nécessaire...

— Quatre « belles » choses d'une beauté relative : « Une belle grossesse, une belle vieillesse, un bel incendie, un bel enterrement. »

— Une pensée que nous aurions dû laisser où nous l'avons trouvée : « C'est surtout des hommes de lettres que l'on peut dire : ils naissent la plupart dans une feuille de chou. »

— Une autre de même force : « L'art de la sage-femme pourrait être appelé l'*art naissance.* »

— Terminons par un essai de classification musicale des femmes en travail : Les muettes (trop rares) ; Les geigneuses (rares) ; Les criardes (fréquentes); Les braillardes (trop fréquentes).

ADDENDA ET ERRATA. — Nous empruntons à la thèse récente (1) du D$^r$ Morgoulieff les documents figurés suivants : Un groupe en terre cuite (fig. 208), provenant de Citum (2), de l'an 600 av. J.-C., un bas-relief funéraire (fig. 209) découvert à

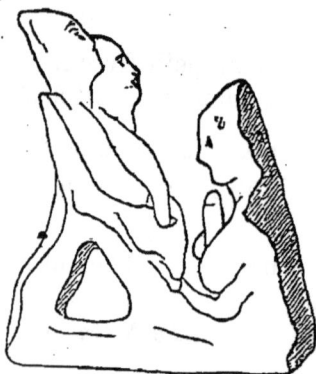

FIG. 208.

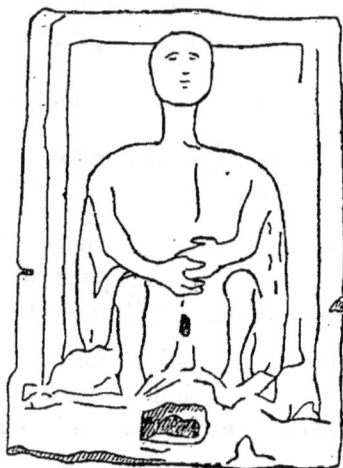

FIG. 209.

Soulosse, en Lorraine (3), des premiers siècles de notre ère ; la *Naissance de Minerve*, d'après un miroir gravé étrusque (4) du IV$^e$ siècle av. J.-C. (fig. 210) et le même sujet sur une pierre gravée, voisine de l'époque impériale (fig. 211). A consulter aussi dans le *Das Weib*, de Ploss, la description d'un certain nombre d'œuvres d'art antiques se rattachant à notre sujet.

Parmi les compositions symbolistes de William Blake (5), nous relevons la fig. 212 qui représente le dernier acte de la génération qui met en fuite les amours et fait pendant à un autre dessin montrant une femme nue, couchée, environnée des flammes de la passion symbolisant le premier acte génésique, le coït.

(1) *Etude critique sur les monuments antiques représentant des scènes d'accouchement*, G. Steinheil, éditeur. — (2) Heuzey. Catalogue des figures en terre cuite du Louvre. — (3) Beaulieu, *Archéologie de la Lorraine*. — « Son unique vêtement, écrit cet auteur est relevé sur le devant de la manière la plus indécente... On pourrait la prendre pour une divinité présidant aux accouchements, si le trou caniculé qui est à la partie inférieure du monument ne classait cette figure parmi les représentations funéraires. L'artiste (qu'on me pardonne l'expression) a-t-il voulu figurer une femme morte en couches ? Il se peut, car je ne saurais trop quelle explication plus satisfaisante on pourrait donner à une position aussi extraordinaire. » — (4) *Archæologische Zeitang*, 1849. — Gerhard. *Et ruskische Spiegel.* — (5) *The Works of William Blake*; (London, Bernard Quaritch, 15 Piccadilly).

Signalons encore un tableau de M. Mallet (1824) représentant Geneviève de Brabant qui, venant d'accoucher seule dans sa prison, ondoie son fils Benony.

Ajoutons à nos documents littéraires, la fantaisie attribuée à Villiers de l'Isle-Adam, et omise, à tort, dans ses œuvres complètes. A l'imitation des fables — ex-

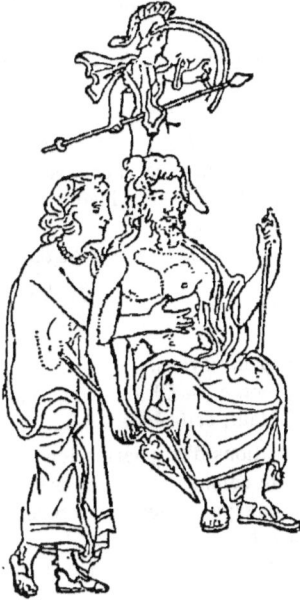

FIG. 210.

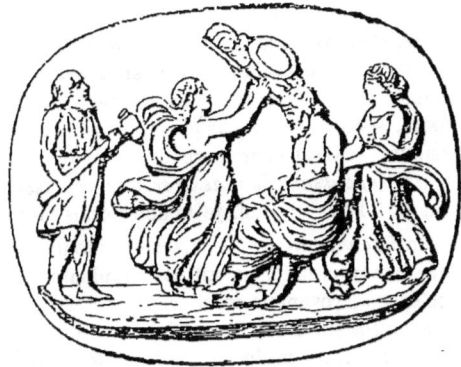

FIG. 211.

press d'Albert Millaud, il avait composé sur l'*Accouchement* une comédie-express en cinq actes, d'une scène ou deux chacun, et chaque scène, d'une ligne et parfois d'un mot. C'était assez drôle. Au 1ᵉʳ acte, la femme disait : « Tiens ! je crois que je

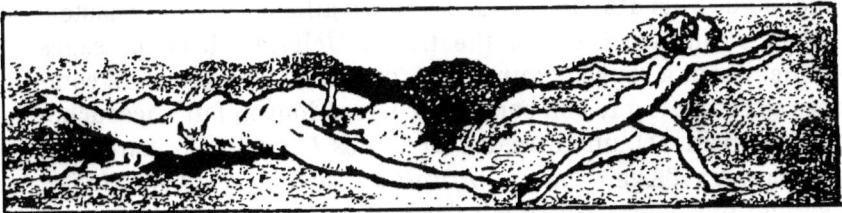

FIG. 212.

vais accoucher : » au 2ᵉ, le mari répondait qu'il fallait aller chercher la sage-femme ; celle-ci arrivait au 3ᵉ ; au 4ᵉ, elle faisait ses préparatifs et au 5ᵉ, l'accouchement avait lieu, au fond de la scène, derrière les rideaux du lit. La sage-femme présentait triomphalement au mari le nouveau-né qui, promenant ses yeux sur les spectateurs et s'écriait : « Que vois-je ? des messieurs chauves et des dames à faux cheveux, des débauchés et des coquettes, des boutiquiers enrichis, des filles maquillées, etc. etc. ; c'est cela le monde !! Je demande à rentrer dans le sein de ma mère ! »

A noter encore *Une Envie* de Gustave Droz. C'est le cas d'une jeune femme dans une position intéressante ; elle a une envie de colle de pâte et elle obtient de son mari, qui se débat sans succès, d'aller lui en acheter pour un sou. Le malheureux trouve en rentrant le couvert préparé, de jolies petites assiettes à dessert avec deux cuillers en vermeille, et il lui faut, avant sa femme, goûter de cette préparation nauséabonde...

Madame prend une petite cuiller, l'emplit de la pâte précieuse et l'approche des lèvres de son mari.

MADAME. — Je veux voir un peu ta grimace, mon amour.

Monsieur avance la bouche, enfonce avec un dégoût marqué ses deux dents de devant dans la colle, puis fait une horrible grimace et crache dans la cheminée.

MADAME, *tenant toujours la cuiller, avec beaucoup d'intérêt.* — Eh bien ?

MONSIEUR. — Eh bien ! c'est atroce ! oh... atroce ! goûte plutôt.

MADAME, *d'un air rêveur et agitant la cuiller dans la colle, le petit doigt en l'air.* — Je n'aurais jamais cru que c'était si mauvais.

MONSIEUR. — Tu vas bien voir toi-même, goûte, goûte.

MADAME. — Je ne suis pas pressée, j'ai le temps.

MONSIEUR. — C'est pour te rendre compte ; goûte un peu, voyons.

MADAME, *repoussant le plat avec une expression d'horreur.* — Oh ! tu m'agaces ! tais-toi donc ! Pour un rien, je te détesterais ; c'est dégoûtant, cette colle !

Enfin le *Premier né* de Th. Barrière montre les tribulations d'un pharmacien à la naissance de son premier enfant. Les douleurs viennent de commencer et le « prince de la science », voyant le mari trop impressionnable, l'engage à aller se promener jusqu'à 8 heures du matin (il est 9 heures du soir). Notre homme passe donc la nuit hors de chez lui, au milieu d'aventures fort désagréables ; mais il n'était pas sorti depuis une heure que l'accouchement avait lieu.

*Placer ce qui suit, à la page 468, avant* « UNE PIÈCE DE DONNEAU » :

A l'époque classique de Louis XIV, la comédie littéraire montre, en général, plus de réserve, à l'égard des détails concernant la venue au monde des fils d'Adam ; ce n'est pas d'ailleurs que la chasteté y gagne beaucoup. Dans le théâtre de Molière, deux passages seulement sont à rappeler : un de l'*Etourdi*, où les dettes sont comparées aux enfants que l'on conçoit en joie et dont on fait l'accouchement avec peine (1), un autre, de l'*Ecole des Femmes* (2), contenant le mot fameux d'Agnès sur *les enfants qui se font par l'oreille* (3). En second lieu, nous pouvons relever dans le *Légataire universel* (4) de Regnard un fragment de scène fort amusant.

Crispin (5), déguisé en veuve, vient rendre visite à Géronte, son oncle prétendu :

ERASTE (6)

...... Sa taille est charmante.

(1) Acte I, 6. — (2) 1662. — (3) Acte I, 1. — (4) 1708. — (5) Valet d'Eraste. — (6) Neveu de Géronte.

CRISPIN

Fi donc! vous vous moquez, je suis à faire peur.
Je n'avois autrefois que cela de grosseur:
Mais vous savez l'effet d'un fécond mariage,
Et ce que c'est d'avoir des enfants en bas âge;
Cela gâte la taille, et furieusement.

LISETTE (1)

Vous passeriez encor pour fille assurément.

CRISPIN

J'ai fait du mariage une assez triste épreuve.
A vingt ans mon mari m'a laissé mère et veuve.
Vous vous doutez assez qu'après ce prompt trépas,
Et faite comme on est, ayant quelques appas,
On aurait pu trouver à convoler de reste;
Mais du pauvre défunt la mémoire funeste
M'oblige à dévorer en secret mes ennuis.
J'ai bien de fâcheux jours et de plus dures nuits:
Mais d'un veuvage affreux les tristes insomnies
Ne m'arracheront point de noires perfidies;
Et je veux chez les morts emporter, si je peux,
Un cœur qui ne brûla que de ses premier feux.

ERASTE

On ne pousse jamais plus loin la foi promise;
Voilà des sentiments dignes d'une Artémise.

GÉRONTE, à Crispin

Votre époux vous laissant mère et veuve à vingt ans,
Ne vous a pas laissé, je crois, beaucoup d'enfants.

CRISPIN

Rien que neuf; mais, le cœur tout gonflé d'amertume,
Deux ans encore après j'accouchai d'un posthume.

LISETTE

Deux ans après! voyez quelle fidélité.
On ne le croira pas dans la postérité (2).

_____

(1) Servante de Géronte. — (2) Acte III, 8.

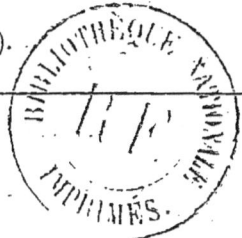

# AVERTISSEMENT

Cet ouvrage est le dernier de notre Histoire illustrée et anecdotique de l'obstétricie, qui comprend les six volumes suivants :

HISTOIRE DES ACCOUCHEMENTS CHEZ TOUS LES PEUPLES ;
L'ARSENAL OBSTÉTRICAL ;
LES ACCOUCHEMENTS A LA COUR ;
LES ACCOUCHEURS ET SAGES-FEMMES CÉLÈBRES ;
ANECDOTES ET CURIOSITÉS HISTORIQUES SUR LES ACCOUCHEMENTS ;
LES ACCOUCHEMENTS DANS LES BEAUX-ARTS, DANS LA LITTERATURE ET AU THÉATRE.

Nous n'avons pas entrepris une histoire dogmatique et savante : nous nous sommes attaché aux côtés fantaisistes et plaisants, trop dédaignés par les graves pontifes de l'obstétrique ; et les historiographes de l'avenir trouveront, réunis dans nos livres, un grand nombre de documents écrits et figurés, où ils pourront puiser à loisir.

Est-ce trop que leur demander de suivre notre exemple — et non celui du D<sup>r</sup> Auvard (1) — et de citer l'origine des emprunts qu'ils nous feront :

*Veniam petimus damusque vicissim.*

Nous n'ajouterons rien : nous ne pourrions que répéter les préfaces précédentes ; nous y renvoyons les lecteurs qui auront du temps à perdre.

(1) V. Nos *Accoucheurs célèbres*, p. 278.

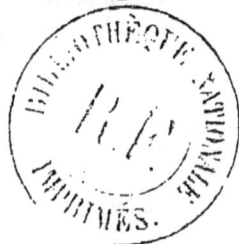

# TABLE DES MATIÈRES

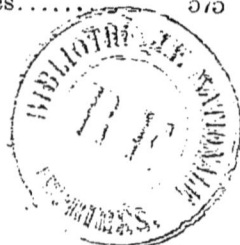

Imprimerie, G. Morand, 47, rue Bannier, Orléans.

www.ingramcontent.com/pod-product-compliance
Lightning Source LLC
Chambersburg PA
CBHW031717210326
41599CB00018B/2423